2023 최신개정판

이승훈
공중보건
기출이 답이다

SD에듀
(주)시대고시기획

“ 공중보건학(Public Health)이란 ”
조직된 지역사회의 노력을 통하여
질병을 예방하고 수명을 연장하며
건강과 효율을 증진시키는 기술이며 과학이다.

C.E.A.Winslow

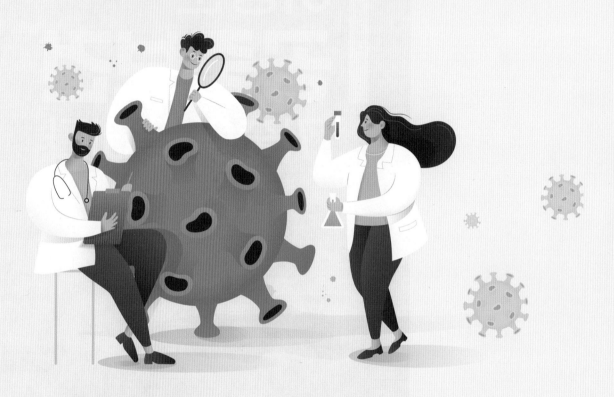

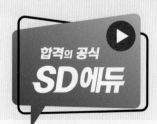

이 교재는 보건직 공무원(지방직 및 보건복지부), 보건진료직 공무원, 의료기술직 공무원 및 보건 연구사 등 각종 보건 관련 시험에 합격하고자 하는 수험생들을 위한 전문 수험서입니다.

공중보건학은 매우 광범위한 지식과 문·이과를 모두 아우르는 학습 성향을 필요로 합니다. 따라서 본서는 공중보건학의 다양한 분야와 관련된 시험 범위를 빠짐없이 수록함은 물론, 가장 간결하고 이해하기 쉬운 형태의 문제를 사용해서 깔끔한 해설과 구성을 가지도록 편집하였습니다.

본서의 중요한 특징은 다음과 같습니다.

우선 실제 시행되는 공무원 시험은 물론이고 공중보건학이 출제되는 모든 국가 공인 시험의 기출문제들을 철저하고 완벽하게 복원, 분석, 정리, 편집하여 난도와 출제경향에 맞춘 최신 기출문제들과 그 해설을 수록하여 한 권으로 '문제 풀이'와 '이론의 완벽한 정리'라는 두 가지 기능을 충분히 할 수 있도록 하였습니다.

무엇보다 수험생 여러분에게 자랑할 만한 본 수험서의 가장 큰 경쟁력은 공무원 현장 강의에서 연중 내내 실제로 사용 중인 교재라는 것이고, 수험생 여러분의 합격을 위해 현장에서 할 수 있는 모든 노력과 노하우를 아끼지 않은 교재라는 것입니다.

마지막으로 여러분의 합격을 위해 공중보건 관련 최신 자료 및 법령의 업로드, 질문&답변, 주기적인 모의고사 자료의 제공 등 수험생들에게 도움이 될 수 있는 "공중보건 환경보건 스터디카페"(http://cafe.naver.com/phexpert)를 직접 운영하고 있습니다.

광고의 목적으로 만든 이름뿐인 카페가 아닌 주기적인 자료의 업데이트와 질문의 답변, 수험생 고민상담 등 성실한 피드백으로, 수험생 여러분들과 함께 호흡하는 공간으로 수년간 운영해 오고 있습니다. 질문의 명쾌한 답도 얻으시고 선배 공무원들의 수많은 합격 후기들을 읽고 큰 힘을 얻을 수 있길 바랍니다.

본서가 나오기까지 많은 도움을 주신 시대고시기획 기술자격출판부 담당자분들과 대방열림고시학원 원장님 이하 스태프 여러분께 감사의 말씀 올립니다.

편저자 **이승훈**

※ 법령의 잦은 개정으로 인해 출간일 기준으로 이후 개정되는 법령은 별도의 확인이 필요합니다.

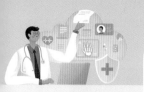

보건직 시험 안내

※ 2022년 기준 시험안내이므로 하기 내용은 변동될 수 있습니다. 반드시 시행처의 최종 공고를 확인하시기 바랍니다.

보건직 공무원이란?

기술직 공무원으로서 보건복지부 산하의 각 기관 및 시·군·구청 위생과, 보건소 등에서 다음과 같은 업무를 수행한다.

❶ 보건 및 의료행정의 종합계획 수립·조정·집행에 관한 업무
❷ 방역업무 및 감염병의 국내침입과 국외전파를 막는 검역 업무
❸ 식품위생, 환경위생, 산업보건 업무

응시자격

❶ 응시 연령

9급	18세 이상
7급	20세 이상

❷ 해당 시험의 최종시험 시행예정일(면접시험 최종예정일) 현재를 기준으로 「지방공무원법」 제31조에 규정한 결격사유가 없어야 하며, 「지방공무원법」 제66조(정년)에 해당하지 않아야 하고, 「지방공무원 임용령」 제65조(부정행위자 등에 대한 조치) 및 「부패방지 및 국민권익위원회의 설치와 운영에 관한 법률」 제82조 등 기타 관계법령에 의하여 응시자격이 정지되지 아니한 자

❸ 거주지 제한 : 2022년 1월 1일 이전부터 최종시험 시행예정일(면접시험 최종예정일)까지 계속하여 응시할 지역에 주민등록상 주소지를 두고 있는 자로서 동 기간 중 주민등록의 말소 및 거주불명으로 등록된 사실이 없어야 함. 또는 2022년 1월 1일 이전까지 응시할 지역에 주민등록상 주소지를 두고 있었던 기간을 모두 합산하여 총 3년 이상인 자

※ 행정구역의 통·폐합 등으로 주민등록상 시·도, 시·군의 변경이 있는 경우 현재 행정구역을 기준으로 하며, 과거 거주 사실의 합산은 연속하지 않더라도 총 거주한 기간을 월(月) 단위로 계산하여 36개월 이상이면 충족함
※ 거주지 요건의 확인은 "개인별 주민등록표"를 기준으로 함
※ 재외국민(해외영주권자)의 경우 위 거주지 제한 요건과 같고 주민등록 또는 국내거소신고 사실증명으로 거주한 사실을 증명함

응시절차

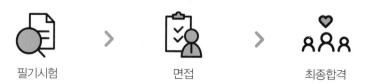

필기시험 > 면접 > 최종합격

※ 경기도, 대구광역시, 세종시 등의 경우 합격자를 대상으로 면접시험일 전에 인성검사 실시 예정

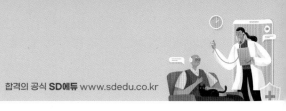

주관·시행처 보건복지부 및 각 시·도 교육청

필기시험

보건직(9급)	
필수 과목(5과목)	국어, 영어, 한국사, 공중보건, 보건행정
출제 문항 및 배점	과목별 20문항, 4지 택1형, 100점 만점
시험시간	각 과목별 20분(1문항당 1분)

가산점

구분	가산비율	비고
취업지원대상자 (연구사 · 지도사 포함)	5% 또는 10%	• 취업지원대상자 가점과 의사상자 등 가점은 본인에게 유리한 것 1개만 적용 • 취업지원대상자(또는 의사상자 등) 가점과 자격증 가점은 각각 적용
의사상자 등	3% 또는 5%	

구분	가산비율	자격증
기술직군 (9급)	5%	기술사, 기능장, 기사 · 산업기사
	3%	기능사
기술직군 (7급, 연구사, 지도사)	5%	기술사, 기능장, 기사
	3%	산업기사

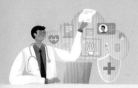

구성 및 특징

Chapter별로 정리한 기출문제

15개의 Chapter로 나누어 다양한 시행처의 기출(복원)문제를 수록하였습니다. 기출문제로 출제 유형을 빠르게 파악하세요!

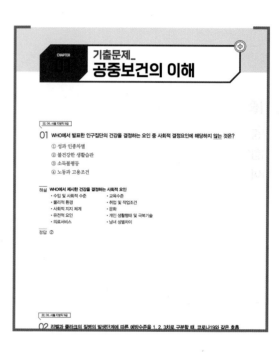

명쾌한 해설 & 더 알아보기

군더더기 없이 핵심만 콕 짚어주는 해설, 그리고 '더 알아보기'로 정리한 핵심이론이 합격의 길을 안내합니다.

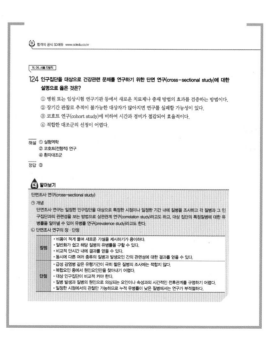

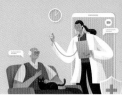
기출문제로 구성된 실전모의고사

공중보건학이 출제되는 다양한 국가 공인
시험의 기출문제들을 철저하게 복원·분석
하여 실전모의고사를 수록하였습니다.

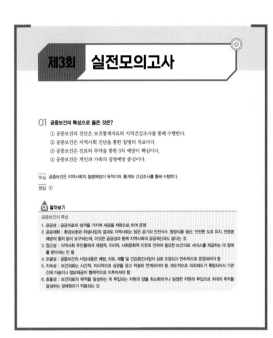

Bonus 최종정리 순삭 공중보건

순식간에 싹 익히는 공중보건 핵심이론!
언제 어디서나 휴대하며 암기할 수 있도록
수록하였습니다.

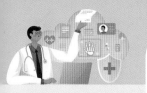

목 차

PART

01

22. 06. 서울 지방직 9급

01 WHO에서 발표한 인구집단의 건강을 결정하는 요인 중 사회적 결정요인에 해당하지 <u>않는</u> 것은?

① 성과 인종차별

② 불건강한 생활습관

③ 소득불평등

④ 노동과 고용조건

해설 **WHO에서 제시한 건강을 결정하는 사회적 요인**

• 수입 및 사회적 수준	• 교육수준
• 물리적 환경	• 취업 및 작업조건
• 사회적 지지 체계	• 문화
• 유전적 요인	• 개인 생활행태 및 극복기술
• 의료서비스	• 남녀 성별차이

정답 ②

22. 06. 서울 지방직 9급

02 리벨과 클라크의 질병의 발생단계에 따른 예방수준을 1, 2, 3차로 구분할 때, 코로나19와 같은 호흡기계 감염병에 대한 2차 예방에 해당하는 것은?

① 방역수칙 준수 등에 대한 홍보 및 보건교육

② 올바른 손 씻기와 마스크 착용

③ 접촉자 추적을 통한 질병의 조기검진

④ 예방접종

해설

구분	병원성 이전기			병원성기		
질병의 과정	병인 숙주 → 상호 환경 작용 (1)		→ 병인자극의 형성 (2)	병인자극에 대한 숙주의 반응 (3) 조기의 병적 변화		질병(4) ↓ 회복 또는 사망 (5)
예비적 조치	건강증진	특수예방		조기발견, 조기치료	악화방지, 장애의 제한을 위한 치료	재활
예방 차원	1차적 예방			2차적 예방		3차적 예방
증상별	비병원	초기병원		불현성	발현성	회복기
기별 진행	무병기	전병기		증병기	진병기	정병기

정답 ③

22. 04. 경북 경력 공중보건학

03 제5차 국민건강증진종합계획(Health Plan 2030, 2021~2030)에서 건강생활 실천 분야에 해당하는 것은?

① 암, 결핵

② 비만, 금연

③ 구강건강, 영양

④ 치매, 신체활동

해설 건강생활 실천 : 금연 · 절주 · 영양 · 신체활동 · 구강건강

정답 ③

22. 02. 서울시 9급 공중보건 A형

04 공중보건학의 발전사 중 시기적으로 가장 늦은 것은?

① L. Pasteur의 광견병 백신 개발

② J. Snow의 [콜레라에 관한 역학조사 보고서]

③ R. Koch의 결핵균 발견

④ Bismark에 의해 세계최초의 근로자 질병보호법 제정

해설 ① 1885년 프랑스의 루이 파스퇴르(L. Pasteur) : 광견병 백신을 개발하였다.

② 1855년 영국 존 스노우(J. Snow) : 콜레라에 대한 역학조사(런던, 소호, 스노우맵)로 장기설(Miasma Theory)의 허구성을 밝혀 감염병 감염설을 입증하였다.

③ 1882년 독일의 로버트 코흐(Robert Koch) : 결핵균을 발견하였다.

④ 1883년 독일의 비스마르크(Bismarck) : 세계 최초로 근로자를 위한 질병보험법 제정, 현대적 사회보장제도를 만드는 데 공헌하였다.

정답 ①

22. 02. 서울시 9급 공중보건 A형

05 1978년 카자흐스탄에서 열린 일차 보건의료에 대한 국제회의에서 채택된 '알마아타 선언(Declaration of Alma-Ata)'에서 정의한 일차 보건의료(Primary Health Care)에 대한 설명으로 가장 옳지 않은 것은?

① 국가와 지역사회의 경제적, 사회문화적, 정치적 특성을 반영한다.

② 지역사회 건강문제, 건강증진, 질병 예방, 치료, 재활서비스를 다룬다.

③ 농업, 축산, 식품, 산업, 교육, 주택, 공공사업 등 지역 및 국가개발과 관련된 다양한 분야가 고려된다.

④ 지역사회의 필요에 대응하고자 전문의를 중심으로 한 수준 높은 의료서비스 제공을 강조한다.

해설 일차 보건의료(PHC ; Primary Health Care)란 예방접종사업, 식수관리, 환경위생과 같은 아주 기본적이고 근본적인 보건의료전략을 말한다.

일차 보건의료의 9가지 필수요소(WHO, 1978)

㉠ 지역사회가 가지고 있는 건강문제와 이 문제를 규명하고 관리하는 방법의 교육

㉡ 식량의 공급과 균형 잡힌 식사

㉢ 안전한 물의 공급과 기본 환경위생

㉣ 가족계획을 포함한 모자보건

㉤ 그 지역사회의 주된 감염병에 대한 예방접종

㉥ 그 지역의 지방병 예방 및 관리

㉦ 통상 질환과 상해에 대한 적절한 치료

㉧ 필수의약품 제공

㉨ 정신보건 증진

정답 ④

22. 02. 서울시 9급 공중보건 A형

06 제5차 국민건강증진종합계획(Health Plan 2030, 2021~2030)에서 제시한 기본원칙에 해당하지 않는 것은?

① 건강친화적인 환경 구축
② 전문가와 공무원 주도의 건강책무성 제고
③ 보편적인 건강수준 향상과 건강형평성 제고
④ 국가와 지역사회의 모든 정책 수립에 건강을 우선적으로 반영

해설 **HP 2030 기본틀**
㉠ 비전 : 모든 사람이 평생건강을 누리는 사회
㉡ 총괄 목표 : 건강수명 연장, 건강형평성 제고
  • 건강수명 : 2030년까지 건강수명 73.3세 달성(2018년 : 70.4세 → 2030년 : 73.3세)
  • 건강형평성 : 건강수명의 소득 간, 지역 간 형평성 확보
㉢ 기본 원칙 : 국민건강증진종합계획 수립–추진–평가 전 과정에 걸쳐 다음과 같은 원칙을 따른다.
  • 국가와 지역사회의 모든 정책 수립에 건강을 우선적으로 반영한다.
  • 보편적인 건강수준의 향상과 건강형평성 제고를 함께 추진한다.
  • 모든 생애과정과 생활터에 적용한다.
  • 건강친화적인 환경을 구축한다.
  • 누구나 참여하여 함께 만들고 누릴 수 있도록 한다.
  • 관련된 모든 부문이 연계하고 협력한다.

정답 ②

21. 07. 전남 보건직 공중보건 A형

07 세계보건기구(WHO)는 1986년 오타와 국제건강증진회의에서 '오타와 헌장'을 선포하였다. 오타와 헌장에서 제안한 건강증진을 위해 사업을 전개해 나아갈 주요 활동영역이 <u>아닌</u> 것은?

① 지지적 환경의 조성
② 지역사회 활동 강화
③ 개인의 건강기술 개발
④ 치료중심의 공공정책 수립

해설 오타와 건강증진헌장 : 건강증진을 통하여 모든 사람들이 건강평등 실현에 초점을 두어 현재의 건강 불평등을 줄이고, 모든 사람들이 건강 잠재력을 최대한 발휘할 수 있도록 동등한 기회와 자원을 확보하고자 하는 데 목적을 두고 있다.
오타와 헌장 5대 제안
㉠ 건강공중정책 개발
㉡ 지원적인 환경 창조
㉢ 공동체 행동 강화
㉣ 개인의 기능 발전
㉤ 건강서비스 재정립

정답 ④

21. 07. 전남 보건직 공중보건 A형

08 한 나라의 보건수준을 나타내는 종합적인 지표로 활용되고 있는 세계보건기구(WHO)가 정한 3대 보건지표는?

① 비례사망지수, 평균수명, 영아사망률

② 비례사망률, 평균수명, 신생아사망률

③ 비례사망률, 평균수명, 조사망률

④ 비례사망지수, 평균수명, 조사망률

해설 • WHO의 종합건강지표 : 조사망률(보통사망률), 비례사망지수(PMI), 평균수명
• 국가(혹은 지역) 간 3대 보건지표 : 영아사망률, 비례사망지수(PMI), 평균수명

정답 ④

21. 07. 전남 보건직 공중보건 A형

09 리벨과 클라크(Leavell & Clark)에 의한 질병 발생 단계와 예방수준에 대한 설명 중 다음 〈보기〉의 항목에 해당하는 것은?

┤ 보기 ├

• 예방접종 및 보건교육
• 건강한 생활습관 및 환경조성
• 작업장 안전 및 교통안전 대책

① 일차 예방

② 이차 예방

③ 삼차 예방

④ 사차 예방

해설

구분	병원성 이전기		병원성기		
질병의 과정	병인 숙주 → 상호 환경 → 작용 (1)	병인자극의 형성 (2)	병인자극에 대한 숙주의 반응 (3) 조기의 병적 변화		질병(4) ↓ 회복 또는 사망 (5)
예비적 조치	건강증진	특수예방	조기발견, 조기치료	악화방지, 장애의 제한을 위한 치료	재활
예방 차원	1차적 예방		2차적 예방		3차적 예방
증상별	비병원	초기병원	불현성	발현성	회복기
기별 진행	무병기	전병기	증병기	진병기	정병기

정답 ①

21. 07. 전남 보건직 공중보건 A형

10 1920년 영국 보건성에서 보건소의 구상을 선명하고 구체적으로 제시한 보고서로 오늘날 세계 각국에서 널리 시행되고 있는 지역보건의료의 논의에서 빼놓을 수 없는 중요한 기록으로 평가받고 있는 보고서는?

① 도슨보고서(Dawson Report)

② 위생업무보고서(Report of Sanitary Commission)

③ 라론드 보고서(Lalonde Report)

④ 베버리지 보고서(Beveridge Report)

해설 **의료 및 관련 서비스에 관한 자문위원회의 도슨보고서(Dawson Report)**

1920년 영국 보건성의 의료 및 관련 서비스에 관한 자문위원회의 도슨보고서는 보건소의 구상을 선명하고 구체적으로 제시한 최초의 보고서이며, 오늘날 각국에서 널리 시행되는 지역보건의료의 논의에서 빼놓을 수 없는 기록이다.

정답 ①

 알아보기

1920년 영국에서 일명 도슨보고서(Dawson Report)가 제안한 일차 보건 센터(Primary Health Center)에서 유래하였다고 보는 것이 일반적이다. 도슨보고서는 주로 일차 의료의 인력과 시설 등에 주목하였으나 일차 의료의 특성이라 할만한 내용도 기술하였다. 여기에는 오늘날 일차 의료의 여러 개념들에서 볼 수 있는 환자 중심 의료(질병이 아니라 환자에 대한 지식), 포괄성(예방과 지역 사회 서비스, 치료 서비스, 치과 의료서비스 제공), 조정 기능(가정의 서비스와 방문 간호 서비스 제공, 병원으로의 환자 의뢰), 여러 분야 의료인의 협력(간호사, 임상 병리사, 의사, 행정가 등) 등이 묵시적으로 언급되어 있다.

21. 06. 서울 공중보건 공개

11 알마아타 선언에서 제시한 일차 보건의료(primary health care)의 필수적인 사업 내용에 해당하는 것은?

① 전문 의약품의 공급
② 직업병 예방을 위한 산업보건
③ 안전한 식수공급과 기본적 위생
④ 희귀질병과 외상의 적절한 치료

해설 **일차 보건의료의 9가지 필수요소(WHO, 1978)**
① 지역사회가 가지고 있는 건강문제와 이 문제를 규명하고 관리하는 방법의 교육
② 식량의 공급과 균형 잡힌 식사
③ 안전한 물의 공급과 기본 환경위생
④ 가족계획을 포함한 모자보건
⑤ 그 지역사회의 주된 감염병에 대한 예방접종
⑥ 그 지역의 지방병 예방 및 관리
⑦ 통상 질환과 상해에 대한 적절한 치료
⑧ 필수 의약품 제공
⑨ 정신보건 증진

정답 ③

21. 06. 서울 공중보건 공개

12 질병예방적 관점에 따른 보건의료의 분류로 가장 옳은 것은?

① 재활치료는 이차 예방에 해당한다.
② 금주사업은 일차 예방에 해당한다.
③ 예방접종은 이차 예방에 해당한다.
④ 폐암 조기진단은 일차 예방에 해당한다.

해설

구분	병원성 이전기		병원성기		
질병의 과정	병인 숙주 → 상호 환경 　 작용 　 　 (1)	→ 병인자극의 형성 (2)	병인자극에 대한 숙주의 반응 (3) 조기의 병적 변화		질병(4) ↓ 회복 또는 사망 (5)
예비적 조치	건강증진	특수예방	조기발견, 조기치료	악화방지, 장애의 제한을 위한 치료	재활
예방 차원	1차적 예방		2차적 예방		3차적 예방
증상별	비병원	초기병원	불현성	발현성	회복기
기별 진행	무병기	전병기	증병기	진병기	정병기

정답 ②

21. 06. 서울 공중보건 공개

13 공중보건학의 발전사를 고대기, 중세기, 여명기, 확립기, 발전기의 5단계로 구분할 때 중세기에 대한 업적으로 가장 옳은 것은?

① 세계 최초의 국세조사가 스웨덴에서 이루어졌다.

② 프랑스 마르세유(Marseille)에 최초의 검역소가 설치되었다.

③ 영국 런던에서 콜레라의 발생 원인에 대한 역학조사가 이루어졌다.

④ 질병의 원인으로 장기설(miasma theory)과 4체액설이 처음 제기되었다.

해설 ①은 여명기, ③은 확립기, ④는 고대기
- 중세기 : 감염병 만연기
  - 13세기 : 나병(십자군 원정)
  - 14세기 : 페스트(칭기즈칸의 유럽 정벌)
  - 15세기 말~16세기 : 매독, 결핵
- 방역의사, 빈민구제의사, 경찰의(警察醫) 및 감정의(鑑定醫) 등의 활동이 활발하였으며 불결물제거법, 급수법, 식품 경찰법, 시가청소법, 건축위생법 등을 제정
- 검역제도 실시
  - 페스트의 대유행(1348~1377)으로 환자를 도시에서 14일 동안 추방 · 격리 후에 40일간 교통차단
  - 1383년 마르세유(Marseille)에 최초의 검역소 설치, 검역법 제정

정답 ②

20. 05. 경기 보건연구사 환경보건

14 다음 내용은 어떤 책에 대한 설명인가?

> 모든 질병은 나쁜 공기에 의해 전파·전염된다는 장기설(瘴氣說, miasma theory)이 기술되어 있고, 기타 생활위생·공기·수질·토양과 건강과의 관계도 수록되어 있어, 이것이 환경보건학의 시초로 볼 수 있다.

① 히포크라테스 전집

② 의학정전

③ 광산병에 관한 연구

④ 침묵의 봄

해설 「히포크라테스 전집」(Corpus Hippocraticum)은 서양 의학의 지리적 관점에 해당한다. 이 전집의 「공기, 물, 장소(Airs, Waters, Places)」는 역학(疫學, epidemiology)의 고전에 해당하는데, 저자는 의학과 지리학의 상관성을 명료하게 설명하였다. "의학을 연구하려는 사람이면 다음의 주제들을 알아야 한다. 첫째, 각 계절의 효과와 계절 사이의 차이점을 알아야 한다. 둘째, 나라 전체와 각 지방의 따뜻한 바람과 차가운 바람의 특수성을 연구해야 한다. 마지막으로, 물이 건강에 미치는 효과를 잊어서는 안 된다. … 그러므로 어떤 의사가 새로운 지역으로 왔을 때 그는 이러한 상황들을 모두 고려해야 하는 것이다." (Hippocrates I, 1984, 71)
- 「의학정전」: 중국 명나라 시대의 의서
  - 근세 및 근대(AD 1400~1900): 산업위생의 기초
  - 파라셀수스(Paracelsus, 1493-1541): 광산병에 관한 연구
  - 라마치니(Ramazzini, 1633-1714): 「직업인의 병」 발간
- ④ 「침묵의 봄(The Silent Spring)」: 미국의 해양생물학자 레이첼 카슨이 1962년에 펴낸 환경 관련 서적

정답 ①

20. 06. 경기 교육청 공중보건

15 윈슬로(C.E.A. Winslow) 교수가 정의한 공중보건의 개념에 대해 옳은 것으로만 묶은 것은?

① 질병예방, 생명연장, 신체적·정신적 효율의 증진

② 질병예방, 사고예방, 신체적·정신적 효율의 증진

③ 질병예방, 생명연장, 신체적·사회적 건강의 증진

④ 질병예방, 사고예방, 신체적·정신적 건강의 증진

해설 **공중보건학의 정의[예일대 윈슬로(Winslow) 교수, 1920]**
"공중보건학이란 조직화된 지역사회의 공동노력을 통해 질병을 예방하고 생명을 연장시키며, 신체적·정신적 효율을 증진시키는 기술이며 과학이다."

정답 ①

20. 06. 경기 교육청 공중보건

16 다음의 (   )에 들어갈 말로 옳은 것은?

> 세계보건기구(WHO)가 1986년 캐나다 오타와(Ottawa) 헌장에서 제시한 건강증진의 3대 접근 전략으로 조정(mediation), (   ), 가능성(enable)을 제시하였다.

① 접근성(accessibility)

② 형평성(equity)

③ 효율성(efficiency)

④ 옹호(advocacy)

해설 **건강증진의 접근원칙(오타와 헌장에서 제시한 건강증진의 3대 접근원칙)**
- 옹호(Advocate) : 건강의 중요성을 널리 알리고 주장함으로써 건강에 영향을 미치는 생활 여건들을 건강 지향적으로 만들어야 한다. 즉 옹호는 건강에 대한 대중의 관심을 불러일으키고, 정책입안자나 행정가들에게는 보건의료수요를 충족시킬 수 있는 보건정책을 수립해야 한다는 것을 촉구하는 것이다.
- 가능화, 능력강화(Enable) : 가능화는 지원적인 환경조성, 정보의 접근성 제고, 건강기술 습득 기회제공 등을 통하여 건강증진이 가능하게 하는 것이다. 건강증진은 모든 사람들의 건강평등 실현에 초점을 두어 건강잠재력을 최대한 발휘할 수 있도록 동등한 기회와 자원을 제공하여야 한다.
- 조정, 중재(Mediate) : 건강증진은 많은 기관 및 부문에서의 협조와 조화가 필요하다. 건강수준 향상을 위해서는 그 활동이 여러 수준 및 여러 분야 간에 통합되고 조정되어야 한다. 건강증진요원은 사회 내 서로 다른 집단 간의 이해를 조정할 책임을 지닌다.

정답 ④

20. 06. 경기 교육청 보건행정

17 국민건강증진종합계획(Health plan 2020) 6대 분과 중 '감염질환관리'의 내용으로 옳은 것은?

① 건강검진

② 학교보건

③ 손상예방

④ 비상방역체계

해설

| 제4차 국민건강증진종합계획 기본 틀 |

비전	온 국민이 함께 만들고 누리는 건강세상
목표	건강수명 연장과 건강형평성 제고

⇧

사업분야	건강생활 실천	만성퇴행성 질환과 발병 위험요인관리	감염질환관리	안전환경보건	인구집단 건강관리
	• 금연 • 절주 • 신체활동 • 영양	• 암 • 건강검진 • 관절염 • 심뇌혈관질환 • 비만 • 정신건강 • 구강건강	• 예방접종 • 비상방역체계 • 의료관련감염 • 결핵 • 에이즈	• 식품안전 • 손상예방	• 모성건강 • 영유아건강 • 노인건강 • 근로자건강증진 • 군인건강증진 • 학교보건 • 취약가정건강 • 장애인건강

정답 ④

20. 06. 경기 교육청 보건행정

18 세계보건기구(WHO)에서 제시한 건강도시(Health cities)가 갖추어야 할 조건만을 모두 고르면?

ㄱ. 깨끗하고 안전하며 질 높은 물리적 환경
ㄴ. 안정되고 장기적으로 지속가능한 생태계
ㄷ. '2000년까지 모든 인류에게 행복'이라는 목표
ㄹ. 고가의료장비를 활용한 치료중심의 의료서비스

① ㄱ, ㄴ
② ㄱ, ㄹ
③ ㄴ, ㄷ
④ ㄷ, ㄹ

해설 • 건강도시의 정의(WHO, 2004)

도시의 물리적, 사회적 환경을 개선하고 지역사회의 모든 구성원이 상호 협력하여 시민의 건강과 삶의 질을 향상시키기 위해 지속적으로 노력해가는 도시

⇒ 건강의 결과가 아니라 건강도시사업을 추진하는 과정에 있는 도시

• 건강도시의 목적 : 도시의 건강과 환경을 개선하여 도시 주민의 건강을 향상시키기 위함이고, 이는 지방자치단체와 지역사회의 창의성을 발휘하여 "모든 인류에게 건강을(Health for All)"을 달성하려는 데 있다.

• 건강도시의 조건

– 깨끗하고 안전하며, 질 높은 도시의 물리적 환경

– 안정되고, 장기적으로 지속 가능한 생태계

– 계층 간 부문 간 강한 상호지원 체계와 착취하지 않는 지역사회

– 개개인의 삶, 건강 및 복지에 영향을 미치는 문제에 대한 시민의 높은 참여와 통제

– 모든 시민을 위한 기본적 요구(음식, 물, 주거, 소득, 안전, 직장)등의 충족

– 시민들 간의 다양한 만남, 상호작용 및 의사소통을 가능하게 하는 기회와 자원에 대한 접근성

– 다양하고 활기 넘치며, 혁신적인 도시 경제

– 역사, 문화 및 생물학적 유산 혹은 지역사회 내 모임들과 개인과의 연계를 도모

– 모든 시민에 대한 적절한 공중보건 및 치료서비스의 최적화

– 높은 수준의 건강과 낮은 수준의 질병발생

– 이상의 요건들이 서로 양립할 뿐만 아니라 더불어 이 요소들을 증진시키는 도시 행태

정답 ①

20. 07. 전남 보건직 공중보건 C형

19 공중보건학의 범위 중 보건관리 분야에 해당되는 것으로 옳은 것은?

① 학교보건

② 역학

③ 감염병

④ 성인병관리

해설 **공중보건학의 범위**

• 환경관리 분야 : 환경위생학, 식품위생학, 위생곤충학, 대기환경학, 수질환경학, 주택보건, 의복보건, 보건공학, 산업보건학, 환경오염관리

• 질병관리 분야 : 감염병, 역학, 기생충학, 비감염성질환(성인병)관리

• 보건관리 분야 : 보건행정, 보건교육, 모자보건, 국민영양, 인구보건, 보건통계, 정신보건, 학교보건, 간호학, 보건법규

정답 ①

20. 07. 전남 보건직 공중보건 C형

20 질병의 자연사와 예방 단계 중 병인의 자극이 시작되는 질병 전기로써, 숙주의 면역 강화를 통해 질병에 대한 저항력이 요구되는 시기는?

① 제1단계 – 비병원성기

② 제2단계 – 초기병원성기

③ 제3단계 – 불현성 감염기

④ 제4단계 – 발현성 질환기

해설 질병의 자연사 단계의 1단계 비병원성기는 병원체, 숙주, 환경의 상호작용에 숙주의 저항력과 환경이 숙주에게 유리하게 작용하여 병원체의 숙주에 대한 자극을 극복 상태로 건강이 유지되는 기간이다. 2단계는 초기 병원성기로 발병기 이전(pre)의 병원체의 자극이 시작되어 숙주의 면역강화로 질병에 대한 저항력이 요구되는 기간이다.

구분	병원성 이전기		병원성기		
질병의 과정	병인 ┐ 숙주 → 환경 ┘ 상호 작용 (1) →	병인자극의 형성 (2)	병인자극에 대한 숙주의 반응 (3) 조기의 병적 변화		질병 (4) ↓ 회복 또는 사망 (5)
예비적 조치	건강증진	특수예방	조기발견, 조기치료	악화방지, 장애의 제한을 위한 치료	재활
예방 차원	1차적 예방		2차적 예방		3차적 예방
증상별	비병원	초기병원	불현성	발현성	회복기
기별 진행	무병기	전병기	증병기	진병기	정병기

정답 ②

20. 07. 전남 보건직 공중보건 C형

21 국민건강증진종합계획(Health Plan 2020)에서 건강생활 실천확산의 중점과제로 옳지 않은 것은?

① 절주

② 영양

③ 개인위생

④ 신체활동

해설

| 제4차 국민건강증진종합계획 기본 틀 |

비전	온 국민이 함께 만들고 누리는 건강세상

목표	건강수명 연장과 건강형평성 제고

⇧

	건강생활 실천	만성퇴행성 질환과 발병 위험요인관리	감염질환관리	안전환경보건	인구집단 건강관리
사업 분야	• 금연 • 절주 • 신체활동 • 영양	• 암 • 건강검진 • 관절염 • 심뇌혈관질환 • 비만 • 정신건강 • 구강건강	• 예방접종 • 비상방역체계 • 의료관련감염 • 결핵 • 에이즈	• 식품안전 • 손상예방	• 모성건강 • 영유아건강 • 노인건강 • 근로자건강증진 • 군인건강증진 • 학교보건 • 취약가정건강 • 장애인건강

⇧

사업체계 관리

정답 ③

20. 07. 전남 보건직 공중보건 C형

22 조선시대 의료기관 중 옳게 연결된 것은?

① 빈민구호 – 혜민서

② 서민의료 – 전의감

③ 의료행정 – 내의원

④ 감염병환자 – 동서활인원

해설

구분	고려시대	조선시대
의료행정	태의감	전의감
왕실의료	상약국	내의원
서민의료	혜민국	혜민서
빈민구호	재위보	제생원
감염병 환자	동서대비원	동서활인원

정답 ④

20. 07. 전남 보건직 환경보건 C형

23 직업인의 질병에 관한 기록을 저술하고 산업보건의 기초를 확립한 인물은?

① 제너(Jenner)

② 라마치니(Ramazzini)

③ 페텐코퍼(Pettenkofer)

④ 파스퇴르(Pasteur)

해설 Bernando Ramazzini(이탈리아, 1633~1714년) : 산업 의학의 시조로 직업인 질병 연구

정답 ②

20. 12. 광주 보건 9급 공중보건

24 〈보기〉의 설명에 해당하는 건강결정요인 모형으로 옳은 것은?

┤ 보기 ├

건강은 생활양식, 환경, 인간생물학적 요소, 보건의료체계 등 4가지 요인의 복합적 작용에 의해 결정되며, 사회 및 내부 환경생태체계가 역동적인 균형 상태를 이루는 것으로, 질병은 개인의 적응력이 감퇴하거나 조화가 깨어질 때 발생한다.

① 전인적 모형(Holistic Model)

② 생의학적 모형(Biomedical Model)

③ 역학적 모형(Epidemiological Model)

④ 사회생태학적 모형(Socio-Ecological Model)

해설 전인적 모형(Holistic Model) : 생활습관(Life Style), 생물학적 특성(Human Biology), 환경(Environment), 보건의료체계(Health Care System)

※ 전인적 모형에서는 건강과 질병은 단순히 이분법적인 것이 아니라 그 정도에 따라 연속선상에 있으며, 질병은 다양한 복합요인에 의해 발생된다고 본다.

정답 ①

20. 12. 광주 보건 9급 공중보건

25 WHO의 제1차 건강증진 국제회의에 관한 설명으로 옳은 것은?

① 1978년 알마아타에서 개최되었다.

② 오타와 헌장을 통해 건강증진의 정의를 제시하였다.

③ 취약한 환경에 거주하는 사람들의 건강해소에 관해 집중적으로 토의하였다.

④ 건강증진의 3가지 기본 전략으로 옹호, 치료, 중재의 개념을 제시하였다.

해설 **WHO 공중보건건강증진 국제회의 주요 내용**
- 제1차 1986.11. 캐나다 오타와
- 오타와 건강증진헌장 : 건강증진사업의 5대 기본영역(건강한 공중보건정책 구축, 지원적 환경 창출, 지역사회활동 강화, 개인의 능력 개발, 보건서비스 재정립) 제시

정답 ②

20. 12. 광주 보건 9급 공중보건

26 〈보기〉의 설명에 해당하는 공중보건사 시기로 옳은 것은?

┤ 보기 ├

- 현미경으로 미생물의 존재를 처음 발견하였다.
- 국민의 건강은 국가의 책임이라는 개념이 도입되었다.
- 공중보건국과 지방보건국의 설치로 보건행정의 기틀이 마련되었다.

① 중세기

② 여명기

③ 확립기

④ 발전기

해설　**여명기(요람기 · 태동기 · 근세기, 1500~1850년)**

- 시기적 특징
  - 공중보건학이 체계를 갖춘 시기
  - 개인위생이 공중위생으로 바뀌게 되는 시기
  - 산업혁명으로 공중보건의 사상이 싹튼 시기

1674년 Anton van Leeuwenhoek가 단순한 현미경을 생물학적 시료(biological specimens)를 보도록 개선했다.

- 이탈리아 : 라마치니(Ramazzini)의 '직업병'에 관한 저서는 오늘날에도 산업의학의 고전이 되고 있음(노동자의 질병, 1700년)
- 독일의 프랭크(J. P. Frank, 1745~1821) : 의사경찰체계
  - "국민의 건강을 확보하는 것은 국가의 책임이다."라는 건강의 국가책임론을 주장함
  - 의사경찰체계라는 의사(의생)행정에 관한 12권의 저서 출간(최초의 보건학 저서) → 지역사회적 규모의 의학과 조직 관리의 필요성, 정신보건, 개인위생, 국민보건 등이 망라되어 있음
- 영국
  - 존 그랜트(John Graunt) : 런던의 출생 · 사망에 관한 최종 통계
  - 제너(Jenner) : 1798년 종두법을 개발(근대의학의 신기원)
  - 채드윅(Edwin Chadwick) : 1837~1838년에 '열병보고서'를 정부에 보고 → 이 보고서가 계기가 되어 1842년 보건정책조사위원회가 설치됨
  - 1842년 '영국 노동자집단의 위생 상태에 관한 보고서'가 작성됨
  - 1848년 세계 최초로 공중보건법이 제정되었고, 이를 근거로 공중보건국과 지방보건국이 설치됨으로써 보건행정의 기틀이 마련됨
- 스웨덴 : 세계 최초로 국세조사(1749) 실시

정답　②

19. 10. 서울시 제3회 경력경쟁 고졸

27 C. E. A. Winslow의 정의에 따른 공중보건학의 목적으로 가장 옳지 <u>않은</u> 것은?

① 질병 예방

② 수명 연장

③ 지역사회의 조직화

④ 신체 · 정신 건강 및 효율의 증진

해설　**공중보건학의 정의[예일대 윈슬로(Winslow) 교수, 1920]**

"공중보건학이란 조직화된 지역사회의 공동노력을 통해 질병을 예방하고 생명을 연장시키며, 신체적 · 정신적 효율을 증진시키는 기술이며 과학이다."

정답　③

19. 04. 경북 경력경쟁 연구사 보건학

28 세계 최초로 이루어진 것들에 대한 설명이 바르게 연결되지 <u>않은</u> 것은?

① 스웨덴 – 1749년 국세조사

② 영국 – 1848년 보건의료서비스

③ 독일 – 1883년 근로자질병보호법 제정

④ 미국 – 1935년 사회보장법 제정

해설 **영국 – 1848년 최초의 공중보건법 제정**

F. D. Roosevelt 대통령이 1934년 6월 8일 미국 의회에 New Deal 정책을 설명하면서 Social Security라는 용어를 사용, 1935년에 의회를 통과함으로써 세계 최초의 사회보장법(Social Security Act)이 되었다.

정답 ②

19. 04. 경북 경력경쟁 연구사 보건학

29 1899년 의약구료, 종두 등의 주요 기능을 수행한 기관은?

① 광제원(廣濟院) 　　　　　　　② 치종청(治腫廳)

③ 전의감(典醫監) 　　　　　　　④ 벽온방(僻瘟方)

해설 **광제원(1899년)**

• 의약구료, 종두, 매약감시, 가축병 검사 등의 주요 기능

• 한의사와 양의사가 함께 근무

• 대한의원으로 개칭 → 총독부의원(한방의료 역할 없어지고, 서양의료 중심으로 개편)

② 치종청 : 조선시대 종기를 치료하기 위한 일을 관장하였던 관서. 1485년(성종 16)에 확정된 「경국대전」 예전에 치종의(治腫醫)를 두어 치료에 종사하였다는 기록이 있다. 또, 「증보문헌비고」 전의감부치종청(典醫監附治腫廳)에서도 1603년(선조 36)에 치종청을 다시 설치하여 치종을 관장하게 하고, 뒤에 전의감에 병합하였다고 하였다.

정답 ①

18. 10. 서울시 경력경쟁 의료기술직 9급

30 〈보기〉의 설명에 해당하는 것은?

┤ 보기 ├

- 1978년에 세계보건기구(WHO)와 유니세프(UNICEF)가 공동으로 개최한 국제회의에서 채택되었다.
- "서기 2000년까지 모든 인류에게 건강을(Health for All by the Year 2000)"을 슬로건으로 한다.
- 건강을 인간의 기본권으로 규정하고, 건강수준 향상을 위해 일차보건의료 접근법을 제창하였다.

① 라론드(Lalonde) 보고서

② 알마아타 선언(Alma-Ata Declaration)

③ 오타와 헌장(Ottawa Charter)

④ 새천년개발목표(Millennium Development Goals, MDGs)

해설
- 1978년 알마아타 회의(1차 보건의료) : 건강권 추구
- WHO가 1978년에 카자흐스탄 알마아타(Alma ata) 회의에서 목표실현 접근방법으로 제시한 일차보건의료
- WHO의 일차보건의료(1978, 알마아타, WHO&UNICEF)의 접근법 4A
  - Accessible : 쉽게 이용
  - Acceptable : 받아들이기 쉽게
  - Available : 적극적 참여
  - Affordable : 능력에 맞는 보건의료수가

정답 ②

18. 06. 전남 보건직

31 다음 〈보기〉 지문에 기술된 내용은 어떠한 건강 모형에 대한 설명인가?

┤ 보기 ├

- 데카르트의 정신·신체이원론이 등장하고, 생물학의 세포이론과 세균설이 만들어진 후 발전하기 시작했다
- 질병을 생물학적으로 정상상태를 벗어난 것으로 규정하고 이런 생물학적인 일탈 상태로 질병에 대한 충분한 설명이 된다고 가정한다.
- 질병은 모든 인류에게 보편적이며 의학은 과학적으로 가치중립적인 학문이다.

① 역학적(Epidemiological) 모형

② 생의학적(Bio-medical) 모형

③ 사회생태학적(Socio-Ecological) 모형

④ 전인적(Holistic model) 모형

해설 생의학적 모형은 건강과 질병을 이분법적으로 구분하여 질병이 없는 상태를 건강한 상태로 본다. 생의학적 모형에서는 인구집단을 질병이 없는 사람과 질병이 있는 사람으로 나눈다. 생의학적 모형은 데카르트와 뉴턴 이후 서양의 과학을 지배해온 기계론적, 경험론적 사상이 의학 분야에 적용되어 발전한 것이다.

정답 ②

 알아보기

생태학적 모형(Ecological Model)에서 질병은 단일 요인에 의해 발생하지 않으며, 여러 가지 복합적인 요인들의 상호작용으로 발생한다. 질병은 인간을 포함하는 생태계 각 구성요소들 간의 상호작용의 결과가 인간에게 나타난 것이라고 본다. 건강과 질병은 병원체, 인간, 환경의 상호작용에 의하여 결정되게 된다. 이 세 가지 요인이 평형 상태를 이룰 때는 건강을 유지하게 되고 균형이 깨질 때는 불건강하게 되는데, 가장 중요한 것은 환경적 요인이다.
생태학적 모형에 의하면 병원체가 우세하거나 환경이 병원체에 유리하게 작용하게 되면 평형 상태가 깨어져 질병이 발생하게 되며, 반대로 인간의 면역력이 증가하거나 환경이 인간에게 유리하게 작용하게 되면 건강이 증진된다.

18. 05. 경기 보건직

32 Health Plan 2020 중 건강생활 실천분야에 해당하는 것은?

① 신체활동, 절주　　　　　　　　② 금연, 식품안전
③ 손상예방, 식품안전　　　　　　④ 예방접종, 영양

해설
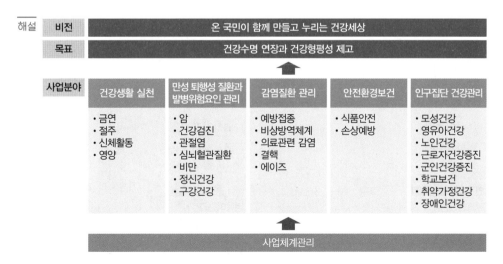

정답 ①

18. 05. 경기 보건직

33 레벨과 클락의 질병예방 단계 중 2차 예방에 해당하는 것은?

① 조기발견, 조기치료

② 예방접종, 조기발생

③ 특수예방, 환경위생

④ 환경위생, 사회복귀

해설

구분	병원성 이전기		병원성기		
질병의 과정	병인 숙주 → 상호 환경 작용 (1)	병인자극의 형성 (2)	병인자극에 대한 숙주의 반응 (3) 조기의 병적 변화		질병 (4) ↓ 회복 또는 사망 (5)
예비적 조치	건강증진	특수예방	조기발견, 조기치료	악화방지, 장애의 제한을 위한 치료	재활
예방 차원	1차적 예방		2차적 예방		3차적 예방
증상별	비병원	초기병원	불현성	발현성	회복기
기별 진행	무병기	전병기	증병기	진병기	정병기

정답 ①

18. 04. 경기 의료기술직

34 HP 2020에서 '인구집단의 건강관리'의 내용이 아닌 것은?

① 성인건강

② 모성건강

③ 학교보건

④ 근로자건강증진

해설 **인구집단 건강관리**

- 모성건강
- 영유아건강
- 노인건강
- 근로자건강증진
- 군인건강증진
- 학교보건
- 취약가정방문건강
- 장애인건강

정답 ①

18. 04. 경기 의료기술직

35 원격의료에 대한 설명으로 틀린 것은?

① 모든 의료인이 원격의료할 수 있다.

② 원격의료를 행하거나 받으려는 자는 보건복지부령으로 정하는 시설과 장비를 갖추어야 한다.

③ 원격의료의사는 환자를 직접 대면할 때와 같은 책임이 따른다.

④ 원격의료의사에 대한 책임이 명확하지 않을 경우 의료책임은 현지의사에게 있다.

해설 「**의료법**」

> 제2조(의료인)
> ① 이 법에서 "의료인"이란 보건복지부장관의 면허를 받은 의사 · 치과의사 · 한의사 · 조산사 및 간호사를 말한다.
>
> 제34조(원격의료)
> ① 의료인(의료업에 종사하는 의사 · 치과의사 · 한의사만 해당한다)은 제33조 제1항에도 불구하고 컴퓨터 · 화상통신 등 정보통신기술을 활용하여 먼 곳에 있는 의료인에게 의료지식이나 기술을 지원하는 원격의료(이하 "원격의료"라 한다)를 할 수 있다.
> ② 원격의료를 행하거나 받으려는 자는 보건복지부령으로 정하는 시설과 장비를 갖추어야 한다.
> ③ 원격의료를 하는 자(이하 "원격지의사"라 한다)는 환자를 직접 대면하여 진료하는 경우와 같은 책임을 진다.
> ④ 원격지의사의 원격의료에 따라 의료행위를 한 의료인이 의사 · 치과의사 또는 한의사(이하 "현지의사"라 한다)인 경우에는 그 의료행위에 대하여 원격지의사의 과실을 인정할 만한 명백한 근거가 없으면 환자에 대한 책임은 제3항에도 불구하고 현지의사에게 있는 것으로 본다.

정답 ①

18. 04. 경기 의료기술직

36 오타와 회의의 원칙은?

> • 건강의 중요성을 널리 알리고 주장함으로써 생활여건들을 건강지향적으로 만들어야 한다.
> • 대중의 관심을 불러일으키고, 정책입안자나 행정가들에게 보건의료수요를 충족시킬 수 있는 보건정책을 수립하도록 해야 한다.

① 가능화   ② 옹호

③ 권능부여   ④ 조정

해설 **건강증진의 접근원칙(오타와 헌장에서 제시한 건강증진의 3대 접근원칙)**
- 옹호(Advocate) : 건강의 중요성을 널리 알리고 주장함으로써 건강에 영향을 미치는 생활 여건들을 건강지향적으로 만들어야 한다. 즉, 옹호는 건강에 대한 대중의 관심을 불러일으키고, 정책입안자나 행정가들에게는 보건의료수요를 충족시킬 수 있는 보건정책을 수립해야 한다는 것을 촉구하는 것이다.
- 가능화, 능력강화(Enable) : 가능화는 지원적인 환경조성, 정보의 접근성 제고, 건강기술 습득 기회제공 등을 통하여 건강증진이 가능하게 하는 것이다. 건강증진은 모든 사람들의 건강평등 실현에 초점을 두어 건강잠재력을 최대한 발휘할 수 있도록 동등한 기회와 자원을 제공하여야 한다.
- 조정, 중재(Mediate) : 건강증진은 많은 기관 및 부문에서의 협조와 조화가 필요하다. 건강수준 향상을 위해서는 그 활동이 여러 수준 및 여러 분야 간에 통합되고 조정되어야 한다. 건강증진요원은 사회 내 서로 다른 집단 간의 이해를 조정할 책임을 지닌다.

정답 ②

 알아보기

오타와 헌장 5대 제안

㉠ 건강공중정책 개발　　　　　　　　㉡ 지원적인 환경창조
㉢ 공동체 행동 강화　　　　　　　　　㉣ 개인의 기능발전
㉤ 건강서비스 재정립

18. 04. 경기 의료기술직

37 지역보건 비교 시 조사망률 대신 영아사망률을 보건지표로 사용하는 이유로 옳은 것은?

① 통계를 작성하기가 쉽다.
② 통계적 유의성이 낮다.
③ 공중보건 수준에 영향을 덜 받는다.
④ 보건수준을 잘 반영한다.

해설 **대표적인 보건지표로 영아사망률을 이용하는 이유**
- 대상이 생후 12개월 미만의 일정 연령군으로 연령구성비에 따라 크게 영향을 받지 않는다.
- 영아의 기간은 성인에 비해 환경악화에 예민한 영향을 받는 기간이므로 보건상태를 평가하는 지표로 중시된다.

정답 ④

17. 12. 경기 4회 보건직 9급

38 세계보건기구(WHO)에서 국가 간 보건수준을 비교할 때 제시한 3대 보건지표에 해당하지 <u>않는</u> 것은?

① 평균수명   ② 영아사망률

③ 보통사망률   ④ 비례사망지수

해설 **WHO의 한 나라의 보건수준을 다른 나라와 비교할 때의 보건지표**
- 비례사망지수(Proportional Mortality Indicator; PMI) : 50세 이상 인구의 사망률로 선진국일수록 일반적으로 수치가 높다.
- 평균수명(Expectation of Life)
- 조사망률(Crude Death Rate)

정답 ②

 알아보기

한 국가 또는 한 지역사회의 보건수준을 나타내는 보건지표는 영아사망률, 평균수명, 비례사망지수 등이 대표적이며 그 밖에도 사인별 사망률, 평균수명, 모성사망률, 질병이환율, 예방 가능한 질병의 이환율 등으로 평가할 수 있다.

17. 10. 경기경력경쟁 의료기술직

39 질병발생의 역학적 개념에 관한 설명으로 옳지 <u>않은</u> 것은?

① 식이요법이나 흡연습관 등은 병인요인의 하나이다.

② 숙주의 감수성은 질병에 대한 면역여부와 면역의 지속여부에 영향을 받는다.

③ 건강문제는 병인, 숙주, 환경요인의 생물학적 균형에 따라 결정된다.

④ 숙주요인에는 성, 연령, 민족, 유전 등이 포함된다.

해설

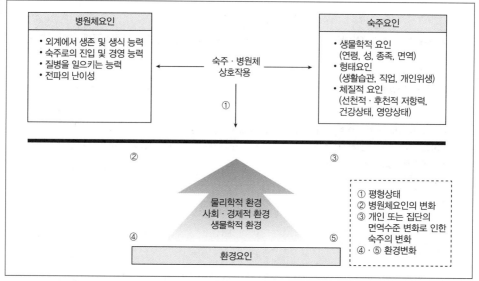

정답 ①

17. 12. 경기 4회 보건직 9급

40 질병의 1차적 예방 단계에 해당하는 것으로만 묶인 것은?

① 조기진단 – 환경개선 – 건강검진

② 건강검진 – 조기발견 – 조기치료

③ 영양개선 – 환경개선 – 예방접종

④ 건강검진 – 환경개선 – 재활

해설	1차적 예방 (비병원성기, 초기 병원성기)	• 신체의 기능 장애나 질병보다는 생체의 조절기능이 변해 가는 과정에 관심을 가지고 대상기능이 완전히 파탄되기 이전에 예방조치를 취하여 건강상태를 최고수준으로 향상시키는 것이다. • 적극적 예방 : 환경위생(개선), 건강증진, 규칙적인 생활, 운동, 백신(항원) • 소극적 예방 : 특수예방 → 예방접종(항체), 환경관리 및 안전관리, 환경위생 개선
	2차적 예방 (불현성 감염기, 발현성 질환기)	조기발견, 조기치료. 질병초기, 증상발현전기 또는 임상진행기에 적용되는 것 → 건강진단, 질병의 진행을 저지, 합병증과 후유증을 방지
	3차적 예방	• 의학적 재활 : 의학적 진단, 치료, 의료봉사와 감독 • 직업적 재활 : 기능장애를 경감시키고 남아 있는 기능을 활용하여 정상적인 사회생활을 할 수 있도록 직업훈련 → 평가, 상담지도, 직업훈련, 작업배치, 가정 내 취업 등 • 사회적 재활 : 사회평가, 사회봉사, 심리적 봉사, 정신적 봉사, 영적 상담지도 등

정답 ③

17. 12. 경기 4회 보건직 9급

41 건강을 설명하는 총체적 모형(Holistic Model)의 구성요소 중 1974년 라론드(Lalonde)의 보고서에서 건강에 가장 큰 영향을 미친다고 제시한 요소는?

① 환경

② 생활양식

③ 생물학적 특성

④ 보건의료체계

해설 라론드(Lalonde)는 생물학적 요인, 환경요인, 생활습관 및 보건의료체계의 네 가지 건강 결정요인 중 생활습관 요인이 건강에 가장 많은 영향을 미친다고 하였다.

정답 ②

17. 10. 경기경력경쟁 의료기술직

42 1986년 제1차 국제건강증진회의에서 발표된 오타와 헌장에 명시된 건강증진의 3대 원칙은?

① 지식, 태도, 실천

② 옹호, 가능화, 조정

③ 예방, 조기발견, 재활

④ 공공정책, 환경, 건강기술

해설 **건강증진의 접근원칙(오타와 헌장에서 제시한 건강증진의 3대 접근원칙)**

• 옹호(Advocate) : 건강의 중요성을 널리 알리고 주장함으로써 건강에 영향을 미치는 생활여건들을 건강지향적으로 만들어야 한다. 즉 옹호는 건강에 대한 대중의 관심을 불러일으키고, 정책입안자나 행정가들에게는 보건의료수요를 충족시킬 수 있는 보건정책을 수립해야 한다는 것을 촉구하는 것이다.

• 가능화, 능력강화(Enable) : 가능화는 지원적인 환경조성, 정보의 접근성 제고, 건강기술 습득의 기회제공 등을 통하여 건강증진이 가능하게 하는 것이다. 건강증진은 모든 사람들의 건강평등 실현에 초점을 두어 건강잠재력을 최대한 발휘할 수 있도록 동등한 기회와 자원을 제공하여야 한다.

• 조정, 중재(Mediate) : 건강증진은 많은 기관 및 부문에서의 협조와 조화가 필요하다. 건강수준 향상을 위해서는 그 활동이 여러 수준 및 여러 분야 간에 통합되고 조정되어야 한다. 건강증진요원은 사회 내 서로 다른 집단 간의 이해를 조정할 책임을 지닌다.

정답 ②

17. 10. 경기경력경쟁 의료기술직

43 일차 보건의료(Primary Health Care)에 대한 설명으로 옳지 않은 것은?

① 사람들이 스스로 건강에 대한 통제력을 증가시키는 역량강화 사업이다.

② 보건의료 서비스를 지역 단위로 확대시킨다.

③ "모든 사람에게 건강을(Health for All)"이라는 슬로건을 채택한다.

④ 개개인의 건강상태를 개선시키는 데 필요한 모든 요소를 지역수준에서 통합시키는 수단이다.

해설 • 캐나다 오타와에서 개최한 건강증진에 대한 제1차 국제회의에서 "건강이란 삶의 목적이 아닌 일상생활을 위한 자원이며 건강증진은 사람들이 자신의 건강에 대하여 통제력을 증가시키고 건강을 향상시키는 능력을 갖도록 하는 과정"이라고 정의하였다.

• 오타와 헌장에서는 건강증진(Health Promotion)을 '사람들이 스스로의 건강을 관리하고 향상시키는 능력을 키우는 과정'이라고 정의하였다(1986).

정답 ①

 알아보기

일차 보건의료(Primary Health Care)

• 주민에게 베풀어주는 기본적이고 필수적인 의료로서 전 국민의 건강을 향상시키기 위한 제도

• 개개인의 건강상태를 개선시키는 데 필요한 모든 요소를 지역수준에서 통합하는 수단

→ 이를 각국의 보건제도에 통합(예방, 건강증진, 치료, 사회복지, 지역개발 활동 등)

알아보기

일차 보건의료의 원칙(1978)

㉠ Principle(원칙)
- 국가와 지역사회의 경제적 상태와 사회문화적, 정치적 특징을 반영하고, 이로부터 발전한다. 또한 사회 연구, 생의학 연구, 건강서비스 연구와 공중보건의 경험과 연관된 결과를 적용하는 것을 기반으로 한다.
- 일차 보건의료는 지역사회 내의 주요 건강문제를 다루며, 건강증진, 예방, 치료, 재활 서비스를 제공한다.
- 건강 부문에 더하여 농업, 축산, 식품, 산업, 교육, 주택, 공공 토목공사, 통신과 같은 국가와 지역사회의 발전과 관련된 모든 부문을 포괄하고, 이 모든 부문의 공동노력을 요구한다.
- 지역, 국가, 혹은 다른 사용 가능한 자원을 최대한 활용을 하기 위해 일차 보건의료의 계획, 조직, 운영, 관리에 대한 참여와 지역사회와 개인의 자조를 요구하고 증진시킨다. 그리고 이러한 목표를 위해 적절한 교육을 통해 지역사회가 참여할 수 있는 능력을 발전시켜야 한다.
- 모든 사람을 위한 포괄적인 건강관리를 점진적으로 향상시키고, 가장 필요한 사람에게 우선순위가 제공되는 통합적이고 기능적이고 상호 보완적인 전달체계에 의해 유지되어야 한다.
- 지역과 의뢰 수준에서는 건강 '팀'으로 일하고 지역사회에서 표출되는 건강에 대한 필요에 반응하도록 사회적으로, 기술적으로 충분히 훈련된 의사, 간호사, 조산사, 의료보조원, 사회 활동가와 필요하다면 전통의료 치료자를 포함한 보건 종사자에게 의존한다.

㉡ Stratergic Imperatives(전략상 요점)
- 저소득 인구집단의 과도한 사망률 감소
- 건강 위험요인 감소
- 지속가능한 건강체계 개발 : 재정적으로 지속가능, 정치지도자와 인구집단의 지지
- 가능하게 하는 정책과 기관 환경 개발 : 발전을 위해 다른 정책영역과 통합 필요

㉢ "2000년까지 모든 사람을 건강하게(Health for All by the Year 2000)"라는 세계보건기구의 목표를 고려하여 일차 보건의료의 기초가 되는 다섯 가지 개념을 제시하였다(World Health Organization, 1988:16~17). 이는 앞에서 설명한 알마아타 선언의 내용을 다시 확인한 것이다.
1. 필요에 따라 모든 인구에게 보편적으로 서비스를 제공한다(universal coverage of the population, with care provided according to need). "모든 사람에게 건강을"이라고 할 때 모든(all)을 가리키고, 이는 곧 형평성을 의미한다. 전부에게 적용되지 못할 때에는 필요가 가장 큰 사람이 우선순위가 높다.
2. 서비스는 건강증진, 예방, 치료, 그리고 재활을 포함해야 한다.
3. 효과적이고, 문화적으로 받아들일 수 있어야 하며, 부담할 수 있어야 하고, 또한 관리할 수 있어야 한다.
4. 자립(self-reliance)을 촉진하고 의존을 줄이기 위해 서비스 개발에 지역사회가 참여하여야 한다.
5. 건강 전략은 개발(발전)의 다른 영역과 연관되어야 한다.

합격의 공식 SD에듀 www.sdedu.co.kr

17. 10. 경기경력경쟁 의료기술직

44 질병발생 양상이 감염병에서 만성질환으로 변하면서 대두된 신공중보건에 대한 설명으로 옳은 것은?

① 보건교육을 통한 건강지식의 증대

② 공중보건 정책을 사회적 모델에서 의학적 모델로 전환하는 것

③ 예방접종을 통해 감염병의 예방을 통한 건강증진 사업을 구현

④ 지역파트너십을 통한 건강증진 정책을 수립하는 것

해설   신공중보건은 사회(Society)의 조직화된 노력으로 건강에 이로운 공공정책을 개발하고, 지원적 환경을 창출하며, 건강돌봄체계(Health Care System)를 "질병 중심, 개인 중심"에서 "건강 중심, 사회 중심"으로 전환하는 등 개인과 사회의 건강상태를 보호ㆍ유지ㆍ증진하며, 형평(Equity)을 추구하여 인구집단에 실존하는 건강 상태의 격차를 감소시키는 등 사회전체의 건강을 향상시키려는 사회의 종합접근방법(A Society's Comprehensive Approach)이라고 요약할 수 있다.

정답   ④

 알아보기

Ashton & Seymour의 공중보건 4단계

- 1단계 – 산업보건 시기 : 산업화ㆍ도시화로 인한 보건문제에 대처한 시기
- 2단계 – 개인위생 시기 : 개인위생과 예방접종에 중점을 둔 시기
- 3단계 – 치료의학 시기 : 과학기술과 의료기술의 발달로 인한 치료의학의 전성기
- 4단계 – 신공중보건 시기 : 보건의료서비스 제공, 라이프스타일, 행동요인, 환경공해, 생태적 요인

17. 06. 광주보건직

45 다음 〈보기〉의 서양보건행정의 역사를 순서에 맞게 연결한 것은?

┤ 보 기 ├

ㄱ. 최초의 검역소 설치
ㄴ. 제왕절개술
ㄷ. 라마치니 '직업인의 질병' 발간
ㄹ. 백신 개발

① ㄱ → ㄴ → ㄷ → ㄹ

② ㄹ → ㄴ → ㄱ → ㄷ

③ ㄷ → ㄱ → ㄴ → ㄹ

④ ㄱ → ㄷ → ㄴ → ㄹ

해설
- 1383년 (중세기) : 검역소 설치
- 1668년 (여명기) : 살아있는 모체에서 제왕절개술을 시행한 가장 최초의 기록, Francois Mauriceau
- 1700년 (여명기) : 직업인의 질병(라마치니)
- 1798년 (여명기) : 제너(Edward jenner) 종두법 개발

정답   ①

17. 06. 광주보건직

46 2020년까지 수립된 제3차 계획을 보완하여 만든 제4차 국민건강증진종합계획(Health Plan 2020)에서 가장 초점을 둔 항목은?

① 만성퇴행성질환과 발병위험요인관리

② 온 국민이 함께 만들고 누리는 건강세상

③ 국민의 건강한 생활습관 실천(Behavior Change)

④ 건강수명연장(건강수명 72세 달성)과 건강형평성 제고

해설 **제4차 국민건강증진종합계획 Health Plan 2020(HP 2020, 2016~2020)**
• 제4차 계획은 국민의 건강한 생활습관 실천(Behavior Change)에 초점을 두고 2020년까지 수립된 제3차 계획을 보완하였다.
제3차 국민건강증진종합계획(Health Plan 2020)의 개요
• 비전 : 온 국민이 함께 만들고 누리는 건강세상
• 목표 : 건강수명 연장(건강수명 75세 달성)과 건강형평성 제고
• 사업과제 : 건강생활 실천확산, 만성퇴행성질환과 발병위험요인관리, 감염질환관리, 안전환경보건, 인구집단건강관리, 사업체계관리 등 6대 부문 32개 중점과제를 선정하여 추진

정답 ③

17. 06. 광주보건직

47 다음 〈보기〉의 설명으로 가장 적합한 것은?

┤ 보기 ├

• 국제적인 보건사업의 지휘 조정
• 6개 지역 사무소
• 보건의료, 전문가 훈련기준 개발
• 역학적 통계적 서비스를 포함한 행정적 기술적 서비스 제공

① UNICEF

② 국립검역소

③ 질병관리청

④ WHO

해설 세계보건기구(WHO)는 1948년에 설립되어, 세계 모든 사람들이 가능한 한 최고의 건강 수준에 도달하는 것을 목적으로 한다. 중앙검역소 업무와 연구자료 제공, 유행성 질병 및 감염병 대책 후원 및 회원국의 공중보건 관련 행정 강화와 확장 지원 등의 활동을 한다. 본부는 스위스 제네바에 있으며, 한국은 1949년 제2차 로마 총회에서, 북한은 1973년에 가입하였다.

정답 ④

17. 06. 광주보건직

48 국제 건강증진회의 중 최초 여성보건 지원정책을 제시한 회의는?

① 애들레이드 회의

② 선즈볼 회의

③ 자카르타 회의

④ 멕시코 회의

해설 건강증진을 위한 제2차 국제회의인 애들레이드(호주, 1988년) 회의는 여성건강의 개선을 우선시했다.

정답 ①

49 다음 보기 중 세계보건기구(WHO)의 연도별 공식 슬로건으로 맞게 연결된 것은?

① 2016 : Beat Diabetes

② 2015 : Vector−borne diseases

③ 2014 : Control your blood pressure

④ 2013 : Depression−Let's talk

해설 • 2017 : Depression−Let's talk
  • 2016 : Beat Diabetes
  • 2015 : Food safety
  • 2014 : Vector−borne diseases
  • 2013 : Control your blood pressure

정답 ①

17. 04. 경기의료기술직

50 공중보건 발전사에서 고대기(A.D. 500년 이전)부터 시행되었던 것은?

① 검역소 설치　　　　　　　　　② 현미경 발견

③ 우두접종법 발견　　　　　　　④ 급수 및 하수시설

해설　㉠ 고대기(기원전~A.D. 500) : 개인위생중심
　　　　• B.C. 4,000년경(인도) : 도시계획건설, 목욕탕, 배수관시설
　　　　• B.C. 1,000년경(이집트) : 변소시설, 하수시설
　　　㉡ 중세기(500~1500) : 1383년 마르세유에서는 입항한 선박을 검역한 후 전염의 의심이 있는 배, 승객 및 화물을
　　　　40일 동안 억류해서 깨끗한 공기와 일광 등의 방법으로 소독하는 최초의 검역소가 설치되었다.
　　　㉢ 여명기(1500~1850)
　　　　• 자하리아스 얀센(Zacharias Janssen, 1580~1638), 갈릴레오 갈릴레이(Galileo Galilei, 1564~1642), 안톤 판 뢰
　　　　　벤후크(Antonie van Leeuwenhoek, 1631~1723) 등을 현미경의 최초 발명자로 거론한다. 얀센(Janssen)은 렌
　　　　　즈를 처음으로 개발한 사람으로 알려져 있고, 뢰벤후크는 현대의 현미경과 가장 유사한 현미경을 만들어서 미생
　　　　　물을 세상에 최초로 알렸다.
　　　　• 제너(E. Jenner)가 우두종두법(1798)을 발견했다.

정답　④

17. 04. 경기의료기술직

51 다음 중 일차 예방에 해당되는 것은?

① 건강검진　　　　　　　　　　② 조기진단

③ 예방접종　　　　　　　　　　④ 의료재활

해설　**Leavell & Clark에 의한 질병의 자연사와 예방의 수준 및 대책**

구분	병원성 이전기		병원성기		
질병의 과정	병인 숙주 환경 →	상호 작용 (1) → 병인자극의 형성 (2)	병인자극에 대한 숙주의 반응 (3) 조기의 병적 변화		질병 (4) ↓ 회복 또는 사망 (5)
예비적 조치	건강증진	특수예방	조기발견, 조기치료	악화방지, 장애의 제한을 위한 치료	재활
예방 차원	1차적 예방		2차적 예방		3차적 예방
증상별	비병원	초기병원	불현성	발현성	회복기
기별 진행	무병기	전병기	증병기	진병기	정병기

※ 백신(예방접종)은 일차 예방에 속한다.

정답　③

16. 04. 경기의료기술직

52 공중보건학에 대한 설명으로 옳은 것은?

① Winslow의 정의 – 질병예방, 수명연장, 신체적 정신적 효율증진의 치료과학

② 연구대상 – 지역사회의 불건강한 환자

③ 유사학문 – 사회의학, 예방의학, 건설의학, 지역사회의학

④ 궁극적 목표 – 주민의 모든 질병치료를 우선 실현

해설　① 치료
　　　② 환자
　　　④ 공중보건학은 치료 우선이 아닌 예방이 궁극적인 목표이다.

정답　③

16. 04. 경기의료기술직

53 WHO가 1978년에 카자흐스탄 알마아타(Alma ata) 회의에서 목표실현 접근방법으로 제시한 일차 보건의료의 특성으로 옳지 않은 것은?

① 접근의 용이성(Accessibility)

② 지불능력에 맞는 비용(Affordability)

③ 수용가능성(Acceptability)

④ 효과성(Effectiveness)

해설　**세계보건기구(WHO)의 일차 보건의료의 접근법(4A)**
- Accessible(접근성) : 쉽게 이용 가능하다.
- Acceptable(수용가능성) : 지역사회가 쉽게 받아들일 수 있는 방법으로 사업을 제공한다.
- Available(주민참여) : 지역사회의 적극적인 참여에 의해 사업이 이루어져야 한다.
- Affordable(지불부담능력) : 지역사회의 지불능력에 맞는 보건의료수가로 사업이 제공되어야 한다.

정답　④

16. 06. 경기의료기술직

54 다음 글에서 설명하는 건강요인 모형은?

> 건강에 영향을 미치는 모든 요인들을 다 고려해서 총체적으로 건강관리를 할 때 시너지 효과로 효율적이고 효과적인 건강관리를 할 수 있다는 모형으로서 건강한 생활양식, 환경, 인간생물학적 요소, 보건의료 체계 등 복합적 작용에 의해서 결정된다.

① 전인적 모형(Holistic model)
② 생태학적 모형(Ecological model)
③ 생의학적 모형(Biomedical model)
④ 사회생태학적 모형(Socio-Ecological model)

해설 전인적/총체적 모델(Holistic Model)은 건강에 영향을 미치는 모든 요인들을 다 고려해서 총체적으로 건강관리를 할 때 시너지 효과로 효율적이고 효과적인 건강관리를 할 수 있다는 모델로서, 건강은 생활양식, 환경, 인간생물학적 요소, 보건의료 체계 등 4가지 요인의 복합적 작용에 의해서 결정된다는 것이다. 개인의 육체와 정신은 상호 간 또는 외부환경과 다양한 상호작용을 하며, 건강은 사회 및 내부 환경의 생태체계가 역동적인 균형 상태를 이루는 것이다. 보건의료체계는 건강증진, 예방, 치료, 재활 등을 포괄한다.

정답 ①

알아보기

건강결정요인 중심의 건강개념 모델

㉠ 생의학적 모델(Biomedical Model) : 건강은 질병의 부재를 의미하는 것으로 인체를 기계처럼 이해하여 질병은 기계(인체)의 고장으로 의사는 기계를 고치는 기술자로 보고 있다. 이 모델은 다음과 같은 5가지 가정을 기본 전제로 하고 있다.
- 심신이원론을 기초로 신체와 정신은 별개의 것으로 간주한다.
- 육체를 기계나 부품처럼 생각하고 수리가 가능한 것으로 간주한다.
- 기술적 개입에 대한 과대평가로 기술만능주의 결과를 초래하고 의사만이 건강문제를 해결할 수 있다고 본다.
- 사회심리적 요인은 무시하고 생물학 변화에만 중점을 두는 환원주의가 중심으로 예방보다는 치료를 중시하고 집중한다.
- 세균설을 심화시키고, 질병은 특정세균이나 유독물질에 의하여 발병한다는 단일병인론에 의한 특정병인론이 지배적이다. 예를 들면 콜레라 환자가 발생했을 경우 항생제 투여가 의학적 대책으로 콜레라 예방을 위한 환경보건은 중요시하지 않는다. 따라서 이 모델은 만성질환의 발병 및 증가요인 규명에는 한계가 있고, 국민 전체 건강을 효과적으로, 효율적으로 향상시키지 못하였다는 비판을 받고 있다.
㉡ 생태학적 모델(Ecological Model) : 건강은 숙주, 병인, 환경 등 세 가지 요인의 상호작용에 의하여 결정된다는 학설로서 숙주(인체)가 병인보다 우세하거나 환경이 병인보다 숙주에게 유리하게 작용할 경우 건강이 더욱 증진되고, 반대로 병인이 숙주보다 우세하거나 환경이 숙주보다 병인에 더 유리하게 작용할 경우 건강이 악화되고 질병이 발생하며, 이 세 가지 요인들이 평형을 이룰 때 건강이 유지된다.
- 숙주 : 병원과의 접촉상태, 개인 및 집단의 습관, 성, 연령, 체질, 유전적 특성, 방어기전, 민족특성, 심리 및 생물학적 특성 등
- 병인 : 병인에는 병원체, 영양, 물리화학적 요인, 기계적 요인 등이 있으며, 병원체의 특성, 민감성에 대한 저항성, 병원소와 병원, 전파조건 등
- 환경 : 물리화학적 환경, 사회경제적 환경, 생물학적 환경

© 사회생태학적 모델(Socio-Ecological Model) : 개인의 사회적, 심리적, 행태적 요인을 중시하는 모델로 일명 사회행태적 모델이 라고도 한다. 특히 개인의 행태적 측면을 강조하는 모델로 질병양상이 급성질환에서 만성질환으로 변하고 이들 만성질병 발생 이 병리적 소인보다는 비병리적 소인(음주, 흡연, 운동, 식생활 등)에 의한 질병발생이 증가하는 경향이 모델의 발전배경이다.
- 숙주요인 : 숙주자신이 갖고 있는 내적 요인을 말하는 것으로 선천적 및 유전적 요인과 후천적 경험적 요인이 있다.
- 외부환경요인 : 생물학적 요인(병원소, 매개곤충, 중간숙주), 사회경제적 환경(인구밀도, 관습, 직업, 교육정도, 경제 적 상태), 물리화학적 환경(기후, 온도, 습도, 환경오염, 공해)
- 개인 행태적 요인 : 음주, 흡연, 운동, 식생활, 스트레스 등 개인의 생활습관이나 생활양식과 관련된 요인

---

16. 06. 경기의료기술직

55 세계공중보건 발달사에서 확립기와 관련된 것으로 옳게 묶인 것은?

> ㄱ. 비스마르크(Bismarck)는 「근로자질병보호법」을 최초로 제정하여 사회보장제도기를 마련
> ㄴ. 제너(Jenner)가 우두종두법 개발
> ㄷ. 페텐코퍼(Pettenkofer)가 실험위생학의 기초를 확립
> ㄹ. 파스퇴르(Pasteur)는 파상풍균, 결핵균, 콜레라균을 발견

① ㄱ, ㄷ
② ㄴ, ㄹ
③ ㄱ, ㄷ, ㄹ
④ ㄱ, ㄴ, ㄷ, ㄹ

해설 ㄴ : 여명기(요람기 · 태동기 · 근세기, 1500~1850년)
　　　ㄹ : 파상풍, 결핵, 콜레라균 발견은 코흐이다.

정답 ①

 알아보기

확립기(근대기, 1850~1900년)

시기적 특징	• 예방의학, 위생학교실, 역학조사, 세균학 및 면역학 대두 • 공중보건학의 기초 확립 • 예방의학적 개념 확립, 미생물학의 시대, 방문간호사업의 시작 • 예방백신이 개발된 시기 → 인구가 폭발적으로 증가

- 1855년 영국의 존 스노우(J. Snow) : 콜레라에 대한 역학조사(런던, 소호, 스노우맵)로 장기설(Miasma Theory)의 허구성 을 밝혀 감염병 감염설을 입증했다.
- 1862년 영국의 래스본(William Rathbone) : 리버풀에서 처음으로 방문간호사업을 시행했다(오늘날 보건소제도의 효시).
- 1866년 독일의 페텐코퍼(Pettenkofer) : 뮌헨 대학 위생학교를 창립하여 실험위생학의 기초를 확립했다.
- 1885년 프랑스의 파스퇴르(L. Pasteur) : 근대의학의 창시자, 미생물 병인설 주장, 저온살균법, 닭콜레라 백신, 돼지단독 백신, 광견병 백신, 탄저병 백신 등을 개발했다.
- 독일의 코흐(Robert Koch) : 콜레라균, 결핵균, 파상풍균, 탄저균 등을 발견했다.
- 1883년 독일의 비스마르크(Bismarck) : 세계 최초로 근로자를 위한 질병보험법 제정, 현대적 사회보장제도를 만드는 데 공헌했다.
- 1851년 지중해 연안을 중심으로 12개국이 참가하여 제1회 국제보건회의를 파리에서 개최했다(콜레라, 페스트, 황열 등 의 색출과 검역에 대한 결의).

16. 06. 경기의료기술직

56 세계보건기구(WHO)에서 북한이 속한 사무국의 지역과 도시의 연결이 옳은 것은?

① 아시아지역 – 방콕

② 동아시아지역 – 상해

③ 서태평양지역 – 마닐라

④ 동남아시아지역 – 뉴델리

해설
- 북한은 1973년 5월 19일에 세계보건기구(WHO)에 가입하였으며, 동남아시아지역사무처(뉴델리)에 소속되어 있다.
- 우리나라는 서태평양지역사무처(마닐라) 소속이다.

정답 ④

16. 06. 경기의료기술직

57 리벨(Leavell)과 클라크(Clark)의 질병예방단계에서 1차 예방으로 옳지 않은 것은?

① 적절한 영양섭취와 보건교육

② 감염성질환의 조기치료

③ 건강증진 활동

④ 예방접종 및 생활환경개선

해설
⑦ 1차적 예방(비병원성기, 초기 병원성기)
- 신체의 기능 장애나 질병보다는 생체의 조절기능이 변해가는 과정에 관심을 가지고 대상기능이 완전히 파탄되기 이전에 예방조치를 취하여 건강상태를 최고수준으로 향상시키는 것이다.
- 적극적 예방 : 환경위생(개선), 건강증진, 규칙적인 생활, 운동, 백신(항원)
- 소극적 예방 : 특수예방 → 예방접종(항체), 환경관리 및 안전관리, 환경위생 개선
© 2차적 예방(불현성 감염기, 발현성 질환기) : 질병초기, 증상발현전기 또는 임상진행기에 적용된다.
→ 건강진단, 질병의 진행을 저지, 합병증과 후유증을 방지

정답 ②

 알아보기

Leavell & Clark에 의한 질병의 자연사와 예방의 수준 및 대책

구분	병원성 이전기		병원성기		
예비적 조치	건강증진	특수예방	조기발견, 조기치료	악화방지, 장애의 제한을 위한 치료	재활
예방 차원	1차적 예방		2차적 예방		3차적 예방
증상별	비병원	초기병원	불현성	발현성	회복기
기별 진행	무병기	전병기	증병기	진병기	정병기

16. 06. 경기의료기술직

58 건강에 대한 개념은 시대에 따라 변화, 발전과정을 거쳐 왔다. 이에 대한 설명으로 옳지 <u>않은</u> 것은?

① 개인의 문제에서 집단적인 책임인식으로 변화

② 신체에서 심신, 나아가 생활개념으로 변화

③ 질병 없는 최적의 건강상태로 인식변화

④ 불연속성에서 연속성 개념으로 변화

해설 · 건강의 개념은 이전에는 신체개념, 19세기에는 심신개념(육체적 · 정신적 개념), 이후에는 생활개념(사회개념)으로 변화했다.
· 정적(수동적) → 동적(능동적), 병리학적 → 생태학적, 불연속성 → 연속성으로 변모되었다.
· 세계보건기구(WHO) : 건강은 단순히 질병이 없거나 허약하지 않다는 것을 말하는 것이 아니라 신체적, 정신적, 사회적 안녕의 완전한 상태를 말한다.
· 건강증진의 주요 활동영역 : 개인의 건강기술 개발(develop personal skills)
· 건강에 대한 정보를 제공하고 교육을 실시하여 각 개인들이 자신의 건강증진에 필요한 기술을 갖도록 하는 것이다. 이러한 활동들은 가정, 학교, 직장 및 지역사회 중심으로 촉진되어야 한다.

정답 ③

16. 06. 서울 지방직

59 보건복지부에서 발표한 제3차 국민건강증진종합계획(Health Plan 2020)의 사업 분야 중 안전환경보건 분야의 내용으로 옳지 <u>않은</u> 것은?

① 손상예방   ② 환경영향평가

③ 식품정책   ④ 건강영향평가

해설

비전	온 국민이 함께 만들고 누리는 건강세상

목표	건강수면 연장	건강형평성 제고

사업 분야	건강생활 실천확산	만성퇴행성 질환과 발병 위험요인관리	감염질환 관리	안전환경 보건	인구집단 건강관리
	• 금연 • 절주 • 신체활동 • 영양	• 암 • 건강검진 • 관절염 • 심뇌혈관질환 • 비만 • 정신보건 • 구강보건	• 예방접종 • 비상방역체계 • 의료관련감염 • 결핵 • 에이즈	• 식품정책 • 손상예방 • 건강영향평가	• 모성건강 • 영유아건강 • 노인건강 • 근로자건강증진 • 군인건강증진 • 학교보건 • 다문화가족건강 • 취약가정 방문건강 • 장애인건강

사업체계 관리

• 기반(인프라)
• 평가
• 정보 및 통계
• 재원

정답 ②

16. 06. 서울 지방직

60 Leavell과 Clark 교수의 질병예방 활동에서 40세 이상 여성을 대상으로 유방암 검진을 위한 유방
조영술(Mammography)을 시행한 것은 몇 차 예방인가?

① 일차 예방　　　　　　　　　　　② 이차 예방

③ 삼차 예방　　　　　　　　　　　④ 사차 예방

해설　조기발견, 조기치료는 이차 예방이다.

정답 ②

16. 06. 서울 지방직

61 다음 중 영아사망과 신생아사망 지표에 대한 설명으로 옳은 것은?

① 영아후기사망은 선천적인 문제로, 예방이 불가능하다.

② 영아사망률과 신생아사망률은 저개발국가일수록 차이가 적다.

③ α-Index가 1에 가까울수록 영유아 보건수준이 낮음을 의미한다.

④ 영아사망은 보건관리를 통해 예방 가능하며 영아사망률은 각 국가 보건수준의 대표적 지표이다.

해설 • 영유아 : 출생 후 6년 미만의 자
• 유아 : 만 1년 이상 출생 후 6년 미만의 어린이
• 영아 : 생후 1년 미만의 영유아
• 신생아 : 출생 후 28일 미만의 영유아
• 초생아 : 생후 1주일 이내의 영유아
• 미숙아 : 임신 37주 미만의 출생아 또는 출생 시 체중이 2,500g 미만인 자로서, 보건소장 또는 의료기관의 장이 임신 37주 이상의 출생아 등과는 다른 특별한 의료적 관리와 보호가 필요하다고 인정하는 자
• 영아사망률 : 지역사회의 건강수준을 나타내는 대표적인 지표로는 영아사망률(Infant Death Rate)이 있으나 더욱 세밀한 평가를 위하여 알파인덱스(α-Index)를 계산하고, 그 값이 1.0에 가장 가까운 때가 보건수준이 가장 높고, 선진국일수록 알파인덱스(α-Index)의 수치가 1에 가깝다.

정답 ④

16. 07. 전남 3차 지방직

62 클라크(Clark)와 리벨(Leavell)의 질병예방단계에서 2차 예방으로 옳은 것은?

① 보건교육과 건강증진

② 예방접종

③ 감염병의 조기발견

④ 인간의 환경개선과 영양개선

해설

구분	병원성 이전기		병원성기		
질병의 과정	병인숙주환경 → 상호작용 (1)	→ 병인자극의 형성 (2)	병인자극에 대한 숙주의 반응 (3) 조기의 병적 변화		질병(4) ↓ 회복 또는 사망 (5)
예비적 조치	건강증진	특수예방	조기발견, 조기치료	악화방지, 장애의 제한을 위한 치료	재활
예방 차원	1차적 예방		2차적 예방		3차적 예방
증상별	비병원	초기병원	불현성	발현성	회복기
기별 진행	무병기	전병기	증병기	진병기	정병기

정답 ③

16. 07. 전남 3차 지방직

63 공중보건의 역사에서 확립기에 해당하는 내용으로 옳은 것은?

① John Snow는 광견병 백신을 개발하였다.

② E. Jenner는 우두종두법을 개발하였다.

③ J. P. Frank는 보건학 최초의 저서를 출간하였다.

④ R. Koch는 결핵균을 발견하였다.

해설
① 광견병 백신은 파스퇴르(Pasteur)가 개발하였다.

② 여명기(요람기 · 태동기 · 근세기, 1500~1850년)에 해당하는 1789년에 제너(Jenner)가 종두법을 개발하였다(근대 의학의 신기원).

③ 여명기에 해당한다.

정답 ④

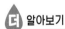
더 알아보기

J. P. Frank

독일의 J. P. Frank(1745~1821) : 『의사경찰체계』

• "국민의 건강을 확보하는 것은 국가의 책임이다."라는 건강의 국가책임론을 주장했다.

• 『의사경찰체계』라는 의사(의생)행정에 관한 12권의 저서 출간(최초의 보건학 저서) → 지역사회적 규모의 의학과 조직관리의 필요성, 정신보건, 개인위생, 국민보건 등이 망라되어 있다.

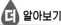 **알아보기**

확립기(근대기, 1850~1900년)

시기적 특징	• 예방의학, 위생학교실, 역학조사, 세균학 및 면역학 대두 • 공중보건학의 기초 확립 • 예방의학적 개념 확립, 미생물학의 시대, 방문간호사업의 시작 • 예방백신이 개발된 시기 → 인구가 폭발적으로 증가

- 1855년 영국의 존 스노우(J. Snow) : 콜레라에 대한 역학조사(런던, 소호, 스노우맵)로 장기설(Miasma Theory)의 허구성을 밝혀 감염병 감염설을 입증했다.
- 1862년 영국의 래스본(William Rathborne) : 리버풀에서 처음으로 방문간호사업을 시행했다(오늘날 보건소제도의 효시).
- 1866년 독일의 페텐코퍼(Pettenkofer) : 뮌헨 대학 위생학교를 창립하여 실험위생학의 기초를 확립했다.
- 1885년 프랑스의 파스퇴르(L. Pasteur) : 근대의학의 창시자, 미생물 병인설 주장, 저온살균법, 닭콜레라 백신, 돼지단독 백신, 광견병 백신, 탄저병 백신 등을 개발했다.
- 독일의 코흐(Robert Koch) : 콜레라균, 결핵균, 파상풍균, 탄저균 등을 발견했다.
- 1883년 독일의 비스마르크(Bismarck) : 세계 최초로 근로자를 위한 질병보험법 제정, 현대적 사회보장제도를 만드는 데 공헌했다.
- 1851년 지중해 연안을 중심으로 12개국이 참가하여 제1회 국제보건회의를 파리에서 개최했다(콜레라, 페스트, 황열 등의 색출과 검역에 대한 결의).

16. 10. 제3회 경기도 경력경쟁

64 세계보건기구(WHO) 헌장에 제시된 건강의 현대적 개념은?

① 치료의 개념　　　　　　　　② 정신적 개념

③ 사회적 개념　　　　　　　　④ 생활의 개념

해설　건강의 개념은 신체개념에서 신체 · 정신개념으로 변화되었다가 오늘날에는 사회적 안녕을 중시하는 생활개념의 건강을 강조한다.

정답　④

 알아보기

생활개념의 건강(constitution of World Health Organization, 1948)

1948년 세계보건기구의 헌장에서는 건강을 인간의 '생활개념'에서 파악하고 있다. '단순히 질병이 없거나 허약하지 않다는 것에 그치지 않고 완전한 신체적, 정신적 및 사회적 안녕상태(Health is a state of complete physical, mental, and social well-being and not merely the absence of disease and infirmity)'로 정의하고 있다. 이는 인간을 '문화를 가진 유기체'로 규정하고, 따라서 문화적 요소와 기존 개념의 건강을 연결시켜 통합적인 상황을 그리고 있는 것이다. Disease, Illness뿐 아니라 Sickness(= Social dysfunction that affects the individual's relation with others)도 함께 건강의 반대편에 해당한다.

17. 06. 서울시 9급

65 다음은 공중보건학의 발전과정 중 어디에 해당하는가?

> • 라마치니(Ramazzini)의 직업병에 대한 저서가 출간되어 산업보건의 기초를 마련
> • 제너(Jenner)의 우두접종법 개발

① 확립기 ② 여명기

③ 중세기 ④ 발전기

해설 여명기(요람기 · 태동기 · 근세기, 1500~1850년)에 해당하는 설명이다.

시기적 특징	• 공중보건학이 체계를 갖춘 시기 • 개인위생이 공중위생으로 바뀌게 되는 시기 • 산업혁명으로 공중보건의 사상이 싹튼 시기
이탈리아	라마치니(Ramazzini)의 '직업병'에 관한 저서는 오늘날에도 산업의학의 고전이 되고 있다.
독일	프랭크(J. P. Frank, 1745~1821) : 『의사경찰체계』 • "국민의 건강을 확보하는 것은 국가의 책임이다."라는 건강의 국가책임론을 주장했다. • 『의사경찰체계』라는 의사(의생)행정에 관한 12권의 저서 출간(최초의 보건학 저서) → 지역사회적 규모의 의학과 조직관리의 필요성, 정신보건, 개인위생, 국민보건 등이 망라되어 있다.
영국	• 존 그랜트(John Graunt) : 런던의 출생 · 사망에 관한 최종 통계 • 제너(Jenner) : 1798년 종두법을 개발(근대의학의 신기원) • 채드윅(Edwin Chadwick) : 1837~1838년에 '열병보고서'를 정부에 보고 → 이 보고서가 계기가 되어 1842년에 보건정책조사위원회가 설치되었다. • 1842년 '영국 노동자집단의 위생 상태에 관한 보고서'가 작성되었다. • 1848년 세계 최초로 공중보건법이 제정되었고, 이를 근거로 공중보건국과 지방보건국이 설치되면서 보건행정의 기틀이 마련되었다.
스웨덴	세계 최초로 국세조사(1749) 실시

정답 ②

17. 06. 서울시 9급

66 건강증진에 대한 정의로 옳은 것은?

① 협의의 건강증진은 적당한 운동, 영양, 휴식과 스트레스 관리를 통한 저항력을 길러주는 것이다.

② 오타와(Ottawa) 헌장의 건강증진은 건강교육, 건강보호, 질병예방 등을 통한 좋은 습관을 유지하는 것이다.

③ 광의의 건강증진은 비병원성기에 1차적 예방수단을 강구하는 것이다.

④ 다우니(Downie) 등에 의하면 건강증진은 사람들이 자기건강에 대한 관리를 증가시켜 건강을 개선할 수 있도록 하는 과정이다.

해설 오타와(Ottawa) 헌장에서는 건강증진(Health Promotion)을 '사람들이 스스로의 건강을 관리하고 향상시키는 능력을 키우는 과정'이라고 정의하였다(1986).
- 협의의 건강 증진 – 적극적으로 건강 향상을 위한 1차적 예방수단
- 광의의 건강 증진 – 1, 2차 예방수단

정답 ①

 알아보기

캐나다 오타와의 건강증진국제회의(1986)

㉠ 오타와(Ottawa) 건강증진 헌장 : 건강증진 3대 전략 및 건강증진사업의 5가지 활동 제시(옹호, 역량강화, 중재)
- 건강한 공공정책 수립
- 지원적 환경 구축
- 지역사회활동 강화
- 개인적 기술 개발
- 보건서비스로 재정립

㉡ 건강증진 개념 : 사람들이 자신의 건강관리 능력을 향상시켜 건강을 개선시킬 수 있도록 하는 과정

㉢ 협의의 건강증진의 개념
- Green(1979) : 건강증진은 건강에 유익한 행동과 환경 변화를 촉진하기 위한 보건교육과 관련 조직, 정치적 경제적인 프로그램의 조합이다.
- O'Donnell(1989) : 건강증진은 최적의 건강 상태를 지향하기 위하여 생활양식을 변화시키도록 하는 데 도움을 주는 과학과 기술이다.

㉣ 광의의 건강증진의 개념
- Breslow(1982), WHO(1985), Pender(2002)
- 타나힐(1985) : 보건교육, 예방, 건강보호 등 3가지 활동영역의 중복요소로 구성된 건강증진모형을 제시했다.
- 우리나라 「국민건강증진법」 제2조 : 보건교육 · 질병예방 · 영양개선 · 건강생활 실천 등을 통하여 국민 건강을 증진시키는 사업으로 정의한다.

17. 06. 서울시 9급

67 리벨과 클리크(Leavell&Clark, 1965)이 제시한 질병의 자연사 5단계 중에서 '병원체에 대한 숙주의 반응이 시작되는 조기 병적 변화기'에 해당하는 단계에서 건강행동으로 가장 적절한 것은?

① 예방접종 ② 환경위생 개선
③ 치료 및 재활 ④ 조기진단

해설

구분	병원성 이전기			병원성기		
질병의 과정	병인 숙주 환경 →	상호 작용 (1)	→ 병인자극의 형성 (2)	병인자극에 대한 숙주의 반응 (3) 조기의 병적 변화		질병(4) ↓ 회복 또는 사망 (5)
예비적 조치	건강증진		특수예방	조기발견, 조기치료	악화방지, 장애의 제한을 위한 치료	재활
예방 차원	1차적 예방			2차적 예방		3차적 예방
증상별	비병원		초기병원	불현성	발현성	회복기
기별 진행	무병기		전병기	증병기	진병기	정병기

정답 ④

15. 05. 경기의료기술직

68 건강증진 실현을 위하여 보건지원환경구축의 중요성을 강조한 제3차 건강증진을 위한 국제회의를 개최한 국가와 도시로 옳은 것은?

① 인도네시아 – 자카르타
② 스웨덴 – 선즈볼
③ 호주 – 애들레이드
④ 태국 – 방콕

해설 건강증진을 위한 제3차 국제회의(International Conference on Health Promotion)는 1991년 6월 스웨덴의 선즈볼 (Sunsvall)에서 개최되었다.

정답 ②

15. 05. 경기의료기술직

69 공중보건의 역사에서 여명기의 내용으로 가장 옳은 것은?

① E. Jenner는 닭 콜레라 백신을 개발하였다.

② Pettenkofer에 의해 실험위생학의 기초를 확립하게 되었다.

③ Edwin Chadwick의 보고서를 근거로 공중보건법이 제정되었다.

④ Frank는 검역법을 제정하여 감염병 관리의 기초를 확립했다.

해설 ① 파스퇴르(Pasteur)가 닭 콜레라 백신을 개발하였다(확립기).

② 확립기(근대기)이다.

④ 검역법 제정은 중세기이다.

정답 ③

15. 05. 경기의료기술직

70 유해폐기물의 국가 간 이동에 제약을 가하는 국제적 협약은?

① 바젤협약   ② 리우환경회의

③ 런던협약   ④ 인간환경선언

해설 ① 바젤협약 : 유해폐기물의 국가 간 이동 제한(1989)

② 리우환경회의 : 지구환경보전을 위한 회의(1992)

③ 런던협약 : 폐기물이나 다른 물질의 투기를 막는 해양오염 방지조약(1972)

④ 인간환경선언 : 인간환경의 보호, 개선의 중요성에 대해 유엔 인간환경회의에서 채택된 선언(1972)

정답 ①

15. 06. 서울

71 보건복지부에서 제3차 국민건강증진종합계획(Health Plan 2020)을 발표하였다. 주요 내용 중 건강 생활 실천 확산 분야로 옳은 것만 묶인 것은?

① 금연, 건강검진   ② 암 관리, 운동

③ 신체활동, 절주   ④ 비만, 정신보건

해설 건강생활 실천 확산 : 금연, 절주, 신체활동, 영양

정답 ③

15. 06. 경기

72 다음 중 공중보건과 관련된 내용으로 옳지 <u>않은</u> 것은?

① 공중보건사업 수행의 최소 단위는 지역사회이다.

② 공중보건사업의 대상은 개인이 아닌 지역사회 주민이다.

③ 공중보건학의 목적을 달성하기 위해서는 일부 전문가의 노력이 가장 중요하다.

④ 공중보건학의 목적은 질병예방, 수명연장, 신체적 · 정신적 효율의 증진이다.

해설 공중보건학은 지역사회와 국민의 참여, 국제적 공조를 요하고 이러한 구성원 모두의 공동 노력을 실현해가는 접근방법을 개발하는 학문이다.

정답 ③

15. 06. 경기

73 공중보건 발달의 역사를 고대기, 중세기, 여명기, 확립기 및 발전기로 구분할 때, 여명기에 해당되는 설명으로 옳은 것은?

① 영국의 존 스노우(John Snow)는 장티푸스에 대한 역학조사 보고를 함으로써 전염병 감염설을 입증하였다.

② 독일의 페텐코퍼(Pattenkofer)가 실험위생학의 기초를 확립하여 자연환경이 인체에 미치는 영향을 과학적으로 규명하였다.

③ 이탈리아의 라마치니(Ramazzini)가 직업병에 대한 저서를 출간하여 산업보건의 기초를 마련하였다.

④ 영국의 간호사 윌리엄 래스본(William Rathborne)이 방문간호사업을 시작함으로써 오늘날 보건소의 기틀을 마련하였다.

해설 ① 존 스노우 : 콜레라, 확립기, 1855
② 페텐코퍼 : 실험위생학, 확립기, 1866
④ 래스본 : 확립기, 1862

정답 ③

15. 08. 전남

74 일차 보건의료의 내용이 아닌 것은?

① 식량 공급과 영양의 증진

② 가족계획을 포함한 모자보건

③ 희귀질환과 상해의 예방, 치료

④ 지역사회의 주된 전염병의 예방접종

해설　**일차 보건의료의 내용**
- 식량 공급
- 적절한 영양
- 안전한 식수
- 기본위생
- 모자보건 및 가족계획
- 주요 감염성 질환에 대한 예방접종
- 역학질병의 예방 및 통제
- 통상질환 및 사고의 적절한 처치

정답　③

15. 08. 전남

75 포괄적인 보건의료에 대한 설명으로 옳지 않은 것은?

① 질병의 조기발견, 조기치료, 무능력화 예방, 재활 및 건강증진 활동 등 건강확보를 위한 포괄적인 접근이다.

② 1차 보건의료는 지역주민 모두가 받아들일 수 있는 지역사회 보건의 실천원리이다.

③ 2차 보건의료사업을 성공적으로 실현하기 위해서는 지역사회의 작은 마을에서부터 자율적으로 참여할 수 있는 비직업적인 요원이 필요하다.

④ 노령화 사회에서는 3차 보건의료 사업으로 노인성 질병의 관리가 중요하다.

해설　응급처치를 필요로 하는 질병이나 급성질환의 관리사업, 의료기관에서 입원치료를 받아야 하는 환자 관리사업 등이 2차 보건의료의 주된 사업내용이다. 전문의료기관의 활동이 요구되며, 의사와 간호사 등 임상인력의 활동이 중요한 보건의료 활동이 된다.

정답　③

15. 08. 전남

76 세계보건기구(WHO)는 한 국가의 건강수준을 표시하여 다른 국가와 비교할 수 있는 보건지표를 제시하고 있다. 이에 해당되는 것으로 묶인 것은?

가. 비례사망지수	나. 영아사망률
다. 모성사망률	라. 평균수명
마. 보통사망률	

① 가, 나, 라   ② 가, 라, 마

③ 나, 다, 마   ④ 나, 라, 마

해설   WHO의 국가 간 보건수준 평가 3대 지표 : 비례사망지수, 평균수명, 조사망률(보통사망률)

정답   ②

14. 04. 경북

77 Health Plan 2020 중 건강실천사업의 영역이 <u>아닌</u> 것은?

① 신체활동   ② 건강검진

③ 영양   ④ 절주

해설   • 건강생활 실천 확산 : 금연, 절주, 신체활동, 영양
        • 만성퇴행성 질환과 발병위험 요인관리 : 암, 건강검진, 관절염, 심뇌혈관 질환, 비만, 정신보건, 구강보건

정답   ②

14. 04. 경북

78 Health Plan 2020의 사업과제로 2010과 <u>다른</u> 것은?

① 인구집단건강관리(과제 2010, 2020)

② 건강생활실천(과제 2010, 2020)

③ 건강형평성제고(목표 2010, 2020)

④ 안전환경보건(과제 2020)

해설　**제3차 국민건강증진종합계획(Health Plan 2020)의 개요**
- 비전 : 온 국민이 함께 만들고 누리는 건강세상
- 목표 : 건강수명 연장(건강수명 75세 달성)과 건강형평성을 제고한다.
- 사업과제 : 건강생활 실천확산, 만성퇴행성질환과 발병위험요인관리, 감염질환관리, 안전환경보건, 인구집단건강관리, 사업체계관리 등 6대 부문 32개 중점과제를 선정하여 추진한다.

정답　④

14. 04. 경북

79 여명기 사건으로 맞지 <u>않는</u> 것은?

① J.P Frank – 건강의 국가 책임론　　② 제너 – 종두법

③ J. Snow – 콜레라 역학보고서　　　④ 채드윅 – 열병보고서

해설　③ 존 스노우(J. Snow) : 콜레라 역학보고서(1855)
① 프랭크(J.P Frank) : 『의사경찰체계』(최초의 보건학 저서), 건강의 국가 책임론
② 제너(Jenner) : 종두법(1798)
④ 채드윅(Chadwick) : 열병보고서(1837~1838)

정답　③

14. 06. 인천

80 공중보건학의 정의에서 지역사회 역할의 중요성을 강조한 학자는?

① 라마치니(Ramazzini)　　　　　② 채드윅(Chadwick)

③ 윈슬로우(Winslow)　　　　　　④ 버나드(Bernard)

해설　윈슬로우(Winslow) : "공중보건학이란 조직화된 지역사회의 공동노력을 통해 질병을 예방하고 생명을 연장시키며, 신체적·정신적 효율을 증진시키는 기술이며 과학이다."

정답　③

14. 06. 서울

81 우리나라 국민건강증진종합계획(Health Plan) 2020의 목표는?

① 요람에서 무덤까지 질병 없는 세상
② 온 국민이 함께 만드는 건강세상
③ 질병으로부터 해방과 국민 건강증진
④ 국민 의료비의 절감과 평균수명 연장
⑤ 건강수명의 연장과 건강형평성의 제고

해설 국민건강증진종합계획(Health Plan) 2020의 목표 : 건강수명의 연장과 건강형평성의 제고

정답 ⑤

14. 06. 서울

82 건강과 질병을 설명하는 한 가지 이론인 생의학적 모형(biomedical model)의 설명으로 옳은 것은?

① 정신과 신체가 분리될 수 없다는 일원론(一元論)을 주장한다.
② 질병을 주로 생물학적 구조와 기능의 이상(비정상)으로 해석한다.
③ 만성퇴행성질환의 발생과 관리를 설명하는 데에 적합하다.
④ 지역과 문화가 다르면 의학지식과 기술이 달라진다는 특수성을 강조한다.
⑤ 인간과 질병을 사회, 환경적 맥락에서 파악하려고 한다.

해설 **생의학적 모형(Biomedical Model)**
• 관점 : 신체의 기능을 생물학적 관점에서만 보는 모델
• 가정 : 모든 인류는 질병이 동일하다.
• 질병 : 측정이 가능한 생물학적인 변이의 기준으로부터 멀리 벗어난 상태
• 병인론 : 특정 세균이나 화학물질 등 단일 원인
• 치료 : 병인을 제거하거나 생물학적인 변이의 범위 안으로 편입시키는 것

정답 ②

14. 06. 서울

83 리벨과 클라크(Leavell&Clark)의 질병의 자연사 5단계 중 예비적 조치로 악화방지, 장애의 제한을 위한 치료를 실시하는 단계는?

① 비병원성기

② 초기 병원성기

③ 불현성 감염기

④ 발현성 감염기

⑤ 회복기

해설

구분	병원성 이전기		병원성기		
질병의 과정	병인 숙주 환경 → 상호 작용 (1)	→ 병인자극의 형성 (2)	병인자극에 대한 숙주의 반응 (3) 조기의 병적 변화	질병(4) ↓ 회복 또는 사망 (5)	
예비적 조치	건강증진	특수예방	조기발견, 조기치료	악화방지, 장애의 제한을 위한 치료	재활
예방 차원	1차적 예방		2차적 예방		3차적 예방
증상별	비병원	초기병원	불현성	발현성	회복기
기별 진행	무병기	전병기	증병기	진병기	정병기

정답 ④

14. 10. 대전의료기술직

84 세계 공중보건의 발달사와 관련된 내용이 옳게 연결된 것은?

① 중세기 – 히포크라테스가 인체는 4액체로 구성되었다라고 함

② 여명기 – 라마치니가 직업병 관련 저서 출간

③ 확립기 – 제너가 우두 종두법을 개발

④ 발전기 – 페텐코퍼가 실험위생학의 기초를 확립

해설 ① 고대기 : 히포크라테스가 인체는 4액체로 구성되었다고 함

③ 여명기 : 1798년 제너가 종두법을 개발(근대의학의 신기원)

④ 확립기 : 페텐코퍼는 뮌헨대학 위생학교를 창립

정답 ②

14. 10. 대전의료기술직

85 윈슬로우(Winslow) 교수의 공중보건학의 개념에 해당하는 것을 모두 고른 것은?

가. 질병예방	나. 수명연장
다. 신체적 효율증진	라. 정신적 효율증진

① 가, 나   ② 다, 라

③ 가, 나, 다   ④ 가, 나, 다, 라

해설 공중보건학의 정의(예일대 Winslow 교수, 1920) : "공중보건학이란 조직화된 지역사회의 공동노력을 통해 질병을 예방하고 생명을 연장시키며, 신체적 · 정신적 효율을 증진시키는 기술이며 과학이다."

정답 ④

13. 04. 인천보건직

86 Ashton&Seymour의 공중보건 4단계를 순서대로 나열한 것은?

가. 개인위생의 단계	나. 산업보건의 단계
다. 치료의학의 단계	라. 신공중보건의 단계

① 가 → 나 → 다 → 라   ② 나 → 가 → 다 → 라

③ 가 → 나 → 라 → 다   ④ 나 → 가 → 라 → 다

⑤ 다 → 가 → 나 → 라

해설 **Ashton&Seymour의 공중보건 4단계**
- 산업보건시기 : 산업화, 도시화로 인한 보건문제에 대처
- 개인위생시기 : 개인위생, 예방접종
- 치료의학시기 : 과학기술, 의료기술 발달로 치료의학의 전성기
- 신공중보건시기 : 보건의료서비스 제공, 라이프스타일, 행동요인, 환경공해, 생체적요인

정답 ②

13. 04. 인천보건직

87 다음 중 세계보건기구(WHO)의 1차 보건의료 전략이 아닌 것은?

가. 응급환자치료	나. 예방접종사업
다. 식수관리	라. 환경위생

① 가, 나, 다　　　　　　　　　　② 가, 다

③ 나, 라　　　　　　　　　　　　④ 가

해설 WHO의 알마아타선언은 1차 보건의료를 제공하여 2000년대까지 전 국민에게 의료서비스를 제공하는 것을 목표로 하고 있으며 이를 통해 전 국민 건강권을 실현하고자 한다. 응급처치나 급성질환의 관리, 병원입원환자의 관리는 2차 보건의료사업에 속한다.

정답 ④

13. 04. 인천보건직

88 Leavell&Clark에 의한 질병의 자연사 과정 설명 중 틀린 것은?

가. 비병원성기 – 예방접종
나. 불현성 감염기 – 조기진단, 집단 검진
다. 발현성 질환기 – 악화방지, 치료
라. 초기 병원성기 – 불구, 재활

① 가, 나, 다　　　　　　　　　　② 가, 나

③ 다, 라　　　　　　　　　　　　④ 라

해설 • 1차 예방 : 환경위생(개선), 건강증진, 예방접종, 특수예방 등
　　• 2차 예방 : 조기발견 및 치료, 건강검진
　　• 3차 예방 : 재활

정답 ④

13. 04. 서울

89 공중보건의 감시체계(Surveillance System)의 목적과 관련이 있는 것을 고르시오.

가. 질병의 범위파악	나. 질병발생의 추이 관찰
다. 질병의 집단발생 확인	라. 과거 문제 답습

① 가   ② 가, 나

③ 가, 나, 다   ④ 가, 나, 다, 라

⑤ 나, 라

해설 감시체계(Surveillance System)란 '공중보건사업의 계획, 시행, 평가에 필수적인 건강자료의 지속적이며 체계적인 수집, 분석 및 해석'으로 정의되며(Center for Disease Control and Prevention, 1990), 감시체계의 목적은 첫째, 대상 질병에 의한 문제발생의 범위를 파악하고, 둘째, 질병발생의 추이를 관찰하며, 셋째, 질병의 집단발생을 확인하고, 마지막으로 새로운 문제를 찾아낸다는 것이다(Teutsch와 Churchill, 1994).

정답 ③

13. 04. 서울

90 Suchman의 보건사업 5가지 평가기준으로 맞는 것을 고르시오.

가. 업무량	나. 성과
다. 적절성	라. 효율성

① 가, 나, 다, 라   ② 가, 다

③ 나, 라   ④ 가, 나

⑤ 다, 라

해설 Suchman의 보건사업 5가지 평가기준 : 업무량, 성과, 적절성, 효율성, 과정

정답 ①

13. 04. 서울

91 질병예방단계의 설명으로 맞는 것은?

① 1차적 예방단계 – 기능성 장애 줄이기
② 2차적 예방단계 – 질병의 조기발견, 조기치료
③ 3차적 예방단계 – 재활활동, 사회복귀활동
④ 사전예방단계 – 즉시치료
⑤ 3차적 예방단계 – 환경개선, 백신

해설
• 1차적 예방단계 : 질병발생의 억제와 예방활동(예방접종, 환경개선)
• 2차적 예방단계 : 질병의 조기발견, 조기치료, 질병악화방지
• 3차적 예방단계 : 재활활동, 정상생활로의 복귀(질병발견 → 치료, 기능성 장애 줄이기)

정답 ②

13. 04. 서울

92 건강의 예방 대책 중 예방접종의 목적으로 맞는 것은?

① 2차적 예방
② 소극적 예방법
③ 면역력 강화
④ 질병 진행 저지
⑤ 3차적 예방

해설 **1차적 예방(비병원성기, 초기 병원성기)**
• 신체의 기능 장애나 질병보다는 생체의 조절기능이 변해가는 과정에 관심을 가지고 대상기능이 완전히 파탄되기 이전에 예방조치를 취하여 건강상태를 최고수준으로 향상시키는 것
• 적극적 예방 : 환경위생(개선), 건강증진, 규칙적인 생활, 운동
• 소극적 예방 : 특수예방, 예방접종, 환경관리 및 안전관리, 환경위생 개선

정답 ②

13. 04. 서울

93 우리나라 건강보험의 역사이다. 순서가 맞는 것을 고르시오.

| 가. 의료보호 실시 | 나. 전국민의료보험 실시 |
| 다. 「국민건강보험법」 제정 | 라. 국민건강보험 실시 |

① 가 → 나 → 다 → 라 ② 가 → 다 → 라 → 나

③ 다 → 가 → 나 → 라 ④ 다 → 라 → 나 → 가

⑤ 다 → 라 → 가 → 나

해설 의료보호 실시(1977) → 전국민의료보험 실시(1989) → 「국민건강보험법」 제정(1999) → 국민건강보험 실시(2000)

정답 ①

13. 04. 서울

94 WHO의 일차 보건의료의 접근법으로 연결된 것은?

가. 접근성, 수용가능성
나. 주민참여, 지불부담능력
다. 접근성, 지속성
라. 효율성, 전달성

① 가, 나, 다 ② 가, 나

③ 다, 라 ④ 나, 라

⑤ 가, 나, 다, 라

해설 **세계보건기구(WHO)의 일차 보건의료의 접근법(4A)**
  • Accessible(접근성) : 쉽게 이용 가능
  • Acceptable(수용가능성) : 쉽게 받아들일 수 있는 방법으로 사업을 제공한다.
  • Available(주민참여) : 지역사회의 적극적인 참여에 의해 사업이 이루어져야 한다.
  • Affordable(지불부담능력) : 지불능력에 맞는 보건의료수가로 사업이 제공되어야 한다.

정답 ②

13. 08. 인천보건직

95 건강의 정의에 대한 발전 과정으로 옳은 것은?

① 삶의 질 개념 → 생존개념 → 신체개념

② 정신개념 → 삶의 질 개념 → 생존개념

③ 신체개념 → 정신개념 → 삶의 질 개념

④ 생존개념 → 삶의 질 개념 → 정신개념

해설 육체, 정신, 사회적 안녕(WHO, 1948) → 육체, 정신, 사회적, 영적 안녕(WHO, 1998) → 건강도시사업으로 시민의 삶의 질 증진을 정의함(WHO, 2004)

정답 ③

13. 08. 인천보건직

96 건강증진에 대한 설명으로 옳지 않은 것은?

① 건강관리능력을 향상시키고 자신의 건강을 향상시킬 수 있는 과정이다.

② 사람들이 건강을 개선하고 통제할 수 있는 능력을 높여주는 과정이다.

③ 최적의 건강상태를 향하여 생활양식을 변화시킬 수 있는 과학이며 예술이다.

④ 건강증진사업과 건강도시사업은 별개의 것이다.

해설 건강도시사업(Health City) : 1987년 도시 전체의 환경을 건강증진에 기여하는 쪽으로 개선시키고자 하는 새로운 흐름이 유럽을 중심으로 제창되었다.

정답 ④

13. 09. 서울의료기술직

97 다음 중 오타와 헌장에서 제시한 건강증진의 주요 활동에 해당하는 것을 모두 고르시오.

> 가. 건강지향적인 공공정책수립
> 나. 개개인의 역량강화
> 다. 지지적인 환경조성
> 라. 지역사회 활동강화
> 마. 보건의료서비스의 방향 재정립

① 가, 나   ② 가, 나, 다

③ 나, 다, 라   ④ 다, 라, 마

⑤ 가, 나, 다, 라, 마

해설   오타와 헌장에서의 건강증진 전략은 대중 참여에의 유도, 지역사회 보건서비스의 강화, 적절한 공공정책 수립, 지원적 환경조성, 개인의 건강관리 및 기술개발, 진료서비스를 포함하고 있다.

정답 ⑤

13. 09. 서울의료기술직

98 Leavell과 Clark는 질병을 5단계로 설명하였다. 조기에 병을 진단하여 치료함으로써 중증이 되지 않게 하는 단계는 어느 단계인가?

① 불현성 감염기

② 조기병원성기

③ 발현성 질환기

④ 회복기

⑤ 비병원성기

해설   **Leavell & Clark에 의한 질병의 자연사와 예방의 수준 및 대책**

예비적 조치	건강증진	특수예방	조기발견, 조기치료	악화방지, 장애의 제한을 위한 치료	재활
예방차원	1차적 예방		2차적 예방		3차적 예방
증상별	비병원	초기병원	불현성	발현성	회복기

정답 ①

13. 09. 서울의료기술직

99 다음 중 만성병관리를 위한 1차 예방사업으로 옳지 <u>않은</u> 것은?

① 체중 감량을 위한 운동프로그램 제공

② 과일과 채소섭취 권장을 위한 캠페인

③ 임신성당뇨 경력이 있는 여성을 대상으로 당뇨병 예방교육

④ 급식시설에서 저염식단 제공

⑤ 스트레스 해소를 위한 음악프로그램 운영

해설 **영양과 관련된 만성질환의 1차, 2차, 3차 예방사례(대한예방의학회)**

　㉠ 1차 예방(건강증진)
- 지역 성인교육센터의 영양강좌
- 직장 점심식사에서 저지방식 제공
- 지역 농산물시장의 과일 및 야채 공급량 증진 캠페인

　㉡ 2차 예방(위험평가 및 위험저감)
- 심혈관질환 고위험군의 영양상담 프로그램
- 심혈관질환 가족력이 있는 사람들의 콜레스테롤 선별검사
- 임신당뇨 병력이 있는 여성들의 당뇨병교육 프로그램

　㉢ 3차 예방(치료 및 재활교육)
- 신장병 환자의 영양의학적 치료
- 관상동맥 수술환자의 심장재활
- 당뇨병환자에 대한 자가관리 심층교육

정답 ③

22. 06. 서울 지방직 9급

01 「환경정책기본법 시행령」에 따른 환경기준 중 대기환경기준 항목으로 옳지 <u>않은</u> 것은?

① 미세먼지

② 벤젠

③ 오존

④ 이산화탄소

해설 ④ 이산화탄소는 실내공기 오탁의 지표이다.

「환경정책기본법 시행령」 [별표 1] 〈개정 2020. 5. 12.〉

1. 대기	
항목	**기준**
아황산가스(SO_2)	• 연간 평균치 0.02ppm 이하 • 24시간 평균치 0.05ppm 이하 • 1시간 평균치 0.15ppm 이하
일산화탄소(CO)	• 8시간 평균치 9ppm 이하 • 1시간 평균치 25ppm 이하
이산화질소(NO_2)	• 연간 평균치 0.03ppm 이하 • 24시간 평균치 0.06ppm 이하 • 1시간 평균치 0.10ppm 이하
미세먼지 (PM-10)	• 연간 평균치 50μg/m^3 이하 • 24시간 평균치 100μg/m^3 이하
초미세먼지 (PM-2.5)	• 연간 평균치 15μg/m^3 이하 • 24시간 평균치 35μg/m^3 이하
오존(O_3)	• 8시간 평균치 0.06ppm 이하 • 1시간 평균치 0.1ppm 이하
납(Pb)	• 연간 평균치 0.5μg/m^3 이하
벤젠	• 연간 평균치 5μg/m^3 이하

비고

1. 1시간 평균치는 999천분위수(千分位數)의 값이 그 기준을 초과해서는 안 되고, 8시간 및 24시간 평균치는 99백분위수의 값이 그 기준을 초과해서는 안 된다.

2. 미세먼지(PM-10)는 입자의 크기가 10μm 이하인 먼지를 말한다.

3. 초미세먼지(PM-2.5)는 입자의 크기가 2.5μm 이하인 먼지를 말한다.

정답 ④

22. 06. 서울 지방직 9급

02 환경호르몬으로 알려진 내분비계 교란물질과 해당 물질의 오염 경로의 연결이 옳지 <u>않은</u> 것은?

① 다이옥신-폐건전지

② DDT-합성살충제

③ 프탈레이트-플라스틱 가소제

④ 비스페놀 A-합성수지 원료

해설 **소각 시 발생하는 유독물질**
- 소각로 내 고온 시 질소산화물 발생
- 폐기물 중의 성분에 의한 황산화물 등 발생
- 소각 시 이산화탄소 발생, 불완전연소일 때 일산화탄소, 분진 발생
- 플라스틱류에 들어 있는 염소에 의한 염화수소 발생
- 인체에 유해한 다이옥신(환경호르몬) 발생

정답 ①

22. 04. 경북 경력 공중보건학

03 농약제조의 원료인 아이소사이안화메틸가스의 노출이 원인이었던 환경오염 사건은 어느 것인가?

① 가네미 사건

② LA 스모그

③ 보팔 사건

④ 도노라 사건

해설 **보팔(Bhopal) 사건**
1984년 12월 3일 새벽 인도 보팔 시에 있는 다국적 기업인 유니언 카바이드 사의 비료공장에서 다량의 메틸아이소사이안염(Methylisocyanate, MIC ; Carbaryl 농약을 제조하는 과정의 중간물질)이 누출되는 사고가 일어났다. 하루 사이에 약 2천 명의 주민들이 사망하고 60만 명의 부상자가 발생하였으며, 그 중 5만 명은 영구적인 장애자가 되었는데, 이때 방출된 가스 구름 속에는 포스겐(Phosgene), 사이안화수소(Hydrogen Cyanide), 일산화탄소 등 다양한 유해가스들이 섞여 있었으며, 밀도가 높아 지상에 낮게 깔리면서 더 많은 피해가 발생했다.

정답 ③

22. 02. 세종시 공중보건 9급

04 다음 설명에 해당하는 국제적 기후협약은?

> • 지구온난화 규제 및 방지의 국제 협약인 유엔(UN) 기후변화협약의 구체적 이행 방안으로 선진국의 온실가스 감축 목표치 규정
> • 2005년 2월 16일 공식 발효
> • 오스트레일리아, 캐나다, 미국, 일본 등 38개국의 이행 당사국

① 교토의정서
② 리우환경선언
③ 세계자연헌정
④ 파리협정

해설 **교토의정서(Kyoto Protocol, 1997)**
• 1997년 일본 교토에서 개최된 기후변화협약 제3차 당사국 총회에서 채택하여 2005년 2월 16일 공식 발효되었다.
• 지구온난화의 규제와 방지를 위한 기후변화협약의 구체적 이행 방안으로, 정식 명칭은 기후변화에 관한 국제연합 규약의 교토의정서(Kyoto Protocol to the United Nations Framework Convention on Climate Change)이다.
• 의무이행 대상국은 오스트레일리아, 캐나다, 미국, 일본, 유럽연합(EU) 회원국 등 총 38개국이다.

정답 ①

22. 02. 세종시 공중보건 9급

05 수질오염의 정도를 나타내는 지표에 대한 설명으로 옳은 것은?

① DO가 높을수록 수질오염이 심하다는 것을 의미한다.
② 일반세균은 100mL에서 검출되지 않아야 음용수로 적합하다.
③ 총대장균군은 100mL에서 검출되지 않아야 음용수로 적합하다.
④ pH는 수소이온의 농도를 나타내는 지표로 7.0 미만이면 알칼리성이다.

해설 ① DO가 높을수록 깨끗한 물이다.
② 일반세균은 1mL 중 100CFU(Colony Forming Unit)를 넘지 않아야 한다.
④ pH 7.0 미만은 산성이다.

정답 ③

22. 02. 세종시 공중보건 9급

06 다음 설명에 해당하는 기온역전 현상은?

- 고기압 상태에서 공기가 침강 단열 압축을 받아서 따뜻한 공기층을 형성
- Los Angles에서 대기오염의 원인
- 보통 1,000m 내외의 고도에서 발생

① 복사성 역전

② 침강성 역전

③ 지형성 역전

④ 전선성 역전

해설 **침강성 역전**
- 맑은날 고기압 중심부에서 공기가 침강하여 압축을 받아 따뜻한 공기층을 형성하는데, 보통 1,000m 내외의 고도에서 발생하여 역전층의 두께는 약 200~300m에 이른다.
- 침강성 역전과 유사한 공중역전으로는 한랭전선이나 온난전선에 의하여 발생하는 전선성 역전과 해풍역전, 난류역전 등이 있다.

광화학 스모그
- 광화학 스모그는 배기가스에 의해 방출되어 대류권에 존재하던 질소산화물과 탄화수소가 태양의 자외선에 의해 분해되어 생긴 물질이 안개처럼 나타나는 현상으로, LA형 스모그라고도 한다.
- 광화학 스모그와 관련된 물질은 NO_x, HC, 자외선, O_3, PAN, 아세트알데하이드 등이다.

정답 ②

22. 02. 세종시 공중보건 9급

07 포화습도(습도 100%), 정지공기(0m/s – 무풍) 상태에서 동일한 온감을 주는 기온은?

① 쾌감대

② 감각온도

③ 카타냉각력

④ 습구흑구온도지수

해설 **감각온도(ET ; Effective Temperature)**
Houghton, Yaglou, Miller 등이 고안한 온열지수로서 기온, 기습, 기류의 3인자가 종합하여 실제 인체에 주는 온감이다. 체감온도, 실효온도, 등감온도, 유효온도 등 다양한 용어로 사용한다. 포화습도(습도 100%), 기류 0m/s인 상태[기류가 제로(0) 상태], 즉 공기가 정지된 상태에서 동일한 온감(등온감각)을 주는 기온(°F)이다.

정답 ②

22. 02. 서울시 9급 공중보건 A형

08 대기오염 사건 중 병인에 아황산가스가 포함되지 않은 것은?

① Meuse Vally(벨기에), 1930년 12월

② Donora(미국), 1948년 10월

③ Poza Rica(멕시코), 1950년 11월

④ London(영국), 1952년 12월

해설 ③ 포자리카(Poza Rica, 멕시코) 1950년 11월
　　 • 가스공장의 조작사고로 대량의 유황가스가 도시에 유입, 기온역전
　　 • 황화수소(H_2S).
　　 ① 뮤즈계곡(Meuse Valley, 벨기에) 1930년 12월
　　 • 계곡, 무풍지대, 기온역전, 연무발생, 공장지대(철동, 금속, 초자, 아연)
　　 • 공장으로부터 아황산가스(SO_2), 황산, 불소화합물, CO, 미세입자
　　 ② 도노라(Donora, 미국) 1948년 10월
　　 • 계곡, 무풍지대, 기온역전, 연무발생, 공장지대(철동, 금속, 아연, 황산)
　　 • 공장으로부터 SO_2 및 황산과 미세 Aerosol과의 혼합
　　 ④ 런던(London, 영국) 1952년 12월
　　 • 하천평지, 무풍상태, 복사형 기온역전, 연무발생, 습도 90%, 인구조밀, 차가운 스모그
　　 • 석탄연소에 의한 SO_2, 미립 Aerosol, 분진 등

정답 ③

22. 02. 서울시 9급 공중보건 A형

09 〈보기〉에서 설명하는 수질오염의 지표는?

┤ 보기 ├

수중의 유기물질이 호기성 상태에서 미생물에 의해 분해되어 안정화하는 데 소비되는 산소량으로, 유기물질 함량을 간접적으로 측정하여 하수의 오염도를 확인할 때 사용하는 지표이다.

① 수소이온농도(pH)

② 용존산소량(DO ; Dissolved Oxygen)

③ 화학적 산소요구량(COD ; Chemical Oxygen Demand)

④ 생물화학적 산소요구량(BOD ; Biochemical Oxygen Demand)

해설 생화학적 산소요구량(BOD ; Biochemical Oxygen Demand) : 세균이 호기성 상태에서 유기물질을 20℃에서 5일간 안정시키는 데 소비한 산소량을 말하며, mg/L(ppm)로 표시한다.

정답 ④

22. 02. 서울시 9급 공중보건 A형

10 기온에 대한 설명으로 가장 옳지 <u>않은</u> 것은?

① 일반적으로 기온이란 지상 1.5m 높이에서의 대기의 건구온도를 말한다.

② 인간이 의복에 의하여 체온을 조절할 수 있는 외기온도의 범위는 대략 10~26℃이다.

③ 성층권에서는 고도가 높을수록 온도가 하락한다.

④ 연교차는 저위도보다는 고위도에서 크다.

해설 ③ 성층권에서는 고도가 높을수록 온도가 상승한다.

① 실외기온은 지상 1.2~1.5m 높이의 건구온도를 측정하고, 작업장에서는 호흡선의 온도를 측정한다.

② 의복기후 : 체온을 조절하기 위해서는 기온이 25~26℃가 유지되어야 하며, 외기온도는 10~26℃로서 10℃ 이하에서는 난방, 26℃ 이상에서는 냉방이 필요하다.

④ 일년 중 최고기온과 최저기온의 차를 연교차라고 하며, 연교차가 큰 지방은 한대지방, 온대지방, 열대지방의 순이다.
  • 연교차 : 고위도>저위도
  • 일교차 : 고위도<저위도, 해안<내륙

정답 ③

22. 02. 서울시 9급 공중보건 A형

11 다이옥신에 대한 설명으로 가장 옳지 <u>않은</u> 것은?

① 다이옥신은 주로 불소화합물의 연소 과정에서 발생된다.

② 소각장이나 화학 공장에서 배출된 다이옥신으로 주변의 목초지나 토양이 오염된다.

③ 오염된 목초나 곡물을 소, 돼지, 닭 등의 사료로 이용하면 다이옥신이 가축에 2차적으로 축적된다.

④ 오염된 하천이나 바다의 어류를 먹음으로써 다이옥신이 인체 내에 3차적으로 축적된다.

해설 **다이옥신**

• 유기염소화합물로서 다이옥신 구조를 갖는 것들로 이를 Polychlorinated dibenzodioxins, 폴리클로리네이티드 다이벤조다이옥신이라 하며 줄여서 PCDD라고 한다. 대표적인 화합물이 2,3,7,8-테트라클로로디벤조다이옥신이다.

• 두 개의 벤젠 분자가 두 개의 산소를 통해 병렬로 연결되고 벤젠 고리에 있는 수소의 일부 또는 전부가 염소로 치환된 것으로, 염소의 치환수와 치환위치에 따라서 75개의 이성질체가 존재한다.

정답 ①

21. 07. 전남 보건직 공중보건 A형

12 정수처리과정 중 소독에 대한 설명으로 옳지 **않은** 것은?

① 오존 소독은 잔류효과가 없어 미생물이 부활할 수 있다.

② 오존 소독은 특수한 설비가 필요하므로 제조 원가가 높다는 단점을 갖는다.

③ 원수가 깨끗한 경우에도 소독은 생략할 수 없다.

④ 오존 소독은 트라이할로메테인이 생성될 수 있다.

해설 THM(trihalomethane)은 염소 소독 시에 생성된다.

정답 ④

21. 07. 전남 보건직 공중보건 A형

13 실내공기와 건강에 대한 설명으로 옳지 **않은** 것은?

① 일산화탄소(CO)는 실내공기 오염지표로 사용된다.

② 이산화탄소(CO_2)의 위생학적 허용농도는 0.1%이다.

③ 공기의 구성 성분 중 질소(N_2)가 가장 많은 부분을 차지한다.

④ 실내에 많은 사람의 밀집으로 발생하는 생리적 현상이 군집독이다.

해설 • 일산화탄소는 대기오염지표, 실내공기오염지표는 이산화탄소이다.
　　　• 이산화탄소(CO_2)의 서한량은 0.1%(1,000ppm)이다.

정답 ①

21. 07. 전남 보건직 공중보건 A형

14 다음 〈보기〉의 설명에 해당하는 기온역전은?

┤ 보기 ├

- 날씨가 맑고 바람이 적으며 습도가 낮을 때, 밤이 긴 겨울철에 주로 발생
- 더워진 낮의 공기가 야간에 노점 이하로 낮아지기 때문에 발생
- 120~250m 정도의 낮은 상공에서 발생

① 복사성 역전　　　　　　　　　② 침강성 역전

③ 전선성 역전　　　　　　　　　④ 해류성 역전

해설 **복사성 역전**
- 복사역전층의 높이는 500m 이하 혹은 120~250m인 낮은 상공에서 일어나는 경우도 있으며, 기온차는 10℃나 되는 경우도 있다.
- 복사역전은 밤에 온도가 낮아져서 복사역전이 형성되어 아침에는 없어진다.
- 복사역전은 일출 직전에 하늘이 맑고 바람이 적은 경우에 강하게 형성된다.
- 구름이 끼면 지표면으로부터 복사열 손실을 막아주기 때문에 복사역전은 잘 형성되지 않는다.

정답 ①

21. 07. 전남 보건직 공중보건 A형

15 수질의 자정 능력을 측정하는 중요한 지표로 사용되는 용존산소량(DO)에 대한 설명으로 옳지 않은 것은?

① 오염된 물의 용존산소량(DO)은 낮다.

② 수심이 얕고 유속이 빠를수록 용존산소의 농도는 증가한다.

③ 수온이 낮을수록 용존산소의 농도는 감소한다.

④ 생물화학적 산소요구량(BOD)이 높을수록 용존산소량(DO)은 낮다.

해설 **용존산소량(DO ; Dissoloved Oxygen)**
- 용존산소 부족 시 혐기성 부패로 메테인가스 및 악취가 발생한다.
- 온도 하강 시 용존산소가 증가하고 BOD는 저하된다(어족보호를 위한 DO는 5ppm 이상이다).
- DO↑ 조건 : 기압↑, 유량↑, 유속↑, 난류↑, 온도↓, 염분(Cl)↓, 유기물질(BOD)↓, 낮, 오탁↓, 겨울, 얕은 물

정답 ③

21. 06. 서울 공중보건 공개

16 「환경정책기본법 시행령」에 의한 대기환경 기준에서 1시간 및 8시간 평균치만 설정되어 있는 대기오염물질은?

① 오존, 아황산가스

② 오존, 일산화탄소

③ 일산화탄소, 아황산가스

④ 아황산가스, 초미세먼지(PM-2.5)

해설 **환경기준(환경정책기본법 시행령 별표 1, 〈개정 2020. 5. 12.〉)**

1. 대기

항목	기준
아황산가스(SO₂)	• 연간 평균치 0.02ppm 이하 • 24시간 평균치 0.05ppm 이하 • 1시간 평균치 0.15ppm 이하
일산화탄소(CO)	• 8시간 평균치 9ppm 이하 • 1시간 평균치 25ppm 이하
이산화질소(NO₂)	• 연간 평균치 0.03ppm 이하 • 24시간 평균치 0.06ppm 이하 • 1시간 평균치 0.10ppm 이하
미세먼지 (PM-10)	• 연간 평균치 50μg/m³ 이하 • 24시간 평균치 100μg/m³ 이하
초미세먼지 (PM-2.5)	• 연간 평균치 15μg/m³ 이하 • 24시간 평균치 35μg/m³ 이하
오존(O₃)	• 8시간 평균치 0.06ppm 이하 • 1시간 평균치 0.1ppm 이하
납(Pb)	• 연간 평균치 0.5μg/m³ 이하
벤젠	• 연간 평균치 5μg/m³ 이하

비고
1. 1시간 평균치는 999천분위수(千分位數)의 값이 그 기준을 초과해서는 안 되고, 8시간 및 24시간 평균치는 99백분위수의 값이 그 기준을 초과해서는 안 된다.
2. 미세먼지(PM-10)는 입자의 크기가 10μm 이하인 먼지를 말한다.
3. 초미세먼지(PM-2.5)는 입자의 크기가 2.5μm 이하인 먼지를 말한다.

정답 ②

21. 06. 서울 공중보건 공개

17 수질 오염에 대한 설명으로 가장 옳은 것은?

① 물의 pH는 보통 7.0 전후이다.

② 암모니아성 질소의 검출은 유기성 물질에 오염된 후 시간이 많이 지난 것을 의미한다.

③ 물속에 녹아 있는 산소량인 용존산소는 오염된 물에서 거의 포화에 가깝다.

④ 생물화학적 산소요구량이 높다는 것은 수중에 분해되기 쉬운 유기물이 적다는 것을 의미한다.

해설　② NH_3-N은 오염된지 얼마 안 됨

　　　　(단백질 → 아미노산, NH_3-N → NO_2-N → NO_3-N)

　　　③ DO는 오염된 물에 거의 없음

　　　④ BOD의 수치는 수중 유기물의 양과 비례함

정답　①

21. 06. 서울 공중보건 공개

18 인체의 체온유지에 중요한 온열요소의 종합작용에 대한 설명으로 가장 옳은 것은?

① 실외에서의 불쾌지수는 기온과 기습으로부터 산출한다.

② 계절별 최적 감각온도는 겨울이 여름보다 높은 편이다.

③ 쾌감대는 기온이 높은 경우 낮은 습도 영역에서 형성된다.

④ 기온과 습도가 낮고 기류가 커지면 체열 발산이 감소한다.

해설　쾌감대는 기온과 기습이 약한 반비례 관계이다.

• 불쾌지수는 기온과 기습을 인자로 하고, 건구온도와 습구온도만 알면 구할 수 있기 때문에 여름철 실내의 무더위를 예보하는 데 즐겨 이용된다.

• 최적감각온도 : 겨울철은 66℉, 여름철은 71℉로, 여름철보다 겨울철이 낮은 것은 기후에 대한 순화현상 때문이다. 기온과 기습이 낮고 기류가 커지면 체열 발산이 증가한다.

정답　③

20. 05. 경기 보건연구사 환경보건

19 국내에서 발생한 환경오염 사건과 그 원인물질의 연결이 옳은 것은?

① 낙동강 오염 사건 − 톨루엔

② 인천 고잔동 사건 − 석면

③ 고성군 폐광산 사건 − 카드뮴

④ 가습기 살균제 사건 − 내독소

해설 ③ 고성군 폐광산 사건 − 2004년 6월 3일, 경남 고성군 삼산면 병산리 폐광산 일대에 거주하는 주민들이 카드뮴 중독으로 인한 '이타이이타이병'에 걸렸을 가능성
① 낙동강 오염 − 페놀방류
② 인천 고잔동 사건 − 1994년 인천광역시 고잔동에서 저수지 매립공사 중 불법 매립한 유리섬유 폐기물이 대량 발견
④ 가습기 살균제 사건 − 가습기 살균제 성분 polyhexamethylene guanidine; PHMG와 Oligo−(2−)ethoxyethyl guanidine chloride; PGH이고, Methylchloroisothiazolinone; MCI; MCIT임

정답 ③

20. 05. 경기 보건연구사 환경보건

20 지구온난화에 따른 온실가스배출량 감축과 이상기후현상을 예측하고 이를 방지하기 위한 조치 등의 원칙을 담고 있는 국제환경협약은?

① 람사협약

② 바젤협약

③ 비엔나협약

④ 기후변화협약

해설 ④ 기후변화 방지협약 : 이산화탄소, 메탄, 아산화질소, 불화탄소, 수소화불화탄소, 불화유황 등 온실가스의 방출을 제한 → 교토의정서(1997)
• 유엔기후변화협약(United Nations Framework Convention on Climate Change)
92년 6월 브라질의 리우환경회의에서 지구온난화에 따른 이상 기후현상을 예방하기 위한 목적으로 채택된 것으로서 회의참가국 178개국 중 우리나라를 포함한 154개국이 서명하였으며, 94년 3월 21일 공식 발효됨. 동회의 시 도서 국가연합 및 EU 등은 구속력 있는 감축의무규정을 주장하였으나, 미국 등 여타 선진국들이 반대하여 단순한 노력사항으로 규정됨
① 람사협약 : 자연자원과 서식지의 보전 및 현명한 이용에 관한 최초의 국제협약으로서 습지 자원의 보전 및 현명한 이용을 위한 기본방향을 제시
② 바젤협약 : 유해폐기물의 수출입과 처리를 규제할 목적으로 맺은 협약
③ 비엔나 협약(1985) : 오존층 파괴의 영향으로부터 지구와 인류를 보호하기 위해 최초로 만들어진 보편적 국제협약으로 구체적인 규제조치는 없다.(cf 몬트리올 의정서 : 오존층 파괴 물질에 대한 생산 및 사용 규제(1987))

정답 ④

20. 05. 경기 보건연구사 환경보건

21 물의 염소소독에 대한 설명으로 옳지 않은 것은?

① 염소는 강한 산화력이 있어 유기물질이나 환원성 물질에 접촉하면 산화력이 떨어져서 살균력
  이 약해진다.

② 물의 염소요구량이란 수중의 유기물질을 산화하는데 필요한 염소의 양을 말한다.

③ 유리형 잔류염소보다는 결합형 잔류염소가 살균력이 더 크고 오래 지속된다.

④ 염소의 살균효과는 염소의 농도, 반응시간, 온도, pH 등에 의해 크게 달라진다.

해설 • 유리잔류염소가 결합잔류염소보다 살균력이 높다.
  − 유리잔류염소 : 염소가 HOCl, OCl⁻로 존재하는 형태, 강한 살균력, 냄새는 증가
  − 결합잔류염소 : 염소가 암모니아나 질소화합물과 반응하여 존재하는 형태, 약한 살균력, 냄새는 감소, 잔류효과
    증가
  • 염소주입량＝염소요구량＋잔류염소량

정답 ③

20. 05. 경기 보건연구사 환경보

22 내분비계 장애물질의 작용기전이 아닌 것은?

① 모방작용

② 봉쇄작용

③ 방아쇠작용

④ 산화촉진작용

해설 내분비계 장애물질의 기전 : 유사(Mimics), 봉쇄(Blocking), 촉발(Trigger), 간접영향작용(성장호르몬, 갑상선 호르몬 등
  기능 방해, 납 등 중금속, 농약, 스티렌 다이머, 트리머)

정답 ④

20. 05. 경기 보건연구사 환경보건

23 밀스-라인케 현상(Mills-Reincke phenomenon)에 대한 설명으로 옳은 것은?

① 여과식 수도 보급에 따른 질병 감소 효과

② 광화학스모그 발생 시 증가하는 폐질환 증가 효과

③ 빛 오염으로 인한 난시 증가 현상

④ 소음 감소로 인한 난청 감소 효과

해설 • 수도열(water fever) : 물을 여과급수 → 수도열, 수인성 질병 감소 → 밀스-라인케 현상이라 함
• 수도열(하노버열)의 원인 : 1926년 독일 하노버시에서 종전에 비해서 10배에 달하는 발열, 설사환자 발생, → 물속의 대장균 및 잡균이 원인

정답 ①

20. 05. 경기 보건연구사 환경보건

24 환경오염으로 인한 건강피해 사건 중 대기오염과 관련이 가장 먼 사건은?

① 도노라 사건

② 러브캐널 사건

③ 런던스모그 사건

④ LA 스모그 사건

해설 • 도노라(Donora, 미국) 사건 : 1948년 10월, 계곡, 무풍지대, 기온역전, 연무발생, 공장지대(철동, 금속, 아연, 황산)공장으로부터 SO 및 황산과 미세 Aerosol과의 혼합
• 러브 커낼(Love Canal) 사건 : 건설이 중단되어 방치된 채로 있던 러브 커낼(러브캐널)은 1942년 후커 케미컬에게 폐기물 매립이 허가되어 1952년까지 소다, 알카리, 지방산, 염소화 탄화수소 등 약 21,000톤의 산업폐기물이 플라스틱 또는 철제 드럼에 넣어져서 6~7.5m의 두께로 매립되었고, 1953년 러브 캐널은 거의 채워져서 흙과 진흙으로 덮여지고 약 16에이커(약 2만 평)에 달하는 거대 초지로 변하였고, 후커 케미컬은 나이아가라 시 교육위원회에 이 부지를 단돈 1달러에 매각하였다.

정답 ②

20. 05. 경기 보건연구사 환경보건

25 수은노출과 건강영향에 대한 설명으로 옳은 것은?

① 금속수은은 주로 소화기를 통해 흡수되어 간에서 대사된다.

② 무기수은은 혈액뇌장벽을 통과하여 뇌에 축적되는 것이 특징이다.

③ 유기수은은 신경계독성이 특징적인데, 구심성 시야협착, 보행장애 등이 발생한다.

④ 환경성 수은 노출의 가장 중요한 경로는 먹는 물을 통해서이다.

해설 금속수은은 상온에서도 쉽게 증발되므로 수은증기가 호흡기를 통하여 들어오게 되며, 흡입된 수은증기의 80%가 폐포에서 빠르게 흡수된다. 피부를 통해 흡수되지만 소화기로는 거의 흡수되지 않는다. 무기수은은 호흡기로 흡수되지만 피부와 위장관에서도 흡수된다. 주로 신장이 표적 장기가 된다. 유기수은은 페닐수은 등 아릴(aryl)수은화합물과 메틸 및 에틸 등 알킬(alkyl)수은화합물이 있다. 염화메틸수은(메틸수은)은 수은기와 메틸기가 결합한 것이다. 섭취 시 95%가 흡수되고, 뇌, 신장, 간, 머리카락, 피부 등에서 무기수은으로 전환되어 축적된 후 독성을 나타내기 시작한다. 독성이 가장 강하다. 중독은 주로 중추신경계 병변으로 보행곤란과 언어, 시력 및 정신장해 등을 일으킨다. 환경 중의 수은은 대부분이 무기수은으로 구성되어 있는 반면, 생물체 내에서는 메틸수은의 비중이 90% 이상이며 주로 어패류 섭취에 의해 노출된다. 우리나라 국민들의 인체 내 수은 농도가 국제적으로 높으며, 주요 노출경로는 어패류 섭취에 의한 것으로 판단하고 있다. 따라서 수은 고 노출 지역인 해안지역 주민, 취약계층이 임산부 및 취약계층에 대한 수은 노출 관리가 중요한 상황이다.

정답 ③

20. 05. 경기 보건연구사 환경보건

26 「환경정책기본법 시행령」상 호소의 생활환경기준에 포함되지 않는 항목은?

① 화학적 산소요구량(COD)

② 생물화학적 산소요구량(BOD)

③ 총유기탄소량(TOC)

④ 용존산소량(DO)

해설 **환경기준(「환경정책기본법 시행령」 별표 1)**
수소이온농도(pH), 화학적산소요구량(COD), 총유기탄소량(TOC), 부유물질량(SS), 용존산소량(DO), 총인, 총질소(total nitrogen), 클로로필-a(Chl-a), 대장균군(총대장균군, 분원성대장균군)

정답 ②

📘 더 알아보기

나. 호소

1) 사람의 건강보호 기준 : 가목1)과 같다.

2) 생활환경 기준

등급		상태 (캐릭터)	기준								대장균군 (군수/100mL)	
			수소 이온 농도 (pH)	화학적 산소 요구량 (COD) (mg/L)	총유기탄 소량 (TOC) (mg/L)	부유 물질량 (SS) (mg/L)	용존 산소량 (DO) (mg/L)	총인 (mg/L)	총질소 (total nitrogen) (mg/L)	클로로필 -a (Chl-a) (mg/m³)	총 대장균군	분원성 대장균군
매우 좋음	Ia		6.5 ~8.5	2 이하	2 이하	1 이하	7.5 이상	0.01 이하	0.2 이하	5 이하	50 이하	10 이하
좋음	Ib		6.5 ~8.5	3 이하	3 이하	5 이하	5.0 이상	0.02 이하	0.3 이하	9 이하	500 이하	100 이하
약간 좋음	II		6.5 ~8.5	4 이하	4 이하	5 이하	5.0 이상	0.03 이하	0.4 이하	14 이하	1,000 이하	200 이하
보통	III		6.5 ~8.5	5 이하	5 이하	15 이하	5.0 이상	0.05 이하	0.6 이하	20 이하	5,000 이하	1,000 이하
약간 나쁨	IV		6.0 ~8.5	8 이하	6 이하	15 이하	2.0 이상	0.10 이하	1.0 이하	35 이하		
나쁨	V		6.0 ~8.5	10 이하	8 이하	쓰레기 등이 떠 있지 않을 것	2.0 이상	0.15 이하	1.5 이하	70 이하		
매우 나쁨	VI			10 초과	8 초과		2.0 미만	0.15 초과	1.5 초과	70 초과		

비고

1. 총인, 총질소의 경우 총인에 대한 총질소의 농도비율이 7 미만일 경우에는 총인의 기준을 적용하지 않으며, 그 비율이 16 이상일 경우에는 총질소의 기준을 적용하지 않는다.

2. 등급별 수질 및 수생태계 상태는 가목2) 비고 제1호와 같다.

3. 상태(캐릭터) 도안 모형 및 도안 요령은 가목2) 비고 제2호와 같다.

4. 화학적 산소요구량(COD) 기준은 2015년 12월 31일까지 적용한다.

20. 06. 경기 교육청 공중보건

27 여름철 불쾌지수(discomfort index) 측정에 이용되는 온열인자로 옳은 것만을 모두 고르면?

ㄱ. 기온	ㄴ. 기습
ㄷ. 기류	ㄹ. 복사열

① ㄱ, ㄴ

② ㄱ, ㄷ

③ ㄴ, ㄹ

④ ㄷ, ㄹ

해설 불쾌지수는 기온과 기습을 인자로 하고, 건구온도와 습구온도만 알면 구할 수 있기 때문에 여름철 실내의 무더위를 예보하는 데 즐겨 이용된다.

DI : 0.72(건구온도+습구온도)℃+40.6 또는 (건구온도+습구온도)℉×0.4+15

• 불쾌지수와 불쾌감의 관계

－DI ≥ 70 : 10% 사람이 불쾌감 호소

－DI ≥ 75 : 50% 이상의 사람이 불쾌감 호소

－DI ≥ 80 : 거의 모든 사람이 불쾌감 호소

－DI ≥ 85 : 모든 사람이 견딜 수 없는 상태

정답 ①

20. 06. 경기 교육청 공중보건

28 지구표면의 온도를 상승시켜 폭염, 폭풍우 및 태풍 등의 기상이변을 일으키는 지구온난화가 심각한 수준에 이르고 있다. 지구온난화를 일으키는 주된 대기오염물질은?

① 이산화탄소(CO_2)

② 오존(O_3)

③ 염화불화탄소(CFC)

④ 메탄(CH_4)

해설 최근에는 연료사용량이 많아짐에 따라 실내공기나 대기 중의 이산화탄소(CO_2)가 증가되고 이것이 지구온난화의 원인이다. 감축대상 온실가스는 이산화탄소(CO_2), 메탄(CH_4), 아산화질소(N_2O), 수소화불화탄소(HFC), 불화탄소(PFC), 불화유황(SF_6) 등 6가지이다.

정답 ①

20. 05. 경기 보건연구사 환경보건

29 수은함량이 0.1㎍/L로 알려진 태평양에서 우리나라 원양어선에 잡힌 참치 속살의 수은함량을 측정하였더니 5.0mg/L로 나타났다. 생물학적 농축계수는?

① 2,000

② 5,000

③ 20,000

④ 50,000

해설 BCF(Bioconcentration factor)
= 생체 내의 오염 물질 농도/수환경 내의 오염 물질 농도
= 5.0mg/0.1㎍ = 5,000/0.1 = 50,000

정답 ④

20. 05. 경기 보건연구사 환경보건

30 수서생물을 이용한 독성실험의 장점이 아닌 것은?

① 사육이 쉽고 시간이나 계절에 국한되지 않음

② 일본산 송사리, 큰 물벼룩, 조류 등을 사용

③ 대량으로 공급 가능

④ 각 개체간의 독성물질 농도 유지가 쉬움

해설 군집별 농도를 보는 실험이며 개체별 농도유지는 불가능에 가까움
수서생물 독성시험 : 수서생물을 이용한 독성시험의 가장 중요한 특징은 물을 매개로 하는 간접적인 노출 경로를 가진다는 점이다. 따라서 시험 기간 동안 시험물질의 일정한 노출조건을 제공하여야 하며 이에 맞는 적절한 노출 방법을 선정하는 것이 매우 중요하다.

정답 ④

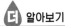 **알아보기**

시험물질의 수용해도, 안정성 등을 고려한 노출 조건을 설정하여 다양한 환경생물(어류, 수서무척추동물, 조류 등)을 이용한 독성시험을 시행하고 있다.

- 어류 급성독성시험(Fish, Acute Toxicity Test)
- 어류 생육초기독성시험(Fish, Early-Life Stage Toxicity Test)
- 물벼룩 급성독성시험(Daphnia sp, Acute Immobilization Test)
- 물벼룩 번식능력독성시험(Daphnia sp, Reproduction Test)
- 조류 성장저해시험(Freshwater Alga and Cyanobacteria, Growth Inhibition Test)
- 저니토 생물 독성시험(Chironomid Toxicity Test Using Spiked Sediment/Water)
- 활성오니 호흡저해시험(Activated Sludge, Respiration Inhibition Test)

일반적으로 생물검정에는 발광박테리아, 조류, 물벼룩, 어류, 수서 곤충 등의 수생생물이 많이 이용되고 있으며 그 중에서도 물벼룩은 높은 번식력, 짧은 생활사, 시험의 용이성, 독성물질에 대한 민감성, 결과의 중복성이 크기 때문에 오랜 기간 여러 가지 독성물질을 평가하는 데 유용하게 사용되어져 왔다.

㉠ 수질오염 공정시험기준 개요

목적 : 이 시험기준은 수서무척추동물인 물벼룩을 이용하여 시료의 급성독성을 평가하는 방법으로써 시료를 여러 비율로 희석한 시험수에 물벼룩을 투입하고 24시간 후 유영상태를 관찰하여 시료농도와 치사 혹은 유영저해를 보이는 물벼룩 마리수와의 상관관계를 통해 생태독성값을 산출하는 방법이다.

- 적용범위 : 이 시험기준은 산업폐수, 하수, 하천수, 호소수 등에 적용할 수 있다.
- 국문일반명 : 송사리, 학명 : Oryzias latipes, 분포지역 : 한국, 일본

㉡ 생태독성이란?

생태독성시험은 화학물질, 농약 및 의약품 등이 담수생물(어류, 물벼룩, 조류)에 미치는 생태영향을 평가하며, 이를 통해 수생태계에 미칠 수 있는 위해성 정보를 제공한다.

㉢ 수탁시험항목

- 어류를 이용한 급성독성시험(Fish, Acute Toxicity Test)

어류의 급성독성시험은 화학물질이 수서생물인 어류에 노출되었을 때 나타나는 급성 독성 영향을 평가하는 시험이다. 어류(잉어, 미꾸리, 송사리 등)를 시험물질에 96시간 동안 노출시켜, 24, 48, 72, 96시간 경과 시의 치사율을 통해 전체 노출된 개체수의 50%를 치사시키는 농도를 확인한다.

- 물벼룩을 이용한 급성독성시험(Daphnia sp., Acute Immobilisation Test)

물벼룩의 급성독성시험은 화학물질이 수서생물인 물벼룩에 노출되었을 때 나타나는 급성 독성 영향을 평가하는 시험이다. 물벼룩을 시험물질에 48시간 동안 노출시켜 24, 48시간 경과 시의 유영저해율을 통해 노출된 개체수의 50%가 유영저해를 일으키는 농도를 확인한다.

- 담수조류를 이용한 성장저해시험(Freshwater Alga and Cyanobacteria, Growth Inhibition Test)

담수조류의 급성독성시험은 화학물질이 수서생물인 조류에 노출되었을 때 나타나는 독성 영향을 평가하는 시험이다. 조류를 시험물질에 72시간 동안 노출시켜 24, 48, 72시간 경과 시의 성장저해율을 통해 대조군과 비교해 조류의 성장률이 50% 저해되는 농도를 확인한다.

20. 05. 경기 보건연구사 환경보건

31 「폐기물관리법」에서 규정한 폐기물 관리의 기본 원칙이 <u>아닌</u> 것은?

① 사업자는 폐기물의 배출을 최소화하여야 한다.

② 폐기물은 환경보전과 국민건강보호에 적합하게 처리되어야 한다.

③ 폐기물을 배출하는 경우에는 주변 환경이나 주민의 건강에 위해를 끼치지 아니하도록 사후에 적절한 조치를 하여야 한다.

④ 폐기물은 우선적으로 재활용함으로써 자원생산성을 향상시켜야 한다.

해설 **폐기물 관리의 기본원칙(「폐기물관리법」 제3조의2)**

> ① 사업자는 제품의 생산방식 등을 개선하여 폐기물의 발생을 최대한 억제하고, 발생한 폐기물을 스스로 재활용함으로써 폐기물의 배출을 최소화하여야 한다.
> ② 누구든지 폐기물을 배출하는 경우에는 주변 환경이나 주민의 건강에 위해를 끼치지 아니하도록 사전에 적절한 조치를 하여야 한다.
> ③ 폐기물은 그 처리과정에서 양과 유해성(有害性)을 줄이도록 하는 등 환경보전과 국민건강보호에 적합하게 처리되어야 한다.
> ④ 폐기물로 인하여 환경오염을 일으킨 자는 오염된 환경을 복원할 책임을 지며, 오염으로 인한 피해의 구제에 드는 비용을 부담하여야 한다.
> ⑤ 국내에서 발생한 폐기물은 가능하면 국내에서 처리되어야 하고, 폐기물의 수입은 되도록 억제되어야 한다.
> ⑥ 폐기물은 소각, 매립 등의 처분을 하기보다는 우선적으로 재활용함으로써 자원생산성의 향상에 이바지하도록 하여야 한다.

정답 ③

20. 06. 경기 교육청 공중보건

32 「환경정책기본법 시행령」상 대기환경기준항목으로 옳은 것만을 모두 고르면?

> ㄱ. 아황산가스(SO_2)
> ㄴ. 초미세먼지(PM-2.5)
> ㄷ. 미세먼지(PM-10)
> ㄹ. 라돈(Rn)

① ㄱ

② ㄱ, ㄴ

③ ㄱ, ㄴ, ㄷ

④ ㄱ, ㄴ, ㄷ, ㄹ

해설 **환경기준(환경정책기본법 시행령 별표 1, 〈개정 2020. 5. 12.〉)**

1. 대기

항목	기준
아황산가스(SO₂)	• 연간 평균치 0.02ppm 이하 • 24시간 평균치 0.05ppm 이하 • 1시간 평균치 0.15ppm 이하
일산화탄소(CO)	• 8시간 평균치 9ppm 이하 • 1시간 평균치 25ppm 이하
이산화질소(NO₂)	• 연간 평균치 0.03ppm 이하 • 24시간 평균치 0.06ppm 이하 • 1시간 평균치 0.10ppm 이하
미세먼지 (PM－10)	• 연간 평균치 50μg/m³ 이하 • 24시간 평균치 100μg/m³ 이하
초미세먼지 (PM－2.5)	• 연간 평균치 15μg/m³ 이하 • 24시간 평균치 35μg/m³ 이하
오존(O₃)	• 8시간 평균치 0.06ppm 이하 • 1시간 평균치 0.1ppm 이하
납(Pb)	• 연간 평균치 0.5μg/m³ 이하
벤젠	• 연간 평균치 5μg/m³ 이하

비고
1. 1시간 평균치는 999천분위수(千分位數)의 값이 그 기준을 초과해서는 안 되고, 8시간 및 24시간 평균치는 99백분위수의 값이 그 기준을 초과해서는 안 된다.
2. 미세먼지(PM－10)는 입자의 크기가 10μm 이하인 먼지를 말한다.
3. 초미세먼지(PM－2.5)는 입자의 크기가 2.5μm 이하인 먼지를 말한다.

정답 ③

20. 07. 전남 보건직 공중보건 C형

33 폐기물이나 다른 물질의 투기를 막는 해양오염 방지조약의 국제적 협약은?

① 인간환경선언

② 바젤협약

③ 런던협약

④ 리우환경회의

해설 ③ 런던협약 : 폐기물이나 다른 물질의 투기를 막는 해양오염 방지조약(1972)
① 인간환경선언 : 인간환경의 보호, 개선의 중요성에 대해 유엔 인간환경회의에서 채택된 선언(1972)
② 바젤협약 : 유해폐기물의 국가 간 이동 제한(1989)
④ 리우환경회의 : 지구환경보전을 위한 회의(1992)

정답 ③

20. 07. 전남 보건직 공중보건 C형

34 대기의 1차 오염 물질로 옳은 것은?

① 오존(O_3)

② 아크로레인

③ 스모그

④ 일산화탄소(CO)

해설 ㉠ 1차 대기오염물질 : 공장의 굴뚝, 자동차의 배기관 등 오염원으로부터 직접 배출된 물질로 황산화물, 질소산화물, 불화수소가스, 일산화탄소 분진 등이 있다.
㉡ 2차 대기오염물질 : 1차 오염물질이 대기 중에서 물리·화학적인 변환에 의해 생성된 물질로서 오존, PAN, 산성비, 케톤, 황산미스트, 알데하이드, acrolein, smog 등이 있다.

정답 ④

20. 07. 전남 보건직 공중보건 C형

35 우리나라 대기환경기준에 따른 미세먼지(PM-10)의 24시간 평균치는 얼마인가?

① PM-10 20μg/m^3 이하

② PM-10 35μg/m^3 이하

③ PM-10 50μg/m^3 이하

④ PM-10 100μg/m^3 이하

해설 81쪽 32번 해설 참조

정답 ④

20. 07. 전남 보건직 환경보건 C형

36 실내공기 오탁도 판정의 기준으로 사용되는 것은?

① 산소
② 아황산가스
③ 이산화탄소
④ 이산화질소

해설 이산화탄소(CO_2)는 실내공기의 전반적인 오탁 정도를 잘 나타내므로 실내공기오염의 지표나 환기의 적부를 결정하는 척도의 하나로 이용된다. 환기의 판정기준으로서 페텐코퍼(Pettenkofer)는 이산화탄소(CO_2) 0.07%, 플류게(Flugge)는 0.1%, 피첼(Pitchel)은 0.15%를 서한도로 주장하였다. 일반적으로 실내공기의 경우 이산화탄소(CO_2)의 서한량은 0.1% (1,000ppm)이다.

정답 ③

20. 07. 전남 보건직 환경보건 C형

37 다음에서 설명하는 국내 환경오염 사건으로 옳은 것은?

• 원인물질은 구아니딘 계열의 PHMG, PGH, CMIT 등이다.
• 2011년 원인미상의 폐손상으로 다수가 사망하였고, 질병관리청의 역학조사를 통해 원인이 밝혀졌다.
• 2017년 피해구제를 위한 특별법이 제정되면서 피해지원이 이루어지고 있다.

① 가습기살균제 사건
② 낙동강 페놀유출 사건
③ 구미 불산가스 누출사건
④ 영월 시멘트 분진 피해 사건

해설 **가습기살균제에 의한 폐손상**
가습기살균제는 1994년 처음으로 개발되어 현재까지 20개 이상의 고형, 액상 제품이 판매되었으며 전체 가구의 18%에서 사용하고 있다. 문제가 된 제품은 PGH, PHMG 등 guanidine 계열 성분을 주성분으로 하였다.

정답 ①

20. 07. 전남 보건직 환경보건 C형

38 일정한 온도의 공기중에 포함되어 있는 수증기의 양을 기습이라고 한다. 기습에 대한 설명으로 옳은 것은?

① 인체에 가장 쾌적감을 주는 기습은 20~40%이다.

② 측정기구에는 자기습도계, 카타한란계 등이 있다.

③ 절대습도란 공기 1m³ 중에 함유할 수 있는 최대 수증기량을 말한다.

④ 1일 중 습도의 변화곡선은 대체로 기온과 역관계를 나타낸다.

해설 **기습(Air Humidity)**

㉠ 개념 : 일정온도의 공기 중에 수증기가 포함된 정도로 보통 상대습도라 한다.

㉡ 습도의 종류

• 절대습도(f) : 현재 공기 1m³ 중에 함유된 수증기량 또는 수증기 장력

• 포화습도(F) : 일정공기가 함유할 수 있는 수증기량의 한계에 달했을 때(포화상태) 공기 중의 수증기량(g)이나 수증장력(mmHg)

• 상대습도(비교습도, RH) : 현재 공기 1m³가 포화상태에서 함유할 수 있는 수증기량(F)과 현재 그 공기 중에 함유되어 있는 수증기량(f)의 비를 %로 나타낸 것이다.

상대습도(%)=[절대습도(f)/포화습도(F)]×100(맑은 날 건구온도 ↑, 습구온도 ↓)

• 포차 : 포화습도 – 절대습도

• 쾌적기습(보건학적 습도) : 40~70%이고, 습도가 높으면 피부질환, 낮으면 호흡기질환에 잘 걸린다. 쾌적기습은 기온이 높을수록 낮아지고, 기온이 낮을수록 높아진다.

• 수분율 : 자연상태 이상으로 건조한 섬유(건조무수물)를 표준온도 · 습도의 대기에 방치할 때 자연히 흡수하는 수분량을 말한다.

㉢ 측정기구 : 아스만통풍온 · 습도계, 자기습도계, 아우구스(August) 건습온도계 등

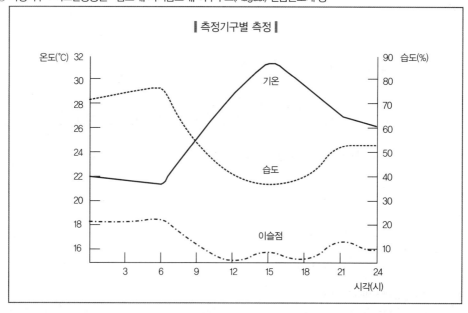

정답 ④

20. 07. 전남 보건직 환경보건 C형

39 수중의 유기물질을 측정하는 방법 중에서 시료를 증발시켜 생성된 이산화탄소를 측정하는 원리를 이용하는 방법은?

① 화학적 산소요구량(COD)

② 생화학적 산소요구량(BOD)

③ 총 산소요구량(TOD)

④ 총 유기탄소(TOC)

해설 • 총 유기탄소(TOC, total organic carbon) : 수중에서 유기적으로 결합된 탄소의 합

TOC 측정원리는 채취된 시료에 황산 용액을 혼합하여 pH3 이하로 산성화하면 무기탄소가 CO_2로 유리되는데, 유리된 CO_2는 N_2를 퍼지시켜 제거한다. 무기탄소가 제거된 시료에 분해시약과 antiform시약을 혼합하여 UV digestor에서 5분간 산화를 시킨다. 분해시약의 산화작용에 따라 유기탄소는 CO_2로 전환되어 일정한 속도의 캐리어가스(질소70unit)에 따라 산화된 CO_2가 퍼지되고 이를 NDIR(비분산 적외선) 검출기로 검출하여 농도를 구한다.

• TOC의 분석 원리는 탄소를 측정하는 것

현재는 유기물을 이루고 있는 탄소(=유기탄소)를 직접적으로 측정할 수 있는 방법은 없기 때문에 모든 TOC 분석기는 분석기가 검출할 수 있는 형태로 유기탄소를 산화시키는 과정을 거치게 됨. 유기탄소를 산화시키면 무기탄소가 되고 분석기는 무기탄소를 정량적으로 검출할 수 있게 됨. TOC 분석기의 방식에 따라 어떤 TOC 분석기는 이산화탄소를 측정하기도 하고 어떤 TOC 분석기는 무기탄소 이온(탄산이온, 탄산수소 이온 등)을 측정하기도 함

정답 ④

20. 07. 전남 보건직 환경보건 C형

40 교토의정서에서 규정한 감축대상 온실가스가 아닌 것은?

① 메탄(CH_4)

② 불화탄소(PFCs)

③ 불화유황(SF_6)

④ 염화불화탄소(CFCs)

해설 교토의정서(Kyoto Protocol, 1997) 감축대상 온실가스는 이산화탄소(CO_2), 메탄(CH_4), 아산화질소(N_2O), 수소화불화탄소(HFC), 불화탄소(PFC), 불화유황(SF_6) 등 6가지이다.

정답 ④

20. 07. 전남 보건직 공중보건 C형

41 우리나라 먹는물 수질기준 중에서 미생물에 관한 기준에 대한 설명 중 옳지 <u>않은</u> 것은?

① 일반세균은 100CFU/mL를 넘지 않아야 한다.

② 분원성 대장균군에 대한 기준은 샘물의 경우에는 적용하지 않는다.

③ 아황산환원혐기성포자형성균에 대한 기준이 설정되어 있지 않다.

④ 여시니아균에 대한 기준은 먹는물공동시설의 물의 경우에만 적용한다.

해설 **먹는물의 수질기준(먹는물 수질기준 및 검사 등에 관한 규칙 별표 1)**

> 미생물에 관한 기준
> 가. 일반세균은 1mL 중 100CFU(Colony Forming Unit)를 넘지 아니할 것. 다만, 샘물 및 염지하수의 경우에는 저온일반세균은 20CFU/mL, 중온일반세균은 5CFU/mL를 넘지 아니하여야 하며, 먹는샘물, 먹는염지하수 및 먹는해양심층수의 경우에는 병에 넣은 후 4℃를 유지한 상태에서 12시간 이내에 검사하여 저온일반세균은 100CFU/mL, 중온일반세균은 20CFU/mL를 넘지 아니할 것
> 나. 총 대장균군은 100mL(샘물 · 먹는샘물, 염지하수 · 먹는염지하수 및 먹는해양심층수의 경우에는 250mL)에서 검출되지 아니할 것. 다만, 제4조 제1항 제1호 나목 및 다목에 따라 매월 또는 매 분기 실시하는 총 대장균군의 수질검사 시료(試料) 수가 20개 이상인 정수시설의 경우에는 검출된 시료 수가 5%를 초과하지 아니하여야 한다.
> 다. 대장균 · 분원성 대장균군은 100mL에서 검출되지 아니할 것. 다만, 샘물 · 먹는샘물, 염지하수 · 먹는염지하수 및 먹는해양심층수의 경우에는 적용하지 아니한다.
> 라. 분원성 연쇄상구균 · 녹농균 · 살모넬라 및 쉬겔라는 250mL에서 검출되지 아니할 것(샘물 · 먹는샘물, 염지하수 · 먹는염지하수 및 먹는해양심층수의 경우에만 적용한다)
> 마. 아황산환원혐기성포자형성균은 50mL에서 검출되지 아니할 것(샘물 · 먹는샘물, 염지하수 · 먹는염지하수 및 먹는해양심층수의 경우에만 적용한다)
> 바. 여시니아균은 2L에서 검출되지 아니할 것(먹는물공동시설의 물의 경우에만 적용한다)

정답 ③

20. 07. 전남 보건직 환경보건 C형

42 다음 (   ) 안에 들어갈 수치로 알맞은 것은?

> 공장, 교통기관, 발전소 등에서 배출되는 황산화물, 질소 · 탄소 산화물 등이 황산, 질산, 탄산 등의 형태로 빗물에 섞여 내리는 것을 말하며, pH(   ) 이하일 때를 산성비라고 한다.

① 5.6

② 3.4

③ 4.5

④ 6.7

해설 **산성비**
- 보통 pH가 5.6 미만인 빗물을 말함
- 산성비의 원인물질 : 황산화물, 질소산화물, 염산 등

정답 ①

20. 07. 전남 보건직 환경보건 C형

43 신축건물증후군을 나타내는 가장 대표적인 오염물질은?

① 오존(O_3)

② 미세먼지(PM-10)

③ 일산화탄소(CO)

④ 폼알데하이드(HCHO)

해설 새집증후군을 일으키는 실내 유해 물질의 종류와 증상은 다음과 같다.
- 폼알데하이드 : 대표적인 실내오염물질로 눈과 코의 자극부터 어지럼증, 피부질환, 동물실험에서 코암(비암)까지 일으키는 것으로 알려져 있다. 폼알데하이드를 물에 섞은 포르말린은 단열재나 합판·섬유·가구 등의 접착제로 건축자재에 널리 쓰이며, 방출수준이 절반으로 줄어드는 데 2~4년 걸릴 만큼 장기간에 걸쳐 유해물질을 내뿜는다.
- 방부제, 염화메틸렌 : 피부자극과 호흡기질환을 유발한다. 소파에서 발생한다.
- 일산화탄소, 미세입자, 연소가스 : 만성두통, 기관지염, 현기증, 피로감과 정신기능저하를 유발한다.
- 접부제, 방부제의 톨루엔 등 유기화합물 : 눈 자극, 의욕저하, 두통, 현기증, 불면증, 천식을 유발한다. 바닥접착제·칩보드·페인트 등 건축마감재에서 주로 방출된다.
- 방부제의 붕산염 : 눈자극과 생식기능저하를 유발한다. 원목바닥에서 주로 방출된다.
- 곰팡이, 음식냄새는 호흡기 질환을 유발한다. 커튼과 카페트 등이 주요 원인이다.

정답 ④

20. 05. 경기 보건연구사 환경보건

44 「대기환경보전법」에서 정한 기준에 대한 설명으로 옳지 <u>않은</u> 것은?

① "대기오염물질"이란 대기 중에 존재하는 물질 중 위해성 심사·평가 결과, 대기오염의 원인으로 인정된 가스·입자상물질로서, 현재 총 64종이 환경부령으로 정해져 있다.

② 물질의 독성, 생태계에 미치는 영향, 배출량 및 환경기준 대비 오염도를 기준으로 대기오염물질의 위해성을 심사·평가할 수 있다.

③ "유해성대기감시물질"이란 저농도에서도 장기적인 섭취나 노출에 의하여 사람의 건강이나 동식물의 생육에 직접 또는 간접으로 위해를 끼칠 수 있어 대기배출에 대한 관리가 필요하다고 인정된 물질로 현재 총 35종이 환경부령으로 정해져 있다.

④ "온실가스"란 적외선 복사열을 흡수하거나 다시 방출하여 온실효과를 유발하는 대기 중의 가스상태 물질로써 이산화탄소, 메탄, 아산화질소, 수소불화탄소, 과불화탄소, 육불화황을 말한다.

해설 **대기환경보전법**

> **제2조(정의)**
> 1. "대기오염물질"이란 대기 중에 존재하는 물질 중 제7조에 따른 심사·평가 결과 대기오염의 원인으로 인정된 가스·입자상물질로서 환경부령으로 정하는 것을 말한다.(시행령 별표 1 64종)
> 1의2. "유해성대기감시물질"이란 대기오염물질 중 제7조에 따른 심사·평가 결과 사람의 건강이나 동식물의 생육(生育)에 위해를 끼칠 수 있어 지속적인 측정이나 감시·관찰 등이 필요하다고 인정된 물질로서 환경부령으로 정하는 것을 말한다(시행령 별표 1의2 43종).
> 3. "온실가스"란 적외선 복사열을 흡수하거나 다시 방출하여 온실효과를 유발하는 대기 중의 가스상태 물질로서 이산화탄소, 메탄, 아산화질소, 수소불화탄소, 과불화탄소, 육불화황을 말한다.
> 9. "특정대기유해물질"이란 유해성대기감시물질 중 제7조에 따른 심사·평가 결과 저농도에서도 장기적인 섭취나 노출에 의하여 사람의 건강이나 동식물의 생육에 직접 또는 간접으로 위해를 끼칠 수 있어 대기 배출에 대한 관리가 필요하다고 인정된 물질로서 환경부령으로 정하는 것을 말한다(시행령 별표 2 35종).
>
> **제7조(대기오염물질에 대한 심사·평가)**
> ① 환경부장관은 대기 중에 존재하는 물질의 위해성을 다음 각 호의 기준에 따라 심사·평가할 수 있다.
>   1. 독성
>   2. 생태계에 미치는 영향
>   3. 배출량
>   4. 「환경정책기본법」 제12조에 따른 환경기준에 대비한 오염도

정답 ③

20. 08. 환경부 환경직 9급 환경보건

45 지구대기와 기상현상에 대한 설명으로 옳은 것은?

① 대류권에서는 고도가 100m 상승할 때마다 약 6.5℃씩 기온이 감소한다.

② 대류권 중에서 지표에서 1~2km까지의 대기층을 접지층이라 하는데 일변화에 따른 지표의 영향을 크게 받는다.

③ 접지층에서는 연직방향의 공기흐름이 수평방향의 공기흐름보다 일반적으로 빠른 속도를 보인다.

④ 대류권 내에서 고도에 따라 기온이 상승하는 경우 기류의 흐름이 정체되어 대기오염물질의 확산을 억제한다.

⑤ 성층권은 고도 약 11~50km 구간으로 35km 이상에서 오존 농도가 최대가 되는 오존층이 존재한다.

해설 ④ 대류권내의 기온역전은 대기오염을 초래한다.
　　① 대류권 내에서의 평균 기온 감률은 −0.65℃/100m이다.
　　②, ③ 지표로부터 높이 수십m까지를 접지층 또는 표면경계층이라고 하는데 이 대기층은 열이나 운동량의 유속이 고도와 관계없이 일정하다.
　　⑤ 지상 20~30km에 걸친 상공의 성층권에 비교적 고농도의 오존이 존재하는 층. 온도 분포가 주로 오존의 복사성질에 의해 결정되며, 지상 25km 부근의 농도가 가장 높다.

정답 ④

46 다음 대기오염물질을 물리적 성상에 따라 입자상(A) 및 가스상(B)으로 분류한 것이 옳은 것은?

ㄱ. 검댕	ㄴ. 이산화질소
ㄷ. 훈연	ㄹ. 이산화황
ㅁ. 미세먼지	ㅂ. 염화수소
ㅅ. 암모니아	ㅇ. 오존

	A	B
①	ㄱ, ㄷ, ㅂ	ㄴ, ㄹ, ㅁ, ㅅ, ㅇ
②	ㄱ, ㄷ, ㅁ	ㄴ, ㄹ, ㅂ, ㅅ, ㅇ
③	ㄹ, ㅁ, ㅅ	ㄱ, ㄴ, ㄷ, ㅂ, ㅇ
④	ㄷ, ㅁ, ㅂ	ㄱ, ㄴ, ㄹ, ㅅ, ㅇ
⑤	ㅁ, ㅂ, ㅅ	ㄱ, ㄴ, ㄷ, ㄹ, ㅇ

해설 **입자상 물질(Particulate Matter)**
- ㉠ 먼지(Dust) : 각종 작업장이나 공장 또는 암석이나 토양의 자연적 침식 및 붕괴에 의하여 발생하는 고체입자를 말한다. 입자의 크기는 1~100μm이다.
- ㉡ 훈연(Fume) : 기체상태로부터 응축된 고체입자를 말하며 0.03~0.3μm의 크기이다.
- ㉢ 박무(Mist) : 액체입자. 0.5~3.0μm의 크기이다.
- ㉣ 매연(Smoke) : 연기라고도 하며, 0.01~1.0μm의 크기로 배출 허용기준에는 링겔만 비탁표 2도 이하이다.
- ㉤ 스모그(Smog) : 광화학반응에 의해 생성된 가스의 응축과정에서 생성되며, 1μm 이하이다.
- ㉥ 연무(Haze) : 1μm의 이하이며, 입자상 물질로 수분, 오염물질, 먼지 등으로 구성된다.
- ㉦ 검댕(Soot) : 불완전연소 시에 발생, 유리탄소가 응결하여 입자의 지름이 1μm 이상이다.
- ㉧ 비산재(Fly Ash) : 연소 후 남은 재를 말한다.

정답 ②

47 다음설명의 괄호에 들어갈 물질로 옳은 것은?

대기 중에 배출된 프레온 가스는 화학적으로 안정하기 때문에 대기 중에서 머무르다가 성층권에 도달하면 강한 자외선과 반응하여 방출된 (   )가 오존의 분해반응을 일으킨다.

① 탄소 ② 산소
③ 불소 ④ 염소
⑤ 수소

해설 프레온 가스는 매우 안정하기 때문에 낮은 대기권에서는 분해되지 않으며 성층권까지 수송된 후 자외선에 의해 분해
되어 오존 파괴의 촉매자로 작용하는 염소 분자(Cl)를 방출하게 된다. (Cl+O_3 → $ClO+O_2$) 오존층이 파괴된 후 염소는
재생되므로 하나의 염소 분자는 수 천에서 수십 만 개의 오존을 파괴할 수 있다.

정답 ④

---

20. 08. 환경부 환경직 9급 환경보건

48 호수의 부영양화에 대한 설명으로 옳지 않은 것은?

① 화학적 산소요구량이 감소한다.

② 농지에서 사용하는 비료가 원인이 될 수 있다.

③ 식물성 플랑크톤이 증가하여 다량의 산소가 소비된다.

④ 정체수역에 질소, 인 등 무기성 영양소가 다량 유입 시 발생한다.

⑤ 수서생물 종류에 변화를 일으킨다.

해설 • 식물성 플랑크톤이 과잉 증식하여 수중 용존산소를 감소시켜 산소 결핍이 발생한다.
  • 부영양화는 일차 생산을 증가시켜 수생 생태계를 교란시킨다. 녹조, 적조를 유발하며 $KMnO_4$ 소비량, COD, BOD가
    함께 증가한다.

정답 ①

---

20. 08. 환경부 환경직 9급 환경보건

49 「실내공기질 관리법」에 따른 실내공기질 유지기준 적용시설로 옳지 않은 것은?

① 의료기관

② 초등학교

③ 어린이집

④ 산후조리원

⑤ 노인요양시설

해설 **실내공기질 유지기준(「실내공기질 관리법 시행규칙」 별표 2)**
  가. 지하역사, 지하도상가, 철도역사의 대합실, 여객자동차터미널의 대합실, 항만시설 중 대합실, 공항시설 중 여객터
      미널, 도서관 · 박물관 및 미술관, 대규모 점포, 장례식장, 영화상영관, 학원, 전시시설, 인터넷컴퓨터게임시설제공
      업의 영업시설, 목욕장업의 영업시설
  나. 의료기관, 산후조리원, 노인요양시설, 어린이집, 실내 어린이놀이시설
  다. 실내주차장
  라. 실내 체육시설, 실내 공연장, 업무시설, 둘 이상의 용도에 사용되는 건축물

정답 ②

50 수질오염지표 중 용존산소량에 대한 설명으로 옳지 않은 것은?

① 5일간의 산소소모량을 알면 수중의 무기물량을 추정할 수 있다.

② 기압이 높을수록 증가한다.

③ 수중의 염류 농도가 높을수록 감소한다.

④ 수온이 낮을수록 증가한다.

⑤ 하천과 호소에서 수질환경기준으로 사용하고 있다.

해설 **DO ↑ 조건**

기압 ↑, 유량 ↑, 유속 ↑, 난류 ↑, 온도 ↓, 염분(Cl) ↓, 유기물질(BOD) ↓, 낮, 오탁 ↓, 겨울, 얕은 물

정답 ①

51 다이옥신에 대한 설명으로 옳지 않은 것은?

① 도시생활폐기물 소각시설에서 발생한다.

② 열에 불안정하고 휘발성이 높은 성질을 갖는다.

③ 대표적인 내분비계 장애물질에 해당한다.

④ 자연 상태에서 난분해성으로 물에 녹지 않는다.

⑤ 물, 공기, 토양에서 검출되며 주로 식품섭취를 통해 체내로 유입된다.

해설 다이옥신은 열에도 화학적으로도 안정하여 변형이 잘 일어나지 않고 지방에 잘 녹는 성질로 인하여 생체 축적도가 높아 자연에 오랫동안 존재하게 된다.

정답 ②

20. 08. 환경부 환경직 9급 환경보건

52 「환경보건법」에 따른 환경성 질환으로 옳지 <u>않은</u> 것은?

① 수질오염물질로 인한 질환

② 유해화학물질로 인한 중독증, 신경계 및 생식계 질환

③ 환경오염지역의 특정인구집단에서 발생하는 감염성 질환

④ 대기오염물질로 인한 호흡기 및 알레르기 질환

⑤ 석면으로 인한 폐질환

해설 **환경성 질환의 종류(「환경보건법 시행규칙」 제2조)**

「환경보건법」(이하 "법"이라 한다) 제2조 제2호에서 "환경부령으로 정하는 질환"이란 특정 지역이나 특정 인구집단에서 다발하는 다음 각 호의 질환으로서 감염질환이 아닌 것을 말한다.
1. 「물환경보전법」 제2조 제7호에 따른 수질오염물질로 인한 질환
2. 「화학물질관리법」 제2조 제7호에 따른 유해화학물질로 인한 중독증, 신경계 및 생식계 질환
3. 석면으로 인한 폐질환
4. 환경오염사고로 인한 건강장해
5. 「실내공기질 관리법」 제2조 제3호에 따른 오염물질 및 「대기환경보전법」 제2조 제1호에 따른 대기오염물질과 관련된 호흡기 및 알레르기 질환
6. 가습기살균제[미생물 번식과 물때 발생을 예방할 목적으로 가습기 내의 물에 첨가하여 사용하는 제제(製劑) 또는 물질을 말한다]에 포함된 유해화학물질(「화학물질관리법」 제2조 제2호의 유독물질로 고시된 것만 해당한다)로 인한 폐질환

정답 ③

20. 08. 환경부 환경직 9급 환경보건

53 위해성평가에 대한 설명으로 옳지 않은 것은?

① 유해물질에 노출되어 나타날 수 있는 건강피해 확률을 추정하는 것이다.

② 위험성 확인, 노출평가, 용량-반응평가, 위해도 결정이 주요 단계이다.

③ 위험성확인은 모든 동물실험 및 사람에 대한 자료를 이용하는 정량적 평가단계이다.

④ 용량-반응평가는 유해물질 노출 및 체내 용량과 특정 인체반응과의 상관관계를 정량적으로 평가하는 단계이다.

⑤ 노출평가는 다양한 매체와 노출경로에 대한 유해물질의 노출을 정량적으로 평가하는 단계이다.

해설 ③ 유해성 확인은 어떤 화학물질에 노출되었을 경우 과연 유해한 영향을 유발 시키는가를 결정하는 단계로서 그 물질에 대한 모든 동물 실험자료, 사람에 대한 자료(역학연구) 및 생화학적 유사성에 대한 자료 등을 토대로 그 물질의 유해성 여부를 확인하는 정성적 평가 단계이다.

④ 용량-반응 평가는 어떤 화학물질에 대해 유해성이 확인되었다면 그 물질이 과연 얼마만큼의 위험성(Risk)을 나타내느냐를 수량적으로 표현하는 단계이다.

① 위해성이란 "어떤 바람직하지 않은 일이 일어날 가능성"을 나타낸 것이며, "위해성평가"란 환경유해인자가 사람의 건강이나 생태계에 미치는 영향을 예측하기 위하여 환경유해인자에의 노출과 환경유해인자의 독성(毒性) 정보를 체계적으로 검토·평가하는 것을 말한다.

② 위해성평가의 4단계 : 유해확인-용량반응평가-노출평가-위해도 결정
용량-반응 평가는 사람의 건강영향을 대상으로 하는 인체건강과 환경 중 생물에 대한 영향을 대상으로 하는 환경평가의 두 가지 경우로 나누어 수행한다.

⑤ 환경유해인자의 위해성 평가를 위한 절차와 방법 등에 관한 지침 [시행 2016.7.25.] [환경부예규 제585호, 2016.7.25., 일부개정]

> 제2조의10
> "노출평가"란 환경을 포함한 각종매체에 존재하는 환경유해인자의 정성 및 정량적 분석 자료를 근거로 환경유해인자가 인체, 생태 등 대상 수용체 내부로 들어오는 노출 수준을 추정하는 것을 말한다.
>
> 제9조(노출평가)
> ① 인체노출평가는 다매체·다경로 노출시나리오에 기반하여 노출된 인구집단의 크기, 노출의 강도, 빈도 및 기간을 고려해서 노출경로별로 인체 노출량을 정량적으로 추정할 수 있도록 수행되어야 한다.

정답 ③

54 다음 설명에 해당하는 대기오염물질은?

> • 우리나라 대기환경기준의 연간 평균치는 0.03ppm 이하
> • 대기환경물질의 측정방법은 화학발광법
> • 공기 중에 존재하는 수분에 녹아 산성비를 만듦

① 오존(O_3)

② 일산화탄소(CO)

③ 이산화질소(NO_2)

④ 아황산가스(SO_2)

해설 대기환경기준(「환경정책기본법」 시행령 별표 1)

항목	기준
아황산가스(SO_2)	• 연간 평균치 0.02ppm 이하 • 24시간 평균치 0.05ppm 이하 • 1시간 평균치 0.15ppm 이하
일산화탄소(CO)	• 8시간 평균치 9ppm 이하 • 1시간 평균치 25ppm 이하
이산화질소(NO_2)	• 연간 평균치 0.03ppm 이하 • 24시간 평균치 0.06ppm 이하 • 1시간 평균치 0.10ppm 이하
미세먼지(PM-10)	• 연간 평균치 $50\mu g/m^3$ 이하 • 24시간 평균치 $100\mu g/m^3$ 이하
초미세먼지(PM-2.5)	• 연간 평균치 $15\mu g/m^3$ 이하 • 24시간 평균치 $35\mu g/m^3$ 이하
오존(O_3)	• 8시간 평균치 0.06ppm 이하 • 1시간 평균치 0.1ppm 이하
납(Pb)	• 연간 평균치 $0.5\mu g/m^3$ 이하
벤젠	• 연간 평균치 $5\mu g/m^3$ 이하

정답 ③

20. 12. 광주 보건 9급 공중보건

55 수도시설에서 먹는 물의 염소농도 기준으로 옳지 <u>않은</u> 것은?

① 수도꼭지의 먹는 물에서 유리잔류염소는 항상 0.1mg/L 이상

② 병원성미생물에 오염되었거나 오염될 우려가 있는 경우 유리잔류염소는 0.4mg/L 이상

③ 결합잔류염소는 이산화염소(ClO_2)와 같은 형태로 존재하는 염소

④ 유리잔류염소는 차아염소산($HOCl$)과 차아염소산이온(ClO^-)으로 존제하는 염소

해설 · 수도꼭지의 먹는물 유리잔류염소가 항상 0.1mg/L(결합잔류염소는 0.4mg/L) 이상이 되도록 해야 한다. 다만 병원성 미생물에 의하여 오염되었거나 오염될 우려가 있는 경우에는 유리잔류염소가 0.4mg/L(결합잔류염소는 1.8mg/L) 이상이도록 해야 한다(수도법 시행규칙 제22조의2).
- 유리잔류염소 : 염소가 $HOCl$, OCl^-로 존재하는 형태, 강한 살균력, 냄새는 증가
- 결합잔류염소 : 염소가 암모니아나 질소화합물과 반응하여 존재하는 형태, 약한 살균력, 냄새는 감소, 잔류효과 증가

정답 ③

20. 12. 광주 보건 9급 공중보건

56 수질의 좋고 나쁨을 나타낼 수 있는 척도에서 미생물학적 지표에 해당하는 것은?

① SS

② BOD

③ 알칼리도

④ 클로로필－a

해설 클로로필－a : 모든 조류에 공통적으로 존재하는 엽록소로서 총 조류농도를 간접적으로 나타내는 지표

정답 ④

 알아보기

환경부 4대강 16개 보 및 주요 상수원 호소의 조류(藻類) 측정자료

12개 항목 : 수온, 수소이온농도(pH), 전기전도도, 용존산소(DO), 생물화학적산소요구량(BOD), 화학적산소요구량(COD), 총인(T－P), 클로로필－a 농도, 유해 남조류 세포수, 우점조류종, 냄새물질(지오스민, 2－MIB)

20. 12. 광주 보건 9급 공중보

57 체온조절 기전에서 1일 체열 생산 비율이 두 번째로 높은 부위는?

① 골격근   ② 심장

③ 신장   ④ 간

해설 체온의 생산과 방산 : 체온 생산의 대부분은 골격근에서 생성되는데 59.5%로 가장 높고, 간장, 심장, 호흡 순이다. 체온의 방산은 피부 복사 및 전도에 의한 방산이 가장 많고(73.0%), 피부 증발, 폐포 증발, 호기가온, 소변 및 대변(1.8%) 순이다. 추울 때는 근육과 간에서 열을 많이 발생시키고, 피부를 통해 발산되는 열을 줄인다. 더울 때는 열 발생량을 줄이고 피부를 통해 열 발산량을 늘린다.

정답 ④

19. 10. 서울시 제3회 경력경쟁 고졸

58 수원(source of water)에 대한 설명으로 가장 옳은 것은?

① 지표수는 화학적으로 가장 순수한 물로, 탁도가 낮으며 경도는 높다.

② 복류수는 하천, 저수지, 호수 따위의 바닥이나 변두리 자갈, 모래층 속을 흐르는 물을 말하며, 수원으로 가장 많이 사용되고 있다.

③ 해수는 식염이 함유되어 있고, 역삼투막 여과작용을 이용하여 음용수로 사용할 수 있다.

④ 지하수는 지하에 있는 모든 물을 말하며, 지표수와 달리 수온의 변화가 기온의 변화에 많은 영향을 받는다.

해설 • 천수(天水) : 비나 눈으로 내리는 물로 대기가 오염되면 매연, 분진, 세균의 오염이 많다.
  • 지표수 : 하천수, 호소수, 저수지수, 늪, 강물 등의 물로 수질은 비교적 안정적이지만 오염의 기회가 많다. 우리나라의 상수도는 대부분 지표수를 수원으로 하고 있다. 지표수는 유기물이 많고, 미생물과 세균의 번식이 많은 것이 특징이다.
  • 지하수 : 천층수, 심층수, 복류수, 용천수 등의 지하에 있는 물로 유기물이나 미생물에의 오염은 적고 탁도가 낮아 수원으로 적합하나 수량이 적다. 지하수는 농촌마을 상수도에서 많이 사용하는 수원이며, 계절별 수온의 변화가 적다.
  • 복류수 : 하천 · 호소의 바닥이나 측부의 모래, 자갈층 중에 포함된 물이다. 복류수는 인근의 하천 · 호소로부터 오는 경우가 많다.

정답 ③

19. 10. 서울시 제3회 경력경쟁 고졸

59 「환경정책기본법 시행령」상 대기 환경 항목과 그 기준을 옳게 짝지은 것은?

① 아황산가스(SO_2) – 1시간 평균치 0.15ppm 이하

② 일산화탄소(CO) – 1시간 평균치 30ppm 이하

③ 이산화질소(NO_2) – 1시간 평균치 0.5ppm 이하

④ 오존(O_3) – 1시간 평균치 0.5ppm 이하

해설 **환경기준(「환경정책기본법」 시행령 [별표 1](제2조 관련) 〈개정 2020.05.12〉)**

1. 대기

항목	기준
아황산가스(SO_2)	• 연간 평균치 0.02ppm 이하 • 24시간 평균치 0.05ppm 이하 • 1시간 평균치 0.15ppm 이하
일산화탄소(CO)	• 8시간 평균치 9ppm 이하 • 1시간 평균치 25ppm 이하
이산화질소(NO_2)	• 연간 평균치 0.03ppm 이하 • 24시간 평균치 0.06ppm 이하 • 1시간 평균치 0.10ppm 이하
미세먼지 (PM-10)	• 연간 평균치 50μg/m^3 이하 • 24시간 평균치 100μg/m^3 이하
초미세먼지 (PM-2.5)	• 연간 평균치 15μg/m^3 이하 • 24시간 평균치 35μg/m^3 이하
오존(O_3)	• 8시간 평균치 0.06ppm 이하 • 1시간 평균치 0.1ppm 이하
납(Pb)	• 연간 평균치 0.5μg/m^3 이하
벤젠	• 연간 평균치 5μg/m^3 이하

비고

1. 1시간 평균치는 999천분위수(千分位數)의 값이 그 기준을 초과해서는 안 되고, 8시간 및 24시간 평균치는 99백분위수의 값이 그 기준을 초과해서는 안 된다.
2. 미세먼지(PM-10)는 입자의 크기가 10μm 이하인 먼지를 말한다.
3. 초미세먼지(PM-2.5)는 입자의 크기가 2.5μm 이하인 먼지를 말한다.

정답 ①

19. 10. 서울시 제3회 경력경쟁 고졸

60 용존산소에 대한 설명으로 가장 옳은 것은?

① 용존산소는 수온이 낮아지면 함께 감소한다.

② 물고기 서식을 위해서는 0.5ppm 이상을 유지해야 한다.

③ BOD가 높을수록 용존산소 수치도 높아진다.

④ 용존산소는 일반적으로 그 값이 클수록 깨끗한 수질을 나타낸다 할 수 있다.

해설 ① DO↑ 조건 : 기압↑, 유량↑, 유속↑, 난류↑, 온도↓, 염분(Cl)↓, 유기물질(BOD)↓, 낮, 오탁↓, 겨울, 얕은 물
② 용존산소(Dissolved Oxygen) : 어족보호를 위한 DO는 5ppm 이상이다.
③ BOD와 DO는 반비례한다.

정답 ④

19. 06. 서울시 경력경쟁 의료기술직

61 우리나라 대기환경기준에 포함되지 <u>않는</u> 물질은?

① 아황산가스(SO_2)　　　　　　　　② 이산화질소(NO_2)

③ 이산화탄소(CO_2)　　　　　　　　④ 오존(O_3)

해설 **대기환경기준(「환경정책기본법 시행령」 별표 1)**

구분	기준
아황산가스(SO_2)	• 연간 평균치 0.02ppm 이하 • 24시간 평균치 0.05ppm 이하 • 1시간 평균치 0.15ppm 이하
일산화탄소(CO)	• 8시간 평균치 9ppm 이하 • 1시간 평균치 25ppm 이하
이산화질소(NO_2)	• 연간 평균치 0.03ppm 이하 • 24시간 평균치 0.06ppm 이하 • 1시간 평균치 0.10ppm 이하
미세먼지(PM-10)	• 연간 평균치 $50\mu g/m^3$ 이하 • 24시간 평균치 $100\mu g/m^3$ 이하
초미세먼지(PM-2.5)	• 연간 평균치 $15\mu g/m^3$ 이하 • 24시간 평균치 $35\mu g/m^3$ 이하
오존(O_3)	• 8시간 평균치 0.06ppm 이하 • 1시간 평균치 0.1ppm 이하
납(Pb)	• 연간 평균치 $0.5\mu g/m^3$ 이하
벤젠	• 연간 평균치 $5\mu g/m^3$ 이하

정답 ③

19. 06. 서울시 경력경쟁 의료기술직

62 1842년 「영국 노동 인구의 위생상태에 관한 보고서(Report on The Sanitary Condition of The Labouring Population of Great Britain)」를 작성하여 공중보건 활동과 보건행정조직의 중요성을 알린 사람은?

① 레벤후크(Leeuwenhoek)　　　② 존 그랜트(John Graunt)
③ 채드윅(Edwin Chadwick)　　　④ 존 스노우(John Snow)

해설
- 영국 노동자 인구의 위생상태에 관한 보고서(Report on The Sanitary Condition of The Laboring Population of Great Britain) : 1842년 채드윅(Edwin Chadwick)을 중심으로 하여 작성하였다.
- 열병보고서(Fever Report) : 1837~1838년 채드윅(Edwin Chadwick)은 런던을 중심으로 크게 유행한 열병의 참상을 조사하여 「열병보고서」를 영국 정부에 제출하였다.
- 매사추세츠주의 위생업무보고서(Report of The Sanitary Commission of Massachusetts) : 미국에서는 쉐턱(Lemuel Shattuck)이 1850년에 보건분야의 지침서라고 불리는 매사추세츠주의 위생업무보고서를 제출하였는데, 그 내용은 중앙 및 지방보건국 설치, 보건정보 교환체계, 위생감시제도 확립, 정기신체검사, 결핵 및 정신병 관리, 학교보건, 보건교육, 예방사업 등 보건행정, 위생관리, 건강관리, 질병관리 등을 총망라하여 미국 공중보건 역사의 이정표가 되었다.
- 콜레라에 관한 역학조사보고서(On The Mode Communication of Cholera) : 1855년 영국의 스노우(John Snow)는 콜레라에 관한 역학조사보고서를 제출하였는데, 이 보고서는 장기설(Miasma Theory)을 뒤집고, 감염병 감염설을 입증하는 동기가 되었으며, 오늘날 역학조사의 좋은 실례이다.

정답 ③

19. 06. 서울시 경력경쟁 의료기술직

63 2020년 이후 선진·개도국 모두 온실가스 감축에 동참하는 신기후체제 근간을 마련하여 기존 교토의정서를 대체하는 협정을 체결한 기후변화협약 당사국 총회는?

① 제19차 당사국 총회(폴란드 바르샤바)
② 제20차 당사국 총회(페루 리마)
③ 제21차 당사국 총회(프랑스 파리)
④ 제22차 당사국 총회(모로코 마라케시)

해설 **파리 기후변화 당사국 총회(제21차 당사자 총회, 2015.11.30~12.11) : COP21(Conference of Parties)**
- 2015년 제21차 당사국 총회(COP21, 파리)에서는 2020년부터 모든 국가가 참여하는 신기후체제의 근간이 될 파리협정(Paris Agreement)이 채택되었다. 이로써 선진국에만 온실가스 감축 의무를 부과하던 기존의 교토의정서 체제를 넘어 모든 국가가 자국의 상황을 반영하여 참여하는 보편적인 체제가 마련되었다.
- 파리협정은 지구 평균기온 상승을 산업화 이전 대비 2℃보다 상당히 낮은 수준으로 유지하고, 1.5℃로 제한하기 위해 노력한다는 전 지구적 장기목표 하에 모든 국가가 2020년부터 기후행동에 참여하며, 5년 주기 이행점검을 통해 점차 노력을 강화하도록 규정하고 있다.
- 파리협정은 모든 국가가 스스로 결정한 온실가스 감축목표를 5년 단위로 제출하고 국내적으로 이행토록 하고 있으며, 재원 조성 관련, 선진국이 선도적 역할을 수행하고 여타 국가는 자발적으로 참여하도록 하고 있다.

정답 ③

19. 06. 서울시 경력경쟁 의료기술직

64 런던스모그(London Smog)에 대한 설명으로 가장 옳지 않은 것은?

① 석유류의 연소물이 광화학 반응에 의해 생성된 산화형 스모그(Oxidizing Smog)이다.

② 주된 성분에는 아황산가스와 입자상 물질인 매연 등이 있다.

③ 기침, 가래와 같은 호흡기계 질환을 야기한다.

④ 가장 발생하기 쉬운 달은 12월과 1월이다.

해설 ㉠ 런던형과 LA형 Smog 비교

구분	런던형	LA형
발생 시 온도	$-1 \sim 4°C$	$24 \sim 32°C$
발생 시 습도	85% 이상	70% 이하
기온역전의 형태	방사성 역전(복사형)	침강성 역전(하강형)
풍속 및 시계	무풍	5m/s 이하
발생하기 쉬운 시기 및 시간	12~1월, 이른 아침	8~9월, 낮
주된 성분	SO_x, CO, 입자상 물질	O_3, NO_2, HC, 유기물
주요 사용연료	석탄과 석유계	석유계(자동차 배기가스)

㉡ 광화학스모그
- 광화학스모그는 배기가스에 의해 방출되어 대류권에 존재하던 질소산화물과 탄화수소가 태양의 자외선에 의해 분해되어 생긴 물질이 안개처럼 나타나는 현상으로, LA형 스모그라고도 한다.
- 광화학스모그와 관련되는 물질은 NO_x, HC, 자외선, O_3, PAN, 아세트알데하이드 등이다.
- 광화학스모그 발생 메커니즘

$$NO_2 \xrightarrow{\text{자외선}} NO + N$$
$$NO + O_2 \rightarrow NO_2 + O$$
$$O + O_2 \rightarrow O_3$$
$$O_3 + C_xH_y \rightarrow \text{스모그}$$

배기가스 → 질소산화물 탄화수소화합물 $\xrightarrow[\text{(광화학 반응)}]{\text{자외선}}$ PAN 알데하이드 오존 → LA형 스모그

[1차 대기오염물질]　　[2차 대기오염물질]

정답 ①

19. 04. 해양경찰 환경보건

65 다음 설명 중 가장 알맞은 것은?

① CO는 공기와 비중이 유사하여 공기와 혼합되기 쉽고 헤모글로빈과의 결합력이 산소보다 400~500배 강하다.

② 성인의 경우 안정된 상태에서 공기를 한 번 호흡할 때 체내에서 4~5%의 산소를 소비하기 때문에 하루에 약 650L의 산소를 필요로 한다.

③ 미량의 CO_2 자체는 인체에 해롭지 않으나 7% 이상에서는 호흡촉진, 10% 이상에서는 호흡곤란, 15% 이상에서는 의식을 상실하거나 사망할 수 있다.

④ 보통의 건강한 성인은 안정 시 1시간에 약 200~300L의 공기를 호흡하며, 산소를 흡입하여 그 부산물로 CO_2를 배출하게 된다.

해설 ㉠ 산소(O_2)
- 성인 1일 공기 호흡량 : 약 12~13kL
- 성인 1일 산소 소비량 : 520~650L/day(13kL×0.04=520L)
- 변동범위 : 15~27%, 일반적으로 21%
- 결핍농도 : 19.5% 이하
- 결핍 시 : 14% 이하 저산소증(hypoxia), 11% 이하 호흡곤란, 7% 이하 질식사 발생
- 산소중독(oxygen poisoning) : 고농도산소나, 산소분압이 높을 때 폐부종, 충혈, 호흡억제, 폐출혈, 흉통, 서맥 등 발생
㉡ 질소(N_2)
- 3기압 이상에서는 자극작용, 4기압 이상에서는 마취작용, 환각, 의식소실 발생
- 급격한 기압 강하 시 : 잠함병(Caisson Disease) 발생
㉢ 이산화탄소(CO_2)
- 성상 : 무색, 무취, 비독성 가스, 약산성
- 서한량 : 0.1%(8시간 기준), 광산에서는 0.1~1.5%
- 1인 1시간 이산화탄소 배출량 : 약 20L
- 용도 : 소화제, 청량음료, dry ice, 실내 공기 오염도 기준 물질
- 농도 : 폐포의 CO_2 농도(5~6%), 3% 이상 – 불쾌감, 호흡촉진작용, 5% 이상 – 호흡수 증가, 7% 이상 – 호흡곤란, 10% 이상 – 의식상실과 사망
- CO_2 정량법 : Ba(OH)$_2$법, NaOH법 및 검지관법 사용
- 피해 : 온실효과(지구 온도 상승)
㉣ CO의 Hb과의 결합력은 O_2의 250배 이상이다.

정답 ②

19. 04. 해양경찰 환경보건

66 다음 중 방제정 등 함정에서의 먹는물 수질기준으로 가장 거리가 먼 것은?

① 탁도는 1NTU 이하일 것

② 총대장균군은 불검출/100mL일 것

③ 철은 0.3mg/L 이하일 것

④ 일반세균은 100CFU/mL 이하일 것

해설 함정 먹는물 관리 규칙 별지 제2호 서식

일반세균 (기준 : 100CFU/mL 이하)	총대장균군 (기준 : 불검출/ 100mL)	분원성대장균군 (기준 : 불검출/ 100mL)	철 (기준 : 0.3mg/L 이하)	탁도 (기준 : 0.5NTU 이하)

정답 ①

19. 04. 해양경찰 환경보건

67 선박 침몰에 의한 해양오염 사고 시 에어벤트 봉쇄를 위해 잠수부가 해저 30m 지점에서 작업을 할 때 잠수부가 받는 절대압은 몇 기압인가?

① 2.5기압

② 3기압

③ 3.5기압

④ 4기압

해설 해수면 1기압+수심 1기압/10m이므로, 해저 30m에서 받는 절대압은 1기압+3기압=4기압이다.

정답 ④

19. 04. 해양경찰 환경보건

68 표준작업환경에서 A라는 유기용제의 증기압이 90mmHg이라면 이때 밀폐된 작업장 내 증기 A의 포화농도는 몇 %인가?

① 8.6%

② 10.5%

③ 11.8%

④ 12.4%

해설 $\dfrac{90}{760mmHg(1atm)} \times 100 = 11.84\%$

정답 ③

19. 04. 해양경찰 환경보건

69 다음은 환경과 관련된 국제협약들이다. 맞는 설명은 총 몇 개인가?

> ⊙ 람사협약 : 물새 서식지로서 특히 국제적으로 중요한 습지에 관한 협약
> ⓒ 런던협약 : 선박, 항공기 또는 해양시설로부터 폐기물 등의 해양투기 및 폐기물의 해상소각을 규
>   제하는 해양오염 방지조약
> ⓒ 비엔나협약 : 오존층보호 국제협약
> ⓔ 바젤협약 : 유해폐기물의 국가 간 이동 및 처분 규제에 관한 협약
> ⓜ 로테르담협약 : 특정 유해화학물질 및 농약의 국제교역에 있어서 사전통보 승인에 관한 협약
> ⓗ 생물다양성보존협약 : 생물종의 멸종위기를 극복하기 위해 체결된 국제협약

① 3개   ② 4개
③ 5개   ④ 6개

해설 ⓒ 런던협약 : 폐기물이나 다른 물질의 투기를 막는 해양오염 방지조약(1972)
　　　ⓒ 오존층 파괴에 대한 국제적인 논의는 1976년 UN 환경계획(UN Environmental Programme)에 의해 처음 시작되었고,
　　　　 1985년 비엔나협약 체결 이후, 1987년 오존층 파괴물질의 생산과 소비를 감축하기 위한 몬트리올 의정서가 채택
　　　ⓔ 바젤협약 : 유해폐기물의 수출입과 처리를 규제할 목적으로 맺은 협약. 유해폐기물의 국가 간 이동 제한(1989)
　　　ⓜ 로테르담협약 : 특정 유해화학물질 및 농약의 국제교역에 있어서 사전통보 승인에 관한 협약
　　　ⓗ 생물다양성보존협약 : 생물종의 멸종위기를 극복하기 위해 체결된 국제협약

정답 ④

19. 04. 해양경찰 환경보건

70 다음은 「대기환경보전법 시행규칙」에 따른 대기오염경보 단계별 발령기준 및 해제기준이다. (   )에 알맞은 것은?

> 미세먼지(PM-10) 주의보 발령은 기상조건 등을 고려하여 해당지역의 대기자동측정소 PM-10 시
> 간당 평균농도가 (⊙)μg/m³ 이상, (ⓒ)시간 이상 지속일 때 하며, 주의보가 발령된 지역의 기상조
> 건 등을 검토하여 대기자동측정소의 PM-10 시간당 평균농도가 (ⓒ)μg/m³ 미만일 때 해제한다.

① ⊙ 100   ⓒ 1   ⓒ 50
② ⊙ 100   ⓒ 2   ⓒ 50
③ ⊙ 150   ⓒ 1   ⓒ 100
④ ⊙ 150   ⓒ 2   ⓒ 100

해설 대기오염경보 단계별 대기오염물질의 농도기준(「대기환경보전법 시행규칙」 [별표 7](제14조 관련))

대상물질	경보단계	발령기준	해제기준
미세먼지 (PM-10)	주의보	기상조건 등을 고려하여 해당 지역의 대기자동측정소 PM-10 시간당 평균농도가 150μg/m^3 이상 2시간 이상 지속인 때	주의보가 발령된 지역의 기상조건 등을 검토하여 대기자동측정소의 PM-10 시간당 평균농도가 100μg/m^3 미만인 때
	경보	기상조건 등을 고려하여 해당 지역의 대기자동측정소 PM-10 시간당 평균농도가 300μg/m^3 이상 2시간 이상 지속인 때	경보가 발령된 지역의 기상조건 등을 검토하여 대기자동측정소의 PM-10 시간당 평균농도가 150μg/m^3 미만인 때는 주의보로 전환
초미세먼지 (PM-2.5)	주의보	기상조건 등을 고려하여 해당 지역의 대기자동측정소 PM-2.5 시간당 평균농도가 75μg/m^3 이상 2시간 이상 지속인 때	주의보가 발령된 지역의 기상조건 등을 검토하여 대기자동측정소의 PM-2.5 시간당 평균농도가 35μg/m^3 미만인 때
	경보	기상조건 등을 고려하여 해당 지역의 대기자동측정소 PM-2.5 시간당 평균농도가 150μg/m^3 이상 2시간 이상 지속인 때	경보가 발령된 지역의 기상조건 등을 검토하여 대기자동측정소의 PM-2.5 시간당 평균농도가 75μg/m^3 미만인 때는 주의보로 전환
오존	주의보	기상조건 등을 고려하여 해당 지역의 대기자동측정소 오존농도가 0.12ppm 이상인 때	주의보가 발령된 지역의 기상조건 등을 검토하여 대기자동측정소의 오존농도가 0.12ppm 미만인 때
	경보	기상조건 등을 고려하여 해당 지역의 대기자동측정소 오존농도가 0.3ppm 이상인 때	경보가 발령된 지역의 기상조건 등을 고려하여 대기자동측정소의 오존농도가 0.12ppm 이상 0.3ppm 미만인 때는 주의보로 전환
	중대경보	기상조건 등을 고려하여 해당 지역의 대기자동측정소 오존농도가 0.5ppm 이상인 때	중대경보가 발령된 지역의 기상조건 등을 고려하여 대기자동측정소의 오존농도가 0.3ppm 이상 0.5ppm 미만인 때는 경보로 전환

비고
1. 해당 지역의 대기자동측정소 PM-10 또는 PM-2.5의 권역별 평균농도가 경보 단계별 발령기준을 초과하면 해당 경보를 발령할 수 있다.
2. 오존 농도는 1시간당 평균농도를 기준으로 하며, 해당 지역의 대기자동측정소 오존 농도가 1개소라도 경보단계별 발령기준을 초과하면 해당 경보를 발령할 수 있다.

정답 ④

19. 04. 해양경찰 환경보건

71 성인의 안정 시 CO$_2$ 허용기준을 0.1%라 할 때 1시간 동안 필요 환기량으로 가장 적절한 것은? (단, CO$_2$ 호출량 : 0.021m^3/hr)

① 10m^3 ② 20m^3
③ 30m^3 ④ 40m^3

해설 활동정도에 따른 환기량 기준(CO$_2$)
극히 가벼운 작업[에너지대사율(0~1)] 시 : 시간당 이산화탄소 배출량 0.022m^3/h일 때 환기량 31.4m^3/h

정답 ③

19. 04. 해양경찰 환경보건

72 학생이 30명 있는 교실 내 온도가 다음과 같을 때, 불쾌지수와 불쾌감을 느끼는 학생 수를 바르게 연결한 것은?

• 건구온도 : 21.3℃	• 습구온도 : 26.5℃

① 불쾌지수 75, 15명

② 불쾌지수 75, 30명

③ 불쾌지수 80, 15명

④ 불쾌지수 80, 30명

해설 DI : 0.72(건구온도+습구온도)℃+40.6 또는 (건구온도+습구온도)℉×0.4+15

∴ DI=0.72×(21.3+26.5)+40.6=0.72×47.8+40.6=75.016 → 50%가 불쾌감 호소

불쾌지수와 불쾌감의 관계

• DI ≥ 70 : 10%의 사람이 불쾌감 호소

• DI ≥ 75 : 50% 이상의 사람이 불쾌감 호소

• DI ≥ 80 : 거의 모든 사람이 불쾌감 호소

• DI ≥ 85 : 모든 사람이 견딜 수 없는 상태

정답 ①

19. 04. 해양경찰 환경보건

73 작업장의 습도를 측정한 결과 절대습도는 8mmHg, 포화습도는 16mmHg이었다. 이때 이 작업장 습도상태로 가장 적절한 것은?

① 건조하다.

② 적당하다.

③ 습도가 높은 편이다.

④ 습도가 포화상태이다.

해설 ㉠ 절대습도(f) : 현재 공기 $1m^3$ 중에 함유된 수증기량 또는 수증기 장력

㉡ 포화습도(F) : 일정공기가 함유할 수 있는 수증기량의 한계에 달했을 때(포화상태)의 공기 중의 수증기량(g)이나 수증기 장력(mmHg)

㉢ 상대습도(비교습도, RH) : 현재 공기 $1m^3$가 포화상태에서 함유할 수 있는 수증기량(F)과 현재 그 공기 중에 함유되어 있는 수증기량(f)의 비를 %로 나타낸 것이다.

$$상대습도(\%) = \frac{절대습도(f)}{포화습도(F)} \times 100 \text{ (맑은 날 건구온도↑, 습구온도↓)}$$

∴ $상대습도(\%) = \frac{8mmHg}{16mmHg} \times 100 = \frac{1}{2} \times 100 = 50\%$로 적당한 상태이다.

정답 ②

19. 04. 경북 경력경쟁 연구사 보건학

74 가스상 오염물질의 제거기술로 옳지 않은 것은?

① 흡수법(Absorption)
② 분무탑(Spray Tower)
③ 충전탑(Packed Tower)
④ 전기집진법(Electrostatic Precipitator)

해설
• 입자상 물질 제거 : 싸이클론, 습식세정기, 직물여과기, 전기집진기
• 기체상 물질 제거 : 흡수, 흡착, 연소

정답 ④

19. 04. 경북 경력경쟁 연구사 보건학

75 생물학적 폐수처리의 일종으로 박테리아와 조류의 공생관계를 이용하여 유기물을 분해, 처리하는 방법은?

① 관계법
② 접촉 여상법
③ 활성오니법
④ 산화지법

해설 **산화지법**
얕은 연못에서 박테리아와 조류 사이의 공생관계에 의해 유기물을 분해, 처리하는 방법이다. 가정하수 등 수심이 얕은 곳에서 일어나는 자연의 생물학 과정에 의해서 유기물을 처리하기 위해 만든 연못을 안정지(stabilization pond), 늪(Lagoon) 또는 산화지(oxidation pond)라 한다. 자연의 정화기능을 이용한 에너지 절약형 처리방법이며 조류의 광합성으로 생성되는 산소를 이용하여 세균류 미생물에 유기물을 접촉시켜서 오수를 정화하는 것이 특징이다.

정답 ④

19. 04. 경북 경력경쟁 연구사 보건학

76 우리나라에서 1992년에 가입한 몬트리올 의정서 협약의 내용에 해당하는 것은?

① 해양오염방지를 위한 국제협약
② 염화불화탄소의 생산과 사용을 규제
③ 유해폐기물의 수출입과 처리를 규제
④ 지구상의 생물종을 보호하기 위한 협약

해설 몬트리올 의정서는 1989년 1월 1일에, 1990년 런던개정 의정서의 조정안은 1991년에, 개정안은 1992년 8월 10일에 각각 발효되었고, 1992년 코펜하겐 의정서는 1994년 6월 14일에 발효되었다. 추가로 채택된 몬트리올 개정안은 1999년 11월 10일에 발효되었다. 우리나라는 1992년에 몬트리올 의정서 체제에 가입했다. 국제사회에서는 계속 증가되는 염화불화탄소의 방출량을 국제적으로 통제하기 위해 1985년 오존층 보호를 위한 비엔나협약, 1987년 몬트리올 의정서, 1990년 런던 개정의정서, 1992년 코펜하겐 개정안 등을 연달아 채택하였다.

협약명	규제대상	규제근거
몬트리올 의정서	CFC, Halon	오존층 파괴로 인한 인체, 농작물, 생태계의 자외선 투과량에 의한 피해

정답 ②

19. 04. 경북 경력경쟁 연구사 보건학

77 전리방사선의 단위에 대한 설명으로 옳지 <u>않은</u> 것은?

① 뢴트겐(R ; Röntgen) : X선과 감마선의 조사선량을 표시하는 것

② 퀴리(Ci) : 방사능으로 평가한 방사성 물질의 양

③ 램(Rem) : 인체에 대한 영향의 정도에 기초를 둔 단위

④ 시버트(Sv) : 흡수선량의 단위로 피조사체 1g에 대하여 100erg의 에너지가 흡수되는 것

해설 ④ 시버트(Sv)는 유효선량의 단위이다(종전의 rem, 1Sv = 100rem).
  ① 뢴트겐 : X선 및 γ선의 조사선량의 단위이다. 기호는 R0이며, 0℃, 1atm 조건의 건조공기 1mL의 중량 속에서 1정전 단위인 전기량을 운반하는 X선 또는 γ선의 선량이다.
  • 조사선량(Exposure) : 방사선 동위원소에서 방출된 방사선의 자유공기 중에서 공기분자를 이온화할 수 있는 방사선의 세기를 표현하는 양으로, 공기의 단위질량당 생성되는 (+) 또는 (−)이온의 전하량으로 정의된다.
  ② 퀴리 – 방사능(Radioactivity) : 한 방사성 동위원소가 다른 원소로 핵변환하는 과정에서 이온화 방사선을 방출하는 물리적 능력을 나타내는 단위이다.
  ③ 램 – 유효선량(Effective Dose) : 각 피폭조직과 장기의 방사선감수성에 따른 위험도를 전신에 대한 위험의 상대적 가중치(조직가중치)로 보정한 가중등가선량의 합이다.
  • rem : 방사선 조사량에 사용하는 단위(roentgen equivalent for man)

정답 ④

78 〈보기〉의 우리나라 환경보건 피해 사건을 발생연도에 따라 시간 순으로 바르게 나열한 것은?

┤ 보기 ├

(가) 구미 불산가스 누출 사건
(나) 가습기 살균제 사건
(다) 태안군 허베이 스피리트호 사건
(라) 여천공단 피해 사건
(마) 울산 온산병 사건
(바) 대구 페놀 유출 사건

① (가) - (나) - (다) - (라) - (마) - (바)
② (바) - (마) - (라) - (가) - (나) - (다)
③ (라) - (마) - (바) - (나) - (다) - (가)
④ (마) - (바) - (라) - (다) - (나) - (가)

해설 (마) 울산 온산병 사건 : 1983년 농작물과 양식어장 피해로 시작되어 사람에게까지 발병
(바) 대구 페놀 유출 사건 : 1991년 구미 두산전자공장
(라) 여천공단 피해 사건 : 1989년 보도, 1996년 7월 환경부 실태조사, 1997년 고려대 환경의학연구소 여천공단지역 주민건강조사
(다) 태안군 허베이 스피리트호 사건 : 2007년 12월 7일
(나) 가습기살균제 사건 : 1994~2011년 판매, 2011년 5월 이후 폐질환자 급증
(가) 구미 불산가스 누출 사건 : 2012년 9월 27일

정답 ④

79 안정상태의 성인이 평균 하루 동안 호흡을 통해 소비하는 산소량에 가장 가까운 값(kL)은?

① 0.52
② 1.5
③ 2.5
④ 5.2

해설 정상 성인의 1일 공기 필요량 : 7~8L/min
1일 산소 소비량=7.5L×1,440(분)×0.2(공기 중 산소)×0.25(마신 산소 중 사용한 양)=약 540L=0.54kL

정답 ①

80 상수의 정수 과정 중 하나인 염소 소독 시 생성되는 발암성 물질 THMs(Trihalomethanes)에 해당하지 <u>않는</u> 것은?

① CH_2Cl_2

② $CHCl_3$

③ $CHBrCl_2$

④ $CHBr_2Cl$

해설   THMs은 일련의 유기할로겐 산화물이다. 이것은 메탄(methane)의 유도체로서 붙여진 이름인데 수소원자 4개 중 3개가 염소(Cl), 브롬(Br) 또는 아이오딘(I, 요오드)으로 치환된 형태로 되어 있다. THMs에는 10종류의 화합물이 있지만 현재의 분석법으로는 다음과 같은 5종이 검출될 수 있다.

• $CHCl_3$ (Chloroform = Trichloromethane)
• $CHBrCl_2$ (Bromodichloromethane)
• $CHBr_2Cl$ (Dibromochloromethane)
• $CHBr_3$ (Bromoform = Tribromomethane)
• $CHCl_2I$ (Dichloroiodomethane)

정답   ①

81 역사적으로 유명한 대기오염 사건 중, 주 오염물질이 <u>다른</u> 사건은?

① Meuse Vally 사건

② Donora 사건

③ London smog 사건

④ Los Angeles smog 사건

해설

대기오염 사건	환경조건	발생원인물질
뮤즈계곡 (Meuse Valley ; 벨기에) 1930년 12월	계곡, 무풍지대, 기온역전, 연무발생, 공장지대(철동, 금속, 초자, 아연)	공장으로부터 아황산가스(SO), 황산, 불소화합물, CO, 미세입자
도노라(Donora ; 미국) 1948년 10월	계곡, 무풍지대, 기온역전, 연무발생, 공장지대(철동, 금속, 아연, 황산)	공장으로부터 SO 및 황산과 미세 Aerosol과의 혼합
런던(London ; 영국) 스모그 1952년 12월	하천평지, 무풍상태, 복사형 기온역전, 연무발생, 습도 90%, 인구조밀, 차가운 스모그	석탄연소에 의한 SO, 미립 Aerosol, 분진 등
로스앤젤레스 (Los Angeles ; 미국) 스모그 1954년 이후	해안분지, 연중해양성, 침강형 기온역전, 백색연무, 차량급증으로 연료소비 증가	석유계 연료, 산, 염화물성 HC, 폼알데하이드, O_3

정답   ④

18. 10. 서울시 경력경쟁 환경위생학(연구사)

82 1일 폐수배출량 2,000m³ 이상인 가 지역의 오염물질 배출허용기준은?

① BOD 30mg/L 이하, COD 40mg/L 이하, SS 30mg/L 이하

② BOD 40mg/L 이하, COD 50mg/L 이하, SS 40mg/L 이하

③ BOD 60mg/L 이하, COD 70mg/L 이하, SS 60mg/L 이하

④ BOD 80mg/L 이하, COD 90mg/L 이하, SS 80mg/L 이하

해설 **수질오염물질의 배출허용기준(「물환경보전법」 시행규칙 [별표 13](제34조 관련) 〈개정 2021.12.10〉)**

2. 항목별 배출허용기준

가. 생물화학적 산소요구량·화학적 산소요구량·부유물질량(2020년 1월 1일부터 적용되는 기준)

대상규모 \\ 지역구분 \\ 항목	1일 폐수배출량 2천 m³ 이상			1일 폐수배출량 2천 m³ 미만		
	생물화학적 산소요구량 (mg/L)	총유기 탄소량 (mg/L)	부유 물질량 (mg/L)	생물화학적 산소요구량 (mg/L)	총유기 탄소량 (mg/L)	부유 물질량 (mg/L)
청정지역	30 이하	25 이하	30 이하	40 이하	30 이하	40 이하
가 지역	60 이하	40 이하	60 이하	80 이하	50 이하	80 이하
나 지역	80 이하	50 이하	80 이하	120 이하	75 이하	120 이하
특례지역	30 이하	25 이하	30 이하	30 이하	25 이하	30 이하

정답 ③

18. 10. 서울시 경력경쟁 환경위생학(연구사)

83 오존(O_3)의 특성에 해당하지 않는 것은?

① 상온에서는 약간 청색을 띠는 기체이다.

② 살균력이 강하다.

③ 산소보다 물에 잘 녹는다.

④ 액체가 될 때는 암자색을 띤다.

해설 오존(O_3)은 상온에서는 약간 청색을 띠는 기체이나, 액체가 될 때는 흑청색, 고체가 될 때는 암자색을 띤다.

정답 ④

18. 10. 서울시 경력경쟁 환경위생학(연구사)

84 체온의 이화학적 조절에 관여하는 온열조건에 해당하지 않는 것은?

① 기온 ② 적외선

③ 기습 ④ 복사열

해설 **온열환경과 온열요소**

기온, 기습, 기류, 복사열(4대 온열요소)

정답 ②

18. 10. 서울시 경력경쟁 환경위생학(연구사)

85 우리나라의 먹는물 수질기준에서 건강상 유해영향 무기물질의 기준항목에 해당하는 것은?

① 셀레늄 ② 톨루엔

③ 페놀류 ④ 테트라클로로에틸렌

해설 ②, ③, ④는 건강상 유해영향 유기물질의 기준항목이다.

정답 ①

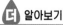 **알아보기**

먹는물의 수질기준(「먹는물 수질기준 및 검사 등에 관한 규칙」 [별표 1](제2조 관련) 〈개정 2021.9.16〉)

> 2. 건강상 유해영향 무기물질에 관한 기준항목(기준치는 생략)
>   납, 불소, 비소, 셀레늄, 수은, 사이안, 크롬, 암모니아성 질소, 질산성 질소, 카드뮴, 붕소, 브롬산염, 스트론튬, 우라늄
> 3. 건강상 유해영향 유기물질에 관한 기준항목(기준치는 생략)
>   페놀, 다이아지논, 파라티온, 페니트로티온, 카바릴, 1,1,1-트라이클로로에탄, 테트라클로로에틸렌, 트라이클로로에틸렌, 디클로로메탄, 벤젠, 톨루엔, 에틸벤젠, 크실렌, 1,1-디클로로에틸렌, 사염화탄소, 1,2-디브로모-3-클로로프로판, 1,4-다이옥산

---

18. 10. 서울시 경력경쟁 환경위생학(연구사)

86 「인공조명에 의한 빛공해 방지법」에 대한 설명으로 가장 옳지 않은 것은?

① 이 법은 인공조명으로 발생되는 과도한 빛 방사 등으로 인한 위해를 방지하여 건강하고 쾌적한 삶의 영위를 목적으로 한다.

② 환경부장관은 빛공해 방지계획을 매 5년마다 수립해야 한다.

③ 주거지 연직면 조도기준은 해진 후부터 해뜨기 전까지 1~3종명환경관리구역은 10룩스 이하다.

④ 빛공해 방지위원회 위원은 중앙행정기관의 공무원과 빛공해에 관한 전문지식과 경험이 풍부한 자 중에 임명한다.

해설 ③ 시행규칙 별표 ⇨ 현행법 기준 시행규칙 별표 1 〈개정 2020.05.26〉 [시행 2020.05.27]
　　　① 법 제1조, ② 법 제4조, ④ 법 제6조

정답 ③

 알아보기

빛방사허용기준(「인공조명에 의한 빛공해 방지법」 시행규칙 [별표](제6조 제1항 관련)) ⇨ 현행법 기준 시행규칙 [별표 1]

1. 영 제2조 제1호의 조명기구

측정기준 \ 구분	적용시간	기준값	조명환경관리구역				단위
			제1종	제2종	제3종	제4종	
주거지 연직면 조도	해진 후 60분 ~ 해뜨기 전 60분	최댓값		10 이하		25 이하	lx (lm/m²)

87 「실내공기질 관리법」 중 다중이용시설 등의 실내공기질 유지기준이 2018년 10월부터 개정이 되었다. 추가된 항목으로 가장 옳은 것은?

① 곰팡이   ② SO_x

③ PM-2.5   ④ PM-1.0

해설 실내공기질 유지기준(「실내공기질 관리법」 시행규칙 [별표 2](제3조 관련) 〈개정 2020.04.03〉)

오염물질 항목 다중이용시설	미세먼지 (PM-10) ($\mu g/m^3$)	미세먼지 (PM-2.5) ($\mu g/m^3$)	이산화탄소 (ppm)	폼알데 하이드 ($\mu g/m^3$)	총부유세균 (CFU/m^3)	일산화탄소 (ppm)
가. 지하역사, 지하도상가, 철도역사의 대합실, 여객자동차터미널의 대합실, 항만시설 중 대합실, 공항시설 중 여객터미널, 도서관·박물관 및 미술관, 대규모 점포, 장례식장, 영화상영관, 학원, 전시시설, 인터넷컴퓨터게임시설제공업의 영업시설, 목욕장업의 영업시설	100 이하	50 이하	1,000 이하	100 이하	–	10 이하
나. 의료기관, 산후조리원, 노인요양시설, 어린이집, 실내 어린이놀이시설 〈개정·시행 2020.04.03〉	75 이하	35 이하		80 이하	800 이하	
다. 실내주차장	200 이하	–		100 이하	–	25 이하
라. 실내 체육시설, 실내 공연장, 업무시설, 둘 이상의 용도에 사용되는 건축물	200 이하	–	–	–	–	–

비고
1. 도서관, 영화상영관, 학원, 인터넷컴퓨터게임시설제공업 영업시설 중 자연환기가 불가능하여 자연환기설비 또는 기계환기설비를 이용하는 경우에는 이산화탄소의 기준을 1,500ppm 이하로 한다.
2. 실내 체육시설, 실내 공연장, 업무시설 또는 둘 이상의 용도에 사용되는 건축물로서 실내 미세먼지(PM-10)의 농도가 200$\mu g/m^3$에 근접하여 기준을 초과할 우려가 있는 경우에는 실내공기질의 유지를 위하여 다음 각 목의 실내공기정화시설(덕트) 및 설비를 교체 또는 청소하여야 한다.
　가. 공기정화기와 이에 연결된 급·배기관(급·배기구를 포함한다)
　나. 중앙집중식 냉·난방시설의 급·배기구
　다. 실내공기의 단순배기관
　라. 화장실용 배기관
　마. 조리용 배기관

정답 ③

18. 10. 서울시 경력경쟁 의료기술직 9급

88 불쾌지수에 대한 설명으로 가장 옳은 것은?

① 불쾌지수가 70이면 약 50%의 사람이 불쾌감을 느낀다.

② 불쾌지수가 82이면 거의 모든 사람이 불쾌감을 느낀다.

③ 지수 산출을 위해 건구, 습구, 흑구 온도계 모두 필요하다.

④ 우리나라 고용노동부에서 적용하고 있는 고온작업에 대한 노출기준이다.

해설 불쾌지수와 불쾌감의 관계

- DI ≥ 70 : 10% 사람이 불쾌감 호소
- DI ≥ 75 : 50% 이상의 사람이 불쾌감 호소
- DI ≥ 80 : 거의 모든 사람이 불쾌감 호소
- DI ≥ 85 : 모든 사람이 견딜 수 없는 상태

정답 ②

18. 06. 전남 보건직

89 잠함병에 대한 설명으로 옳은 것은?

① 카드뮴 중독에 의한 질환

② 질소기포 혈전에 의한 질환

③ 일산화탄소 중독에 의한 질환

④ 저압에서 고압으로 수압변화에 의한 질환

해설 잠수작업이나 잠함작업과 같은 고압환경에서는 질소가 마취작용을 일으킨다. 고압상태로부터 급속히 감압할 때는 체액 중에 용해되어 있던 질소가 기체가 되면서 기포를 형성하여 모세혈관에 혈전현상이 생긴다. 이 때문에 전신의 동통과 중추신경증상이 나타나는데, 이를 감압병 또는 잠함병(Caisson Disease), 질소색전증이라고 한다. 즉, 급격한 기압강하로 인해 발생하며, 고기압 하에서 정상기압으로 복귀할 때 질소가 체내에 남아 기포를 형성하여 발생하는 것을 말한다.

정답 ②

18. 06. 전남 보건직

90 환경보건의 기본이념에 대한 설명 중 틀린 것은?

① 어린이 등 환경유해인자의 노출에 민감한 계층과 오염이 심한 지역의 국민을 우선적으로 보호하여야 한다.

② 수용체 보호의 관점에서 환경매체별 계획과 시책을 통합 조정하여야 한다.

③ 환경유해인자에 따라 영향을 받는 인구집단은 관련 정책의 결정과정에 참여할 수 있어야 한다.

④ 환경유해인자와 수용체의 피해 사이의 과학적 상관성이 명확히 증명되어야 필요한 조치와 시책을 활용할 수 있다.

해설 「**환경보건법**」

제4조(기본이념)

환경보건은 다음 각 호의 기본이념에 따라 증진되어야 한다.

1. 환경유해인자와 수용체의 피해 사이에 과학적 상관성이 명확히 증명되지 아니하는 경우에도 그 환경유해인자의 무해성(無害性)이 최종적으로 증명될 때까지 경제적·기술적으로 가능한 범위에서 수용체에 미칠 영향을 예방하기 위한 적절한 조치와 시책을 마련하여야 한다.

2. 어린이 등 환경유해인자의 노출에 민감한 계층과 환경오염이 심한 지역의 국민을 우선적으로 보호하고 배려하여야 한다.

3. 수용체 보호의 관점에서 환경매체별 계획과 시책을 통합·조정하여야 한다.

4. 환경유해인자에 따라 영향을 받는 인구집단은 위해성 등에 관한 적절한 정보를 제공받는 등 관련 정책의 결정과정에 참여할 수 있어야 한다.

정답 ④

18. 06. 전남 보건직 환경보건

91 유해폐기물 분류의 필요조건이 아닌 것은?

① 인화성   ② 부식성

③ 슬러지성   ④ 반응성

해설 슬러지 : 하수 처리나 정수(淨水) 과정에서 생기는 침전물

유해특성폐기물 분류 조건

• 인화성
• 부식성
• 반응성
• 독성

정답 ③

18. 06. 전남 보건직 환경보건

92 토양오염의 예방대책과 가장 거리가 먼 것은?

① 농약사용의 제어
② 무분별한 국토개발 방지
③ 하수의 관리 철저
④ 생산품 제조공정상의 청정기술 도입

해설 **토양오염 예방대책**
- 농약사용의 제어
- 생산품 제조공정상의 청정기술 도입
- 폐수 및 폐기물 관리 철저
- 무분별한 국토개발 방지
- 토양오염 측정망 설치 운영
- 토양오염 방지를 위한 국민 홍보

정답 ③

18. 06. 전남 보건직 환경보건

93 라돈의 특성에 해당되지 않는 것은?

① 무색, 무취의 기체이다.
② 흙, 시멘트, 콘크리트 등에 존재한다.
③ 화학적으로는 거의 반응을 일으키지 않으나, 흙속에서 방사선 붕괴가 진행된다.
④ 인공방사능 물질이다.

해설
- 라돈은 방사성 비활성 기체로서 무색, 무미, 무취의 성질을 가지고 있으며 공기보다 무겁다. 자연에서는 우라늄과 토륨이 납으로 자연 붕괴되는 과정에서 라듐을 생성하게 되고, 이 라듐에 의해서 라돈이 생성된다.
- 라돈은 토양 속에 빠짐없이 포함되고 있는 우라늄에서 라돈 가스 상태로 생겨나 지층의 틈을 통해서 지표로 나온다. 지각에서 생성된 라돈은 암석이나 토양의 틈새에 존재하다가 확산 또는 압력차에 의해 지표 공기 중으로 방출된다.

정답 ④

18. 06. 전남 보건직 환경보건

94 상수의 정수처리 과정에는 여과가 있다. 다음 중 완속여과에 해당하는 것은?

① 세균제거율은 95~98%이다.

② 비용이 많이 든다.

③ 약품의 침전($Al_2(SO_4)_3$)

④ 전처리가 필요 없다.

해설

구분	완속여과법	급속여과법
유래	영국식, 영국에서 1829년	미국식, 미국에서 1872년
침전법	보통침전법	약품침전법
모래층 청소	사면대치	역류세척
여과속도	3m(6~7m)/day	120m/day
세균제거율	98~99%	95~98%
1차 사용일수	20~60일(1~2개월)	12시간~2일(1일)
전처리	불필요	절대 필요
원수의 탁도·색도가 심하고 이끼류 발생이 쉬운 장소에서의 사용	불리	유리
수면이 동결되기 쉬운 장소	불리	유리

정답 ④

18. 06. 전남 보건직 환경보건

95 자외선(Ultraviolet Rays)의 전신적 작용으로 옳은 것은?

① 성장 촉진

② 백혈구 생산

③ 대사 저하

④ 혈압 상승

해설 자외선은 성장 촉진 효과뿐만 아니라 특정한 경우(치료 및 염증반응)에 백혈구 생산에 관여한다.

정답 ①, ②

18. 06. 전남 보건직 환경보건

96 다음 광화학 산화물의 발생단계에서 각각의 빈칸에 들어갈 것은?

$$\downarrow (a)$$
$$NO_2 \rightarrow NO + O$$
$$O + O_2 \rightarrow (b)$$

① a : 가시광선   b : 오존

② a : 자외선   b : 오존

③ a : 자외선   b : 산소

④ a : 가시광선   b : NO_2

해설 NO_2가 UV(장)파와 가시광선 중의 단파에 의해 NO와 O로 광분해된다. 분해된 산소원자(O)는 대기 중의 산소분자와 반응하여 오존을 생성한다.

정답 ②

18. 06. 전남 보건직 환경보건

97 생물학적 산소요구량을 뜻하는 BOD의 특징 중 맞는 것은?

① 시료를 25℃에서 5일간 배양 시 호기성 미생물에 의해 유기물을 분해시키는 데 소모되는 산소량이다.

② 물에 용해되어 있는 산소의 양이다.

③ 수중에 분해 가능한 유기물질이 많이 포함되어 있는 경우 BOD는 높다.

④ BOD가 높을수록 수질의 오염도는 낮다.

해설 • 생물화학적 산소요구량(BOD) : 하수의 유기물을 산화하는 데 소모되는 산소의 손실량으로 20℃에서 5일간 측정한다(BOD 5ppm 이상에서는 물고기가 살기 어려움).
• 화학적 산소요구량(COD) : 유기물질을 산화제($K_2Cr_2O_7$)에 의해 화학적으로 산화시키기 위한 산소요구량이다.
• 용존산소량(DO) : 용존산소 부족 시에는 혐기성 부패로 인해 메탄가스 및 악취가 발생하고, 온도 하강 시에는 용존산소가 증가하고 BOD는 저하한다. 어족 보호를 위한 DO는 5ppm 이상이다.

정답 ③

18. 06. 전남 보건직 환경보건

98 다음 중 감각온도에 해당되지 <u>않는</u> 것은?

① 기온 ② 기류
③ 복사열 ④ 기습

해설 **감각온도(ET ; Effective Temperature)**
- Houghton, Yaglou, Miller 등이 고안한 온열지수로서 기온, 기습, 기류의 3인자가 종합하여 실제 인체에 주는 온감으로, 체감온도, 실효온도, 등감온도, 유효온도 등 다양한 용어로 사용한다. 포화습도(습도 100%), 기류[0m/s ; 기류가 제로(0)인 상태]인 상태, 즉 공기가 정지된 상태에서 동일한 온감(등온감각)을 주는 기온(℉)이다.
- 최적감각온도 : 겨울철은 66℉, 여름철은 71℉로, 여름철보다 겨울철이 낮은 것은 기후에 대한 순화현상 때문이다.

정답 ③

18. 06. 전남 보건직 환경보건

99 폐기물 관리 정책 중 재사용(Re-use)에 해당되지 <u>않는</u> 것은?

① 공병보증금제 ② 리필제품의 생산권고
③ 알뜰시장 ④ 분리수거

해설 **재사용(Re-use)**
- 공병보증금제도
- 리필제품 생산권고
- 알뜰시장(벼룩시장, 녹색가게)

정답 ④

18. 06. 전남 보건직 환경보건

100 실내공기 오염물질 중 미생물성 물질이 있다. 이에 해당되지 <u>않는</u> 것은?

① 곰팡이 ② 꽃가루
③ 케톤 ④ 박테리아

해설 꽃가루(영어 ; pollen, 문화어 ; 가루씨) 또는 화분(花粉)은 수술의 꽃밥 속에 들어 있는 낱알 모양의 생식 세포를 가리킨다. 화분립(花粉粒)이라고도 한다.

정답 ③

18. 06. 전남 보건직 환경보건

101 하수처리 방법 중 물리적 처리방법에 해당하는 것은?

① 살수여상법   ② 침전지법

③ 부패조   ④ 산화 · 환원처리

해설 일반적으로 하수처리는 물리적 처리(스크리닝, 침사, 응결, 침강분리, 부상분리, 흡착 등), 화학적 처리(중화, 폭기, 산화 · 환원, 이온교환 등), 생물학적 처리(살수여상법, 활성슬러지법, 혐기성 소화법, 호기성 소화법 등)로 구분한다.

정답 ②

18. 06. 전남 보건직 환경보건

102 환경보건학의 범위에 해당되지 않는 것은?

① 식품안전   ② 식품가공

③ 전자파   ④ 소음

해설 **환경보건학의 영역과 범위(WHO)**
  - 대기오염, 물위생 및 건강, 화학적 안전, 건강의 결정요인, 건강과 지속가능한 발전
  - 전자기장, 전리방사선, 자외선, 어린이 환경건강, 환경보건 영향
  - 직업보건, 응급상황의 환경보건, 기후변화와 건강, 환경영향평가
  환경보건의 범위
  대기오염, 수질오염, 분뇨 및 폐기물 오염, 식품오염 및 위생해충관리, 작업환경관리

정답 ②

18. 06. 전남 보건직 환경보건

103 정수과정에서 폭기(Aeration)를 실행하는 가장 중요한 이유는?

① 수중산소를 증가시켜 이산화탄소 등의 가스 제거

② 수중유기물의 혼합을 통한 유기물 농도 감소

③ 수중미생물의 운동성 강화를 통한 증식 촉진

④ 수중산소공급을 통한 항체성 물질의 기화

해설 **폭기(Aeration)**
- 물과 공기를 밀접하게 접촉시키는 인공정수법으로 활성탄을 이용한다.
- O_2와 CO_2, CH_4, H_2S, NH_4 등과 교환하는 단계이다.
- 폭기의 기능 : 냄새와 맛, 가스류를 제거하고 pH를 높이며, 철과 망간 등을 제거한다. 또한 고온수를 냉각시키는 기능이 있다.

정답 ①

18. 05. 경기 보건직

104 다음 중 급속여과법의 설명으로 맞는 것은?

① 모래층의 청소는 역류세척으로 한다.
② 건설비가 비싸고, 경상비가 많이 든다.
③ 사용일수는 20일 정도 소요된다.
④ 1829년 미국에서 유래되었다.

해설

구분	완속여과법	급속여과법
유래	1829년 영국	1872년 미국
침전법	보통침전법	약품침전법
모래층 청소	사면대치	역류세척
여과속도	3m(6~7m)/day	120m/day
소요되는 면적	광대한 면적	좁은 면적
비용	• 건설비가 많이 든다. • 경상비가 적게 든다.	• 건설비가 적게 든다. • 경상비가 많이 든다.
세균제거율	98~99%	95~98%
1차 사용일수	20~60일(1~2개월)	12시간~2일(1일)
전처리	불필요	절대 필요
원수의 탁도·색도가 심하고 이끼류 발생이 쉬운 장소에서의 사용	불리	유리
수면이 동결되기 쉬운 장소	불리	유리

정답 ①

18. 05. 경기 보건직

105 자외선에 대한 설명 중 틀린 것은?

① 살균작용을 한다.

② 비타민 D의 생성 및 관절염 치료에 도움이 된다.

③ 피부홍반과 백내장을 일으킬 수 있다.

④ 망막을 자극하여 물체를 알아볼 수 있게 하며, 노출이 오래 지속되면 시력저하가 된다.

해설 물체를 식별하고 색을 구분할 수 있게 하는 것은 가시광선이다.

자외선
- 광화학적 작용 : 3,500~4,000Å의 자외선은 광화학적 반응을 일으켜 오존(O_3), PAN, 알데하이드(Aldehyde) 등의 광화학 산화물을 발생시킨다. 대기오염의 원인이 된다.
- 생물학적 작용 : 피부의 홍반 및 색소침착, 부종, 수포 형성, 피부박리, 결막염, 설안염, 피부암 등을 유발시킨다.

정답 ④

18. 05. 경기 보건직

106 CFCs 등에서 나오는 화학물질이 오존의 산소 결합고리를 끊어 성층권의 오존층을 파괴하는 현상인 오존층 파괴에 관한 내용 중 틀린 것은?

① 프레온가스, 사염화탄소 등 95종의 피해물질을 규정했다.

② 비엔나협약과 몬트리올 의정서

③ 교토의정서

④ 성층권의 온도가 낮아지게 되어 피해가 생긴다.

해설 • 1985년 3월에 채택된 비엔나협약(Vienna Convention)은 국제적 차원에서 오존층을 보호하기 위한 기본골격이다. 이 협약의 후속작업으로 1987년에는 오존층 파괴물질의 생산과 소비의 감축(사용 규제)을 주요 내용으로 하는 몬트리올 의정서(Montreal Protocol)가 채택되었다. 몬트리올 의정서는 오존층을 파괴하는 화학물질의 생산 및 사용을 규제하기 위한 국제협약으로, 오존층을 파괴하는 물질로 염화불화탄소(CFCs), 할론(Halon), 사염화탄소 등 95종의 물질을 규정하고 있다.
• 오존층이 파괴되면 단파장의 유입량이 많아져 온실효과와 함께 지구 기온이 올라간다. 그러면 증발량과 습도가 증가하며, 그에 따라 강수량도 변화한다.
• 성층권의 오존은 태양으로부터 자외선을 흡수하여, 이 에너지를 열로 바꾸고 있다. 성층권의 온도가 영하 50℃ 정도에서 더 이상 내려가지 않고 일정하게 유지되는 것은 오존의 이 같은 작용 때문이다. 결국 오존이 감소하면 열원이 없어지는 것이므로 성층권의 온도는 내려가게 된다. 성층권의 온도 분포는 대기 대순환과 관계가 있어, 성층권의 온도가 낮아지면 결국 대기 대순환의 흐름을 바꾸게 되므로 전 지구의 기후패턴에 변화가 일어나게 되는 것이다.

정답 ③

18. 05. 경기 보건직

107 다음 〈보기〉에 해당하는 대기오염물질은?

┤ 보기 ├

화력발전소, 정유공장, 산성비

① 탄화수소
② 질소산화물
③ 황산화물
④ 오존

해설 황산화물의 기원은 화석연료에 함유된 유황인데, 대부분 화력발전소, 공장 그리고 가정에서 동력이나 열을 얻기 위한 연소과정에서 발생한다. 자동차의 배기가스에는 황산화물이 비교적 적게 들어 있어 수송기관에 의한 발생량은 전체의 1% 정도이다. 기체상태의 황은 주로 아황산가스(SO_2)와 황화수소(H_2S)의 형태로 방출된다. 아황산가스는 쏘는 듯한 독한 냄새를 가진 무색의 기체이며, 낮은 농도에서도 호흡장애를 일으키는 유독한 기체이다. 0.3~1ppm의 낮은 농도도 냄새로 감지가 가능하다. 황화수소는 달걀 썩는 냄새가 나며 1ppb 이하의 농도도 감지할 수 있다. 대기 중에서 황화수소의 체류시간은 1일 이내이며, 아황산가스로 쉽게 산화된다. 대기 중의 아황산가스는 결국 SO_4^{2-}로 전환되는데, 이러한 전환과정은 햇빛의 강도나 습도, 산화질소나 탄화수소, 강산화제의 영향을 받는다.

정답 ③

18. 04. 경기 의료기술직

108 휘발성 유기화합물(VOCs)에 관한 설명으로 옳지 않은 것은?

① 산업용 세탁업은 물론 가정용 세탁업에서도 VOCs가 발생한다.
② 유기용매 다루는 곳이나 주유소에서 기름 넣을 때 발생한다.
③ 자연상태에서도 발생하며 식물에서도 나온다.
④ 기온이 낮을수록 더 많이 발생한다.

해설 • 여름철은 온도에 의한 VOCs의 배출량이 많다.
• 기후변화로 인한 기온 상승은 대기 중 광화학 반응을 촉진시켜 오존과 미세먼지 농도를 증가시킨다.
• 지표의 오존은 대기 중의 질소산화물 및 휘발성 유기화합물(VOCs)의 광화학 반응으로 인해 생성된다.
• 대부분의 가정용 세탁업소에서 석유계 용제를 사용하고 있는 것으로 조사되었다.

정답 ④

18. 04. 경기 의료기술직

109 신체체열, 온도조절에 영향을 주는 4대 요인이 아닌 것은?

① 기류

② 기압

③ 기습

④ 복사열

해설 · 인간의 체온조절과 관련 있는 기온, 기습, 기류, 복사열을 온열요소 또는 온열인자라 한다. 이들 온열요소에 의해 형성된 종합적인 상태를 온열상태 또는 온열조건이라 한다.
· 4대 온열요소 : 기온, 기습, 기류, 복사열

정답 ②

18. 04. 경기 의료기술직

110 새집증후군에 관한 설명으로 옳지 않은 것은?

① 건물을 신축하거나 보수공사를 한 직후에 가장 많이 나타난다.

② 두통, 비중격천공, 구토 등의 증상이 나타난다.

③ 단기간 또는 장기간 노출 시 눈과 코에 영향을 준다.

④ 시간이 지나면 감소하지만 계속 존재할 수도 있다.

해설 · 오염물질은 건물의 신축, 보수 직후 혹은 그 후에라도 점점 더 증가할 수도 있다.
· 시멘트에 함유된 중금속 가운데 인체에 가장 직접적인 악영향을 주는 것들 중 6가 크롬은 독성 · 발암물질로 지목되며, 비중격천공을 일으킨다. 폼알데하이드 등은 눈과 코에 영향을 준다.

정답 ①

17. 12. 환경부

111 환경역학 연구의 방법 중 관찰적 연구로 옳지 <u>않은</u> 것은?

① 임상시험 연구　　　　　　　　② 단면조사 연구
③ 코호트 연구　　　　　　　　　④ 분석역학 연구

해설　관찰연구

연구자가 연구대상자에 대해 연구목적을 위하여 특별한 조작을 하지 않고, 연구대상자에게 일어나는 질병현상 혹은
질병원인과 발병 간의 관계를 깊이 있게 관찰하여 파악하는 것이다.
㉠ 기술역학
㉡ 분석역학
　　• 단면조사 연구(cross-sectional study)
　　• 환자-대조군 연구(case-control study)
　　• 코호트 연구(cohort study)
실험연구
연구자가 연구설계에 의거하여 질병의 원인이 되는 요인을 대상자에게 폭로 혹은 폭로시키지 않은 뒤, 질병발생 여부
를 추적·조사해 발생률을 비교·분석하여 질병의 원인을 규명하는 연구이다.

정답　①

17. 12. 경기 4회 보건직 9급

112 기온역전 현상에 대한 설명으로 옳지 <u>않은</u> 것은?

① 지형성 역전은 해풍과 육풍으로 인해 발생하는 역전이다.
② 침강성 역전은 저기압 하에서 일어난다.
③ 복사성 역전은 지표 부근에서 형성되므로 지표역전이라고 한다.
④ 전선성 역전은 온난전선과 한랭전선으로 인해 발생할 수 있는 역전이다.

해설　• 복사성 역전 : 낮 동안 태양복사열이 큰 경우 지표의 온도가 높아졌다가 밤에는 복사열이 적어 지표의 온도가 낮아
　　　　지면서 발생한다. 지표 200m 이하에서 발생하고 아침햇빛에 쉽게 파괴된다. 해안지역에서 해풍과 육풍의 영향으로
　　　　발생하는 지형성 역전이 이에 속한다.
　　• 침강성 역전 : 맑은 날 고기압 중심부에서 공기가 침강, 압축되어 따뜻한 공기 층 형성, 1,000m 내외 고도에서,
　　　　600m 두께로 발생, 전선성 역전, 행풍 역전, 난류 역전 등이 속한다. 복사 역전, 접지 역전, 방사성 역전, 지표 역전
　　　　이라고 한다. 복사 역전은 복사열이 큰 경우, 낮에는 지표의 온도가 높아지나 밤에는 온도가 낮아져서 복사역전이
　　　　형성되어 아침에는 없어진다. 즉, 낮에는 지표가 더워져서 대기는 상공으로 갈수록 잘 혼합되는 불안정한 대기상태
　　　　(Unstable atmospheric conditions)가 되고 밤에는 지표가 냉각되어 역전층을 형성하는 안정한 대기상태(Stable
　　　　atmospheric conditions)가 되어 대기는 상공으로 올라가지 못하고 정체되게 되어 오염상태가 심화된다.
　　• 전선성 역전 : 한랭전선이나 온난전선에 의하여 발생하는 역전현상이다.

정답　②

17. 10. 경기경력경쟁 의료기술직

113 일광이 인체에 미치는 영향에 대한 설명으로 옳은 것은?

① 자외선은 열선이므로 온실효과를 유발한다.

② 자외선은 적외선보다 파장범위가 더 크다.

③ 적당한 양의 자외선을 흡수하면 구루병을 예방할 수 있다.

④ 적당한 양의 적외선을 흡수하면 체내에 비타민 D가 형성된다.

해설 **적외선(Infrared Ray)**

㉠ 생물학적 작용 : 피부온도의 상승(온열작용), 혈관확장, 피부홍반, 출혈, 두통, 현기증, 열경련, 열사병 등을 일으킨다.

㉡ 1,400nm 이상의 장파장 적외선은 각막 손상을 일으키고, 1,400nm 이하의 적외선에 10~15년간 만성폭로되면 적외선 백내장(초자공 백내장)을 일으킨다.

자외선(Ultraviolet Ray)

㉠ 인체에 대한 긍정적 작용

- 도르노선 : 2,800~3,200Å(280~320nm)의 자외선은 Dorno선이라 하며, 인체에 유익한 작용을 하기 때문에 생명선(Vital Ray)이라고도 한다. Dorno선은 비타민 D 형성을 촉진하여 구루병을 예방하고, 피부결핵과 관절염의 치료작용을 한다.
- 신진대사 촉진, 적혈구 생성 촉진, 혈압강하 작용, 살균작용(2,600~2800Å)을 한다.
- 오존층에서 자외선을 흡수하는 파장의 범위는 200~290nm이다.

㉡ 인체에 대한 부정적 작용

- 광화학적 작용 : 3,500~4,000Å의 자외선은 광화학적 반응을 일으켜 오존(O_3), PAN, 알데하이(Aldehyde) 등의 광화학산화물을 발생, 대기오염의 원인이 된다.
- 생물학적 작용 : 피부의 홍반 및 색소침착, 부종, 수포형성, 피부박리, 결막염, 설안염, 피부암 등을 일으킨다.

정답 ③

17. 10. 경기경력경쟁 의료기술직

114 수질오염의 지표 중 용존산소(DO)에 대한 설명으로 옳은 것은?

① 수중 유기물질이 많거나 수온이 높을수록 감소한다.

② 일반적으로 BOD와 COD가 높으면 DO도 높다.

③ 수중유기물질을 화학적 반응으로 강제적으로 분해시킬 때 필요한 산소량을 말한다.

④ 수중유기물질이 호기성 미생물에 의해 산화, 분해되어 안정화되는 데 소모되는 산소량을 말한다.

해설 **DO(용존산소량)의 조건**

DO↑	기압↑, 유량↑, 유속↑, 난류↑, 온도↓, 염분(Cl)↓, 유기물질(BOD)↓, 낮, 오탁↓, 겨울, 얕은 물
DO↓	기압↓, 유량↓, 유속↓, 난류↓, 온도↑, 염분(Cl)↑, 유기물질(BOD)↑, 밤, 오탁↑, 여름, 깊은 물

정답 ①

알아보기

㉠ 생화학적 산소요구량(BOD ; Biochemical Oxygen Demand)
- 세균이 호기성 상태에서 유기물질을 20℃에서 5일간 안정시키는 데 소비한 산소량을 말한다. mg/L(ppm)로 표시한다.

㉡ 화학적 산소요구량(COD ; Chemical Oxygen Demand)
- 산화제는 과망간산칼륨, 중크롬산칼륨 등이 사용된다.
- 세계보건기구(WHO)에서는 공공수역의 DO 기준을 4~5ppm 이상으로 규제하고 있다.

---

17. 10. 경기경력경쟁 의료기술직

115 대기오염의 정의에 대한 설명으로 옳지 **않은** 것은?

① 오염물질이 외부공기에 존재할 경우만을 의미한다.
② 소음처럼 감지할 수 없는 물질도 대기오염의 범주에 포함한다.
③ 사람뿐만이 아니고 동, 식물과 재산상의 해를 줄 수 있는 양이어야 한다.
④ 오염물질의 발생원이 인위적이어야 한다.

해설 **대기오염의 정의(WHO)**

- 대기 중에 인위적으로 배출된 오염물질이 한 가지 또는 그 이상이 존재하여, 오염물질의 양, 농도 및 지속시간이 어떤 지역의 불특정 다수인에게 불쾌감을 일으키거나 해당지역에 공중보건상 위해를 끼치고, 인간이나 동물, 식물의 활동에 해를 주어 생활과 재산을 향유할 정당한 권리를 방해받는 상태라고 정의하고 있다.
- 여기에서는 오염물질의 성분은 지적하지 않았으나 오염물질이 인위적으로 배출된 것이며, 대기 중에서 적당한 농도로 어느 정도의 시간동안 존재하여야 하고, 이로 인해 지역주민에게 불쾌감 및 공중보건상의 위해를 끼쳐 생활과 재산을 지키고 누릴 권리를 방해받는 대기환경 상태를 의미한다.

정답 ②

 알아보기

「대기환경보전법」 시행규칙」

대기오염물질(제2조 관련) [별표 1] 〈개정 2017.01.26〉
1. 입자상물질 2. 브롬 및 그 화합물 3. 알루미늄 및 그 화합물 4. 바나듐 및 그 화합물 5. 망간화합물 6. 철 및 그 화합물 7. 아연 및 그 화합물 8. 셀렌 및 그 화합물 9. 안티몬 및 그 화합물 10. 주석 및 그 화합물 11. 텔루륨 및 그 화합물 12. 바륨 및 그 화합물 13. 일산화탄소 14. 암모니아 15. 질소산화물 16. 황산화물 17. 황화수소 18. 황화메틸 19. 이황화메틸 20. 메르캅탄류 21. 아민류 22. 사염화탄소 23. 이황화탄소 24. 탄화수소 25. 인 및 그 화합물 26. 붕소화합물 27. 아닐린 28. 벤젠 29. 스틸렌 30. 아크롤레인 31. 카드뮴 및 그 화합물 32. 사이안화물 33. 납 및 그 화합물 34. 크롬 및 그 화합물 35. 비소 및 그 화합물 36. 수은 및 그 화합물 37. 구리 및 그 화합물 38. 염소 및 그 화합물 39. 불소화물 40. 석면 41. 니켈 및 그 화합물 42. 염화비닐 43. 다이옥신 44. 페놀 및 그 화합물 45. 베릴륨 및 그 화합물 46. 프로필렌옥사이드 47. 폴리염화비페닐 48. 클로로폼 49. 폼알데하이드 50. 아세트알데하이드 51. 벤지딘 52. 1,3-부타디엔 53. 다환 방향족 탄화수소류 54. 에틸렌옥사이드 55. 디클로로메탄 56. 테트라클로로에틸렌 57. 1,2-디클로로에탄 58. 에틸벤젠 59. 트라이클로로에틸렌 60. 아크릴로나이트릴 61. 하이드라진 62. 아세트산비닐 63. 비스(2-에틸헥실)프탈레이트 64. 디메틸폼아마이드

17. 10. 경기경력경쟁 의료기술직

116 인간의 방열작용에 영향을 주는 온열인자들의 종합작용으로 인하여 여러 가지 온열 상태 또는 온열 조건들이 나타나게 된다. 다음 온열조건들에 기여하는 인자들이 바르게 연결된 것은?

① 쾌감대 – 기온, 기습, 기류, 복사열

② 냉각력 – 기온, 기류

③ 불쾌지수 – 기온, 기습, 복사열

④ 감각온도 – 기온, 기습, 기류

해설 ④ 감각온도(ET ; Effective Temperature) : 휴턴(Houghton), 야글루(Yaglou), 밀러(Miller) 등이 고안한 온열지수로서 기온, 기습, 기류의 3인자가 종합하여 실제 인체에 주는 온감으로 체감온도, 실효온도, 등감온도, 유효온도 등 다양한 용어로 사용한다. 포화습도(습도 100%), 기류[0m/s ; 기류가 제로(0) 상태]인 상태, 즉 공기가 정지된 상태에서 동일한 온감(등온감각)을 주는 기온(℉)이다. 기온 · 기습 · 기류의 3인자가 종합하여 기온, 기습이 낮고 기류가 클 때는 인체의 체열방산량이 증대하는데, 이때 열을 뺏는 힘을 그 공기의 냉각력이라 한다.

① 쾌감대(Comport Zone) : 기온, 기습관계(Hill & Shephard)

③ 불쾌지수(DI ; Discomfort Index) : 기후상태로 인해 인간이 느끼는 불쾌감을 나타내는 지수로 기온과 기습의 영향에 의한다.

정답 ④

17. 04. 경기의료기술

117 온열환경에 대한 설명으로 옳은 것은?

① 온대지방의 기온은 북반구기준 7월이 최고이고 연교차가 적다.

② 적도지방의 기온은 춘분과 추분이 최저이고 연교차가 극히 적다.

③ 상대습도란 현재 공기 $1m^3$ 중에 함유한 수증기량을 뜻한다.

④ 포화습도란 일정공기가 함유할 수 있는 수증기량의 한계에 달했을 때 공기 중의 수증기량을 뜻한다.

해설 ㉠ 온대지방 : 위도가 23.5∼66.5℃인 온대지방은 가장 더운 달의 평균 기온이 18℃가 넘고, 가장 추운 달의 평균 기온이 영하 3℃가 넘는 지역. 우리나라 해당. 여름엔 열대지방처럼 덥고 겨울엔 한대지방처럼 추운 경우도 있다.

㉡ 적도지방 : 최고기온 – 춘분/추분, 최저기온 – 동지/하지

㉢ 열대기후 : 월평균 기온 20℃, 고온다습한 다우지역이다. 기온 연교차는 5∼6℃이며 말라리아, 황열, 뎅기열, 수면병 등 만연한 지역이다.

- 절대습도(f) : 현재 공기 $1m^3$ 중에 함유된 수증기량 또는 수증기 장력
- 포화습도(F) : 일정공기가 함유할 수 있는 수증기량의 한계에 달했을 때(포화상태)의 공기 중의 수증기량(g)이나 수증기장력(mmHg)
- 상대습도(비교습도, RH) : 현재 공기 $1m^3$가 포화상태에서 함유할 수 있는 수증기량(F)과 현재 그 공기 중에 함유되어 있는 수증기량(f)의 비를 %로 나타낸 것이다.

$$상대습도(\%) = \frac{절대습도(f)}{포화습도(F)} \times 100(맑은\ 날\ 건구온도↑,\ 습구온도↓)$$

- 포차 : 포화습도 – 절대습도

정답 ④

17. 04. 경기의료기술

118 하천의 자정작용 중 와류현상과 관련이 있는 것은?

① Brown 운동 ② 난류확산
③ 혐기성 분해 ④ 미생물에 의한 산화작용

해설 ㉠ 하천의 자정작용은 복잡하게 얽혀서 이루어지며, 중요한 인자는 희석, 확산, 생물화학적인 작용이다. 희석은 오염된 하수나 지천이 다른 청정한 물에 의해 섞여서 오염물질의 농도가 상대적으로 낮아지는 현상이다. 그러나 희석되더라도 오염물질의 총량은 변함이 없다. 확산은 Brown 운동에 의해 일어나는 분자확산과 난류에 의한 와류현상으로 인해 생기는 난류확산이 있다. 하천에서는 분자확산보다 난류확산의 비중이 높다.
㉡ 자정작용 – 물리적 작용
• 희석현상은 오염된 물이 다른 청정한 물에 의해 섞여서 오염물질의 농도가 상대적으로 낮아지는 것을 의미한다.
• 확산현상은 오염물질의 brown 운동에 의해 일어나는 분자확산과 난류에 의한 와류현상으로 발생하는 난류확산이 있는데 난류확산에 의한 작용이 주가 된다.

정답 ②

17. 04. 경기의료기술

119 이산화탄소, 메탄, 아산화질소 등으로 인한 지구의 기온변화로 나타나는 현상과 가장 거리가 먼 것은?

① 지구온난화 ② 감염병 발생률의 증가
③ 인간의 노화현상 가속화 ④ 호흡기 및 피부의 면역성 질환의 악화

해설 • 지구온난화로 기온이 올라가면서 겨울이 짧아지고 여름이 길어지는 아열대성 기후로 변화한다. 아열대성 기후는 월 평균기온이 10℃ 이상인 달이 한 해 8개월 이상 지속하고 가장 추운 달 평균 기온이 18℃ 이하인 기후이다. 주로 동남아가 아열대 기후 군에 속하고 3~6개월간 집중적으로 비가 내린다. 우리나라의 아열대 기후구는 제주도 일부였으나 점차 확대되어 가고 있다.
• 감축대상 온실가스는 이산화탄소(CO_2), 메탄(CH_4), 아산화질소(N_2O), 수소화불화탄소(HFCs), 불화탄소(PFC=CFC), 불화유황(SF_6) 등 6가지이다.
• 지구온난화지수(SF_6)(GWP ; Global Warming Potential) : 이산화탄소가 지구온난화에 미치는 영향을 기준으로 각각의 온실가스가 지구온난화에 기여하는 정도를 수치로 표현한 것이다(단위 질량당 온난화 효과를 지수화). 이산화탄소(CO_2)를 1로 볼 때 메탄(CH_4)은 21, 아산화질소(N_2O)는 310, 수소불화탄소(HFCs)는 1,300, 과불화탄소(PFCs)는 7,000, 그리고 육불화황(SF_6)은 23,900이다.

정답 ③

17. 04. 경기의료기술

120 수질오염 영향인자에 대한 설명으로 옳지 <u>않은</u> 것은?

① 생물학적 산소요구량(BOD)의 값이 크면 유기물의 오염이 심하다.

② 수온이 낮아지고 기압이 높을수록 용존산소의 농도는 증가한다.

③ 용존산소(DO)의 농도는 물이 순수할 때 최대치로 용해된다.

④ 부유물질이 물속에 존재하면 식물의 광합성 작용을 활발하게 한다.

해설 **DO(용존산소량)의 조건**

DO ↑	기압↑, 유량↑, 유속↑, 난류↑, 온도↓, 염분(Cl)↓, 유기물질(BOD)↓, 낮, 오탁↓, 겨울, 얕은 물
DO ↓	기압↓, 유량↓, 유속↓, 난류↓, 온도↑, 염분(Cl)↑, 유기물질(BOD)↑, 밤, 오탁↑, 여름, 깊은 물

정답 ④

17. 06. 광주보건직

121 「먹는물 수질기준 및 검사 등에 관한 규칙」에 부합하지 <u>않은</u> 것은?

① 일반세균은 1mL에서 20CFU를 넘지 아니할 것

② 총 대장균군은 100mL(샘물·먹는샘물, 염지하수·먹는염지하수 및 먹는해양심층수의 경우에
  는 250mL)에서 검출되지 아니할 것

③ 아황산환원혐기성포자형성균은 50mL에서 검출되지 아니할 것

④ 쉬겔라는 250mL에서 검출되지 아니할 것

해설 **먹는물의 수질기준(「먹는물 수질기준 및 검사 등에 관한 규칙」 별표 1)**
- 일반세균은 1mL 중 100CFU(Colony Forming Unit)를 넘지 않아야 한다.
- 다만, 샘물 및 염지하수의 경우에는 저온일반세균은 20CFU/mL, 중온일반세균은 5CFU/mL를 넘지 않아야 한다.
- 먹는샘물, 먹는염지하수 및 먹는해양심층수의 경우에는 병에 넣은 후 4℃를 유지한 상태에서 12시간 이내에 검사
  하여 저온일반세균은 100CFU/mL, 중온일반세균은 20CFU/mL를 넘지 않아야 한다.

정답 ①

122 대기오염을 일으키는 입자상 물질의 생성 및 분류에 대한 설명으로 옳지 <u>않은</u> 것은?

① 퓸(Fume) : 고체 핵을 중심으로 액체가 응축되어 생긴 물방울

② 매연(Smoke) : 연료의 불완전 연소에 의해 생긴 $0.01 \sim 1\mu m$ 사이의 탄소입자

③ 미스트(Mist) : 액체물질이 붕괴되거나 화학반응에 의해 핵주위에 응축되어 생긴 액체상의 물질

④ 분진(Dust) : 유기 혹은 무기질이 물리적으로 부서져서 공기 중에 부유되어 있는 고체상의 물질

해설 **입자상 물질(Particulate Matter)**

먼지(Dust)	각종 작업장이나 공장 또는 암석이나 토양의 자연적 침식 및 붕괴에 의하여 발생하는 고체입자를 말한다. 입자의 크기는 $1 \sim 100\mu m$이다.
훈연(Fume)	기체상태로부터 응축된 고체입자. $0.03 \sim 0.3\mu m$의 크기이다. 용융된 물질이 휘발해서 생긴 기체가 응축할 때 생기는 고체입자
박무(Mist)	액체입자. $0.5 \sim 3.0\mu m$의 크기이다.
매연(Smoke)	연기라고도 하며, $0.01 \sim 1.0\mu m$, 배출 허용기준에는 링겔만 비탁표 2도 이하
스모그(Smog)	광화학반응에 의해 생성된 가스의 응축과정에서 생성되며, $1\mu m$ 이하
연무(Haze)	크기가 $1\mu m$ 이하, 입자상 물질로 수분, 오염물질, 먼지 등
검댕(Soot)	불완전연소 시에 발생, 유리탄소가 응결하여 입자의 지름이 $1\mu m$ 이상
비산재(Fly Ash)	연소 후 남은 재

- 미스트(Mist) : 가스나 증기의 응축 또는 화학반응에 의해 생성되는 액체입자로서, 주성분은 물이며 안개와 구별할 필요가 있다. 안개는 연무(Aerosol)보다는 포괄적 개념을 갖는다. 연무는 안개보다는 투명하며, 전형적인 입자크기는 $0.5 \sim 3.0\mu m$이다. 한 예로 SO_3은 흡습성 가스로서 이 가스의 이슬점은 22℃이다. 22℃ 미만에서 이 가스는 물과 반응하여 황산 미스트가 된다.
- 먼지(dust) : 주로 콜로이드보다 큰 고체입자로서 공기나 가스에 부유할 수 있는 것이다. 입자의 크기가 비교적 큰 고체입자로서 석탄, 재, 시멘트와 같이 물질의 운송처리과정에서 방출되며 톱밥, 모래흙과 같이 기계적 작동 및 분쇄에 의하여 방출되기도 한다. 입자의 크기는 $1 \sim 100\mu m$ 정도이다.
- 연기(Smoke) : 연소 시 발생하는 유리탄소를 주로 하는 미세한 입자상 물질이다. 불완전연소로 생성되는 미세 입자로서 가스를 함유하며 주로 탄소성분과 연소물질로 구성되어 있다. 입자의 크기는 $0.01\mu m$ 이상이다.
- 분진(Particulate) : 자동차, 공장, 화력발전소, 난방, 쓰레기 소각 등의 인위적 배출원과 바다의 물보라, 화산재, 도로의 먼지, 산불, 꽃가루 등 자연적 배출원에서 생성된 입자상 물질로, 미세한 독립 상태의 액체 또는 고체의 알갱이이다.

정답 ①

123 주로 계곡지대나 밤이 긴 겨울철에 많이 볼 수 있으며 역전층이 120~250m 낮은 상공에서 일어나는 기온역전현상은?

① 복사성 역전　　　　　　　　　　② 침강성 역전

③ 전선성 역전　　　　　　　　　　④ 지형성 역전

해설　① 복사역전(Radiative Inversion)
- 방사성 역전 혹은 접지역전이라고도 한다(＝지표성).
- 지표면은 낮에는 태양의 복사열에 의해서 따뜻해지고 그 기온감율은 건조단열감율에 가깝게 된다. 그러나 밤에는 지표면에서 방사되는 열량에 의하여 지표면이 식는 정도 때문에 지표면과 접하고 있는 공기가 냉각되어 상공의 기온보다 낮아지게 된다. 그런데 상층의 공기는 하층보다 덜 냉각되기 때문에 상공으로 올라갈수록 기온이 올라가는 대기의 역전층이 형성된다. 이를 복사역전, 접지역전, 방사성역전, 지표역전이라고 한다. 복사역전은 복사열이 큰 경우, 낮에는 지표의 온도가 높아지나 밤에는 온도가 낮아져서 복사역전이 형성되어 아침에는 없어진다. 즉, 낮에는 지표가 더워져서 대기는 상공으로 갈수록 잘 혼합되는 불안정한 대기상태(Unstable atmospheric conditions)가 되고 밤에는 지표가 냉각되어 역전층을 형성하는 안정한 대기상태(Stable atmospheric conditions)가 되고 대기는 상공으로 올라가지 못하고 정체되게 되어 오염상태가 심화된다.
- ⓒ 복사역전층 형성의 특징
- 복사역전층의 높이는 500m 이하 혹은 120~250m인 낮은 상공에서 일어나는 경우도 있으며, 기온차는 10℃나 되는 경우도 있다.
- 복사역전은 밤에 온도가 낮아져서 복사역전이 형성되어 아침에는 없어진다.
- 복사역전은 일출직전에 하늘이 맑고 바람이 적은 경우에 강하게 형성된다.
- 구름이 끼면 지표면으로부터 복사열 손실을 막아주기 때문에 복사역전은 잘 형성되지 않는다.
- 강한 바람은 대기의 혼합을 촉진시켜 열에 의하여 형성된 비정상적인 온도경사를 없애는 역할을 한다.
- 복사역전은 침강역전과 달리 대기오염물질 배출원이 위치하는 대기층에서 역전이 생기므로 대기오염 문제에서 중요한 역할을 차지한다.
- 복사역전은 구름과 바람이 없는 경우에 발생하므로 대기오염물이 강우에 의하여 씻겨서 침강하거나 바람에 의하여 분산될 가능성이 적기 때문에 대기오염문제가 더 심각하게 된다.
- 고기압권에서는 바람이 약하고 구름이 적기 때문에 복사역전이 잘 일어난다.
- 밤이 긴 겨울철이 여름보다 복사역전이 잘 일어나기 때문에 이것이 겨울철의 대기오염이 여름철보다 더 심하게 되는 원인이다.
- ⓒ 지형적 특성으로 생성되는 역전은 계곡이나 분지 내에서 야간의 방사냉각에 의하여 생긴 차가운 공기 위를 더운 공기가 이동할 때(주로 산을 넘은 푄기류) 일어나는 역전으로 특히 방사성 역전과 겹치게 되면 역전층은 더욱 강하게 되어 계곡 및 분지의 오염물이 확산되지 못하고 정체되어 대기오염이 커진다. 이는 뮤즈계곡(1930년 벨기에)사건의 예가 된다.
- ② 침강역전(Subsidence Inversion)
- 하강성 역전 혹은 공중역전이라고도 한다.
- 고공에서 공기가 강하할 때 압축되어 온도가 상승하고 지표 근처의 공기는 적게 변화하여 발생하는 역전을 침강역전이라고 한다. 침강역전은 아래의 대기위에 거대한 뚜껑으로 작용하게 되며 오염물배출원보다 높은 곳에 위치하므로 단기간의 대기오염문제는 잘 야기시키지 않으나 장기간 지속될 수 있어 장기간에 걸쳐 대기오염물의 축적이 일어날 수 있다.
- 대도시지역에서 위험한 대기오염현상이 침강역전에 의하여 일어날 수 있다.
- ⓘ 전선역전(Frontal Inversion) : 전선이란 서로 다른 성질을 가진 두 기단의 경계이다. 이때 기단의 성질은 주로 온도와 습도로 나타낸다. 그중에서도 온도는 기단을 구별하는 기본적인 성질이다. 수직적으로 보면 전선면의 전이층에서는 심한 온도 불연속을 이루어서 비교적 얇고 안정한 기층인 역전층을 이루는 것이 특징이다. 이것을 전선역전이라고 한다.

ⓗ 지형성 역전 : 산 너머에서 바람이 불 때 반대쪽에서는 공기가 남거나 약한 열풍이 생겨 양자사이에 역전면이 생기는
수가 있다. 또 맑은 날 밤에 산허리가 방사에 의해 냉각되어 그것에 접한 공기가 아래 방향으로 흘러서 산기슭의 평지
에 고여 역전이 생기는데 이 경우 평지에서는 접지역전이 강하고 분지에서는 높은 농도의 오염물질이 생긴다.

정답 ①

 알아보기

• 방사성 역전 : 맑게 갠 날 밤에 지면은 하늘로 열을 방사하여 표면온도가 떨어지게 되고, 바람이 약할 때 공기는 열전도
에 의해 밑에서부터 냉각되어 상공으로 올라갈수록 온도가 높아져 형성되는 역전층이다. 역전층은 해가 지고 나서 약
1시간 후에 시작되며 해 뜨기전에 가장 두꺼워져 150~250m에 달한다. 해가 뜨면 밑에서부터 없어져 오전 10시경에
해소된다. 바람이 강하면 역전이 잘 일어나지 않는데, 역전이 일어나지 않는 최소 풍속은 2.5m/s이다. 냉각된 지면에 접
함으로써 일어나 접지역전이라고도 한다.
• 지형성 역전 : 산 너머에서 바람이 불 때 반대쪽에서는 공기가 남거나 약한 열풍이 생겨 양자사이에 역전면이 생기는 수
가 있다. 또 맑은 날 밤에 산허리가 방사에 의해 냉각되어 그것에 접한 공기가 아래 방향으로 흘러서 산기슭의 평지에 고
여 역전이 생기는데 이 경우 평지에서는 접지역전이 강하고 분지에서는 높은 농도의 오염물질이 생긴다.
• 침강성 역전 : 고기압 중심부에서 공기가 주위로 흘러 나와 상공의 공기가 내려오면서 단일 압축되어 하층 공기보다 온
도가 높아진다. 역전면은 5백~1천m 부근에 생기며 내륙에서 접지역전과 중복되어 오염을 크게 일으킬 수 있다.
• 전선성 역전 : 더운 공기가 찬 공기를 타고 올라가는 전선면 부근에서 발생하는 역전으로 지형이나 계절에 관계없이 발
생한다.

16. 07. 환경부

124 감각적으로 쾌적하게 느끼는 온도로 옳은 것은?

① 주관적 지적온도   ② 노동지적온도

③ 생리적 지적온도   ④ 생산적 지적온도

해설 • 생리적 지적온도(기능적 지적온도, 건강) : 인체 내에서 최소한의 에너지 소모로 최대의 생리적 활동을 발휘하는 온도
• 주관적 지적온도(쾌적 감각온도) : 감각적으로 가장 쾌적한 온도
• 생산적 지적온도(최고 생산온도, 노동) : 작업생산능률을 최고로 올릴 수 있는 온도

정답 ①

16. 07. 환경부

125 온열인자로 옳지 <u>않은</u> 것은?

① 기류   ② 기습

③ 복사열   ④ 기압

해설   4대 온열요소 : 기온, 기습, 기류, 복사열

정답   ④

16. 07. 환경부

126 먼지의 단위 용량당 인체에 미치는 건강영향이 큰 순서로 나열한 것으로 옳은 것은?

① PM-10 > PM-2.5 > 총부유먼지   ② PM-10 > 총부유먼지 > PM-2.5

③ PM-2.5 > PM-10 > 총부유먼지   ④ 총부유먼지 > PM-2.5 > PM-10

해설   총부유먼지, 총부유입자상 물질 또는 총입자상 물질(Total Suspended Particles ; TSP)은 통상적으로 50μm 이하의 모든 부유 먼지를 말한다. 실제로 사람의 건강에 영향을 미치는 것은 총부유분진보다는 호흡에 의해 우리 몸에 들어올 수 있는 크기의 분진이 문제가 된다. 입자의 크기가 작을수록 건강에 미치는 영향이 크다.

정답   ③

16. 07. 환경부

127 여름철 다수인이 냉방이나 환기시설이 없는 극장 등 밀폐된 공간에 있을 때 두통, 불쾌감 등 군집독이 발생한다. 이 원인으로 옳지 <u>않은</u> 것은?

① CO_2의 증가   ② O_2의 감소

③ 실내온도 증가   ④ 실내세균번식

해설   **군집독의 원인**
- 많은 사람이 밀폐된 공간에 장기간 머무를 경우 호흡에 의한 O_2가 감소하고 CO_2가 증가한다.
- 밀폐된 공간뿐 아니라 방이나 작은 실내에 다수인이 밀집되어 있을 때에도 발생하는데, 유해 작용을 일으킬 수 있는 요인은 취기, 온도, 습도, 연소가스, 공기이온, 먼지 등이다.
- 무기화합물인 암모니아, 염소 그리고 유기물인 아민류, 지방성류 등에 의해 악취가 발생하므로 불쾌감을 준다.
- 체열의 발산 및 수분배출 등으로 인해 실내온도 및 습도의 상승
- 군집독의 예방 : 환기

정답   ④

16. 07. 환경부

128 실내공기오염과 관련된 질환으로 옳지 <u>않은</u> 것은?

① 브루셀라(Brucellosis)

② 레지오넬라증(Legionellosis)

③ 새집증후군(Sick House Syndrome)

④ 복합 화학물질 과민증(Multiple Chemical Sensitivity)

해설
- 브루셀라증은 브루셀라속 균에 의해 감염되는 인수공통 감염병이다. 1887년 브루스(Bruce)에 의해 Brucella melitensis가 처음 분리 · 동정되었으며, 살균하지 않은 우유를 마시거나 유산태아를 접촉하였을 때 감염되고 공기전파가 가능한 병원체로서 생물테러 작용인자로도 고려되고 있다.
- 레지오넬라균(Legionella species) 전파경로 : 대형건물의 냉각탑수, 에어컨디셔너, 샤워기, 중증 호흡 치료기기, 수도꼭지, 장식분수, 분무기 등의 오염된 물(냉각탑수 등) 속의 균이 비말 형태로 인체에 흡입되어 전파된다.

정답 ①

16. 07. 환경부

129 「환경보건법」에서 정하는 어린이 활동공간의 바닥에 사용된 모래 등 토양에 대한 환경안전관리기준 항목으로 옳지 <u>않은</u> 것은?

① 카드뮴   ② 비소

③ 수은   ④ 구리

해설 「환경보건법」 시행령 [별표 2](제16조 제1항 관련) 〈개정 2021.7.6.〉 [시행 2021.7.6.]

> 어린이 활동공간에 대한 환경안전관리기준
> 4. 어린이활동공간의 바닥에 사용된 모래 등 토양은 다음 각 목의 기준을 모두 충족해야 한다.
>   가. 모래 등 토양에 들어 있는 납, 카드뮴, 6가 크로뮴, 수은 및 비소는 환경부령으로 정하는 기준에 적합할 것
>   나. 기생충란이 검출되지 않을 것

정답 ④

16. 07. 환경부

130 대기 중의 산소가 결핍되면 저산소증, 호흡곤란, 질식 등이 발생하고 과다하게 되면 산소중독 등의 증상이 발생한다. 인간이 평소에 생활하고 있는 대기 중의 평균 산소농도로 옳은 것은?

① 8%   ② 13%

③ 21%   ④ 30%

정답 ③

16. 07. 환경부

131 개발사업으로 인한 환경유해인자가 국민 건강에 미치는 영향을 평가하기 위하여 「환경보건법」에서 정하고 있는 제도로 옳은 것은?

① 환경영향평가제도   ② 수질오염정량제도

③ 장외영향평가제도   ④ 건강영향평가제도

해설 • 대규모 산업단지의 조성 및 개발로 인한 환경문제가 사회적 이슈가 되고 있으며, 환경문제가 건강에 끼치는 영향에 대한 관심이 커지면서 건강피해에 대한 우려도 지속적으로 제기되고 있다. 이러한 사회적 변화에 부응하여 기존의 환경영향평가제도를 보완하여 개발사업 시행 전에 물리적 환경영향 이외에 인체건강에 대한 영향까지 평가하는 건강영향평가제도를 도입하게 되었으나, 건강영향평가의 대상이 환경영향평가 대상사업 중 일부로 되어 있다.

정답 ①

 알아보기

「환경보건법」〈개정 2021.1.5.〉 [시행 2021.7.6. 기준] 제13조(건강영향 항목의 추가 · 평가 등)

① 관계 행정기관의 장이나 환경영향평가 대상사업의 사업계획을 수립하거나 시행하는 사업자는 「환경영향평가법」 제9조에 따른 전략환경영향평가 또는 같은 법 제22조에 따른 환경영향평가의 대상이 되는 계획 및 개발사업 중 대통령령으로 정하는 행정계획 및 개발사업에 대하여는 검토 · 평가 항목에 환경유해인자가 국민건강에 미치는 영향을 추가하여 환경부장관이나 지방환경관서의 장에게 검토 · 평가에 대한 협의를 요청하여야 한다.

② 환경부장관 또는 지방환경관서의 장은 제1항에 따른 국민건강에 미치는 영향을 검토 · 평가할 때에는 필요한 정보를 수집하는 등의 조치를 하여야 한다.

③ 제2항에 따른 검토 · 평가 방법 등에 필요한 사항은 대통령령으로 정한다.

 알아보기

「환경영향평가법」〈개정 2021.8.17.〉 [시행 2021.8.17. 기준] 제1장 총칙 제1조(목적)

이 법은 환경에 영향을 미치는 계획 또는 사업을 수립 · 시행할 때에 해당 계획과 사업이 환경에 미치는 영향을 미리 예측 · 평가하고 환경보전방안 등을 마련하도록 하여 친환경적이고 지속가능한 발전과 건강하고 쾌적한 국민생활을 도모함을 목적으로 한다.

16. 07. 환경부

132 환경성질환으로 옳지 않은 것은?

① 실내공기 질에 의한 아토피   ② 유해물질로 인한 천식

③ 실내바이러스로 인한 전염병   ④ 석면으로 인한 폐질환

해설 **환경성질환의 종류**

알레르기 비염, 환경성 안질환, 환경성 호흡기질환, 심혈관질환과 환경, 석면질환, 기후 온난화와 꽃가루 알레르기, 아토피피부염 예방, 천식 예방과 치료

정답 ③

16. 07. 환경부

133 다이옥신류에 대한 설명으로 옳지 않은 것은?

① PCDDs 및 PCDFs 등을 통합하여 지칭한다.

② 독성이 제일 강한 물질은 2,3,7,8-TCDD이다.

③ 발암 독성뿐만 아니라 급성독성이 있다.

④ 산불 등의 자연발생적 화재로는 발생되지 않는다.

해설
- 다이옥신은 PCDDs(Polychlorinated Dibenzodioxins ; 다이옥신)와 그 유사화합물을 총칭하는 화학물질군이다. 다이옥신은 PCDDs 이외에 PCDFs(Polychlorinated Dibenzofurans ; 퓨란), PCBs(Polychlorinated Biphenyls ; 비페닐)와 같이 일련의 지속성 있는, 모두 419개의 화학물질로 구성되어 있으며, 이 중에서 가장 독성이 강한 것은 TCDD(2,3,7,8-Tetrachlorodibenzo-p-dioxin)이다. TCDD는 사상 최악의 독성물질로서, 청산가리의 1천 배 가량의 독성을 지니고 있어서 단 1g만으로 50kg인 사람 2만 명을 죽일 수 있을 만큼 치명적이다.
- 자동차 배기가스나 산불 등 화재의 경우도 다이옥신 발생원이 되고 있다.

정답 ④

16. 07. 환경부

134 「실내공기질 관리법」에서 규정하는 실내공간 오염물질로 옳지 않은 것은?

① 일산화질소(NO : Nitrogen Monoxide)

② 폼알데하이드(Formaldehyde)

③ 총부유세균(TAB : Total Airborne Bacteria)

④ 휘발성 유기화합물(VOCs : Volatile Organic Compounds)

해설　「실내공기질 관리법」 시행규칙 [별표 2] 실내공기질 유지기준(제3조 관련) 〈개정 2020.04.03〉

오염물질 항목　　　　　多중이용시설	미세먼지 (PM-10) (μg/m³)	미세먼지 (PM-2.5) (μg/m³)	이산화탄소 (ppm)	폼알데 하이드 (μg/m³)	총부유세균 (CFU/m³)	일산화탄소 (ppm)
가. 지하역사, 지하도상가, 철도역사의 대합실, 여객자동차터미널의 대합실, 항만시설 중 대합실, 공항시설 중 여객터미널, 도서관·박물관 및 미술관, 대규모 점포, 장례식장, 영화상영관, 학원, 전시시설, 인터넷컴퓨터게임시설제공업의 영업시설, 목욕장업의 영업시설	100 이하	50 이하	1,000 이하	100 이하	-	10 이하
나. 의료기관, 산후조리원, 노인요양시설, 어린이집, 실내 어린이놀이시설 〈개정 2020.04.03〉 [시행 2020.04.03]	75 이하	35 이하		80 이하	800 이하	
다. 실내주차장	200 이하	-		100 이하	-	25 이하
라. 실내 체육시설, 실내 공연장, 업무시설, 둘 이상의 용도에 사용되는 건축물	200 이하	-	-	-	-	-

비고

1. 도서관, 영화상영관, 학원, 인터넷컴퓨터게임시설제공업 영업시설 중 자연환기가 불가능하여 자연환기설비 또는 기계환기설비를 이용하는 경우에는 이산화탄소의 기준을 1,500ppm 이하로 한다.

2. 실내 체육시설, 실내 공연장, 업무시설 또는 둘 이상의 용도에 사용되는 건축물로서 실내 미세먼지(PM-10)의 농도가 200μg/m³에 근접하여 기준을 초과할 우려가 있는 경우에는 실내공기질의 유지를 위하여 다음 각 목의 실내공기정화시설(덕트) 및 설비를 교체 또는 청소하여야 한다.

　　가. 공기정화기와 이에 연결된 급·배기관(급·배기구를 포함한다)

　　나. 중앙집중식 냉·난방시설의 급·배기구

　　다. 실내공기의 단순배기관

　　라. 화장실용 배기관

　　마. 조리용 배기관

「실내공기질 관리법」 시행규칙 [별표 3] 실내공기질 권고기준(제4조 관련) 〈개정 2020.04.03〉

오염물질 항목　　　　　多중이용시설	이산화질소 (ppm)	라돈 (Bq/m³)	총휘발성 유기화합물 (μg/m³)	곰팡이 (CFU/m³)
가. 지하역사, 지하도상가, 철도역사의 대합실, 여객자동차터미널의 대합실, 항만시설 중 대합실, 공항시설 중 여객터미널, 도서관·박물관 및 미술관, 대규모점포, 장례식장, 영화상영관, 학원, 전시시설, 인터넷컴퓨터게임시설제공업의 영업시설, 목욕장업의 영업시설	0.1 이하	148 이하	500 이하	-
나. 의료기관, 산후조리원, 노인요양시설, 어린이집, 실내 어린이놀이시설 〈개정 2020.04.03〉 [시행 2020.04.03]	0.05 이하		400 이하	500 이하
다. 실내주차장	0.30 이하		1,000 이하	-

정답　①

16. 07. 환경부

135 오염물질이 유발하는 인체피해의 연결로 옳지 않은 것은?

① Cr − 피부부식
② Cd − 골연화증
③ Hg − 언어장애
④ Pb − 가네미유증

해설
• PCB는 가네미유증을 유발한다.
• 납(Pb)의 부작용에는 급성 증상으로 식욕감퇴, 구토, 구역, 두통, 변비가, 만성 증상으로 기억력 감퇴, 경련, 난청, 망상, 혼수 등 사망이 있다.
• 크롬산 암모늄은 암모니아 냄새가 나는 황색 침상 결정이며, 사진의 젤라틴 감광액, 섬유 날염 풀, 양모에서 고정염료, 분석화학에서 시약으로 사용한다. 인체 발암성의 물질이다. 급성 또는 만성 섭취 또는 흡입 노출 시 심한 독성이 있다. 피부 및 점막 부식을 일으키며, 피부노출에 의해 전신 증상이 생길 수 있다.

정답 ④

16. 07. 환경부

136 다음 설명에 대하여 옳은 것은?

> 새로 지은 건축물이나 개보수 작업을 마친 건물 등의 실내공기온도를 높여 건축자재에서 나오는 유해물질을 배출시키는 방법이다.

① 번아웃(Burn−out)
② 로크아웃(Lock−out)
③ 베이크아웃(Bake−out)
④ 블랙아웃(Black−out)

해설 새집증후군의 예방법(해결방법)은 오염물질 배출원의 제거 및 개선, 환기개선, 실내공기정화, 교육 등 입주 전 베이크아웃이 있다.

정답 ③

17. 09. 서울 경력 2회

137 〈보기〉의 설명에 해당하는 물질은?

| 보기 |

ㄱ. WHO에서 1급 발암물질로 지정
ㄴ. 이물질을 다루는 근로자의 폐포, 간질에서 섬유증식 발생
ㄷ. 어린이용 파우더와 전문의약품, 풍선 등의 제품에서 검출되어 사회문제 발생

① 납
② 수은
③ 석면
④ 카드뮴

해설
- 폐포에 섬유증식을 가장 잘 일으키는 물질은 석면이다.
- 베이비파우더에서 시작된 '석면 파동'이 갈수록 다른 제품으로 확대되었으며, 2009년에는 석면을 함유한 탈크를 사용한 업체 다수를 적발하였다. 탈크는 화장품·약품 외에도 풍선·수술용 장갑·고무장갑·콘돔에까지 널리 쓰이고 있었다.
- 폐간질(interstitium)이란 폐포벽을 이루는 조직을 지칭하며 폐포상피세포와 내피세포와 그 기저막, 이를 둘러싸는 결체조직 및 모세혈관과 림프관들을 모두 포함한다.

정답 ③

17. 09. 서울 경력 2회

138 대기오염이 심각한 우리나라는 대기환경 기준을 항목별로 정해놓았다. 「환경정책기본법」 시행령에 따른 대기환경기준으로 옳은 것은?

① 아황산가스(SO_2) - 1시간 평균치 0.5ppm 이하
② 아황산가스(SO_2) - 24시간 평균치 0.5ppm 이하
③ 오존(O_3) - 1시간 평균치 0.06ppm 이하
④ 일산화탄소(CO) - 1시간 평균치 25ppm 이하

해설 대기환경기준(「환경정책기본법」 시행령 별표 1)

항목	기준
아황산가스(SO_2)	• 연간 평균치 0.02ppm 이하 • 24시간 평균치 0.05ppm 이하 • 1시간 평균치 0.15ppm 이하
일산화탄소(CO)	• 8시간 평균치 9ppm 이하 • 1시간 평균치 25ppm 이하
이산화질소(NO_2)	• 연간 평균치 0.03ppm 이하 • 24시간 평균치 0.06ppm 이하 • 1시간 평균치 0.10ppm 이하
미세먼지(PM-10)	• 연간 평균치 50μg/m³ 이하 • 24시간 평균치 100μg/m³ 이하
초미세먼지(PM-2.5)	• 연간 평균치 15μg/m³ 이하 • 24시간 평균치 35μg/m³ 이하
오존(O_3)	• 8시간 평균치 0.06ppm 이하 • 1시간 평균치 0.1ppm 이하
납(Pb)	연간 평균치 0.5μg/m³ 이하
벤젠	연간 평균치 5μg/m³ 이하

비고
1. 1시간 평균치는 999천분위수(千分位數)의 값이 그 기준을 초과해서는 안 되고, 8시간 및 24시간 평균치는 99백분위수의 값이 그 기준을 초과해서는 안 된다.
2. 미세먼지(PM-10)는 입자의 크기가 10μm 이하인 먼지를 말한다.
3. 초미세먼지(PM-2.5)는 입자의 크기가 2.5μm 이하인 먼지를 말한다.

정답 ④

17. 09. 서울 경력 2회

139 라돈은 지각을 구성하는 암석이나 토양 중에 천연적으로 존재하는 우라늄과 토륨이 몇 단계의 방사능 붕괴를 거듭한 후 생성되는 무색, 무미, 무취의 방사능을 띤 불활성 기체이다. 건물의 지반에서 방출된 라돈가스가 건물 바닥의 갈라진 틈새 등을 통해 실내로 들어올 경우 건강에 유해한 영향을 미칠 수 있다. 라돈과 가장 관련성이 높은 악성종양의 종류는?

① 유방암   ② 폐암

③ 간암   ④ 위암

해설   라돈의 원소기호는 Rn(라틴어 : radon, 라돈), 원자번호는 86이다. 라돈의 물리적 특성상 공기보다 무겁기 때문에 공기 순환이 잘 이뤄지지 않은 곳에서는 라돈이 축적될 수 있다. 이렇게 축적된 고농도의 라돈이 실내 생활을 하는 사람들의 폐에 들어가게 되어 폐암의 주요 원인이 되고 있다. 현재 비흡연자의 폐암 발생 제1원인으로 라돈이 추정되고 있다.

정답 ②

16. 07. 환경부

140 다음 농약 중 토양에서 잔류기간이 가장 짧은 것으로 옳은 것은?

① 클로로데인(Chlordane)   ② 알드린(Aldrin)

③ 디엘드린(Dialdrin)   ④ 마라치온(Malathion)

해설

구분	특징	종류
유기염소계 살충제	• 중추 또는 말초신경계를 직접 공격 • 척추동물에 대한 독성이 낮음 • 살충력이 높음 • 생물 체내에 축적됨 • 토양 및 수질 등 환경오염 문제를 야기해 전면 금지되었음	• DDT : 장기간 분해되지 않아 환경오염 초래 • Dieldrin : 살충력이 DDT보다 더 높다. • HCH : 감마이성체가 살충력이 가장 높다. • Aldrin, Chlordane, Heptachlor, Endrin
유기인계 살충제	• 아세틸콜린에스터라아제(Ach. E)라는 효소를 억제하는 살충제이므로 중독시 이 효소를 검사함 • Ach. E 억제 → 신경계 혼돈 → 근육마비 → 치사 • 유기염소계보다 휘발성이 강해 잔효기간(잔류기간)이 짧음 • 유기염소계보다 안정성이 약함 • 가수분해가 쉽고, 알칼리성 물질에 쉽게 분해됨 • 환경오염 문제를 초래하지 않음	• Fenthion : 모기유충구제에 효과적이며 휘발성이 낮아 잔효기간이 비교적 긺, 가금류에 독성이 높음 • Parathion : 포유동물에 독성이 가장 높고 지정된 사람의 감독하에 사용하여야 함 • Azamethiphos : 파리, 모기방제, 속효성, 잔류성이 있음 • Chlorpyrifos : 가정의 해충방제에 사용 • Dichlorvos(DDVP) : 훈증제, 경피독성이 높아 중독위험 주의 • Dimethoate : 집파리성충 방제에 사용 • EPN : 과수해충 방제에 사용 • Malathion : 포유동물에 독성이 낮고 공중살포에 적합 • Naled : 훈증제, 모기 · 파리 · 깔다구방제

정답 ④

16. 07. 환경부

141 「환경오염 피해 배상책임 및 구제에 관한 법률」에서 정하는 내용으로 옳지 <u>않은</u> 것은?

① 배상책임범위에 자연환경 훼손은 포함되지 않는다.

② 환경오염사고 시 환경오염유발시설 설치, 운영자에게 과실이 있는 경우에만 책임을 부과한다.

③ 환경오염피해구제 계정의 설치 목적은 피해배상의 사각지대에 방치된 피해자에게 구제급여 등 필요한 재원을 충당하기 위한 것이다.

⑤ 환경오염유발시설 설치 운영이 피해발생에 상당한 개연성이 있는 경우 인과관계를 법적으로 추정하여 피해자의 입증 부담을 경감한다.

해설 「환경오염피해 배상책임 및 구제에 관한 법률」

제14조(원상회복비용 청구 등)
시설로 인하여 발생된 환경오염피해가 동시에 「자연환경보전법」 제2조 제1호에 따른 자연환경이나 같은 법 제2조 제10호에 따른 자연경관의 침해를 발생시킨 경우 피해자는 해당 사업자에게 원상회복을 요청하거나 직접 원상회복을 할 수 있다. 피해자가 직접 원상회복을 한 때에는 그에 상당한 범위에서 해당 사업자에게 그 비용을 청구할 수 있다.

제9조(인과관계의 추정)
① 시설이 환경오염피해 발생의 원인을 제공한 것으로 볼 만한 상당한 개연성이 있는 때에는 그 시설로 인하여 환경오염피해가 발생한 것으로 추정한다.
② 제1항에 따른 상당한 개연성이 있는지의 여부는 시설의 가동과정, 사용된 설비, 투입되거나 배출된 물질의 종류와 농도, 기상조건, 피해발생의 시간과 장소, 피해의 상태와 그 밖에 피해발생에 영향을 준 사정 등을 고려하여 판단한다. 〈개정 2020.05.26〉 [시행 2020.05.26]
③ 환경오염피해가 다른 원인으로 인하여 발생하였거나, 사업자가 대통령령으로 정하는 환경오염피해 발생의 원인과 관련된 환경ㆍ안전 관계 법령 및 인허가조건을 모두 준수하고 환경오염피해를 예방하기 위하여 노력하는 등 제4조 제3항에 따른 사업자의 책무를 다하였다는 사실을 증명하는 경우에는 제1항에 따른 추정은 배제된다.

제17조(환경책임보험의 가입 의무 등)
① 다음 각 호의 시설을 설치ㆍ운영하는 사업자는 환경책임보험에 가입하여야 한다.
　1. 제3조 제1호에 따른 시설로서 특정대기유해물질을 배출하는 시설
　2. 제3조 제2호에 따른 시설로서 특정수질유해물질을 배출하는 시설
　3. 제3조 제3호에 따른 시설로서 지정폐기물 처리시설

제35조(환경오염피해구제계정)
① 운영기관은 보장계약에 따른 보장금의 지급 및 구제급여 등에 필요한 재원에 충당하기 위하여 환경오염피해구제계정(이하 "구제계정"이라 한다)을 설정ㆍ운용할 수 있다.

정답 ①

142 「환경보건법」에서 규정하는 어린이 활동공간으로 옳지 않은 것은?

① 어린이 놀이시설

② 어린이가 사용하는 특수학교교실

③ 초 · 중등학교교실

④ 유치원교실

해설 「**환경보건법」**

> 제2조(정의)
> 8. "어린이활동공간"이란 어린이가 주로 활동하거나 머무르는 공간으로서 어린이놀이시설, 어린이집 등 영유아
> 보육시설, 유치원, 초등학교 등 대통령령으로 정하는 것을 말한다.

「환경보건법」시행령 〈개정 2021.7.6.〉 [시행 2022.4.7.]

> 제1조의2(정의)
> 「환경보건법」(이하 "법"이라 한다) 제2조 제8호에서 "대통령령으로 정하는 것"이란 다음 각 호의 시설을 말한다.
> 〈개정 2021.7.6.〉
> 1. 「어린이놀이시설 안전관리법」 제2조 제2호에 따른 어린이놀이시설(같은 법 시행령 [별표 2] 제13호의 영업소에
> 어린이놀이기구가 설치된 경우에는 어린이놀이기구가 설치된 공간과 연접한 공간을 포함한다)
> 2. 「영유아보육법」 제2조 제3호에 따른 어린이집의 보육실
> 3. 「유아교육법」 제2조 제2호에 따른 유치원의 교실
> 4. 「초 · 중등교육법」 제2조 제1호에 따른 초등학교의 교실 및 학교도서관
> 5. 「초 · 중등교육법」 제2조 제4호에 따른 특수학교의 교실(어린이가 사용하는 교실만 해당한다)
> 6. 「관광진흥법」 시행령 제2조 제1항 제5호 다목에 따른 기타 유원시설업을 경영하는 자의 영업소 중 환경부장관
> 이 정하여 고시하는 영업소
> 7. 「어린이제품 안전 특별법」 제2조 제11호에 따른 안전확인대상 어린이제품(완구만 해당한다)을 어린이에게 놀
> 이로 제공하는 것을 업으로 하는 자의 영업소

정답 ③

143 물질의 독성 정도를 나타내는 용어에 해당하는 것으로 옳지 않은 것은?

① LD_{50}(Median Lethal Dose)

② STEL(Short−Term Expose Limit)

③ NOEC(No Observed Effect Concentration)

④ NOAEL(No Observed Adverse Effect Level)

해설 • 반수치사량 : 실험동물의 반수가 사망하는 투여량이다.
• 최대무작용량 : 투여군을 대조군과 비교 시 생물학적으로 어떠한 영향도 없다고 할 수 있을 때의 최대투여용량이다.
• 동물에 미치는 영향이 바람직하지 않은 독성인지, 아니면 문제가 되지 않은 영향인지에 따라 최대무독성용량
(NOAEL)과 최대무작용량(NOEL)으로 구분한다.
• 무영향관찰용량/농도(No Observed Adverse Effect Level/No Observed Effect Concentration, 이하 "NOAEL", 또는
"NOEC"이라 한다) : 만성독성 등 노출량−반응시험에서 노출집단과 적절한 무처리집단간 악영향의 빈도나 심각성
이 통계적으로 또는 생물학적으로 유의한 차이가 없는 노출량 또는 노출농도를 말한다.

- 최대무독성용량 : 독성시험 시 대조군에 비해 바람직하지 않은 영향을 나타내지 않는 통계학적으로 유의한 차이를 보이지 않은 최대투여용량(mg/kg · bw/day)을 말한다.
- 단시간노출기준(STEL) : 15분간의 시간가중평균노출값으로서 노출농도가 시간가중평균노출기준(TWA)을 초과하고 단시간노출기준(STEL) 이하인 경우에는 1회 노출 지속시간이 15분 미만이어야 하고, 이러한 상태가 1일 4회 이하로 발생하여야 하며, 각 노출의 간격은 60분 이상이어야 한다.

정답 ②

16. 07. 환경부

144 위해소통(Risk Communication)에 대한 설명으로 옳지 않은 것은?

① 화학물질 발생원의 정보를 주민에게 전달하는 것이다.
② 화학물질 위해성에 대한 주민의 이해를 촉진시킨다.
③ 화학물질 제조자와 주민의 합의를 향상시키는 것이 목적이다.
④ 화학물질 제조자와 행정부서가 주민에게 정보를 전달한다.

해설 **Risk Communication(위해정보 소통)의 정의**
화학물질로 기인될 수 있는 위해성(Risk)에 대한 정보를 이해당사자가 상호 교류하여, 위해성에 대한 공통된 인식을 공유하게 하기 위한 시스템 구성 방법이다.

Risk Communication의 목적
위해성에 노출된 대상에 대하여 객관적 정보를 공급하고 이를 적절히 판단하게 함으로써 스스로가 위해성을 저감하도록 노력하는 한편, 잘못된 위해성 인식으로 의한 마찰을 회피하는 것이다. 또한 지속적인 Risk Communication은 향후 잠재적, 위협적 조건에 관련되어 정보를 제공하는 자와 수령하는 자 사이의 상호적 신뢰와 인정이 존재하는 환경을 형성하고 강화시킬 수 있으며, 이러한 연결고리가 되는 체계를 구축하는 것이다.

Risk Communication의 주체 및 역할
㉠ 지역주민
- 기업에게 배출량 정보를 투명하게 공개할 것을 요구
- 사용하는 제품의 화학물질에 대한 관심 증대
- 화학물질 배출 정보에 대한 관심 증대
㉡ 사업장
- 지속적인 배출저감 노력 수행
- 지역주민과의 대화를 통한 화학물질 배출정보 공유
㉢ 행정기관
- 화학물질 현안 및 각종 정보에 대한 수시 지역대화 실시
- 화학물질 배출량 조사제도 및 배출량 조사결과 홍보
- 지역의 배출저감우수사례 및 Risk Communication 우수사례 전파 및 언론 홍보
- Risk Communication 전문가 양성
㉣ 전문가
- 객관적이고 과학적 근거에 기초한 의견 제시
- 화학물질 관련 조언을 통한 분쟁 예방/갈등해소

정답 ③

16. 07. 환경부

145 가스상 방사성물질로 호흡기계에 영향을 미치고 흡연 다음으로 주요한 폐암의 원인물질로 옳은 것은?

① 라돈　　　　　　　　　　　　　② 비소

③ 세슘　　　　　　　　　　　　　④ 헬륨

해설　자연방사능 물질인 라돈(^{222}Rn)은 무색무취의 가스상 자연방사능 물질로 토양, 암석(화강암류), 지하수, 건축자재에서 주로 발생하며 세계보건기구와 미국 환경청에서는 흡연 다음으로 폐암을 유발하는 주요 원인물질로 규정하고 있다.

정답　①

16. 07. 환경부

146 도시가 주위 시골에 비해 기온이 2~5℃ 높고 대기오염이 심화되는 용어로 옳은 것은?

① 열섬현상　　　　　　　　　　　② 애시드 쇼크(Acid shock) 현상

③ 기온역전현상　　　　　　　　　④ 다운워시(Down wash)현상

해설　열섬현상은 별개로 더스트 돔(Dust dome)이라는 현상까지 추가로 동반하는 경우가 많다. 도시의 온도가 주변지역에 비해 상대적으로 높아지게 되면 뜨거운 공기는 대류현상에 의해 상승하게 되고, 그 결과 상승기류가 발생한 도시 중심부에는 국지적인 작은 저기압이 발생한다. 그 결과 기압차를 메우기 위해서 도시 외곽에서 도시 중심부를 향해 바람이 불어들게 되고, 이것이 도시의 열이 밖으로 빠져나가지 못하게 막아서 열섬 현상을 유지시킨다. 그런데 도시는 알다시피 많은 공장과 자동차 매연, 미세먼지 등을 내놓으며, 이것들이 바람이 불면서 제대로 도시에서 빠져나가야 하는데 빠져나갈 바람 자체가 만들어지지 않는다. 그 결과 도시의 매연과 먼지는 도시에 고스란히 차곡차곡 쌓이게 되고, 이것이 상승기류를 타고 돔처럼 쌓이면서 거대한 "먼지 지붕"이 만들어지게 된다. 바람을 빗자루질에 비유하자면, 빗자루로 먼지를 쓸어내는 게 아니라 도리어 도시 쪽으로 교외지역의 먼지까지 함께 모아놓는 상황이다.

정답　①

16. 07. 환경부

147 국제협약과 관련된 내용의 연결로 옳지 않은 것은?

① 람사르협약 − 습지

② 미나마타협약 − 수은

③ 기후변화협약 − 지구온난화

④ 로테르담협약 − 유해폐기물

해설
- 바젤협약 : 유해폐기물에 대한 국가 간 이동 및 처분 규제한다(1989).
- 람사르협약 : 자연자원과 서식지의 보전 및 현명한 이용에 관한 최초의 국제협약으로서 습지 자원의 보전 및 현명한 이용을 위한 기본방향을 제시한다(1971).
- 몬트리올의정서 : 오존층 파괴 물질에 대한 생산 및 사용을 규제한다(1987).
- 기후변화방지협약(교토의정서) : 이산화탄소, 메탄, 아산화질소, 불화탄소, 수소화불화탄소, 불화유황 등 온실가스의 방출을 제한한다(1997).
- 로테르담협약 : 특정 유해 화학물질 및 농약의 국제교역 시 사전통보승인 절차에 관해 규정하였다(Rotterdam Convention on the Prior Informed Consent Procedure for Certain Hazardous Chemicals and Pesticides in International Trade)(1998).
- 미나마타협약 : 수은 및 수은 화합물의 인위적 배출 및 방출로부터 인간건강과 환경을 보호하는 것을 목적으로 한다(2013).

정답 ④

---

16. 07. 환경부

148 태양광선에 노출되어 나타나는 인체 건강영향과 직접적인 관련성이 낮은 것은?

① 비타민 D 형성 ② 안구돌출증
③ 피부암 ④ 백내장

해설 안구돌출증의 원인은 갑상선기능 항진증(그레이브스병), 백혈병, 선천적 두개골이상, 안와의 염증, 종양, 혈관이상 등이 있다.

정답 ②

---

16. 07. 환경부

149 내분비계 장애물질의 작용기전으로 옳지 않은 것은?

① 면역작용 ② 모방작용
③ 간접작용 ④ 방아쇠작용

해설 **내분비계 교란물질의 작용기전**
㉠ 정상호르몬양 작용
- 생체 내 호르몬처럼 표적세포의 수용체에 결합하여 정상적인 반응 유도
- DES, 비스페놀A, PCB, 노닐페놀, 프탈레이트에스테르 등(에스트로젠 유사체로 작용)
㉡ 호르몬 수용체 봉쇄작용 : 호르몬 수용체의 결합부위를 봉쇄함으로써 정상 호르몬이 결합하지 못하여 호르몬 작용 차단
- DDE, vinclozolin(농약의 일종) : 안드로젠 수용체와 결합하여 안드로젠 호르몬의 작용 저해
㉢ 촉발작용 : 정상호르몬과 화학적 구조가 유사, 호르몬 수용체에 결합하여 비정상적인 생리작용 야기 - 유기주석화합물(TBT, TPT)
- DNA의 조절부위에 결합하여 유전자 발현 또는 세포분열을 조절하는 신호 발생 : 다이옥신류, PCBs

ⓔ 간접작용 : 정상호르몬의 대사 및 합성을 변화시켜 비정상 반응 유발 – 스티렌 다이머, 트리머(뇌하수체에 작용하여 호르몬 합성 저해)
  • Ca이온(2차 신호전달물질)의 이동을 간섭, 뇌하수체호르몬의 분비 억제 – 중금속류

정답 ①

16. 07. 환경부

150 환경역학에 대한 설명으로 옳지 <u>않은</u> 것은?

① 인구집단을 대상으로 환경성 질환의 지속적 관리를 할 수 있게 한다.
② 환경성 질환의 인과관계를 연구한다.
③ 환경성 질환의 치료기술을 개발한다.
④ 환경성 질환의 예방방법을 연구한다.

해설 환경역학연구는 환경오염사건과 관련되어 특정 지역에서 특정 기간 동안의 집단적 질병발생을 조사하는 연구(cluster investigation)로서 환경요인과의 관련성 파악을 위해 수행되고 있다. 인구집단을 대상으로 질병발생 요인을 파악하고 요인 간의 상호관계를 규명하여 그 빈도와 분포, 경향 등의 양상을 명백히 하여 질병예방과 건강증진을 위한 실제적인 수단을 개발하는 학문이다.

정답 ③

16. 07. 환경부 환경보건

151 전리방사선에 대한 설명으로 옳지 <u>않은</u> 것은?

① 우주선은 항공여행 시 노출될 수 있다.
② 베타선은 인체를 투과하지 못한다.
③ 감마선은 외부조사로 건강상 장애를 일으킬 수 있다.
④ 의료용 엑스선은 방사성 물질의 분열로 발생된다.

해설 **방사선의 투과력**
• 알파선은 종이 한 장으로도 멈추게 할 수 있지만 감마선은 납판으로 막아도 어느 정도의 두께까지 지나간다. 베타선의 투과력은 중간 정도이며 얇은 금속판으로 멈추게 할 수 있다. X선은 감마선처럼 투과력이 크기 때문에 몸 안의 병을 진단하는 데 사용된다.
• 방사성물질에서 나오는 알파선, 베타선, 감마선, X선, 중성자선 등을 총칭해 방사선이라 한다. 방사선은 원자를 이온화시키고(전리작용), 사진필름을 감광시키며(감광작용), 독특한 파장의 빛(형광 또는 섬광)을 내게 하고(형광작용) 물질을 투과하는 힘(투과력) 등이 있다. 이러한 작용은 방사선의 종류에 따라 다르다. 예를 들어 알파선은 공기 중에서 4~5cm, 피부 표면에서는 0.05mm 정도에서 힘을 잃는다. 베타선은 공기 중 3~4m 이내에서 흡수되며 인체 피부에서는 3~5mm 정도의 투과력이 있다.

- 고위도 지역을 비행할수록 우주 방사선의 차단효과가 약화되어 더 많은 우주 방사선량에 노출된다. 또한, 고도가 높으면 대기층의 우주 방사선 효과도 감소되어 우주 방사선 노출량이 상승된다.
- 항공 여행에서 오는 방사선 노출의 주요 원인은 비행 자체로부터 비롯된다. 고도가 높을수록 공기의 밀도는 낮아지는데, 지표로부터 멀어질수록 공간당 가스 분자의 수는 줄어든다. 따라서 상대적으로 공기가 희박하다는 것은 우주로부터 들어오는 우주 방사선을 튕겨내는 분자의 수가 적다는 것을 의미한다. 이는 대기권 방어층이 옅어질수록 방사선 노출량은 증가한다는 의미이다.

베타선의 특징
- 전자의 흐름에 가깝다.
- 속도가 매우 빠르다(빛의 속도에 가까움).
- 공기 중에서 수 미터까지 움직인다.
- 얇은 금속판이나 플라스틱 조각으로 막을 수 있다.

방사선 투과검사용 방사선 발생원리
- 방사선 투과검사에 사용되는 방사선은 X선과 감마선 두 종류이다.
- X선은 X선 발생장치에 의한 고전압 안에서 전기의 힘으로 발생한다.
- 감마선은 핵이 분열하거나 붕괴할 때 발생한다.

정답 ④

---

16. 07. 환경부 환경보건

152 생물 다양성의 3대 요소로 옳은 것은?

① 생태계 다양성 – 종 다양성 – 유전 다양성
② 생태계 다양성 – 인류 다양성 – 유전다양성
③ 인류 다양성 – 문명 다양성 – 유전 다양성
④ 인류 다양성 – 유전 다양성 – 문화 다양성

해설 생물 다양성(biodiversity)은 크게 종 다양성(species diversity), 유전적 다양성(genetic diversity) 및 생태계 다양성(ecosystem diversity)의 3가지 다양성으로 구분되며, 그중에서 가장 상위에 있는 다양성은 생태계 다양성으로 알려져 있다.

정답 ①

16. 07. 환경부 환경보건

153 「화학물질관리법」에서 유해화학물질을 취급하는 자가 해당 유해화합물의 용기나 포장에 표시하여야 할 사항으로 옳지 <u>않은</u> 것은?

① 명칭, 유해내용 그림
② 사용자정보
③ 위험 및 경고표시 신호
④ 예방조치 문구

해설 「**화학물질관리법**」

> 제16조(유해화학물질의 표시 등)
> ① 유해화학물질을 취급하는 자는 해당 유해화학물질의 용기나 포장에 다음 각 호의 사항이 포함되어 있는 유해화학물질에 관한 표시를 하여야 한다. 제조하거나 수입된 유해화학물질을 소량으로 나누어 판매하려는 경우에도 또한 같다.
>   1. 명칭 : 유해화학물질의 이름이나 제품의 이름 등에 관한 정보
>   2. 그림문자 : 유해성의 내용을 나타내는 그림
>   3. 신호어 : 유해성의 정도에 따라 위험 또는 경고로 표시하는 문구
>   4. 유해·위험 문구 : 유해성을 알리는 문구
>   5. 예방조치 문구 : 부적절한 저장·취급 등으로 인한 유해성을 막거나 최소화하기 위한 조치를 나타내는 문구
>   6. 공급자정보 : 제조자 또는 공급자의 이름(법인인 경우에는 명칭을 말한다)·전화번호·주소 등에 관한 정보
>   7. 국제연합번호 : 유해위험물질 및 제품의 국제적 운송보호를 위하여 국제연합이 지정한 물질분류번호
> ② 유해화학물질을 취급하는 자는 유해화학물질 취급시설과 취급현장, 유해화학물질을 보관·저장 또는 진열하는 장소, 유해화학물질 운반차량에 제1항에 따른 유해화학물질에 관한 표시를 하여야 한다.

정답 ②

16. 07. 환경부 환경보건

154 「환경보건법」에서 환경매체별 계획과 시책을 통합, 조정하여야 하는 관점으로 옳은 것은?

① 매체 보호
② 생산자 보호
③ 수용체 보호
④ 지구생태계 보호

해설 「환경보건법」 제4조(기본이념) : 수용체 보호의 관점에서 환경매체별 계획과 시책을 통합·조정하여야 한다.

정답 ③

16. 07. 환경부 환경보건

155 다음에서 설명하고 있는 원칙으로 옳은 것은?

> 중대하거나 복구할 수 없는 피해위험이 있는 경우에 과학적 불확실성을 이유로 환경손상을 방지하기 위한 조치를 미루어서는 안 된다.

① 사전주의 원칙　　　　　　　　② 환경보전의 원칙
③ 유해성평가의 원칙　　　　　　④ 환경영향평가의 원칙

해설　농약 노출과 만성질환의 연관성을 판단하는 데 있어서 사전주의 원칙(precautionary principle)을 이해하고 적용할 필요가 있다. 사전주의 원칙이란 원인과 결과와의 관련이 비록 과학적으로 충분히 입증되지 않았어도 건강 또는 환경에 위해를 줄 것으로 판단될 때에는 사전 조치를 취해야 한다는 것을 말한다. 즉, 사전주의 원칙은 위해의 증거가 없다는 것이 위험이 없다는 증거는 아니다(Absence of evidence of harm is not the same thing as evidence of the absence of harm)라는 철학에 근거를 두고 있으며, 위험성이 나타나기 이전에 예방을 강조하는 개념이다.

정답　①

 알아보기

사전예방의 원칙(Precautionary principle)
경피해의 원인을 파악하고 대책을 마련함으로써 원인을 사전 제거하여 환경오염 및 이로 인한 피해가 일어나지 않도록 대처하여야 한다는 원칙이다. 따라서 중대하거나 복구할 수 없는 피해의 위험이 있는 경우에 과학적 불확실성을 이유로 환경손상을 방지하기 위한 조치를 미루어서는 안 된다.

16. 07. 환경부 환경보건

156 대기오염물질이 건강과 환경에 미치는 영향에 대한 설명으로 옳지 않은 것은?

① 먼지 – 폐질환의 악화, 금속의 부식
② 오존 – 청색증, 건물 및 동상의 부식
③ 황화수소 – 암발생률의 증가, 식물생육장애
④ 이산화황 – 만성기관지염, 산성비

해설　• 황화수소(H_2S) : IARC, NTP, ACGIH, OSHA에서 규정한 발암물질은 아니나 점막, 결막에 손상을 주고 폐손상을 일으킨다.
　• 공기 중에 존재하는 먼지 · 염분(鹽分) 및 산성 증기(아황산가스 · 황화수소 등) 등 여러 가지가 금속의 표면에 작용하여 부식물을 만드는 경우가 많다. 화학에서는 이들도 모두 녹에 포함시키고 있다. 심하게 노출될 경우 호흡 곤란, 기침, 찌르는 느낌, 천명, 아프고 건조한 목구멍, 땀, 오심, 구토, 피로, 빈맥, 현기증, 저혈압증, 시력 변화, 주변시 변화, 정신 능력 저하, 협동운동 장애, 말하거나 호흡할 때의 어려움 및 통증, 호흡장애, 구내 건조, 흉부 압박감, 심근 경색과 유사한 심한 경련성 흉통, 전신 통증, 실신, 청색증을 야기할 수 있다.

- 대기오염물질이 금속부식에 미치는 영향은 오염물질 자체가 부식에 직접관여 하는 것 외에 촉매 역할로써 간접적인 요인이 더욱 중요시된다고 볼 수 있다. 금속부식에 중요한 대기오염물질로 아황산가스와 각종 산(Acid) 및 오존을 비롯한 각종 옥시단트를 들 수 있다.
- 연기, 스모그, 먼지 입자, 연무(강산성, 암모니아, 일부 유기 용제, 염소, 황화수소, 이산화황, 브롬과 같은 자극물로부터 발생하는 경우)와 같은 자극물에 대한 노출 또한 숨통과 기관지에 염증을 유발하여 급성 기관지염과 유사한 증상을 야기할 수 있다.
- 질소산화물(NO_x)의 인체영향을 살펴보면, 일산화질소(NO)보다는 이산화질소(NO_2)가 인체에 더욱 큰 피해를 주는 것으로 알려져 있다. 고농도의 이산화질소에 노출되면 눈, 코 등의 점막에서 만성 기관지염, 폐렴, 폐출혈, 폐수종의 발병으로까지 발전할 수 있는 것으로 보고되고 있으며, 식물에 대한 피해로는 식물세포를 파괴하여 꽃식물의 잎에 갈색이나 흑갈색의 반점이 생기게 한다.
- 이산화황은 인체의 점막을 자극하며, 고농도를 흡입하면 콧물, 담, 기침 등이 나오고 호흡곤란을 초래한다. 이산화황 흡입을 통해 기관지염, 폐수종, 폐렴 등에 걸릴 가능성이 있다는 연구 결과가 있다. 이산화황은 질소산화물(NO_x)과 함께 산성비의 주요 원인물질로서 토양, 호수, 하천의 산성화에 영향을 미치며, 식물의 잎맥 손상, 성장저해 및 빌딩이나 기념물 등 각종 구조물의 부식을 촉진시키기도 한다. 또한 이산화황은 시정장애를 일으키는 미세먼지의 주요 원인물질이기도 하다.
- ※ 출처 : 환경부, Hydrogen sulfide (H_2S) : IARC, NTP, ACGIH, OSHA : Not Listed, 국가 독성 프로그램(NTP · National Toxicology Program), 미국 노동부 직업 보건 안전 관리국(OSHA)

정답 ③

16. 07. 환경부 환경보건

157 항생제의 과다사용으로 인해 나타나는 현상으로 옳지 <u>않은</u> 것은?

① 사회 전반적인 의료비가 감소된다.
② 일반병원성 미생물의 항생제에 대한 감수성이 감소된다.
③ 환경오염으로 생태계가 교란된다.
④ 자연계 내 잔류로 항생제 내성 미생물이 생성된다.

해설 한강 및 낙동강 지표수에서는 풍수기에 비해 갈수기에 더 잦은 빈도와 더 높은 농도로 검출되었으며, 갈수기의 상수원 환경시료에서는 설파계(Sulfide) 항생제가 많이 검출된다. 먹는 물로 쓰는 한강 등 4대강 유역의 하천수에서 항생제를 비롯해 각종 의약품 성분이 검출되었으며, 전국 하천에 항생제에 죽지 않는 내성균이 다량 존재한다는 기존 조사 결과가 있다.

정답 ①

16. 07. 환경부 환경보건

158 「환경보건법」에서는 인체에 유입되어 암을 발생하는 물질에 대한 유해성을 초과발암위해도로 규정하고 있다. 그 범위로 옳은 것은?

① $10^{-12} \sim 10^{-10}$

② $10^{-9} \sim 10^{-7}$

③ $10^{-6} \sim 10^{-4}$

④ $10^{-3} \sim 10^{-1}$

해설 「환경보건법」 시행규칙 [별표 1] 〈2019.12.20〉

> 위해성기준(제3조 관련)
> 1. 초과발암위해도(超過發癌危害度)를 적용할 경우 위해성기준은 $10^{-6} \sim 10^{-4}$의 범위에서 환경부장관이 정한다.
> 2. 초과발암위해도를 적용할 수 없는 경우 위해성기준은 위험지수 1로 한다.
>
> 비고
> 1. "초과발암위해도"란 독성역치(독성을 보이는 최소한의 수준)가 없는 환경유해인자에 평생 노출되었을 때 이로 인하여 추가적으로 암이 발생할 수 있는 확률을 말한다.
> 2. "위험지수"란 독성역치가 있는 환경유해인자에 대한 노출 수준을 동일 노출기간의 최대허용 노출량으로 나눈 값을 말한다.

정답 ③

16. 07. 환경부 환경보건

159 역사적인 환경보건 사고와 원인 오염 물질의 연결이 옳은 것만을 모두 고른 것은?

> ㄱ. 이탈리아의 세베소 사고 – 염소가스
> ㄴ. 인도 보팔 사고 – 메틸아이소사이안
> ㄷ. 일본 가네미유 사건 – 폼알데하이드
> ㄹ. 미국 도노라 사건 – 질산성질소
> ㅁ. 미국 스리마일 사건 – 원유유출

① ㄱ, ㄴ

② ㄱ, ㄷ

③ ㄴ, ㄹ

④ ㄴ, ㅁ

해설 • 세베소(Seveso) 사건 : 1976년 7월 10일 이탈리아 북부에 위치한 인구 17,000명의 세베소(Seveso)라는 도시의 한 화학공장에서 반응기 내부의 과압으로 인해 안전밸브가 열렸고, 이로 인해 염소가스를 포함한 다량의 유독성 화학물질이 대기로 방출되었다. 누출된 화학물질 속에는 다이옥신의 하나인 2,3,7,8-Tetrachlorodibenzo-p-dioxin(TCDD)이 포함되어 있었고 주변 1,800 헥타르의 토양을 오염시켰다. 세베소 사건에서 가장 확실하게 확인된 건강영향은 염소여드름(Chloracne)이고 그밖에 말초신경염, 간 효소의 상승, 면역기능의 저하, 생식독성의 가능성이 제기되었다.

- 보팔(Bhopal) 사건 : 1984년 12월 3일 새벽 인도 보팔 시에 있는 다국적 기업인 유니언 카바이드 사의 비료공장에서 다량의 메틸아이소사이안염(Methylisocyanate, MIC ; Carbaryl 농약을 제조하는 과정의 중간물질)이 누출되는 사고가 일어났다. 하루 사이에 약 2천 명의 주민들이 사망하고 60만 명의 부상자가 발생하였으며, 그 중 5만 명은 영구적인 장애자가 되었는데, 이때 방출된 가스 구름 속에는 포스겐(Phosgene), 사이안화수소(Hydrogen Cyanide), 일산화탄소 등 다양한 유해가스들이 섞여 있었으며, 밀도가 높아 지상에 낮게 깔리면서 더 많은 피해가 발생했다.
- 가네미 사건(PCB 사건) : 식용유 제조 중 PCB가 혼입되었다. PCB(Polychlorinated Biphenyl)는 피부병, 간질환, 신경장애 등을 유발한다.
- Three Mile Island Accident(TMI 사고) : 1979년 3월 28일 미국 펜실베이니아 주 미들타운에서 일어난 멜트다운 사고이다. 국제 원자력 사고 척도로는 시설 외까지 위험을 수반한 사고(레벨 5)로, 윈드스케일 화재와 같은 등급의 수준이었다. 당시 스리마일 섬에는 총 2개의 원자로가 건설되어 있었고 원자로의 유형은 가압수형 원자로였다. 가압수형 원자로의 경우 압력을 가한 물을 원자로 냉각재 및 중성자 감속재로 사용하기 때문에 이 물이 끊임없이 순환되도록 유지하여 끓지 않게 만드는 것이 중요하다. 스리마일 섬 사고의 경우 가장 중요한 급수 시스템에서 문제가 생겼던 것이 원인이다.

정답 ①

 알아보기

세계 각국의 대기오염사건

대기오염사건	환경조건	발생원인물질
뮤즈계곡 (Meuse Valley, 벨기에) 1930년 12월	계곡, 무풍지대, 기온역전, 연무발생, 공장지대(철동, 금속, 초자, 아연)	공장으로부터 아황산가스(SO), 황산, 불소화합물, CO, 미세입자
도노라(Donora, 미국) 1948년 10월	계곡, 무풍지대, 기온역전, 연무발생, 공장지대(철동, 금속, 아연, 황산)	공장으로부터 SO 및 황산과 미세 Aerosol과의 혼합
런던(London, 영국) 1952년 12월	하천평지, 무풍상태, 복사형 기온역전, 연무발생, 습도 90%, 인구조밀, 차가운 스모그	석탄연소에 의한 SO, 미립 Aerosol, 분진 등
로스앤젤레스 (Los Angeles, 미국) 1954년 이후	해안분지, 연중해양성, 침강형 기온역전, 백색연무, 차량급증으로 연료소비 증가	석유계 연료, 산, 염화물성 HC, 폼알데하이드, O_3
포자리카 (Poza Rica, 멕시코) 1950년 11월	가스공장의 조작사고로 대량의 유황가스가 도시에 유입, 기온역전	황화수소(H_2S)
요코하마(일본) 1946년	무풍상태, 진한 연무 발생, 공업지대	불명, 공업지역의 대기오염물질로 추정
보팔(Bhopal, 인도) 1984년 12월	한밤중, 무풍상태, 쌀쌀한 날씨, 진한 안개	공장에서 메틸아이소사이아네이드(MIC ; Methylisocyanate)의 유독가스 1시간 누출
체르노빌(옛 소련) 1986년 4월	원자로 방사성 물질 유출	방사성 물질

16. 07. 환경부 환경보건

160 다음 설명에 해당하는 노출평가용 생체 시료로 옳은 것은?

> 우리 몸의 세포에 필요한 산소 및 영양물질을 공급해 주며 세포에서 생성된 노폐물을 외부로 배출함과 동시에 전해질 농도, pH 및 삼투압 농도를 일정하게 유지해 준다.

① 소변   ② 혈액
③ 타액   ④ 대변

해설 혈액은 세포가 필요로 하는 산소 및 영양물질을 공급해 주며 세포에서 생성된 노폐물을 외부로 제거해 줌과 동시에 전해질 농도, pH 및 삼투질 농도(Osmolality) 등을 일정하게 유지시킴으로써 세포의 기능을 원활하게 유지시키는 데 기여한다.

정답 ②

16. 07. 환경부 환경보건

161 대기오염물질과 측정방법의 연결로 옳지 않은 것은?

① PM-10 - 베타선(β-ray) 흡수법
② 석면 - 적외선 흡수법
③ 일산화탄소 - 비분산 적외선 분석법
④ 아황산가스 - 자외선 형광법

해설 대기환경기준(「환경정책기본법」 시행령 별표 1)

항목	기준	측정방법
아황산가스(SO_2)	• 연간 평균치 0.02ppm 이하 • 24시간 평균치 0.05ppm 이하 • 1시간 평균치 0.15ppm 이하	자외선 형광법 (Pulse U.V. Fluorescence Method)
일산화탄소(CO)	• 8시간 평균치 9ppm 이하 • 1시간 평균치 25ppm 이하	비분산적외선 분석법 (Non-Dispersive Infrared Method)
이산화질소(NO_2)	• 연간 평균치 0.03ppm 이하 • 24시간 평균치 0.06ppm 이하 • 1시간 평균치 0.10ppm 이하	화학 발광법 (Chemiluminescent Method)
미세먼지(PM-10)	• 연간 평균치 $50\mu g/m^3$ 이하 • 24시간 평균치 $100\mu g/m^3$ 이하	베타선 흡수법 (β-Ray Absorption Method)
초미세먼지(PM-2.5)	• 연간 평균치 $15\mu g/m^3$ 이하 • 24시간 평균치 $35\mu g/m^3$ 이하	중량농도법 또는 이에 준하는 자동측정법
오존(O_3)	• 8시간 평균치 0.06ppm 이하 • 1시간 평균치 0.1ppm 이하	자외선 광도법 (U.V. Photometric Method)
납(Pb)	연간 평균치 $0.5\mu g/m^3$ 이하	원자흡광 광도법 (Atomic Absorption Spectrophotometry)

항목	기준	측정방법
벤젠	연간 평균치 5μg/m^3 이하	가스크로마토그래프법 (Gas Chromatography)

※ 1시간 평균치는 999천분위수의 값이 그 기준을 초과해서는 안 되고, 8시간 및 24시간 평균치는 99백분위수의 값이 그 기준을 초과해서는 안 된다.
※ 미세먼지(PM-10)는 입자의 크기가 10μm 이하인 먼지를 말한다.
※ 초미세먼지(PM-2.5)는 입자의 크기가 2.5μm 이하인 먼지를 말한다.

정답 ②

16. 07. 환경부 환경보건

162 국제암연구소(IARC)에서 제시하고 있는 발암물질의 분류기준으로 옳지 않은 것은?

① Group 1
② Group 2
③ Group 2A
④ Group 3

해설 국제암연구위원회(IARC)의 발암물질 구분

Group 1	인체발암성 확인물질(확실한 발암물질) · 사람, 동물에게 발암성 평가
Group 2A	인체발암성 예측 · 추정물질(가능성이 높은 발암물질) · 동물에게만 발암성 평가
Group 2B	인체발암성 가능 물질(가능성이 있는 발암물질) • 사람에 있어서 원인적 연관성 연구결과들이 상호 일치되지 못하고 통계적 유의성이 약함 • 실험동물에 대한 발암성 근거가 충분하지 못하여 사람에 대한 근거 역시 제한적, 실험동물에 대한 발암성 근거가 제한적, 부적당하고 사람에 대한 근거 역시 부적당함 • 클로로폼, 커피, Pickle, 고사리, 삼삼화안티몬
Group 3	인체발암성 미분류물질(발암성이 불확실한 발암물질) · 발암물질로 증거 부적절함
Group 4	인체 비발암성 추정물질(발암성이 없는 물질) · 발암물질 가능성이 거의 없음

정답 ②

17. 04. 1회 경기의료기술직

163 환경오염물질의 건강유해성을 평가하기 위한 방법 중 '노출평가'에 고려되지 않는 요소는?

① 노출대상자의 건강상태
② 노출의 빈도 및 기간
③ 노출 경로
④ 노출의 강도

CHAPTER 02 환경위생 및 보전 _ 기출문제 155

해설 환경유해인자의 위해성 평가를 위한 절차와 방법 등에 관한 지침 [시행 2016.07.25] [환경부예규 제585호, 2016. 07.25, 일부개정]

> 제2조
> 10. "노출평가"란 환경을 포함한 각종매체에 존재하는 환경유해인자의 정성 및 정량적 분석 자료를 근거로 환경 유해인자가 인체, 생태 등 대상 수용체 내부로 들어오는 노출 수준을 추정하는 것을 말한다.
>
> 제9조(노출평가)
> ① 인체노출평가는 다매체·다경로 노출시나리오에 기반하여 노출된 인구집단의 크기, 노출의 강도, 빈도 및 기간 을 고려해서 노출경로별로 인체 노출량을 정량적으로 추정할 수 있도록 수행되어야 한다.

정답 ①

16. 07. 환경부 환경보건

164 다음에서 설명하는 오염물질로 옳은 것은?

> • 어린이의 지능저하를 초래한다.
> • 주로 폐에 축적된다.
> • 고농도로 농축되면 미성숙 적혈구를 성장시키며 조혈계통장애를 유발한다.

① 일산화탄소(CO) ② 오존(O_3)
③ 납(Pb) ④ 수은(Hg)
⑤ 석면(Asbestos)

해설 • 수은과 적혈구는 큰 관련 없음, 석면과 지능저하도 관련 없다.
• 납은 혈액 독성, 말초 및 중추 신경독성, 신장 독성, 소화기 장애, 지능발달 저해와 같은 발달 독성을 일으킬 수 있으 며, 암을 일으키기도 하는 것으로 알려져 있다. 국제암연구소에서는 납을 인체 발암 가능 물질로 분류하고 있으며, 흡연 시 호흡기계 독성 및 발암 유발 가능성이 높다고 규정했다(식품의약품안전평가원).
• 폐를 통한 흡수는 고운 입자 형태, 증기, 연기에 있는 흡입된 먼지를 통해 일어난다. 납 미립자가 폐에 있을 경우 대 부분이 흡수된다. 대기 중에 미립자의 형태로 존재 할 경우에는 90% 이상이 흡입에 의하여 체내로 이행되며 피부 나 폐를 통하여 쉽게 흡수된다.
• 납(Pb) 급성 : 식욕감퇴, 구토, 구역, 두통, 변비
• 납(Pb) 만성 : 기억력 감퇴, 경련, 난청, 망상, 혼수 등

정답 ③

16. 07. 환경부 환경보건

165 대기 중의 산소가 결핍되면 저산소증, 호흡곤란, 질식 등이 발생하고 과다하게 되면 산소중독 등의 증상이 발생한다. 인간이 평소에 생활하고 있는 대기 중의 평균 산소농도로 옳은 것은?

① 8% 　　　　　　　　　② 13%

③ 21% 　　　　　　　　　④ 30%

⑤ 36%

정답 ③

16. 04. 경기의료기술직

166 최근 세계적인 대기오염 등으로 인한 지구온도상승으로 해수면이 상승하고 이상기상 현상이 나타나는 등 인류의 삶을 위협하고 있는데, 이러한 지구온난화에 가장 크게 기여하는 기체는?

① 오존 　　　　　　　　　② 메탄

③ CO_2 　　　　　　　　　④ 아황산가스

해설 온실가스는 이산화탄소(CO_2), 메탄(CH_4), 아산화질소(N_2O), 불화탄소(PFC=CFC), 수소화불화탄소(HFC), 불화유황(SF_6) 등 여섯 가지 순서의 기여도를 가진다.

정답 ③

16. 04. 경기의료기술직

167 전리방사선 장애에 대한 설명으로 옳지 <u>않은</u> 것은?

① 조혈기능 및 생식기능 장애 　　　② 백혈병, 악성종양 및 돌연변이

③ 피부건조 및 피부점막 궤양 　　　④ 폐질환, 레이노드 증세

해설 ㉠ 레이노드 : 진동에 의한 장애
ㄴ 비전리방사선 : 자외선, 가시광선, 적외선 등
ㄷ 전리방사선
　• 입자 : 알파선, 베타선, 양성자선
　• 전자파 : 엑스선, 감마선

정답 ④

16. 04. 경기의료기술직

168 다음 중 수질오염의 미생물학적 지표로 사용되는 것은?

① 부유물

② 대장균

③ 용존산소

④ 수소이온농도

해설 • 「먹는물 수질기준 및 검사 등에 관한 규칙」 [별표 1] : 대장균, 분원성 대장균군은 100mL에서 검출되지 아니할 것 다만, 샘물 · 먹는샘물, 염지하수 · 먹는염지하수 및 먹는해양심층수의 경우에는 적용하지 아니한다.
• 대장균군 : 수질오염의 지표

정답 ②

16. 06. 경기의료기술직

169 생물화학적 산소요구량(BOD)에 대한 설명으로 옳은 것은?

① 유기물질을 20℃에서 3일간 안정화시키는 데 소비한 산소량을 말한다.

② BOD는 용존산소량(DO)과 비례관계이다.

③ 방류하수는 50ppm 이하여야 한다.

④ 수중에서 생물이 생존하기 위해서는 BOD가 5ppm 이하여야 한다.

해설 • 생물화학적 산소요구량(BOD) : 하수의 유기물을 산화하는 데 소모되는 산소의 손실량으로 20℃에서 5일간 측정한다(BOD 5ppm 이상에서 물고기는 살기 어렵다).
• 화학적 산소요구량(COD) : 유기물질을 산화제($K_2Cr_2O_7$)에 의해 화학적으로 산화시키기 위한 산소 요구량
• 용존산소량(DO) : 용존산소 부족 시에는 혐기성 부패로 인해 메탄가스 및 악취가 발생하고, 온도 하강 시에는 용존산소가 증가하고 BOD는 저하한다. 어족 보호를 위한 DO는 5ppm 이상이다.
• 방류하수의 수질기준 : 방류수 수질기준(「하수도법」 시행규칙 [별표 1](제3조 제1항 제1호 관련) 〈개정 2020.02.24〉)
  – 2020년 12월 31일까지 적용되는 기준

구분		생물화학적 산소요구량 (BOD) (mg/L)	화학적 산소요구량 (COD) (mg/L)	부유물질 (SS) (mg/L)	총질소 (T-N) (mg/L)	총인 (T-P) (mg/L)	총대장균 군수 (개/mL)	생태독성 (TU)
1일 하수 처리용량 500m³ 이상	I 지역	5 이하	20 이하	10 이하	20 이하	0.2 이하	1,000 이하	1 이하
	II 지역	5 이하	20 이하	10 이하	20 이하	0.3 이하	3,000 이하	
	III 지역	10 이하	40 이하	10 이하	20 이하	0.5 이하		
	IV 지역	10 이하	40 이하	10 이하	20 이하	2 이하		
1일 하수처리용량 500m³ 미만 50m³ 이상		10 이하	40 이하	10 이하	20 이하	2 이하		
1일 하수처리용량 50m³ 미만		10 이하	40 이하	10 이하	40 이하	4 이하		

정답 ④

더 알아보기

– 2021년 1월 1일부터 적용되는 기준

구분		생물화학적 산소요구량 (BOD) (mg/L)	총유기 탄소량 (TOC) (mg/L)	부유물질 (SS) (mg/L)	총질소 (T-N) (mg/L)	총인 (T-P) (mg/L)	총대장균 군수 (개/mL)	생태 독성 (TU)
1일 하수 처리용량 500m³ 이상	I 지역	5 이하	15 이하	10 이하	20 이하	0.2 이하	1,000 이하	1 이하
	II 지역	5 이하	15 이하	10 이하	20 이하	0.3 이하	3,000 이하	
	III 지역	10 이하	25 이하	10 이하	20 이하	0.5 이하		
	IV 지역	10 이하	25 이하	10 이하	20 이하	2 이하		
1일 하수처리용량 500m³ 미만 50m³ 이상		10 이하	25 이하	10 이하	20 이하	2 이하		
1일 하수처리용량 50m³ 미만		10 이하	25 이하	10 이하	40 이하	4 이하		

---

16. 06. 경기의료기술직

170 공기의 자정작용 현상에 대한 설명으로 옳지 <u>않은</u> 것은?

① 태양광선 중 자외선에 의한 살균작용

② O_2 및 O_3 등에 의한 환원작용

③ 식물 및 조류 등에 의한 탄소동화작용

④ 강우, 강설 등에 의한 분진이나 용해성 가스에 대한 세정작용

해설
• 공기 자체의 희석작용
• 강우, 강설 등에 의한 공기 중 수용성 가스나 분진의 세정작용
• 산소, 오존 및 과산화수소에 의한 산화작용
• 태양광선 중 자외선에 의한 살균작용
• 녹색식물의 광합성에 의한 CO_2와 O_2의 교환작용
• 중력에 의한 침강작용

정답 ②

171 우리나라 대기환경 오염물질의 배출허용기준 중 매연은 링겔만 비탁표에서 몇 도 이하로 규정하고 있고 이때의 매연농도는 몇 %인가?

① 1도 － 20%
② 2도 － 40%
③ 3도 － 30%
④ 5도 － 50%

해설 ㉠ 우리나라의 매연 배출허용기준 : 링겔만 차트(비탁도) 2도 이하로 규정하고 있다.
   ㉡ 링겔만 농도표(Ringelmann's Smoke Chart)
   • 굴뚝에서 나오는 매연의 농도를 측정할 때 사용하는 농도 기준표이다.
   • 백선에서 흑선까지 6단계로 우리나라 대기허용기준은 2도(40%) 이하이며 매연의 농도와 비교해서 농도의 도수를 측정한다.

정답 ②

172 물속의 유기물질 등이 산화제에 의해 화학적으로 분해될 때 소비되는 산소량으로, 폐수나 유독물질이 포함된 공장폐수의 오염도를 알기 위해 사용하는 것은?

① 용존산소량(DO)
② 생물화학적 산소요구량(BOD)
③ 부유물질량(SS)
④ 화학적 산소요구량(COD)

해설 화학적 산소요구량(COD) : 유기물질을 산화제($K_2Cr_2O_7$)에 의해 화학적으로 산화시키기 위한 산소 요구량

정답 ④

173 정수방법 중 여과법에 대한 설명으로 옳은 것은?

① 완속여과의 여과속도는 3m/day이고, 급속여과의 여과속도는 120m/day 정도이다.
② 급속여과의 생물막 제거법은 사면교체이고, 완속여과의 생물막 제거법은 역류세척이다.
③ 원수의 탁도 · 색도가 높을 때는 완속여과가 효과적이다.
④ 완속여과에 비해 급속여과의 경상비가 적게 든다.

구분	완속여과법	급속여과법
유래	영국식, 영국에서 1829년	미국식, 미국에서 1872년
침전법	보통침전법	약품침전법
모래층 청소	사면대치	역류세척
여과속도	3m[6~7m]/day	120m/day
소요되는 면적	광대한 면적	좁은 면적
비용	• 건설비가 많이 든다. • 경상비는 적게 든다.	• 건설비가 적게 든다. • 경상비가 많이 든다.
세균제거율	98~99%	95~98%
1차 사용일수	20일~60일(1~2개월)	12시간~2일(1일)
전처리	불필요	절대 필요
원수의 탁도, 색도가 심하고 이끼류 발생이 쉬운 장소에서의 사용	불리	좋음
수면이 동결되기 쉬운 장소	불리	좋음

정답 ①

16. 07. 전남 3차 지방직

174 의료폐기물에 대한 설명 중 옳은 것을 모두 고르면?

> ㄱ. 의료폐기물은 발생 시점부터 전용용기에 바로 투입하여야 한다.
> ㄴ. 보관의 경우 격리의료폐기물의 도형 색상은 붉은색으로 표시하며 보관기간은 7일이다.
> ㄷ. 봉투형 용기에는 그 용량의 75% 미만으로 의료폐기물을 넣어야 한다.
> ㄹ. 인체의 조직은 의료폐기물에 속하나 동물의 사체는 의료폐기물로 보지 않는다.

① ㄱ, ㄴ   ② ㄱ, ㄷ
③ ㄱ, ㄴ, ㄷ   ④ ㄱ, ㄴ, ㄷ, ㄹ

해설 ㄹ. 동물병원에서 발생하는 실험동물의 사체도 의료폐기물이다.

정답 ③

 알아보기

의료폐기물

㉠ 정의(「폐기물관리법」 제2조 제5호)
　5. "의료폐기물"이란 보건 · 의료기관, 동물병원, 시험 · 검사기관 등에서 배출되는 폐기물 중 인체에 감염 등 위해를 줄 우려가 있는 폐기물과 인체 조직 등 적출물(摘出物), 실험동물의 사체 등 보건 · 환경보호상 특별한 관리가 필요하다고 인정되는 폐기물로서 대통령령으로 정하는 폐기물을 말한다.

ⓛ 폐기물의 처리명령 대상이 되는 조업중단 기간(「폐기물관리법」 시행령 제20조)
  ① 법 제40조 제2항에서 "대통령령으로 정하는 기간"이란 다음 각 호의 기간을 말한다. 〈개정 2007.12.28〉
    1. 동물성 잔재물(殘滓物)과 의료폐기물 중 조직물류폐기물 등 부패나 변질의 우려가 있는 폐기물인 경우 : 15일
ⓒ 폐기물처리업자의 폐기물 보관량 및 처리기한(「폐기물관리법」 시행규칙 제31조)
  ① 법 제25조 제9항 제2호에서 "환경부령으로 정하는 양 또는 기간"이란 다음 각 호와 같다. 〈개정 2019.12.20〉
    1. 폐기물 수집·운반업자가 임시보관장소에 폐기물을 보관하는 경우
      가. 의료폐기물 : 냉장 보관할 수 있는 4℃ 이하의 전용보관시설에서 보관하는 경우 5일 이내, 그 밖의 보관시설에서 보관하는 경우에는 2일 이내. 다만, 영 별표 2 제1호의 격리의료폐기물(이하 "격리의료폐기물"이라 한다)의 경우에는 보관시설과 무관하게 2일 이내로 한다.
      나. 의료폐기물 외의 폐기물 : 중량 450톤 이하이고 용적이 300m³ 이하, 5일 이내
    5. 폐기물 재활용업자가 의료폐기물(태반으로 한정한다)을 보관하는 경우
      가. 제11조 제1항 제2호에 따라 폐기물 임시보관시설에 보관하는 경우 : 중량 5톤 미만, 5일 이내
      나. 그 밖의 경우 : 1일 재활용량의 7일분 보관량 이하, 7일 이내
    6. 폐기물 중간처분업자가 의료폐기물을 보관하는 경우 : 1일 처분용량의 5일분 보관량 이하, 5일 이내. 다만, 격리의료폐기물 및 영 별표 2 제2호 가목의 조직물류폐기물의 경우에는 2일분 보관량 이하, 2일 이내로 한다.
ⓔ 의료폐기물은 발생한 때(해당 진찰·치료 및 시험·검사행위가 끝났을 때)부터 종류별로 적합한 전용용기에 넣어 보관
ⓜ 전용용기는 사용 중일 때에는 전용용기 내부의 내용물이 새어 나오지 아니하도록 관리하고, 의료폐기물의 투입이 끝난 전용용기는 밀폐 포장. 사용이 끝난 전용용기는 내부합성수지 주머니를 밀봉한 후 외부용기를 밀폐 포장(「폐기물관리법」 시행규칙 [별표 5])
ⓗ 같은 처리장소에서 같은 처리방법으로 처리하는 경우에는 성질과 상태별로 밀폐 포장하여 보관
ⓢ 의료폐기물에 해당되지 않는 것
  • 재택(在宅)환자로부터 발생되는 폐기물 등
  • 동물병원이 아닌 장소에서 발생되는 동물사체
    (전염병 등에 의한 폐사동물은 「가축전염병예방법」 적용)
  • 미용을 위해 깎은 동물의 털, 건강한 동물의 배설물 제거용으로 사용된 일회용기저귀 등
  • 치과의원에서 진료 후 구강을 세척하는 과정에서 발생되는 세척수
  • 실험이나 검사과정에서 의료폐기물과 혼합되거나 접촉되지 않은 순수한 유기용제(지정폐기물인 폐유기용제 또는 폐유독물로 처리하여야 함)
ⓞ 봉투형 용기에는 그 용량의 75% 미만으로 의료폐기물을 담아 배출
ⓩ 의료폐기물 전용용기 사용 시 도형 및 색상(「폐기물관리법」 시행규칙 [별표 5] 제5호 나목 1)) 〈개정 2020.05.27〉) : 전용용기 및 전용용기에 넣기 어려운 의료폐기물(대형 조직물류폐기물)의 개별 포장 바깥쪽에는 의료폐기물임을 나타내는 다음의 도형 및 취급 시 주의사항을 표시하여야 하며, 도형 색상은 의료폐기물의 종류별로 상이하다.

의료폐기물의 종류		도형 색상
격리의료폐기물		붉은색
위해의료폐기물(재활용하는 태반은 제외한다) 및 일반의료폐기물	봉투형 용기	검정색
	상자형 용기	노란색
재활용하는 태반		녹색

비고 : 붉은색으로 표시하여야 하는 의료폐기물과 노란색 또는 검정색으로 표시하여야 하는 의료폐기물을 전용용기에 혼합 보관할 때는 붉은색으로 표시하여야 한다.

16. 07. 전남 3차 지방직

175 자외선에 관한 설명으로 옳은 것은?

① 비타민 B를 형성하여 구내염을 예방한다.

② 피부의 홍반 및 색소 침착을 일으킨다.

③ 일사병의 발생원인이다.

④ 4,700Å ~ 8,000Å 의 파장으로 안구진탕증의 원인이 된다.

해설 ① 자외선은 비타민 D를 형성한다.
③ 적외선이 일사병의 발생원인이다.
④ 자외선은 4,000Å 이하의 파장이며, 안구진탕증은 불량조명의 결과이다.

정답 ②

16. 07. 전남 3차 지방직

176 다음 중 먹는물 수질기준에 관한 설명으로 옳은 것을 모두 고른 것은?

ㄱ. 세균은 1mL 중 100CFU(Colony Forming Unit)를 넘지 아니할 것

ㄴ. 암모니아성 질소는 10mg/L를 넘지 아니할 것

ㄷ. 벤젠은 0.01mg/L를 넘지 아니할 것

ㄹ. 알루미늄은 0.5mg/L를 넘지 아니할 것

① ㄱ, ㄴ   ② ㄱ, ㄷ

③ ㄱ, ㄹ   ④ ㄴ, ㄷ

해설 먹는물 수질기준(「먹는물 수질기준 및 검사 등에 관한 규칙」 [별표 1]) 〈개정 2019.12.20〉
• 일반세균은 1mL 중 100CFU(Colony Forming Unit)를 넘지 아니할 것
• 암모니아성 질소는 0.5mg/L를 넘지 아니할 것
• 벤젠은 0.01mg/L를 넘지 아니할 것
• 알루미늄은 0.2mg/L를 넘지 아니할 것

정답 ②

16. 07. 전남 3차 지방직

177 호수나 하천에서 부영양화를 일으키는 주요원인물질로 가장 옳은 것은?

① 산소, 수은
② 질소, 인
③ 탄소, 수소
④ 수소, 산소

해설 **부영양화(Eutrophication)**

가정의 생활하수나 가축의 배설물, 각종 공장폐수 등이 하천에 한꺼번에 많이 유입되어, 호기성 세균이 갑자기 증식하고, 산소가 고갈되어 혐기성 세균에 의해 불완전한 분해가 일어나 유기물이 부패됨으로써 물에서 고약한 냄새가 나는 현상을 말한다. 부영양화가 일어나면 결국 산소부족으로 수중생물들이 죽게 된다. 저수지나 호수에 질소(N)나 인(P) 등의 영양염류의 유입도 부영양화를 일으키는 원인이다.

정답 ②

16. 10. 제3회 경기도 경력경쟁

178 상수도의 수질 검사항목에 대한 설명으로 옳지 <u>않은</u> 것은?

① 수도전의 월간 검사 항목은 4개 항목이다.
② 정수장의 일일 검사 항목은 총 6개 항목이다.
③ 정수장의 주간검사는 45개 전 항목을 검사한다.
④ 정수장에서 일일검사, 주간검사, 월간검사로 구분하여 실시한다.

해설 **수질검사의 횟수(「먹는물 수질기준 및 검사 등에 관한 규칙」 제4조)**

1. 광역상수도 및 지방상수도의 경우
   가. 정수장에서의 검사
      (1) 별표 1 중 냄새, 맛, 색도, 탁도(濁度), 수소이온 농도 및 잔류염소에 관한 검사 : 매일 1회 이상
      (2) 별표 1 중 일반세균, 총 대장균군, 대장균 또는 분원성 대장균군, 암모니아성 질소, 질산성 질소, 과망간산칼륨 소비량 및 증발잔류물에 관한 검사 : 매주 1회 이상. 다만, 일반세균, 총 대장균군, 대장균 또는 분원성 대장균군을 제외한 항목에 대하여 지난 1년간 수질검사를 실시한 결과 별표 1에 따른 수질기준의 10%[정량한계치(「환경분야 시험ㆍ검사 등에 관한 법률」 제6조 제1항 제6호에 따른 환경오염공정시험기준으로 검출할 수 있는 최저농도를 말한다. 이하 같다)가 수질기준의 10%를 넘는 항목의 경우에는 그 항목의 정량한계치]를 초과한 적이 없는 항목에 대하여는 매월 1회 이상
      (3) 별표 1의 제1호부터 제3호까지 및 제5호에 관한 검사 : 매월 1회 이상. 다만, 일반세균, 총 대장균군, 대장균 또는 분원성 대장균군, 암모니아성 질소, 질산성 질소, 과망간산칼륨 소비량, 냄새, 맛, 색도, 수소이온 농도, 염소이온, 망간, 탁도 및 알루미늄을 제외한 항목에 대하여 지난 3년간 수질검사를 실시한 결과 별표 1에 따른 수질기준의 10%(정량한계치가 수질기준의 10%를 넘는 항목의 경우에는 그 항목의 정량한계치)를 초과한 적이 없는 항목에 대하여는 매 분기 1회 이상
      (4) 별표 1의 제4호에 관한 검사 : 매 분기 1회 이상. 다만, 트라이할로메탄, 클로로폼, 브로모디클로로메탄 및 디브로모클로로메탄은 매월 1회 이상
   나. 수도꼭지에서의 검사
      (1) 별표 1 중 일반세균, 총 대장균군, 대장균 또는 분원성 대장균군, 잔류염소에 관한 검사 : 매월 1회 이상
      (2) 정수장별 수도관 노후지역에 대한 일반세균, 총 대장균군, 대장균 또는 분원성 대장균군, 암모니아성 질소, 동, 아연, 철, 망간, 염소이온 및 잔류염소에 관한 검사 : 매월 1회 이상

정답 ③

16. 10. 제3회 경기도 경력경쟁

179 상수처리에서 원수를 여과할 때 생기는 여과막의 역할로 옳지 않은 것은?

① 세균 여과 ② 부유물 여과
③ 조류 여과 ④ 잔류염소 여과

해설 • 여과막의 역할 : 부유생물 · 이끼류 · 무기염류 · 세균의 제거, 잔류염소 제거는 못한다.
• 상수의 여과효과 : 세균 · 색도 · 탁도 · 유기물 및 광물질 감소

정답 ④

16. 10. 제3회 경기도 경력경쟁

180 링겔만 비탁표의 주요 측정 대상물질은?

① 아황산가스 ② 매연
③ 미세먼지 ④ 오존

해설 • 매연(Smoke) : 연기라고도 하며, 0.01~1.0μm, 배출 허용기준에는 링겔만 비탁표 2도 이하
• 링겔만 농도표(Ringelmann's Smoke Chart) : 굴뚝에서 나오는 매연의 농도를 측정할 때 사용하는 농도 기표이다.

정답 ②

16. 10. 제3회 경기도 경력경쟁

181 불쾌지수에 영향을 미치는 것은?

① 기온, 기습 ② 기류, 기온
③ 기습, 기류 ④ 복사열, 기습

해설 **불쾌지수(DI ; Discomfort Index)**
㉠ 기후상태로 인해 인간이 느끼는 불쾌감을 나타내는 지수로 기온과 기습의 영향에 의한다.
㉡ 불쾌지수는 기온과 기습을 인자로 하고, 건구온도와 습구온도만 알면 구할 수 있기 때문에 여름철 실내의 무더위를 예보하는 데 주로 이용된다.
㉢ 각종 기상조건에 따라 공장, 사무실 등에서 전력소비량을 예측하기 위해서 고안된 것으로 미국에서는 1959년 이래 불쾌지수(DI)로 이용된다.
㉣ DI : 0.72(건구온도+습구온도)℃+40.6 또는 (건구온도+습구온도)℉×0.4+15
㉤ 불쾌지수와 불쾌감의 관계
• DI ≥ 70 : 10% 사람이 불쾌감 호소
• DI ≥ 75 : 50% 이상의 사람이 불쾌감 호소

•DI ≥ 80 : 거의 모든 사람이 불쾌감 호소
　•DI ≥ 85 : 모든 사람이 견딜 수 없는 상태

정답 ①

17. 03. 서울 지방직

182 **오존층의 파괴로 가장 많이 증가하는 것으로 알려져 있는 질병은?**

① 알레르기천식　　　　　　　　　② 폐암
③ 백혈병　　　　　　　　　　　　④ 피부암

해설　**오존층 파괴**
　•성층권에 존재하는 오존층은 인체에 유해한 태양의 자외선을 차단하는 역할을 한다.
　•오존층 파괴물질 : 성층권에 있는 프레온가스(염화불화탄소), H, N, Cl 등
　•유해 태양 자외선의 영향 : 피부암이나 백내장 유발

정답 ④

17. 03. 서울 지방직

183 **다음 〈보기〉에서 설명하는 먹는물 수질 검사항목으로 가장 옳은 것은?**

┤ 보 기 ├

값이 높을 경우 유기성 물질이 오염된 후 시간이 얼마 경과하지 않은 것을 의미하며, 분변의 오염을 의심할 수 있는 지표이다.

① 수소이온　　　　　　　　　　　② 염소이온
③ 질산성 질소　　　　　　　　　　④ 암모니아성 질소

해설　㉠ 수질오염의 지표 : pH, BOD, COD, SS, DO 등
　　　㉡ 암모니아성 질소(NH_3-N)
　　　　•암모니아성 질소의 검출은 유기물질에 오염된 지 얼마 되지 않았다는 것 또는 분변에 의한 오염가능성을 의미한다.
　　　　•질산성 질소(NO_2-N)는 유기물질의 최종산화물로서 질산성질소가 발견되었다는 것은 오염된 지 오래되었음을 의미한다.
　　　　•질산성 질소는 메트헤모글로빈혈증(청색증, 청색아, 파란 피부, 스머프인간)을 유발한다.

정답 ④

184 다음 중 보통 광물질의 용융이나 산화 등의 화학반응에서 증발한 가스가 대기 중에서 응축하여 생기는 0.001~1μm의 고체입자는?

① 분진(dust)
② 훈연(fume)
③ 매연(smoke)
④ 액적(mist)

해설 훈연(Fume)이란 것은 어떤 물질이 연소, 승화 증발할 때 일단 고온상태에서 기체 분자가 된 채 또는 화학반응으로 새로운 물질이 생성되어 콜로이드 상태로 되는데 일종의 물리화학 반응과정에 의해서 생성되는 고체상의 물질을 말한다. 보통 직경은 1μm 이하의 것이 많으며 활발한 Brown 운동과 대단히 응집하기 쉬운 성질을 갖고 있다.
　㉠ 물리적 성상에 따른 특성
　　• 입자상 물질 : 물질의 파쇄 · 선별 등의 기계적 처리나 연소 · 합성 등의 과정에서 생기는 고체 또는 액체상태의 미세한 물질로 분진, 먼지, 훈연(Fume), 연무(Aerosol) 등
　　• 가스상 물질 : 탄화수소(CH), 유황산화물(SO₂), 오존(O₃), 산화제 등
　㉡ 입자상 물질(Particulate Matter)
　　• 먼지(Dust) : 각종 작업장이나 공장 또는 암석이나 토양의 자연적 침식 및 붕괴에 의하여 발생하는 고체입자를 말한다. 입자의 크기는 1~100μm이다.
　　• 훈연(Fume) : 기체상태로부터 응축된 고체입자. 0.03~0.3μm의 크기이다.
　　• 박무(Mist) : 액체입자. 0.5~3.0μm의 크기이다.
　　• 매연(Smoke) : 연기라고도 하며, 0.01~1.0μm, 배출 허용기준에는 링겔만 비탁표 2도 이하
　　• 스모그(Smog) : 광화학반응에 의해 생성된 가스의 응축과정에서 생성되며, 1μm 이하
　　• 연무(Haze) : 크기가 1μm 이하, 입자상 물질로 수분, 오염물질, 먼지 등
　　• 검댕(Soot) : 불완전연소 시에 발생, 유리탄소가 응결하여 입자의 지름이 1μm 이상
　　• 비산재(Fly Ash) : 연소 후 남은 재

정답 ②

185 다음 중 온열조건의 종합작용에 대한 설명으로 옳지 <u>않은</u> 것은?

① 감각온도는 기온, 기습, 기류 등 3인자가 종합하여 인체에 주는 온감을 말하며, 체감온도, 유효온도, 실효온도라고도 한다.
② 불쾌지수는 기후상태로 인간이 느끼는 불쾌감을 표시한 것인데, 이 지수는 기온과 습도의 조합으로 구성되어 있어 온습도지수라고 한다.
③ 카타(Kata) 온도계는 일반 풍속계로는 측정이 곤란한 불감기류와 같은 미풍을 카타 냉각력을 이용하여 측정하도록 고안된 것이다.
④ 습구흑구온도지수(WBGT)는 고온의 영향을 받는 실내환경을 평가하는 데 사용하도록 고안된 것으로 감각온도 대신 사용한다.

해설 ④ 습구흑구온도지수(온열평가지수, WBGT ; Wet Bulb Globe Temperature Index)
 - 제2차 세계대전 당시 열대지방에서 작전을 수행하는 미군 병사들의 고온장애를 방지하기 위해 고안된 온열지수를 말한다.
 - 태양복사열의 영향을 받는 옥외환경의 평가나 고열작업장을 평가하는 지표이다.
① 감각온도(ET ; Effective Temperature) : Houghton, Yaglou, Miller 등이 고안한 온열지수로서 기온, 기습, 기류의 3인자가 종합하여 실제 인체에 주는 온감으로 체감온도, 실효온도, 등감온도, 유효온도 등 다양한 용어로 사용한다. 포화습도(습도 100%), 기류[0m/s : 기류가 제로(0) 상태]인 상태, 즉 공기가 정지된 상태에서 동일한 온감(등온감각)을 주는 기온(℉)이다.
② 불쾌지수(DI ; Discomfort Index) : 기후상태로 인해 인간이 느끼는 불쾌감을 나타내는 지수로 기온과 기습의 영향에 의한다.
③ 카타 냉각력(Kata Cooling Power) : 카타 온도계는 공기의 냉각력을 측정하여 공기 쾌적도를 측정하는 데 사용하며, 불감기류와 같은 미풍을 정확하게 측정할 수 있기 때문에 기류 측정의 미풍계로도 사용한다.

정답 ④

17. 06. 서울시 9급

186 다음 중 현재 런던형 스모그와 로스앤젤레스형 스모그의 기온역전의 종류를 바르게 연결한 것은?

① 런던형 – 방사성(복사성) 역전, 로스앤젤레스형 – 전성성 역전
② 런던형 – 방사성(복사성) 역전, 로스앤젤레스형 – 침강성 역전
③ 런던형 – 침강성 역전, 로스앤젤레스형 – 방사성(복사성) 역전
④ 런던형 – 침강성 역전, 로스앤젤레스형 – 이류성 역전

해설

구분	런던형	LA형
발생 시 온도	−1~4℃	24~32℃
발생 시 습도	85% 이상	70% 이하
기온역전의 형태	방사성 역전(복사형)	침강성 역전(하강형)
풍속 및 시계	무풍	5m/s 이하
발생하기 쉬운 시기 및 시간	12~1월, 이른 아침	8~9월, 낮
주된 성분	SO_x, CO, 입자상 물질	O_3, NO_2, HC, 유기물
주요 사용연료	석탄과 석유계	석유계(자동차 배기가스)

정답 ②

17. 06. 서울시 9급

187 다음 중 물의 염소소독 시에 발생하는 불연속점의 원인은?

① 유기물   ② 클로라민(chloramine)

③ 암모니아   ④ 조류(aglae)

해설   파괴점 염소처리(Breakpoint Chlorination)를 실시하는 이유는 파괴점 이하의 염소주입율에서는 살균력이 약한 결합잔류염소가 주로 존재하므로 파괴점 이상까지 염소를 주입하여 결합잔류염소를 질소, 이산화질소가스로 분해하고 소독력이 강한 유리잔류염소가 나타나도록 하기 위한 것이다. HOCl는 수중의 암모니아, 아민류, 아미노산 등과 반응하여 클로라민(Chloramine)을 생성한다. 이것을 결합잔류염소(NH_2Cl, $NHCl_2$, NCl_3)라고 말한다. 소독효과는 염소에 비해 훨씬 약하지만 THM과 같은 소독부산물의 억제효과가 있고 유리염소와 같이 잔류효과가 있다는 장점이 있다. 한편, 원수 중에 암모니아가 증가하여 문제가 되는 경우에 이를 제거하기 위하여 적극적으로 염소를 주입할 수 있다.

정답 ③

15. 05. 경기의료기술직

188 먹는물의 수질기준으로 옳은 것은?

① 수은은 0.01mg/L를 넘지 아니한다.   ② 카드뮴은 0.05mg/L를 넘지 아니한다.

③ 납은 0.01mg/L를 넘지 아니한다.   ④ 사이안은 0.05mg/L를 넘지 아니한다.

해설   **먹는물의 수질기준(「먹는물 수질기준 및 검사 등에 관한 규칙」 [별표 1])**
- 수은은 0.001mg/L를 넘지 아니할 것
- 카드뮴은 0.005mg/L를 넘지 아니할 것
- 납은 0.01mg/L를 넘지 아니할 것
- 사이안은 0.01mg/L를 넘지 아니할 것

정답 ③

15. 05. 경기의료기술직

189 수질오염 지표에 대한 설명으로 옳지 <u>않은</u> 것은?

① 일반적으로 폐수의 COD(화학적 산소요구량)는 BOD(생물화학적 산소요구량)보다 높다.

② 용존산소(DO)는 수온이 낮아질수록 증가한다.

③ 수중의 용존산소(DO)가 5ppm 이하가 되면 어류가 생존할 수 없는 오염상태이다.

④ 부유물질이 증가하게 되면 유기물의 부패로 DO를 소모하게 되고 어패류의 아가미에 부착하게 되어 어패류를 질식시킨다.

해설 ④ 적조현상에서 플랑크톤이 어류의 아가미를 막히게 하여 어류를 질식시킨다. 적조가 발생하면 수중의 용존산소가 결핍되어 질식사하거나 적조생물이 생산하는 독소 또는 2차적으로 생긴 황화수소, 메탄가스, 암모니아 등 유독성 물질에 의하여 중독사한다. 또한 생산성이 감소되어 어장가치가 떨어진다. 특히 편모조류와 녹색편모조류 중의 몇몇 종은 어패류를 치사시키는 독성을 가지고 있다.

① COD(화학적 산소요구량)는 산화제에 의해 산화될 때의 필요 산소량이다. 산화제는 미생물이 산화시킬 수 없는 물질로 산화시키기 때문에 COD는 BOD보다 일반적으로 높다.

③ 용존산소 5ppm(mg/L) 정도는 물고기가 살 수 있다.

정답 ③

190 다음의 대기환경 기준은 어떤 대기오염 물질인가?

| ㄱ. 8시간 평균치 0.06ppm 이하 | ㄴ. 1시간 평균치 0.1ppm 이하 |

① 오존(O_3)
② 아황산가스(SO_2)
③ 일산화탄소(CO)
④ 이산화질소(NO_2)

정답 ①

191 하수처리법 중 혐기성처리법의 특징이 아닌 것은?

① 혐기성 처리 시 발생하는 가스인 이산화탄소가 장점이다.
② 주로 BOD가 10,000ppm 이상으로 높은 배수에 이용된다.
③ 공장배수처리에는 부적당하고 주로 잉여오니의 처분이나 분뇨처리에 이용된다.
④ 땅이나 늪 밑바닥에서 거품이 나오는 경우가 있는데 이것은 자연계에서 행하여지고 있는 Methane 발효이다.

해설 혐기성 처리 시 발생하는 가스는 메탄 약 70%, 이산화탄소 약 30%로, 이 중에서 연료로 사용되는 것은 메탄가스이다.

정답 ①

15. 05. 경기의료기술직

192 자외선 중 생명선으로 불리는 도르노선의 파장은?

① 3,900 Å

② 3,250~2,900 Å

③ 2,800~3,200 Å

④ 2,600~2,800 Å

정답 ③

15. 06. 서울

193 다음 내용으로 알 수 있는 것은?

> 어느 학자의 연구에 의하면 강물을 여과 없이 공급하는 것보다 여과하여 공급하는 것이 장티푸스와
> 같은 수인성 감염병 발생률을 감소시킬 뿐만 아니라 일반 사망률도 감소시킨다는 결과를 가져왔다.

① 밀스-라인케(Mills-Reincke) 현상

② 하인리히(Heinrich) 현상

③ 스노우(Snow) 현상

④ 코흐(Koch) 현상

해설 여과식 수도의 보급으로 각종 수인성 질병, 즉 이질, 장티푸스, 파라티푸스, 콜레라, 아메바성 이질, 위장염, 기생충 등을 감소시킬 뿐만 아니라 일반 사망률도 현저하게 감소시켰는데 이러한 사실을 밀스(Mills)와 라인케(Reincke)가 발견하여 이것을 밀스-라인케(Mills-Reincke) 현상이라 한다.

정답 ①

15. 06. 서울

194 다음 온실가스 중 온난화지수가 가장 높은 것은?

① 이산화탄소(CO_2)

② 메탄(CH_4)

③ 아산화질소(N_2O)

④ 육불화황(SF_6)

해설 지구온난화지수(GWP ; Global Warming Potential)는 이산화탄소가 지구온난화에 미치는 영향을 기준으로 각각의 온실가스가 지구온난화에 기여하는 정도를 수치로 표현한 것이다. 즉, 단위 질량당 온난화 효과를 지수화한 것이다. 이산화탄소(CO_2)를 1로 볼 때 메탄(CH_4)은 21, 아산화질소(N_2O)는 310, 수소불화탄소(HFCs)는 1,300, 과불화탄소(PFCs)는 7,000, 그리고 육불화황(SF_6)은 23,900이다.

정답 ④

15. 06. 서울

195 국제 환경협약에 대한 내용 설명으로 옳은 것은?

① 바젤협약 – 유해폐기물의 수출입과 처리를 규제할 목적으로 맺은 협약

② 기후변화 방지협약 – 오존층 파괴 물질인 염화불화탄소의 생산과 사용 규제 목적의 협약

③ 몬트리올 의정서 – 지구 온난화를 일으키는 온실가스 배출량을 억제하기 위한 협약

④ 람사협약 – 폐기물의 해양투기로 인한 해양오염 방지를 위한 국제협약

해설 ② 기후변화 방지협약 : 이산화탄소, 메탄, 아산화질소, 불화탄소, 수소화불화탄소, 불화유황 등 온실가스의 방출을 제한
→ 교토의정서(1997)
③ 몬트리올 의정서 : 오존층 파괴 물질에 대한 생산 및 사용 규제(1987)
④ 람사협약 : 자연자원과 서식지의 보전 및 현명한 이용에 관한 최초의 국제협약으로서 습지 자원의 보전 및 현명한
이용을 위한 기본방향을 제시

정답 ①

15. 06. 경기

196 기후 요소에 대한 설명 중 옳지 않은 것은?

① 기온, 기습, 기류를 기후의 3대 요소라고 한다.

② 일상생활에 쾌적함을 주는 습도범위는 40~70%이다.

③ 공기 $1m^3$ 중에 함유될 수 있는 포화수증기량에 대해 현재 함유된 수증기량의 비율을 상대습도라고 한다.

④ 불쾌지수 70일 경우 50%의 사람이, 불쾌지수 75일 경우 100%의 사람이 불쾌감을 느낀다.

해설 **불쾌지수와 불쾌감의 관계**
• DI≥70 : 10% 사람이 불쾌감 호소
• DI≥75 : 50% 이상의 사람이 불쾌감 호소
• DI≥80 : 거의 모든 사람이 불쾌감 호소
• DI≥85 : 모든 사람이 견딜 수 없는 상태

정답 ④

15. 06. 경기

197 수질오염의 지표에 대한 설명으로 옳지 않은 것은?

① BOD가 낮을수록 수질이 양호하다.　　② DO가 높을수록 수질이 양호하다.

③ 수온이 높을수록 DO가 증가한다.　　④ BOD가 높으면 DO는 낮다.

해설　**DO(용존산소량)의 조건**

DO↑	기압↑, 유량↑, 유속↑, 난류↑, 온도↓, 염분(Cl)↓, 유기물질(BOD)↓, 낮, 오탁↓, 겨울, 얕은 물
DO↓	기압↓, 유량↓, 유속↓, 난류↓, 온도↑, 염분(Cl)↑, 유기물질(BOD)↑, 밤, 오탁↑, 여름, 깊은 물

정답　③

15. 08. 전남

198 대기 구성성분 중 가장 많은 양을 차지하고 있으며 수심이 깊은 곳에서 작업하는 잠수부들에게 발생하는 잠수병의 원인이 되는 물질은?

① 산소(O_2)　　　　　　　　　② 일산화탄소(CO)

③ 이산화탄소(CO_2)　　　　　　④ 질소(N_2)

해설　잠수작업이나 잠함작업과 같은 고압환경에서는 질소가 마취작용을 일으킨다. 고압상태로부터 급속히 감압할 때는 체액 중에 용해되어 있던 질소가 기체가 되면서 기포를 형성하여 모세혈관에 혈전현상이 생긴다.

정답　④

15. 08. 전남

199 동태평양을 가로지르는 무역풍의 증가로 동태평양 적도 부근의 해수면 온도가 5개월 이상 평년보다 0.5℃ 이상 낮게 지속적으로 유지되는 이상기후 현상은?

① 라니냐 현상　　　　　　　　② 엘니뇨 현상

③ 스프롤 현상　　　　　　　　④ 버블 현상

해설　무역풍이 평년보다 강해지면 서태평양 지역에서 해수면 온도와 수위가 평년보다 상승하게 되고, 적도 동태평양 지역에서는 강한 무역풍의 영향으로 차가운 해수의 용승 현상이 강해져 평년보다 해수면 온도가 낮은 저수온 현상이 나타난다. 이를 라니냐 현상이라고 한다.

•엘니뇨 현상 : 남아메리카 대륙 서쪽 해안으로부터 중앙 태평양에 이르는 동태평양 적도 지역의 넓은 범위에서 해수면 온도가 지속적으로 높아지는 현상

정답　①

15. 08. 전남

200 소독제에 대한 설명으로 옳지 <u>않은</u> 것은?

① 석탄산계수는 소독제의 살균력을 평가하는 지표로 사용된다.

② 에틸알코올은 75% 상태에서 가장 강한 살균력을 갖는다.

③ 액체염소는 상, 하수 소독에 주로 이용된다.

④ 3% 과산화수소 수용액은 피부창상, 궤양 및 구내염, 인두염 등 살균 소독에 사용된다.

해설 70% 수용액에서 에틸알코올이 살균력이 강하며, 75% 메틸알코올은 피부나 기구소독에 사용한다.

정답 ②

15. 08. 전남

201 다음 중 「환경정책기본법」에서 정한 대기환경기준 물질이 <u>아닌</u> 것은?

① 이산화탄소(CO_2)

② 아황산가스(SO_2)

③ 일산화탄소(CO)

④ 미세먼지($PM-2.5$)

해설 **대기환경기준물질(「환경정책기본법 시행령」 별표 1)**
아황산가스, 일산화탄소, 이산화질소, 미세먼지($PM-10$), 초미세먼지($PM-2.5$), 오존, 납, 벤젠

정답 ①

15. 08. 전남

202 다음은 어느 수자원에 대한 설명인가?

- 수온의 계절 변화가 심하다.
- 암석, 토양의 풍화에 의해 Na^+, Ca^{2+}, Mg^{2+} 등 무기염류를 함유하고 있다.
- 도시하수 및 농식물에 의한 유기물 함량이 높다.
- 수질의 변동이 크다.

① 우수

② 복류수

③ 지하수

④ 지표수

해설 **지표수의 특성**
- 계절에 따른 수온 변화가 심하고 홍수 시와 갈수 시의 오염도 변화가 심하다.
- 지하수에 비해 알칼리도, 경도가 낮다.
- 부유성 유기물이 풍부하고 광화학반응이 일어난다.

- 함유성분이 유동적이고 집수 및 유하구역의 특성에 따라 수질이 크게 변한다.
- 대기와 평형을 갖는 가스 출입이 있어 공기(산소) 성분이 용해되어 있다.
- 도시하수 및 동식물에 의해 유기물의 함량이 높다.

정답 ④

15. 08. 전남

203 표준상태의 대류권 공기성분 중 농도가 안정된 물질이 아닌 것은?

① 산소 　　　　　　　　② 아르곤
③ 암모니아 　　　　　　④ 이산화탄소

해설 **표준상태 공기의 조성(0℃, 760mmHg, 건조상태)**

구분	화학성분	체적백분율	호기시 배출량
농도가 가장 안정된 물질	N_2	78	79%
	O_2	21	16%
	Ar	0.93	
	CO_2	0.03	4%
농도가 쉽게 변하는 물질	SO_2	미량	
	NO_2	미량	
	O_3	미량	
	NH_3	미량	
	CO	미량	

정답 ③

15. 08. 전남

204 환경오염 문제의 특징으로 옳지 않은 것은?

① 여러 요인 상호 간 길항작용이 있다.
② 원인규명과 피해복구까지 시간차이가 난다.
③ 자정작용 상실로 인해 오염의 축적현상이 나타난다.
④ 광범위하게 확산된다.

해설 환경 문제가 지니고 있는 본질적이고 구조적인 특징은 오염 요인의 다양성, 영향의 광역성, 인과관계의 시차성, 상승작용, 문제의 자기 증식성이다. 자정능력을 넘어선 부담이 자연환경에게 주어지면, 즉 자정한계능력을 벗어나면 더 이상 정상적인 상태로 돌아오지 않는다.

정답 ①

15. 08. 전남

205 산소농도가 인체에 미치는 영향 중 구토, 호흡곤란이 나타나는 산소농도의 범위는?

① 12~16%

② 10~14%

③ 10% 이하

④ 7% 이하

해설 산소가 11~12%가 되면 위험성이 있고, 10% 이하는 호흡곤란이 나타나며, 7% 이하는 질식사(사망)한다.

정답 ③

15. 08. 전남

206 우리나라의 오존경보제 중 중대경보의 농도는?

① 한 시간 평균 0.5ppm 이상

② 한 시간 평균 0.12ppm 이상

③ 한 시간 평균 0.3ppm 이상

④ 한 시간 평균 0.1ppm 이상

해설 **대기오염경보 단계별 대기오염물질의 농도기준(「대기환경보전법 시행규칙」[별표 7])**

구분	발령기준	주민행동요령
주의보	기상조건 등을 고려하여 해당 지역의 대기 자동측정소 오존농도가 0.12ppm 이상일 때	주민의 실외활동 및 자동차 사용의 자제 요청 등
경보	기상조건 등을 고려하여 해당 지역의 대기 자동측정소 오존농도가 0.3ppm 이상일 때	주민의 실외활동 제한요청, 자동차 사용의 제한 및 사업장의 연료사용량 감축 권고 등
중대경보	기상조건 등을 고려하여 해당 지역의 대기 자동측정소 오존농도가 0.5ppm 이상일 때	주민의 실외활동 금지 요청, 자동차의 통행금지 및 사업장의 조업시간 단축명령 등

※ 오존 농도는 1시간당 평균농도를 기준으로 하며, 해당 지역의 대기 자동측정소 오존 농도가 1개소라도 경보단계별 발령기준을 초과하면 해당 경보를 발령할 수 있다.

정답 ①

15. 08. 전남

207 다음 중 기온역전 현상에 관한 설명으로 옳은 것은?

① 상층부와 하층부의 기온이 같다.

② 상층부의 기온이 하층부보다 높다.

③ 공기의 수직운동이 활발하다.

④ 하층부의 기온이 상층부보다 높다.

해설 기온역전 현상은 공기층이 반대로 형성되는 것으로, 즉 상부의 기온이 하부 기온보다 높아 공기의 수직 확산이 일어나지 않는 상태이다.

정답 ②

15. 08. 전남

208 다음 중 온실효과 기여도가 가장 큰 온실가스는 무엇인가?

① 이산화탄소   ② 프레온가스

③ 메탄   ④ 아산화질소

해설   온난화 기여도 : 이산화탄소(64%)>메탄(18%)>아산화질소(6%)

정답   ①

15. 08. 전남

209 내분비 교란물질의 작용기전이 아닌 것은?

① 모방이론   ② 봉쇄이론

③ 방아쇠이론   ④ 수용체이론

해설   내분비계 장애물질의 기전 : mimics, blocking, trigger

정답   ④

15. 08. 전남

210 수질오염상태를 나타내는 수질오염지표의 대한 설명으로 옳지 않은 것은?

① 호기성 미생물에 의해 유기물을 분해하는 데 소모된 산소량을 BOD라 한다.

② 유기물을 산화제를 이용하여 산화시킬 때 소비된 산소량을 COD라고 한다.

③ DO는 수온이 높을수록, 순수한 물일 때 최대이다.

④ BOD가 높으면 DO가 감소한다.

해설   • BOD : 세균이 호기성 상태에서 유기물질을 20℃에서 5일간 안정시키는 데 소비한 산소량

     • COD : 산화제로 과망간산칼륨, 중크롬산칼륨 등이 사용

     • DO(용존산소량)의 조건

DO↑	기압↑, 유량↑, 유속↑, 난류↑, 온도↓, 염분(Cl)↓, 유기물질(BOD)↓, 낮, 오탁↓, 겨울, 얕은 물
DO↓	기압↓, 유량↓, 유속↓, 난류↓, 온도↑, 염분(Cl)↑, 유기물질(BOD)↑, 밤, 오탁↑, 여름, 깊은 물

정답   ③

15. 08. 전남

211 현대의 환경 문제 중 3P에 속하지 않는 것은?

① 교란(Perturbation)　　　　　　② 오염(Pollution)

③ 인구(Population)　　　　　　　④ 빈곤(Poverty)

해설　• 3P : 인구(Population), 오염(Pollution), 빈곤(Poverty)
　　　• 3M Complex : 기아(Malnutrition), 질병(Morbidity), 사망(Mortality)

정답　①

15. 08. 전남

212 WHO의 환경보건 사업분야와 관련이 적은 것은?

① 환경분석　　　　　　　　　　② 방사선 물질 관리

③ 도시와 지역계획　　　　　　　④ 소음방지

해설　WHO 환경보건 사업분야 : 급수, 하수처리와 수질오염방지, 동물 · 서족 및 기타 질병숙주의 구제, 식품위생 및 우유위생, 대기오염방지, 방사선 물질 관리, 소음방지, 주택과 그 인접환경, 특히 주택, 공중 및 공동건물의 공중위생, 도시와 지역계획, 사고방지 등

정답　①

14. 04. 경북

213 자외선에 대한 설명으로 옳지 않은 것은?

① 비타민 D 생성으로 구루병을 예방한다.

② 600nm 이상의 파장을 가진다.

③ 미생물의 단백을 파괴함으로써 살균작용을 한다.

④ 광이온 작용을 가지고 있어 대기 중의 광화학 반응에 영향을 미친다.

⑤ 장시간 노출 시에 피부암을 일으키는 것으로 알려져 있다.

해설　400~380nm 이하 100nm 이상의 파장을 가진다.

정답　②

214 BOD에 대한 설명으로 틀린 것은?

① 최초의 DO에서 나중의 DO를 뺀 값이다.

② 20℃에서 5일간 배양한 후에 측정한다.

③ 유기물 산화에 필요한 산소량을 측정하는 것이다.

④ 유기물질의 양을 직접적으로 알 수 있는 지표이다.

해설　BOD(생물학적 산소요구량)는 물속의 호기성 미생물이 유기물을 분해할 때 필요한 산소의 양으로 유기물질의 양을 간접적으로 알 수 있는 지표이다.

정답　④

215 태양광에 대한 설명으로 옳지 않은 것은?

① 파장의 길이는 적외선＜가시광선＜자외선 순이다.

② 자외선은 체내에 비타민 D를 생성시킨다.

③ 적외선은 과량 조사 시 두통, 현기증, 일사병을 일으킨다.

④ 가시광선은 망막을 자극하여 명암과 색채를 식별하게 한다.

해설　• 파장의 길이(긴＞짧은) : 전파(마이크로파)＞적외선＞가시광선＞자외선＞X선＞γ선
　　　• 에너지 강도(강한＞약한) : γ선＞X선＞자외선＞가시광선＞적외선＞전파(마이크로파)
　　　• 침투력(높은＞낮은) : 전파(마이크로파)＞적외선＞가시광선＞자외선＞X선＞γ선

정답　①

216 지구온난화에 기여도가 가장 높은 기체는?

① CO_2

② CFC

③ CH_4

④ SO_2

해설　교토의정서의 감축대상 온실가스는 이산화탄소, 메탄, 아산화질소, 불화탄소, 수소화불화탄소, 불화유황 등이며 순서대로 기여도가 크다.

정답　①

14. 06. 인천

217 그림에서 쾌감대에 대한 설명으로 옳은 것으로만 묶인 것은?

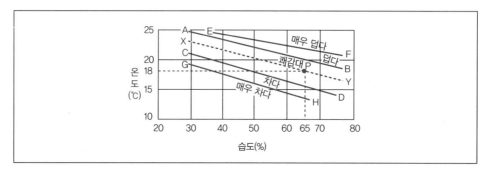

가. 온도가 높아지면 습도는 낮아져야 한다.
나. 쾌감대는 Vernon에 의해 고안되었다.
다. 가장 쾌적한 상태는 온도 18℃, 습도 65%일 때이다.
라. 동양인은 서양인에 비해 쾌감대가 저온 쪽으로 기운 것으로 밝혀졌다.

① 가, 다   ② 다, 라

③ 가, 다, 라   ④ 가, 나, 다, 라

해설 동양인인 한국인 및 일본인은 서양인인 유럽인, 미국인에 비해 쾌감대가 저온 쪽으로 기운다.
 • 착의 시 쾌감영역 : 17∼18℃, 습도 60∼65%, 0.5m/s 이하 불감기류일 때
 • 복사열 : 흑구온도계(Globe thermometer)로 측정, 65℉ 쾌적
 • 쾌감대(Comport Zone) : 기온, 기습관계(Hill & Shephard)

정답 ③

14. 06. 서울

218 다음의 내용에서 알 수 있는 공기의 성분은?

 • 성상은 무색, 무미, 무취의 맹독성 가스이며, 비중이 0.976으로 공기보다 가볍고, 불완전 연소 시에 발생한다.
 • 헤모글로빈과의 결합력은 산소와 헤모글로빈과의 결합력보다 200∼300배나 강하다.
 • 이것이 헤모글로빈과 결합해 혈액의 산소운반능력을 상실케 하여 조직의 산소부족 질식사를 초래한다.

① SO_2 ② NO_2

③ CO_2 ④ CO

⑤ H_2

해설 CO : 공회전, NO_x : 가속, HC : 감속, CO_2 : 서한량 0.1%(1,000ppm), CO : 서한량 0.01%(100ppm), SO_2 : 석탄, 석유계 연료의 연소(산성비)

정답 ④

14. 06. 서울

219 수질오염의 지표로 잘 쓰이지 않는 것은?

① 염소이온(Cl^-)
② 용존산소(DO)
③ 생물학적 산소요구량(BOD)
④ 부유물질(SS)
⑤ 세균

정답 ①

14. 06. 서울

220 다음 내용은 무엇에 대한 설명인가?

> • 미국의 톰(E. C. Thom)이 1959년에 고안하여 발표한 체감기후를 나타내는 지수이다.
> • 값을 구하는 공식은 (건구온도＋습구온도)×0.72＋40.60이다.
> • 실제로 이 지수는 복사열과 기류가 포함되어 있지 않아 여름철 실내의 무더위 기준으로 사용한다.

① 지적온도
② 불쾌지수
③ 감각온도
④ 체감온도
⑤ 실내쾌감대

해설 **불쾌지수(DI ; Discomfort Index)**
• 기후상태로 인해 인간이 느끼는 불쾌감을 나타내는 지수, 기온과 기습의 영향에 의한다.
• 불쾌지수는 기온과 기습을 인자로 하고, 실제로 구할 때는 건구온도와 습구온도만 알면 구할 수 있기 때문에, 여름철 실내의 무더위를 예보하는 데 자주 이용된다.
• 각종 기상조건에 따라 공장, 사무실 등에서 전력소비량을 예측하기 위해서 고안된 것으로 미국에서는 1959년 이래 불쾌지수(DI)로 이용한다.
• DI : (건구온도＋습구온도)℃×0.72＋40.6 또는 (건구온도＋습구온도)℉×0.4＋15

정답 ②

14. 06. 서울

221 소음성 난청의 특징으로 바르게 기술된 것은?

① 대부분 한쪽 귀에 나타난다.

② 주로 전음성(conductive) 난청이다.

③ 소음 노출을 중단하면 어느 정도 청력이 회복된다.

④ 지속적 노출보다는 단속적 노출이 더 큰 장애를 초래한다.

⑤ 주로 고음역에서 청력 손실이 더 심하다.

해설 **장기적 소음에 의한 영향**

오랜 기간 소음에 노출되면 영구적 청력손실 즉, 난청이 생기게 된다. 영구적 난청은 소리를 느끼게 하는 신경말단이 손상을 받아 청력장애가 생긴 상태로서 회복이나 치료가 매우 어렵다. 이러한 청력장애는 소음의 세기가 클수록, 폭로 시간과 기간이 길수록 심하며 주파수가 높은 고음일수록 잘 일어난다. 전음성 난청은 소리가 내이로 전달이 잘되지 않는 경우로 중이에 질환이 있거나 선천성 또는 후천성 기형 등에 의해 나타난다.

정답 ⑤

14. 04. 경북

222 다음 중 실내오염 지표는?

① SO_2　　　　　　　　　　　② 이산화질소

③ 이산화탄소　　　　　　　　　④ 일산화탄소

해설 CO_2는 실내공기의 전반적인 오탁정도를 잘 나타내므로 실내공기오염의 지표나 환기의 적부를 결정하는 척도의 하나로 이용된다. 환기의 판정기준으로서 페텐코퍼(Pettenkofer)는 CO_2 0.07%, 프류게(Flugge)는 0.1%, 피첼(Pitchel)은 0.15%를 서한도로 주장하였다. 일반적으로 실내공기의 경우 CO_2의 서한량은 0.1%(1,000ppm)이다.

정답 ③

14. 06. 서울

223 교토의정서(Kyoto protocol) 채택에 관한 설명으로 옳지 않은 것은?

① 2008~2012년의 5년간 온실가스 배출량을 1990년 배출량 대비 평균 5.2%로 감축해야 한다.

② 1997년 12월 일본 교토에서 기후변화협약 제3차 당사국 총회에서 채택되었다.

③ 감축 대상가스는 이산화탄소(CO_2), 아황산가스(SO_2), 메탄(CH_4), 아산화질소(N_2O), 불화탄소(PFC), 수소화불화탄소(HFC), 불화유황(SF_6) 등이다.

④ 의무이행 당사국의 감축이행 시 신축성을 허용하기 위하여 배출권거래, 공동이행, 청정개발체제 등의 제도를 도입하였다.

⑤ 지구온난화 규제 및 방지의 국제협약인 기후변화협약의 구체적 이행 방안으로 선진국의 온실가스 감축 목표치를 규정하였다.

해설 교토의정서의 감축대상 온실가스는 이산화탄소, 메탄, 아산화질소, 불화탄소, 수소화불화탄소, 불화유황 등이다.

정답 ③

14. 10. 대전의료기술직

224 잠함병에 대한 설명으로 옳은 것은?

① 호흡수 증가, 맥박 증가, 최면, 안면 창백 등의 증상이 나타난다.

② 대기 중의 산소 농도나 산소분압보다 높은 산소를 장시간 호흡할 때 발생한다.

③ 저기압하에서 조직에 필요한 양 만큼의 질소가 공급되지 못하는 현상을 말한다.

④ 고기압하에서 정상기압으로 복귀할 때 질소가 체내에 남아 기포를 형성하여 발생한다.

해설 질소의 고기압환경에서의 생체반응은 3기압에서는 자극감, 4기압 이상에서는 마취작용, 10기압에서는 정신기능 둔화, 10기압 이상에서는 의식상실 및 사망 등이 나타난다. 특히 잠수작업이나 잠함작업과 같은 고압환경에서는 질소가 마취작용을 일으킨다. 고압상태로부터 급속히 감압할 때는 체액 중에 용해되어 있던 질소가 기체가 되면서 기포를 형성하여 모세혈관에 혈전현상을 일으켜 전신의 동통과 중추신경증상을 나타내는데 이를 감압병 또는 잠함병(Caisson Disease)이라고 한다.

정답 ④

13. 08. 인천, 11. 08. 전남

225 공기의 자정작용으로 틀린 것은?

① 산소, 오존, 과산화수소에 의한 산화

② 자외선의 살균작용

③ 바람의 여과작용

④ 식물의 CO_2 흡수, O_2 배출에 의한 교환작용

해설 여과는 물의 자정작용 중 하나이다.

정답 ③

13. 04. 인천보건직

226 침실에서의 적정온도는?

① $14\pm11℃$　　　　　　　　② $16\pm2℃$

③ $18\pm2℃$　　　　　　　　④ $20\pm2℃$

⑤ $22\pm2℃$

해설 침실에서의 적정온도는 $16\pm2℃$이다.

정답 ②

13. 04. 서울

227 하수처리 방법 중 활성오니법에 대한 설명으로 옳은 것은?

① 호기성균에 의한 산화작용을 한다.

② 하수의 1차 처리방법이다.

③ 비용이 적게 든다.

④ 소규모 분리에 적합하다.

⑤ RBC(rotating biological contactor)라고도 한다.

해설 ② 2차 처리방법
　　③ 살수여상법
　　④ 부패조
　　⑤ 회전원판법

정답 ①

13. 04. 서울

228 대기오염농도 측정의 항목, 수치, 기준의 연결이 잘못된 것은?

① 아황산가스(SO_2) — 0.05ppm 이하 — 24시간

② 일산화탄소(CO) — 9ppm 이하 — 8시간

③ 이산화질소(NO_2) — 0.06ppm 이하 — 24시간

④ 미세먼지(PM — 10) — $100\mu g/m^3$ 이하 — 24시간

⑤ 오존(O_3) — 0.06ppm 이하 — 24시간

해설 오존 — 0.06ppm 이하 — 8시간 평균치(「환경정책기본법 시행령」 별표 1)

정답 ⑤

13. 04. 인천보건직

229 염소의 살균력에 관한 설명으로 옳지 않은 것은?

① 염소 소독 시 시간을 늘리면 살균력은 증가한다.

② 온도를 올리면 염소의 살균력은 증가한다.

③ 유리잔류염소보다 결합잔류염소가 소독력이 더 강하다.

④ pH가 낮을수록 염소의 소독력이 강해진다.

해설 결합잔류염소는 유리잔류염소보다 잔류성이 크고 냄새가 적은 반면 살균력이 약하다.

정답 ③

13. 04. 인천보건직

230 대장균 검사에서 물 1,000mL에서 양성이 나왔다면 대장균지수(Coli Index)는 얼마가 되는가?

① 0.001 ② 0.01

③ 0.1 ④ 1

해설 • 대장균지수(Coli Index) : 대장균을 검출할 수 있는 최소 검수량의 역수

50mL에서 처음 대장균을 검출하였다면 대장균 지수는 1/50

• 최확수(MPN ; Most Probable Number) : 검수 1mL 또는 1g 중에 이론상 있을 수 있는 대장균 수

정답 ①

13. 04. 인천보건직

231 다음 중 로스앤젤레스 스모그의 특성 중 맞는 것은?

① 아침과 저녁에 발생

② 주택과 공장의 화석연료

③ 호흡기계질환 증가

④ 침강성 역전(하강형)

해설

구분	런던형	LA형
발생 시 온도	−1~4℃	24~32℃
발생 시 습도	85% 이상	70% 이하
기온역전의 형태	방사성 역전(복사형)	침강성 역전(하강형)
풍속 및 시계	무풍	5m/s 이하
발생하기 쉬운 시기 및 시간	12~1월, 이른 아침	8~9월, 낮
주된 성분	SO_x, CO, 입자상 물질	O_3, NO_2, HC, 유기물
주요 사용연료	석탄과 석유계	석유계(자동차 배기가스)

정답 ④

13. 04. 인천보건직

232 다음 중 공기의 자정작용으로 옳게 연결된 것은?

가. 산소, 오존, 과산화수소 등에 의한 산화작용　　나. 자외선에 의한 살균작용
다. 강우, 강설에 의한 희석작용　　라. 식물에 의한 여과작용

① 가, 나

② 가, 나, 다

③ 나, 라

④ 라

해설　공기의 자정작용은 산소, 오존, 과산화수소 등에 의한 산화작용, 자외선에 의한 살균작용, 바람에 의한 희석작용, 식물
의 이산화탄소 흡수, 산소 배출에 의한 교환작용, 강우, 강설에 의한 세정작용이 있다.

정답 ①

13. 04. 인천보건직

233 대기오염의 주된 원인으로 맞는 것은?

가. 기온역전	나. 온실효과
다. 공기의 대류현상	라. 분자의 운동과 공기의 소용돌이

① 가, 나, 다　　　　　　　　　　② 가, 나

③ 나, 라　　　　　　　　　　　　④ 라

해설　• 기온역전 : 고도가 상승함에 따라 기온도 상승하여 상부의 기온이 하부보다 높게 되며, 대기는 고도로 안정화되고
　　　　공기의 수직확산이 일어나지 않아 대기오염이 증가한다.
　　　• 열섬현상 : 도심의 따뜻한 공기가 상승하게 되며, 도시 주위로부터 도심으로 바람이 불게 되는 현상으로 국지적인
　　　　기온역전현상을 일으킨다.

정답　②

13. 04. 서울

234 다음 소독약의 종류와 작용방식이 다른 것은?

　　① 산화제 – 과산화수소 – 살균, 탈취

　　② 환원제 – 폼알데하이드 – 기구, 실내소독

　　③ 산 및 알칼리제 – 염산, 초산, 구연산 – 무생물소독, 대단위소독

　　④ 페놀계 – 아크리놀 – 기구소독

　　⑤ 할로겐계 – 차아염소산나트륨 – 탈색, 바이러스, 아포

해설　아크리놀은 색소이며 상처 소독 등에 쓰인다.

정답　④

13. 08. 인천

235 수질오염사건의 오염원 및 그 증상을 묶은 것으로 옳지 않은 것은?

① 미나마타병 - 수은 - 사지마비, 언어장애

② 이타이이타이병 - 카드뮴 - 보행장애, 신장기능장애

③ 가네미사건 - 유기용제 - 식욕부진, 구토

④ 낙동강오염 - 페놀 - 임산부 유산

해설 가네미사건은 PCB에 의해 발생했다.

정답 ③

13. 08. 인천

236 오존층의 파괴로 인해 많은 문제점이 대두되고 있지만 일명 건강선(생명선)이라고 일컬으며 살균작용, 비타민 D의 생성, 피부의 홍반형성 등의 유익한 작용을 하는 도르노선의 파장은?

① 1,000~1,500 Å

② 1,500~2,200 Å

③ 2,200~2,800 Å

④ 2,800~3,200 Å

해설 도르노선 : 자외선 중 2,800~3,200 Å(280~320nm)의 자외선을 도르노선이라 하며, 인체에 유익한 작용을 하기 때문에 생명선(Vital Ray)이라고도 한다.

정답 ④

13. 08. 인천

237 상수의 소독약으로 염소를 많이 사용하는 이유에 대한 설명으로 옳지 않은 것은?

① 소독력이 강하다.

② 가격이 싸고 경제적이다.

③ 물에 잔류하는 시간이 짧아 위생적이다.

④ 특별한 기술이 필요 없어 조작이 간편하다.

해설 **염소소독법**
- 장점 : 소독력이 강함, 잔류효과가 큼, 조작이 간편, 저렴한 비용
- 단점 : 냄새가 있음, 염소의 독성, THM이 생성, 바이러스는 죽이지 못함(오존소독법 사용)

정답 ③

238 염소에 소독된 물은 세균이 거의 0 또는 0에 가깝게 감소되어야 하는데, 염소처리 후 시간이 경과함에 따라 세균이 최초 증식하는 현상은?

① 부활현상　　　　　　　　　　　② 부영양화현상
③ 염소잔류현상　　　　　　　　　④ 세균증식현상

해설　염소소독 후 상수의 세균은 일반적으로 감소하나 일정시간 후에 세균이 증가 추세를 보이는 경우 실제 소독은 부활현상을 우려하여 불연속점 이상으로 염소처리한다.

정답　①

239 자외선에 대한 설명으로 옳지 <u>않은</u> 것은?

① 사람의 체내에 비타민 D를 생성한다.
② 광이온 작용을 가지고 있어 대기 중의 광화학 반응에 영향을 미친다.
③ 미생물의 단백을 파괴함으로써 살균작용을 한다.
④ 인체 피부를 투과함으로 온열효과를 가져오고 혈류를 통하여 전신을 가온한다.
⑤ 장시간 노출 시에 피부암을 일으키는 것으로 알려져 있다.

정답　④

240 수질오염지표에 대한 설명으로 옳은 것을 모두 고르시오.

가. DO가 낮을수록 물의 오염도는 높다.	나. BOD가 높을수록 물의 오염도는 높다.
다. COD가 높을수록 물의 오염도는 높다.	라. SS가 높을수록 수질환경은 좋지 않다.

① 가, 나　　　　　　　　　　　　② 나, 다
③ 가, 나, 다　　　　　　　　　　④ 나, 다, 라
⑤ 가, 나, 다, 라

해설　DO가 낮고 BOD, COD, SS가 높으면 오염도가 높다.

정답　⑤

13. 09. 서울의료기술직

241 크레졸은 석탄산 계수가 2이다. 이것이 의미하는 것은?

① 크레졸은 석탄산을 두 배 희석해서 만든다.

② 같은 소독력을 나타내려면 크레졸을 석탄산보다 두 배 더 희석해야 한다.

③ 석탄산의 소독력이 크레졸보다 두 배 높다.

④ 크레졸은 2% 수용액의 소독력이 가장 높다.

⑤ 크레졸의 독성이 석탄산보다 두 배 높다.

해설 크레졸은 독성이 약한 편이다. 소독력은 페놀의 두 배이다.

정답 ②

기출문제_
식품위생 및 식중독

22. 06. 서울 지방직 9급

01 식중독의 종류 중 자연독에 의한 식중독의 원인식품과 독소의 연결이 옳지 <u>않은</u> 것은?

① 버섯 − Muscarine
② 감자 − Solanine
③ 홍합 − Tetrodotoxin
④ 바지락 − Venerupin

해설 • 홍합 − Saxitoxin
　　 • 복어 − Tetrodotoxin

정답 ③

22. 06. 서울 지방직 9급

02 *Campylobacter jejuni*가 대표균인 캠필로박터 식중독에 대한 설명으로 옳지 <u>않은</u> 것은?

① 피가 섞인 설사를 할 수 있다.
② 원인균은 호기적 조건에서 잘 증식한다.
③ Guillain−Barre Syndrome을 일으킬 수 있다.
④ 닭고기에서 주로 발견된다.

해설 **캠필로박터균(*Campylobacter*) 식중독**
• 특성 : 곡선 또는 쉼표 모양의 간균으로 단극 또는 양극 편모를 통해 이동 가능, 미호기성, 최적온도는 37~42℃이다.
• 원인균 : *Campylobacter jejuni*, *Campylobacter coli*
• 감염원 : 닭 · 소 · 돼지 · 개 · 고양이 등에 널리 분포한다.
• 증상 및 잠복기 : 잠복기는 2~11일, 보통 2~4일로 추정한다. 주증상은 복통 · 구토 · 설사 · 발열이며, 설사는 거의 모든 경우에 발생하고, 혈변을 보기도 한다.
• 예방 : 식용 가축이나 가금류의 위생관리를 철저히 하고, 특히 이들 배설물에 의해 식육이나 물이 오염되지 않도록 한다. 소량의 균으로도 발병되므로 식육으로부터의 2차 오염방지에 노력한다. 또한 식품을 가열하여 섭취한다.

정답 ②

더 알아보기

Guillain-Barre Syndrome

길랭-바레 증후군(GBS ; Guillain-Barre Syndrome)은 가장 대표적인 염증성 말초신경질환이다. GBS는 상기도 감염이나 위장관계의 감염 이후 이에 대한 면역계의 항진 및 조절 능력의 소실로 환자 자신의 신경계가 파괴되면서 발생하는 것으로 알려져 있다. 대개의 경우 급성으로 발생하고 증상이 진행되며 주로 사지마비, 뇌신경 장애 및 자율신경계 이상 등의 증상으로 나타나며 상당수에서 호흡마비를 동반하여 질환의 초기에 적절한 진단과 치료가 이루어지지 않으면 심각한 합병증을 초래할 수 있으며 사망에 이르기도 한다.

일반적으로 GBS의 잘 알려진 원인은 급성인후염이나 설사와 같은 선행 감염이다. 선행 감염의 유무는 전체 GBS 환자의 약 70%에서 확인되는데, 이 중 소수에서만 감염원이 밝혀지고, 그 중 대표적인 것들이 *Campylobacter jejuni*, Cytomegalovirus, Mycoplasma pneumoniae, Epstein-Barr virus 그리고 Haemophilus influenza 등이다. 이들 중에서 연관성이 가장 잘 밝혀진 것은 *C. jejuni*인데, 감염에 의해 유발되는 항-강글리오시드 항체의 생성과 연관성이 매우 높은 것으로 알려져 있다.

길랭-바레 증후군은 식중독 균인 캄필로박터 제주니(*Campylobacter jejuni*) 감염 이후 합병증으로 발생할 수 있으므로, 동물성 식품 특히 닭고기는 충분히 가열하여 섭취해야 한다.

---

22. 04. 경북 경력 공중보건학

03 식중독을 유발할 수 있는 자연독과 그 원인 식품의 연결이 <u>틀린</u> 것은?

① 솔라닌 – 감자

② 시큐톡신 – 독버섯

③ 리신 – 피마자

④ 아미그달린 – 설익은 매실

해설 • 시큐톡신 – 독미나리

• 무스카린 – 독버섯

정답 ②

21. 07. 전남 보건직 공중보건 A형

04 미생물 식중독 중 세균성 식중독에 대한 설명으로 옳지 않은 것은?

① 바이러스성과 원충성으로 분류된다.

② 온도, 습도, 영양성분 등이 적절하면 증식이 가능하다.

③ 2차 감염이 되는 경우는 거의 없다.

④ 황색포도상구균, 살모넬라, 장염비브리오 등이 해당한다.

해설 세균성 식중독은 2차 감염이 없으며 다음과 같이 분류한다.
• 감염형 : 장염비브리오균, 살모넬라균, 병원성 대장균
• 독소형 : 포도상구균, 보툴리누스균, 웰치균(중간형)

정답 ①

21. 06. 서울 공중보건 공개

05 식중독에 대한 설명으로 가장 옳지 않은 것은?

① 세균성 식중독은 크게 감염형과 독소형으로 분류된다.

② 대부분의 세균성 식중독은 2차 감염이 거의 없다.

③ 노로바이러스는 온도, 습도, 영양성분 등이 적정하면 음식물에서 자체 증식이 가능하다.

④ 살모넬라, 장염비브리오는 감염형 식중독 원인균에 해당한다.

해설 바이러스는 식품에서는 증식하지 않고 살아 있는 세포 속에서만 증식한다. 따라서 식품의 부패와 노로바이러스의 감염은 연관성이 없다. 노로바이러스가 사람에게 감염되는 경로는 감염자의 배설물이나 구토물 등에서 시작한다.

정답 ③

20. 05. 경기 보건연구사 환경보건

06 세균성 식중독의 원인균이 <u>아닌</u> 것은?

① *Aspergillus flavus*

② *Staphylococcus aureus*

③ *Bacillus cereus*

④ *Campylobacter coli*

해설 *Aspergillus flavus*는 자연독(곰팡이) 식중독이다.

*Campylobacter*속 균은 산소가 3~10%의 미호기조건에서 증식하는 나선 모양 그람음성세균이다. *Campylobacter*가 일으키는 주된 증상은 장염이고, 원인균의 약 90%가 *Campylobacter jejuni*(이하 C. jejuni)고, 나머지가 *Campylobacter coli*(이하 C. coli)라고 알려져 있다.

정답 ①

20. 06. 경기 교육청 공중보건

07 봄나들이를 가서 김밥을 먹은 후 3시간 정도 지나서 오심과 구토 증상이 나타나며 얼굴이 창백해졌다면 의심이 되는 식중독은?

① 보툴리누스 식중독

② 포도상구균 식중독

③ 살모넬라 식중독

④ 장염 비브리오 식중독

해설 **포도상구균 식중독**

• 원인균 : *Staphylococcus aureus*(황색포도상구균)

• 독소 : Enterotoxin(장 독소)

• 감염원 : 주로 사람의 화농소나 콧구멍 및 목구멍 등에 존재하는 포도상구균(손, 기침, 재채기 등)으로 조리인의 화농소나 일반인의 콧구멍에 보균되어 있는 균이다.

• 원인식품 : 우유, 유제품, 육제품, 난제품, 쌀밥, 떡, 도시락, 빵, 과자류 등의 전분질 식품

• 증상 및 잠복기 : 잠복기는 1~6시간인데, 평균 2시간으로 매우 짧다. 주증상은 급성 위장염 증상으로 구역질, 구토, 복통, 설사 등을 일으킨다.

• 예방 : 화농된 조리자(인후염 환자)는 조리에 참여하지 않고, 조리된 식품은 즉석 처리하며 저온 보존한다.

정답 ②

20. 06. 경기 교육청 공중보건

08 세균성 식중독과 소화기계 감염병의 차이에 대한 설명으로 옳은 것은?

① 세균성 식중독은 2차 감염을 일으킨다.

② 소화기계 감염병은 잠복기가 짧다.

③ 세균성 식중독은 면역이 획득되지 않는다.

④ 소화기계 감염병은 다량의 세균이나 독소량이 있어야 발병한다.

해설 대표적인 소화기계 감염병인 세균성이질은 매우 적은 수(10~100)의 균으로도 감염 가능하다.

구분	세균성 식중독	소화기계 감염병(수인성 감염병)
관리법규	식품위생법	감염병의 예방 및 관리에 관한 법률
발병력	소화기계 감염병에 비해 발병력이 약함, 균의 수나 독소량이 많을 때 발병(대부분 음식 중에서 증식)	발병력이 강함, 미량의 병원체도 생체 내에 침입하면 급격히 증식
잠복기	아주 짧다.	일반적으로 길다.
경과	대체로 짧다.	대체로 길다.
2차 감염	2차 감염이 없고 오염식품 섭취로 감염된다.	2차 감염이 된다.
면역형성	면역 형성이 안 된다.	어느 정도 면역형성이 된다.

정답 ③

20. 07. 전남 보건직 공중보건 C형

09 식품의 물리적 보존방법으로 옳지 않은 것은?

① 절임법

② 가열법

③ 건조법

④ 자외선 및 방사선 이용법

해설 • 물리적 저장 : 가열법(Heating), 냉장 및 냉동법(Cold Refrigeration), 건조법(Drying), 밀봉법(통조림법), 움저장법
  • 물리적 처리 : 자외선, 방사선 조사
  • 화학적 저장 : 염장법(salting), 당장법(sugaring), 산저장법(초절임)

정답 ①

20. 05. 경기 보건연구사 보건학

10 다음의 내용이 설명하는 식중독의 원인균은?

- 미생물이 분비한 독소에 의해 오염된 음식을 먹고 걸린다.
- 관련식품 : 빵류, 상온에 놔둔 조리된 식품, 햄, 수분활성도가 낮은 기타 식품
- 발병시간 : 1~6시간

① 살모넬라

② 황색포도상구균

③ 대장균-O157

④ 비브리오패혈증

해설 ②가 유일한 독소형 식중독이며 발병 시간 역시 평균 2시간 내외로 맞는 보기가 된다.

정답 ②

20. 12. 광주 보건 9급 공중보건

11 〈보기〉에서 설명하는 기생충의 종류로 옳은 것은?

┤ 보기 ├

방어회를 생식했던 A는 심한복통, 메스꺼움, 구토 등으로 병원을 방문하였다. 위장벽에 육아종이 형성되고 백혈구 증가와 호산구증가증이 관찰되는 기생충에 감염되었다는 진단을 받았다.

① 간흡충증

② 아니사키스증

③ 요코가와흡충증

④ 광절열두조충증

해설 기생충성 호산구성 육아종은 아니사키스형 유충감염에 의해 발생하는데, 아니사키스증은 기회감염 숙주인 사람이 제3기 유충이 있는 해산어류 등을 생식할 때 발생한다. 이러한 인체 감염원으로는 대구, 오징어, 방어, 삼치, 연어, 가다랑어, 명태, 붕장어 등이 있다.

정답 ②

20. 12. 광주 보건 9급 공중보건

12 모시조개에 들어 있으며 식중독을 일으키는 독성분은?

① 베네루핀(Venerupin)

② 삭시톡신(Saxitoxin)

③ 캠필로박터균(*Campylobacter*)

④ 리스테리아균(*Listeria monocytogene*s)

해설 • 마비성 조개 중독 : 검은조개, 섭조개, 대합 등에서 중독을 일으킨다.
　　 • 독성분 : Saxitoxin(섭조개), Venerupin(굴, 모시조개, 바지락 등 이매패), Gonyautoxin, Protogonyautoxin

정답 ①

19. 10. 서울시 제3회 경력경쟁 고졸

13 〈보기〉에서 식품의 보존 방법 중 물리적 보존법으로 옳은 것을 모두 고른 것은?

┤ 보기 ├

ㄱ. 가열법　　　　　　　　　　　ㄴ. 절임법
ㄷ. 훈연법　　　　　　　　　　　ㄹ. 밀봉법
ㅁ. 통조림법

① ㄱ, ㄴ, ㄷ　　　　　　　　　② ㄱ, ㄹ, ㅁ

③ ㄴ, ㄷ, ㄹ　　　　　　　　　④ ㄷ, ㄹ, ㅁ

해설 • 물리적 저장 : 가열, 냉장, 냉동, 건조, 밀봉(통조림), 움저장
　　 • 화학적 저장 : 염장, 당장, 산저장, 훈연, 가스저장

정답 ②

19. 10. 서울시 제3회 경력경쟁 고졸

14 식품 첨가물의 종류와 특성을 가장 옳게 짝지은 것은?

① 산화방지제 – 공기 중의 산소에 의한 산화 변질을 방지하기 위해 차아염소산나트륨을 사용한다.

② 살균제 – 식품 등에 있는 미생물을 살균할 목적으로 L–아스코르브산(비타민 C)을 사용한다.

③ 조미료 – 당질 이외의 감미를 가진 화학적 합성품을 총칭하는 것으로써 영양가가 높다.

④ 보존료 – 부패세균의 발육을 억제시키는 방부제와 곰팡이의 발육을 억제시키는 방미제가 있다.

해설
- 차아염소산나트륨 : 살균, 소독, 표백
- 비타민 C : 항산화제
- 조미료 : 식품의 기호성 향상과 관능만족
- 보존료 : 방부제(防腐劑)와 방미제(防黴劑)(Antiseptic and Antifungus agents)

정답 ④

19. 06. 서울시 경력경쟁 의료기술직

15 식품 변질에 대한 설명으로 가장 옳은 것은?

① 부패 : 탄수화물이나 지질이 산화에 의하여 변성되어 맛이나 냄새가 변하는 것

② 산패 : 단백질 성분이 미생물의 작용으로 분해되어 아민류와 같은 유해물질이 생성되는 것

③ 발효 : 탄수화물이 미생물의 작용을 받아 유기산이나 알코올 등을 생성하는 것

④ 변패 : 유지의 산화현상으로 불쾌한 냄새나 맛을 형성하는 것

해설
⑦ 발효(Fermentation) : 탄수화물이 미생물의 작용을 받아 유기산이나 알코올 등을 생성하는 현상을 말한다. 간장, 된장, 고추장, 양조주, 발효유, 치즈, 김치, 젓갈류, 기타 절임식품 등에는 대량의 미생물과 대사산물이 함유되어 있지만 사람에게는 아무런 해가 없다.
ⓒ 변질(Spoilage) : 식품을 자연조건에 방치하면 본래의 성질을 잃게 되어 식품의 영양물질, 비타민 등의 파괴, 향미의 손상 등으로 식용에 부적합하게 된다. 변질이란 부패 및 변패된 상태의 총칭이다.
ⓒ 부패(Putrefaction) : 단백성 식품성분이 미생물의 작용으로 분해되어 아민(Amine)류 등의 유해물질이 생성되고 암모니아 등의 나쁜 냄새를 발생하는 현상을 말한다.
ⓔ 산패(Rancidity) : 유지 중의 불포화지방산이 산화에 의하여 불쾌한 냄새나 맛을 형성하는 것으로, 유지에 가장 보편적으로 일어나는 현상이다.
ⓜ 변패(Deterioration) : 미생물 등에 의하여 식품 중의 탄수화물이나 지방질이 산화에 의해 분해된다든가 식품성분이 상호반응 또는 효소작용에 의해 변화되고 풍미가 나쁘게 되어 식용으로 부적절하게 되는 현상이다.

정답 ③

18. 10. 서울시 경력경쟁 환경위생학(연구사)

16 식품의 물리적 보존법과 보존 조치에 대한 설명으로 가장 옳은 것은?

① 자외선살균법 − 살균 작용의 유효파장은 280~320nm

② 가열법 − 아포성균의 경우 80℃에서 30분 이상 가열

③ 건조법 − 미생물의 증식 억제를 위해 수분 농도를 15% 이하로 건조

④ 냉동법 − 식품의 동결 보존 온도는 4℃ 이하로 보존

해설
① 자외선살균법 : 살균 작용의 유효파장은 260nm이다.
② 가열법 : 아포성균의 경우 121℃, 15LB에서 20min 이상 가열한다.
④ 냉동법 : 식품의 동결 보존 온도는 −18℃ 이하로 보존한다.

정답 ③

18. 10. 서울시 경력경쟁 환경위생학(연구사)

17 세균성 식중독은 발병기전에 따라 감염형, 독소형, 감염독소형이 있다. 이들의 원인체로 가장 옳지 않은 것은?

① 감염형 − *Vibrio parahemolyticus*

② 독소형 − *Yersinia enterocolitica*

③ 감염독소형 − *Bacillus cereus*

④ 감염독소형 − *Enterotoxigenic Escherichia coli*

해설

		내용
세균성 식중독	감염형	장염비브리오균, 살모넬라균, 병원성 대장균
	독소형	포도상구균, 보툴리누스균
	감염독소형	Cl. perfringens, Enterotoxigenic Escherichia coli, 세레우스, Enteropathogenic Escherichia coli

정답 ②

18 자연성 식중독과 유발 원인인자를 옳게 짝지은 것은?

① 감자 중독 – 테트로도톡신(Tetrodotoxin)

② 복어 중독 – 에르고톡신(Ergotoxin)

③ 바지락 중독 – 솔라닌(Solanine)

④ 독버섯 중독 – 무스카린(Muscarine)

해설 ㉠ 독버섯 중독 : 독성분은 Muscarine, Muscaridine, Choline, Neurine, Phaline, Amanitatoxin, Agaricic Acid, Pilztoxin 등이 있다.

㉡ 감자 중독 : 독성분은 솔라닌(Solanine)이라는 배당체로, 녹색의 발아부분에 많다.

㉢ 복어 중독 : 복어의 난소·간·창자·피부 등에 있는 테트로도톡신(Tetrodotoxin)이라는 독소가 중독을 일으킨다. 증상으로는 지각이상·운동장해·혈액장해·뇌증 등이 나타난다.

㉣ 마비성 조개 중독 : Saxitoxin(섭조개), Venerupin(굴, 모시조개, 바지락) Gonyautoxin, Protogonyautoxin
  • 증상 및 잠복기 : 잠복기는 식후 30분~3시간이며, 주증상은 입술·혀·잇몸 등의 마비증상으로 피하출혈반응이 반드시 일어난다.

정답 ④

19 〈보기〉에서 식중독의 원인이 되는 미생물에 해당하는 것은?

| 보기 |

• 일본에서 1950년대 초반에 발생한 식중독의 원인으로 처음 발견되었고, 우리나라에서는 1969년 경북 안동에서 물치라는 생선을 먹고 집단적으로 환자가 발생한 바 있다.

• 자연 상태에서는 따뜻한 바닷물에서 흔하게 발견되며, 사람에게 위장관 증세를 일으킨다.

• 굴과 같은 조개류를 날 것으로 또는 잘 요리하지 않고 섭취한 후 24시간 내에 물과 같은 설사를 주 증상으로 복통, 오심, 구토, 열과 오한을 동반한다.

① 살모넬라

② 장염비브리오

③ 황색포도상구균

④ 캠필러박터

해설   **장염비브리오(*Vibrio parahaemolyticus*)**
- 일본에서 1951년에 발생한 식중독의 원인으로 처음 발견되었다.
- 자연 상태의 따뜻한 바닷물에서 흔하게 발견되며, 사람에게 위장관 증세를 일으킨다.
- 굴과 같은 조개류를 날것으로 또는 잘 요리하지 않고 섭취한 후 24시간 내에 물과 같은 설사를 주 증상으로 복통, 오심, 구토, 열과 오한을 동반한다.
- 1950년대 일본에서 처음으로 식중독균으로 인식된 이래로 전 세계에서 위장관염(Gastroenteritis)의 주요 원인체가 되었으며, 다양한 어류, 그리고 패류의 경구 섭취에 의해 발생한다.
- 수양성 설사, 구역질, 구토, 복부경련의 주요 임상증상이 관찰된다. 드물지만, 두통, 발열, 그리고 오한이 나타날 수도 있다.
- 장염비브리오(V. parahaemolyticus)는 열대 및 온대 기후의 기수, 그리고 연안 환경의 산재균으로, 냉장 및 냉동 상태가 아닐 경우 급속히 성장할 수 있다.

캠필로박터균(*Campylobacter*) 식중독(장염)
- 원인균 : *Campylobacter jejuni, Campylobacter coli*
- 감염원 : 닭 · 소 · 돼지 · 개 · 고양이 등에 널리 분포한다.
- 증상 및 잠복기 : 잠복기는 2~11일, 보통 2~4일로 추정한다. 주증상은 복통 · 구토 · 설사 · 발열이며, 하루에 몇 회에서 10여 회 설사를 하는데, 점액이나 고름에 피가 섞이는 수도 있다.
- 예방 : 식용가축이나 가금류의 위생관리를 철저히 하고, 특히 이들 동물의 배설물에 의해 식육이나 물이 오염되지 않도록 한다. 특히 소량의 균으로도 발병되므로 식육으로부터의 2차 오염방지에 노력한다. 또한 식품을 가열하여 섭취한다.

정답   ②

18. 06. 전남 보건직

20 식품과 식중독의 원인이 되는 식물성 자연독의 연결이 바르지 <u>않은</u> 것은?

① 감자 − 솔라닌(Solanine)

② 청매 − 아미그달린(Amygdaline)

③ 독미나리 − 고시폴(Gossypol)

④ 고사리 − 프타퀼로시드(Ptaquiloside)

해설   ㉠ 독미나리 중독 : 독성분은 시큐톡신(Cicutoxin)이며, 위통 · 구토 · 현기증 · 경련 등의 증상을 보인다.
ㄴ 감자 중독 : 독성분은 Solanine이라는 배당체로, 녹색의 발아부분에 많다.
ㄷ 청매(미숙한 매실) 중독 : 청매나 살구씨 등의 Amygdalin이라는 Cyan 배당체가 독성분이다.
ㄹ 독버섯 중독
- 독성분은 Muscarine, Muscaridine, Choline, Neurine, Phaline, Amanitatoxin, Agaricic Acid, Pilztoxin 등이다.
- 중독증상은 위장 장애형, 콜레라 증상형, 신경계 장애형, 혈액독형, 뇌증형 등이 있다. 우리나라에서 발생하는 식물성 식중독 중 가장 많다.

ⓜ 꽃무릇 중독 : 독성분은 맹독성 Alkaloid인 Lycorin이다.
ⓗ 가시독말풀 중독 : 독성분은 Hyoscyamine, Scopolamine, Atropine 등이다.
ⓢ 미치광이풀 중독 : 독성분은 Hyoscyamine, Atropine 등이다.
ⓞ 붓순나무 중독 : 독성분은 Shikimin, Shikmitoxin, Hananomin 등이다.
ⓩ 바꽃(부자) 중독 : 독성분은 Aconitine, Mesaconitine 등의 맹독 성분이다.
ⓩ 피마자 중독 : 독성분은 Ricinine, 유독단백질 Ricin 등이다.
ⓣ 목화씨 중독 : 독성분은 고시폴(Gossypol) 등이다.
ⓔ 독보리(지네보리) 중독 : 독성분은 유독 Alkaloid인 Temuline이다.

정답 ③

18. 06. 전남 보건직

21 다음 설명과 가장 일치하는 식중독의 원인이 되는 미생물은?

> • 일본에서 1951년에 발생한 식중독의 원인으로 처음 발견되었다.
> • 자연 상태의 따뜻한 바닷물에서 흔하게 발견되며, 사람에게 위장관 증세를 일으킨다.
> • 굴과 같은 조개류를 날것으로 또는 잘 요리하지 않고 섭취한 후 24시간 내에 물과 같은 설사를
>   주 증상으로 복통, 오심, 구토, 열과 오한을 동반한다.

① 살모넬라   ② 황색포도상구균
③ 캠필로박터   ④ 장염비브리오

해설 **장염비브리오(*Vibrio parahaemolyticus*)**
• 1950년대 일본에서 처음으로 식중독균으로 인식된 이래로 전 세계에서 위장관염(Gastroenteritis)의 주요 원인체가
  되었다.
• 다양한 어류, 그리고 패류의 경구 섭취에 의해 발생한다.
• 수양성 설사, 구역질, 구토, 복부경련의 주요 임상증상이 관찰된다. 드물지만, 두통, 발열, 그리고 오한이 나타날 수
  도 있다.
• 장염비브리오(V. parahaemolyticus)는 열대 및 온대 기후의 기수, 그리고 연안 환경의 산재균으로, 냉장 및 냉동 상
  태가 아닐 경우 급속히 성장할 수 있다.
캠필로박터균(*Campylobacter*) 식중독(장염)
• 원인균 : *Campylobacter jejuni*, *Campylobacter coli*
• 감염원 : 닭 · 소 · 돼지 · 개 · 고양이 등에 널리 분포한다.
• 증상 및 잠복기 : 잠복기는 2~11일, 보통 2~4일로 추정한다. 주증상은 복통 · 구토 · 설사 · 발열이며, 하루에 몇
  회에서 10여 회 설사를 하는데, 점액이나 고름에 피가 섞이는 수도 있다.
• 예방 : 식용가축이나 가금류의 위생관리를 철저히 하고, 특히 이들 동물의 배설물에 의해 식육이나 물이 오염되지
  않도록 한다. 특히 소량의 균으로도 발병되므로 식육으로부터의 2차 오염방지에 노력한다. 또한 식품을 가열하여
  섭취한다.

정답 ④

18. 04. 경기 의료기술직

22 식품의 보존방법에 관한 설명으로 옳은 것은?

① 냉장법은 식품을 0~15℃로 보존하는 방법이다.

② 자외선 살균법은 2,500~2,700Å의 유효파장으로 살균하는 방법이다.

③ 가열법은 120℃에서 20분간 가열하는 방법이다.

④ 건조법은 수분함유량을 20% 이하로 낮추는 방법이다.

해설 자외선 살균램프는 UV-C(단파)의 자외선 중에서 가장 살균력이 강한 253.7nm의 자외선이 풍부하게 발생하는 램프이다. 자외선에 의한 살균은 세균, 바이러스, 곰팡이 등의 대부분의 세균에 대해 효과적이다.

건조법(Drying)

· 수분 15% 이하 → 미생물 생육 저지

· 미생물이 번식하는 데 적당한 습도를 제거함으로써 번식을 억제한다.

· 수분이 가장 적은 곳에서도 생육할 수 있는 것은 곰팡이다. 곰팡이는 수분함량에 따라 Mucor와 Rhizopus는 30% 이상에서, Penicillium은 30% 정도에서 번식하는데, Aspergillus는 20% 이하에서도, Asp. glaucus는 13% 정도에서도 생육한다.

정답 ②

18. 04. 경기 의료기술직

23 1990년대까지만 해도 소아에게 면역 형성이 많이 되어 있었으나 최근 20~30대에게 주로 발생하며 수인성 감염병이자 식품매개 감염병은?

① 파라티푸스

② 세균성이질

③ A형 간염

④ 장출혈성대장균감염증

해설 **A형 간염(유행성 간염, 급성간염, Hepatitis A)**

㉠ A형 간염은 기존의 B형 간염이나 C형 간염과 같이 혈액을 통해 감염되는 것이 아니라 A형 간염 바이러스(Hepatitis A Virus ; HAV)에 오염된 음식이나 물을 섭취함으로써 감염된다.

㉡ 개인위생관리가 좋지 못한 저개발국가에서 많이 발병되지만, 최근에는 위생적인 환경에서 자란 20~30대에서도 발병률이 급증하는 양상이다.

㉢ 우리나라는 위생상태가 좋아지면서 발생이 줄어들었다. 1990년대 중반 이후 다시 발생이 증가하고 있으며, 2019년의 경우 연간 10만 명당 27.4명이 발생한 것으로 추산된다.

㉣ 그중 80% 정도가 20~30대에서 발생하였는데, 그 이유는 20~30대의 경우 소아시절 A형 간염에 걸리지 않아 항체가 없는 사람이 많고, 일단 바이러스에 감염되면 대부분 증상을 나타내며, 소아에 비해 증상도 심하기 때문이다.

㉤ 소아(6세 이하)는 A형 간염 바이러스에 감염되어도 대체로 증상이 없거나(70%) 경미하지만, 성인은 증상 발현이 많은데 반해 만성화되지는 않는다.

㉥ A형 간염은 감염성은 강하지만 일단 회복되면 B형 간염처럼 만성화되지는 않는다.

㉦ 증상으로 황달, 피로, 짙은 소변(검은색 소변), 식욕 부진, 오심, 구토, 복통, 발열 등이 있다.

㉧ 「감염병의 예방 및 관리에 관한 법률」에서는 제2급 감염병으로 분류된다.

정답 ③

18. 04. 경기 의료기술직

24 다음 식품첨가제 중 그 짝이 옳지 <u>않은</u> 것은?

① 보존료 - 소르빈산, 디하이드로초산

② 감미료 - 아스파탐

③ 산화방지제 - BHT, 프로피온산나트륨

④ 살균제 - 표백분, 차아염소산나트륨

해설 프로피온산나트륨은 보존료이다.
- 허용보존료 : 디히드로초산 및 디히드로초산나트륨, 소르브산 및 소르브산칼륨, 안식향산, 안식향산나트륨, 안식향산칼륨, 안식향산칼슘, 파라옥시안식향산메틸, 파라옥시안식향산에틸, 파라옥시안식향산프로필, 파라옥시안식향산아이소프로필, 프로피온산, 프로피온산나트륨, 프로피온산칼슘
- 산화방지제(항산화제) : 구연산, 사과산 등의 유기산류나 폴리인산염, 메타인산염 등 BHA, BHT, 몰식자산프로필
- 표백제 : 환원력을 가진 아황산염류(메타중아황산칼륨, 무수아황산, 아황산나트륨)

정답 ③

17. 04. 경기의료기술직

25 세균성 식중독 발생에 대한 설명으로 옳은 것은?

① 다량의 세균이나 독소량이 있어야 발병한다.

② 2차 감염이 있고 원인식품의 섭취로 발병한다.

③ 잠복기간이 길고 면역이 잘 형성되지 않는다.

④ 원인균은 주로 인체 내에서 잘 증식한다.

해설 세균성 식중독은 다량의 세균이나 독소량이 있어야 발병한다.

정답 ①

17. 12. 경기 4회 보건직 9급

26 A 초등학교의 개나리반 학생 30명 중 20명이 급식 후 열과 구토를 동반한 식중독에 감염되었다. 이때 실시하는 역학 연구 설계로 옳은 것은?

① 단면 연구

② 코호트 연구

③ 환자대조군 연구

④ 임상역학 연구

해설 ㉠ 후향적 코호트 조사 : 섭취자의 발생률과 비섭취자의 발생률을 산출하여 그 비(ratio)를 분석
㉡ 환자 - 대조군 조사 : 증상자의 섭취율과 무증상자의 섭취율을 산출하여 그 비(ratio)를 분석
- 식중독은 대부분의 경우 급성이다. 급성이어서 단면 조사로 생각하기 쉬우나, 급성이어도 원인을 밝혀야 한다.
- 원인은 알고 결과를 모를 때, 식중독에 걸렸지만 정확한 병원균이나 원인물질을 모를 때, 가까운 과거이지만 알고 있는 원인(보존식)을 역추적한다. 이는 후향성 코호트의 좋은 예이다.
- 식약처에서도 식중독의 역학 조사는 역추적 조사라고 규정하고 있다.
- 식중독일지라도 결과(원인균이나 원인물질)가 분명한 경우 가까운 과거에 먹었던 식사(보존식)로 확인 작업을 거친다. 이 경우에는 식중독의 연구를 후향성 조사(환자-대조군 연구)로 보기도 한다.

정답 ③

17. 12. 경기 4회 보건직 9급

27 식품의 원료관리, 가공, 조리 및 유통의 모든 과정에서 유해한 물질이 식품에 혼입되거나 식품이 오염되는 것을 방지하기 위해 각 과정을 중점적으로 관리하는 기준은?

① KS
② PGI
③ GAP
④ HACCP

해설 **식품안전관리인증기준(HACCP ; 위해요소중점관리기준)**
- 식품안전관리인증기준(HACCP) : HACCP(Hazard Analysis Critical Control Point)는 식품의 원료관리, 제조ㆍ가공ㆍ조리ㆍ소분ㆍ유통의 모든 과정에서 위해한 물질이 식품에 섞이거나 식품이 오염되는 것을 방지하기 위하여 각 과정의 위해요소를 확인ㆍ평가하여 중점적으로 관리하는 기준을 말한다(「식품위생법」 제48조 제1항).
- 유럽연합(EU)의 지리적표시 등록제도 : EU는 지리적표시를 원산지명칭보호(Protected Designation of Origin, PDO)와 지리적표시보호(Protected Geographical Indication, PGI)로 구분하여 운용하고 있으며, 프랑스의 'AOC'나 이탈리아의 'DOC', 스페인의 'denomination de origen'은 모두 원산지명칭보호(PDO)를 의미한다.
- GAP : Good Agricultural Practice의 약자로 '우수농산물기준'으로 해석한다. 농산물의 식품안전성과 품질 확보, 환경부하 저감을 목적으로 재배부터 출하까지 농업 현장에서의 기법 기준을 책정하고, 그 준수를 요구하는 기준이다.

정답 ④

17. 06. 광주보건직

28 Salmonella균의 생육 최적 조건은 다음 중 어느 것인가?

① 온도 20℃, pH 4~5
② 온도 25℃, pH 5~6
③ 온도 32℃, pH 6~7
④ 온도 37℃, pH 7~8

해설 2~3×0.6μm의 크기의 막대형 세균(간균)으로 운동성이 있으며 포자는 형성하지 않고, 60℃에서 20분 동안 가열하면 사멸하지만 토양이나 물속에서는 비교적 오랫동안 생존한다. 최적 생장 온도는 35~37℃이다.

정답 ④

17. 12. 경기 4회 보건직 9급

29 식품의 보존방법 중 화학적 보존법에 해당하는 것으로만 묶인 것은?

① 가열법 – 훈연법 – 가스저장법
② 염장법 – 당장법 – 보존료 첨가법
③ 건조법 – 밀봉법 – 통조림법
④ 방사선 살균법 – 훈증법 – 보존료 첨가법

해설 **식품저장법**

구분		내용
물리적	가열법 (heating)	• 저온살균법 : 62.5~65℃에서 25~30분간 가열하여 식품의 영양가 손실을 막고 단백질의 변성을 예방함 • 고온단시간살균법 : 70~75℃에서 15초간 살균 • 초고온법 : 130~150℃에서 2~3초간 살균 • 초음파가열살균법 : 100~200만 cycle 초음파를 이용하여 균체를 파괴함으로써 식품의 비타민 파괴를 막고 식품의 변색을 저하시킴
	냉장 및 냉동법 (cold refrigeration)	• 냉장법은 0~10℃ 사이의 저장을 말하며, 냉동은 0℃ 이하의 저장을 말함 • 10℃ 이하의 움저장법(과일, 채소류), 1~4℃의 냉장법(야채, 과일, 육류), 0℃ 이하의 냉동법(육류, 어류), 급냉법(식육, 어패류) 등의 방법이 있음
	건조법 (drying)	• 수분 15% 이하 → 미생물 생육 저지 • 미생물이 번식하는 데 적당한 습도를 제거함으로써 번식을 억제함
	밀봉법 (통조림법)	호기성 세균 억제방법
	움저장법	농작물을 땅속 1~2m 저장, 10℃, 85% 습도
물리·화학적 (화학적으로도 분류됨)	훈연법 (smoking)	• 주로 육류, 어류의 보존법(햄, 베이컨, 조개 등) • 연기에 함유된 크실렌, 페놀메틸레이트, 폼알데하이드, 식초산, 아세톤, 메틸알코올, 개미산 등에 의해 살균 및 건조가 일어나 식품의 저장성과 풍미를 향상 • 수지가 적고 단단한 벚나무, 참나무 등 목재 및 왕겨 등을 사용
	가스저장법	• CO_2, N_2 가스 이용 → 어육류, 난류, 야채 저장 • 공기 중의 이산화탄소·산소·온도·습도를 조절하여 오래 저장하는 방법 • 과실류, 야채류, 난류 등의 저장에 이용
화학적	염장법 (salting)	• 10%의 소금을 뿌려 저장하는 방법(동양, 우리나라 발달) • 삼투압에 의하여 미생물의 발육 억제 • 식물성 식품(오이지), 동물성 식품(육류, 어류) 저장
	당장법 (sugaring)	• 설탕에 저장하는 방법, 5% 이상에서 미생물 생육 억제, 보통 50% 이상(백설탕) • 삼투압에 의하여 미생물의 발육 억제 • 잼, 젤리 등
	산저장법 (초절임법)	• 초산, 젖산 등을 이용하여 식품을 저장(서양 발달) • pH를 조절(낮은 산도를 유지)하여 미생물의 발육 억제 • 유기산이 무기산보다 미생물에 대한 번식억제 효과가 큼

정답 ②

17. 06. 서울 경력 2회

30 다음 〈보기〉에서 설명하는 식중독은?

┤ 보 기 ├

잠복기가 짧은 것이 특징이고 식후 평균 3시간 정도에 발병하며 타액 분비 증가, 오심, 설사, 구토, 복통 증상을 일으킨다. 일반적으로 경과가 짧아 1~2일 내에 치유가 되며 예후가 좋아서 사망하는 예가 거의 없고 발열은 38℃ 이하이다.

① 살모넬라 식중독   ② 황색포도상구균 식중독

③ 장염비브리오 식중독   ④ 병원성 대장균 식중독

해설 ㉠ 포도상구균 식중독 : 치사율 매우 낮고 발열이 거의 없다.
- 원인균 : *Staphylococcus aureus*(황색포도상구균)
- 독소 : Enterotoxin(장 독소)
- 증상 및 잠복기 : 잠복기는 1~6시간인데, 평균 2시간으로 매우 짧다. 주증상은 급성 위장염 증상으로 구역질, 구토, 복통, 설사 등을 일으킨다.
- 치료 및 회복 : 감염은 항생제 치료 및 손상조직 치료 등을 받아야 하고, 특별한 경우를 제외하고는 경미한 감염 및 식중독의 경우 일반적으로 2일 정도에 회복 가능하다.
㉡ 살모넬라 식중독 : 고열, 잠복기 6~48시간
㉢ 장염비브리오 식중독 : 잠복기 10~18시간, 급성 위장염 증상
㉣ 병원성 대장균 식중독 : 혈변, 점혈변 12~72시간, 발열

정답 ②

17. 06. 서울 경력 2회

31 질소를 함유한 유기화합물이 미생물 작용으로 분해되어 유해한 물질을 만들어내는 현상은?

① 발효   ② 갈변

③ 변패   ④ 부패

해설
- 부패(putrefaction) : 단백성 식품 성분이 미생물의 작용으로 분해되어 아민(Amine)류 등의 유해물질이 생성되고 암모니아 등의 나쁜 냄새를 발생하는 현상이다.
- 발효(fermentation) : 탄수화물이 미생물의 작용을 받아 유기산이나 알코올 등을 생성하는 현상을 말한다. 간장, 된장, 고추장, 양조주, 발효유, 치즈, 김치, 젓갈류, 기타 절임식품 등에는 대량의 미생물과 대사산물이 함유되어 있지만 사람에게는 아무런 해가 없다.
- 산패(rancidity) : 유지 중의 불포화지방산이 산화에 의하여 불쾌한 냄새나 맛을 형성하는 것으로, 유지에 가장 보편적으로 일어나는 현상이다.
- 변패(deterioration) : 미생물 등에 의하여 식품 중의 탄수화물이나 지방질이 산화에 의해 분해된다든가 식품 성분이 상호반응 또는 효소작용에 의해 변화되고 풍미가 나쁘게 되어 식용으로 부적절하게 되는 현상이다.

정답 ④

17. 06. 광주보건직

32 다음 보기 중 식물성 식품과 그 자연독의 연결로 틀린 것은?

① 감자 − solanine

② 청매 − amygdaline

③ 독미나리 − gossypol

④ 고사리 − ptaquiloside

해설
- 목화씨 중독 : 독성분은 gossypol이다.
- 독미나리 중독 : 독성분은 cicutoxin이며 위통 · 구토 · 현기증 · 경련 등의 증상을 보인다.
- 프타킬로시드(ptaquiloside) : 고사리에 함유된 천연 발암물질이다.

정답 ③

17. 06. 광주보건직

33 다음 〈보기〉에서 설명하는 식중독으로 알맞은 것은?

┤ 보 기 ├

- 잠복기는 보통 12~36시간이나 2~4시간에 신경증상이 나타나는 경우도 있다.
- 신경계의 주증상으로는 복시, 동공산대, 언어장애, 연하곤란, 호흡곤란 등이 있다.
- 비교적 치명률이 높은 편이다.

① 클로스트리디움(*Clostridium botulinus*)

② 황색포도상구균(*Staphylococcus aureus*)

③ 캠필로박터균(*Campylobacter jejuni*)

④ 예르시니아균(*Yersinia enterocolitica*)

해설 **클로스트리디움 보툴리누스(*Botulinus*) 식중독**
- 원인균 : *Clostridium Botulinus*
- 독소 : Neurotoxin(신경독소)으로 열에 약하여 80℃에서 30분 동안 가열하면 파괴되고, 분자량은 35~90만 정도의 단순단백질이다. 가공식품의 불완전취급에 의해 이루어진다. 즉 소시지, 햄, 과일, 채소 등의 밀봉된 통조림에서 번식하는 세균의 독소에 의해 주로 감염된다.
- 원인식품 : 야채, 육류 및 육제품, 과일, 조육(오리, 칠면조 등), 어류 훈제 등
- 증상 및 잠복기 : 보통 12~36시간으로 빠르면 5~6시간, 늦으면 72시간 이상도 있다. 주증상은 메스꺼움, 구토, 복통, 설사에 이어 신경증상을 보인다. 눈의 증상으로는 시력저하 · 복시 · 동공확대를 비롯하여 광선자극에 대한 무반응 등이며, 인 · 후두마비 증상으로는 타액분비 저하 · 구갈 · 실성 · 언어장애 · 연하곤란 등이 온다.
- 중증인 경우는 호흡마비, 사망(치명률이 높음, 40%)에 이른다.

정답 ①

18. 11. 위생사

34 다음 중 유기물 부패과정에서 질소 순환의 최종 산물은?

① 질산성 질소   ② 아질산성 질소

③ 암모니아성 질소   ④ 초산성 질소

해설   질소 순환 : protein → amino acid → ammonia($NH_3 - N$) → $NO_2 - N$ → $NO_3 - N$

정답 ①

17. 06. 광주보건직

35 다음 〈보기〉에서 설명하는 세균성 식중독은?

┤ 보 기 ├

• 1950년 일본 오사카에서 처음 분리되어 *Pasteurella parahaemolyticus*로 명명되었다.
• 냉동에 강해 −20℃에서 1개월간 생존이 가능하다.
• 잠복기는 평균 12시간(6~24시간)이고 복통, 심한 설사, 구토 등을 유발한다.

① 살모넬라   ② 황색포도상구균

③ 장염비브리오   ④ 캠필로박터

해설   • 장염비브리오균(*Vibrio parahaemolyticus*)은 1950년 일본 오사카에서 마른멸치에 의한 식중독균으로 처음 분리되어 *Pasteurella parahaemolyticus*로 명명했었다. 1961년 Sakazaji가 이 균을 현재의 *V. parahaemolyticus*로 명명했고, 3년 후 일본 후생성에서 승인했다. 이 균은 바닷물과 각종 해산물에서 서식해 한국, 일본을 비롯한 동남아 각국에서 여름철 자주 발생하는 세균성 식중독균이다.
   • 장염비브리오는 호염성 해수세균으로 3~5%의 소금물에서 잘 생육한다. 이 균은 생육 최적 온도가 37℃로 10℃ 이하에서는 잘 자라지 못한다. 그래서 겨울철에는 해수 중 발견되지 않고 6~9월 사이에 집중된다. 그러나 다른 세균에 비해 가열에 매우 약하나, 냉동에는 강해 −20℃에서 1개월간 생존이 가능하다.
   • 장염비브리오 식중독은 다량의 균(약 105~107CFU/g)을 섭취했을 때 발생하는 감염형이다. 잠복기는 평균 12시간(6~24시간)이고 복통, 심한 설사, 구토를 주요 증상으로 하는 전형적인 급성 위장염을 유발한다.

정답 ③

16 영양사

36 다음 〈보기〉는 가공육에 첨가되는 질산염 계통의 발색제에 대한 장단점을 설명한 것이다. 올바른 것이 모두 묶인 것은?

| 보기 |

가. *Clostridium botulinum* 식중독의 억제 효과가 있다.
나. nitrosamine이라는 발암물질을 체내 대사 중에 생성한다.
다. 육색을 고정시켜주며 햄이나 소시지의 풍미를 좋게 하는 데 도움이 된다.
라. 일일섭취허용량은 135g/day/kg이며, 유통기한을 늘려주는 효과가 있다.

① 가, 다   ② 나, 라

③ 가, 나, 다   ④ 가, 나, 다, 라

해설 발색제 : 아질산나트륨, 질산나트륨, 질산칼륨은 육제품의 발색제로 사용된다.
　• 장점 : 발색, 풍미 증진, 방부, 식중독 예방
　• 단점 : 나이트로스아민의 발암성 물질 생성
　• 햄, 소시지의 ADI=2.7g/d/BW · kg(체중 50kg 이상도 135g/d 이하로 제한)

정답 ③

16. 06. 경기의료기술직

37 식중독을 일으키는 독성과 이를 함유한 식품으로 옳은 것이 모두 묶인 것은?

ㄱ. 무스카린(muscarine) : 독버섯
ㄴ. 시쿠톡신(cicutoxin) : 독미나리
ㄷ. 솔라닌(solanine) : 감자
ㄹ. 삭시톡신(saxitoxin) : 복어

① ㄱ, ㄴ   ② ㄱ, ㄴ, ㄷ

③ ㄱ, ㄷ, ㄹ   ④ ㄷ, ㄹ

해설 ㉠ 복어 중독 : 복어의 난소 · 간 · 창자 · 피부 등에 있는 테트로도톡신(tetrodotoxin)이라는 독소가 중독을 일으킨다. 증상으로는 지각이상 · 운동장해 · 혈액장해 · 뇌증 등이 나타난다.
　㉡ 마비성 조개 중독 : 검은조개, 섭조개, 대합 등에서 중독을 일으킨다.
　　• 독성분 : saxitoxin, gonyautoxin, protogonyautoxin
　　• 증상 및 잠복기 : 잠복기는 식후 30분~3시간이며, 주증상은 입술 · 혀 · 잇몸 등의 마비 증상으로 피하출혈 반응은 반드시 일어난다.

정답 ②

16. 06. 경기의료기술직

38 세균성 식중독과 경구 감염병의 차이를 설명한 것으로 옳은 것은?

① 경구 감염병은 긴 잠복기간을 갖는다.

② 경구 감염병은 면역이 잘 생기지 않는다.

③ 세균성 식중독은 적은 균량으로 발병이 가능하다.

④ 세균성 식중독은 연령에 의한 역학적 특성이 명확하다.

해설
• 식중독은 연령적으로는 별로 특성이 없으나, 일반적으로 20~24세 사이에 많다.

세균성 식중독과 소화기계 감염병(경구 감염병, 수인성 감염병)의 차이점

구분	세균성 식중독	소화기계 감염병(경구 감염병, 수인성 감염병)
관리법규	식품위생법	감염병의 예방 및 관리에 관한 법률
발병력	소화기계 감염병에 비해 발병력이 약함, 균의 수나 독소량이 많을 때 발병하게 된다(대부분 음식 중에서 증식).	발병력이 강함, 미량의 병원체도 생체 내에 침입하면 급격히 증식하게 된다.
잠복기	아주 짧다.	일반적으로 길다.
경과	대체로 짧다.	대체로 길다.
2차 감염	2차 감염이 없고 오염식품 섭취로 감염된다.	2차 감염이 된다.
면역형성	면역 형성이 안 된다.	어느 정도 면역형성이 된다.

※ 병원성 대장균 O157과 같이 발병력 및 전파력이 강한 세균에 의한 설사증의 발생은 음식물 등을 매개로 한 세균성 식중독인지 2차 감염에 의한 감염병인지 명확한 구분이 어렵다.

정답 ①

16. 06. 서울 지방직

39 다음 중 식중독을 일으키는 식품과 원인물질이 맞게 짝지어진 것은?

① 고사리 - 아미그달린

② 청매 - 솔라닌

③ 목화 - 프타퀼로시드

④ 독미나리 - 시쿠톡신

해설
• 프타퀼로시드(ptaquiloside) : 프타퀼로시드는 고사리에 함유된 천연 발암물질이다. 소가 고사리를 먹으면 혈뇨증, 방광 종양 등과 같은 고사리 중독을 일으키는 것이 바로 이 물질 때문이며, 물에 우려내거나 열처리를 하여 떫은 맛을 제거하면 발암성은 사라진다.

• 아미그달린(amygdalim) : 청매, 아몬드, 살구씨, 시안배당체의 독소이다.

• 목화 : 고시폴(gossypol) 씨, 줄기, 잎에 있는 노란색 색소이며 페놀의 일종으로 세포에 침투하여 탈수효소 활성을 억제한다. 주로 가축에게 면실박(목화씨 깻묵)을 급여하면 중독이 발생하며, 주요 임상증상은 식욕부진, 호흡장애, 복부팽만이다.

• 독미나리 : 시쿠톡신(cicutoxin)과 시쿠틴(cicutin) 같은 알칼로이드가 함유되어 있다. 시쿠톡신은 신경계에 주로 작용하는 맹독성 물질이다.

정답 ④

40 세균성 식중독 중 독소형 식중독에 해당하는 것을 모두 고른 것은?

ㄱ. 보툴리누스균 식중독
ㄴ. 웰치균 식중독
ㄷ. 장염비브리오균 식중독
ㄹ. 살모넬라균 식중독

① ㄱ, ㄴ   ② ㄱ, ㄷ
③ ㄴ, ㄹ   ④ ㄷ, ㄹ

해설

종류			내용
식중독	세균성 식중독	감염형	장염비브리오균, 살모넬라균, 병원성 대장균
		독소형	포도상구균, 보툴리누스균, 웰치균(중간형)
	화학성 식중독		유해 식품첨가물, 농약, 식품변질, 사고에 의해 침입된 유해 중금속, 환경오염, 조리기구 및 포장용기에 있는 유해물질
	자연독 식중독	식물성	독버섯, 청매, 감자, 독미나리
		동물성	복어, 굴, 섭조개, 모시조개, 바지락
	곰팡이 식중독		아플라톡신 중독, 맥각 중독, 황변미 중독
	부패성 식중독		부패세균
경구 감염병			이질, 장티푸스, 파라티푸스, 콜레라, 급성 회백수염, 바이러스성 간염(A형 간염)

정답 ①

41 복어독(毒)에 대한 설명만으로 묶여진 것은?

ㄱ. 복어독은 난소, 알 등에 다량 함유되어 있다.
ㄴ. 중독되면 중추신경장애로 사망할 수 있다.
ㄷ. 독소물질은 테트로도톡신(tetrodotoxin)이다.
ㄹ. 일광이나 열에 대한 저항성이 약하다.

① ㄱ, ㄴ, ㄷ   ② ㄱ, ㄷ
③ ㄴ, ㄷ   ④ ㄱ, ㄴ, ㄷ, ㄹ

해설 복어의 난소·간·창자·피부 등에 있는 테트로도톡신(Tetrodotoxin)이라는 독소가 중독을 일으킨다. 증상으로는 지각이상·운동장애·혈액장해·뇌증 등이 나타난다. '테트로도톡신'은 300℃의 고온에서도 분해되지 않고 산성이 강해 어떠한 조미료나 많은 소금에 절여도 독성이 없어지지 않으며 다만 염산에서만 서서히 독성이 소실된다.

정답 ①

42 다음 〈보기〉에서 설명하는 수인성 감염질환으로 가장 옳은 것은?

┤ 보기 ├

• 적은 수의 세균으로 감염이 가능하여 음식 내 증식 과정 없이 집단 발병이 가능하다.
• 최근 HACCP(위해요소 중점관리기준) 도입 등 급식위생 개선으로 감소하고 있다.

① 콜레라
② 장티푸스
③ 세균성이질
④ 장출혈성 대장균 감염증

해설 세균성이질이 가장 적은 수의 균으로도 감염이 가능하다.
• 콜레라 : 전파는 일반적으로 오염된 물과 음식을 통해 이루어진다. 선진국의 경우 해산물이 주요 감염원이지만, 개발도상국은 오염된 물이 주요 감염원으로서 콜레라균에 감염된 사람의 분변처리가 잘 되지 않아 수로, 지하수 및 음용수 등에 오염되어 주변 사람들에게 전파되는 경우가 대부분이다. 오염된 물로 세척한 음식 또는 그 물을 음용수로 사용한 경우 주로 전파되지만 사람과 사람 간에 직접 전파는 잘 일어나지 않는다.
• 장티푸스 : 살모넬라 타이피균을 가진 환자나 보균자의 대소변에 오염된 음식이나 물을 먹어 감염되고 환자가 직접 조리한 음식 등에 장티푸스균이 묻어서 감염되고, 오염된 물에서 자란 갑각류나 어패류(특히 굴), 배설물이 묻은 과일 등을 통해서도 감염된다. 살모넬라 타이피균이 최소 10만 마리 이상이 들어가야 발병하며 잠복기간이 1~7주로서 비교적 긴 편이다.
• 세균성이질 : 사람이 병원소로 세균성이질의 원인균인 시겔라를 가진 환자나 보균자에 의해 직접 혹은 간접적인 경구전파로 감염된다. 매우 적은 양(10~100개)의 세균도 감염을 일으키기 때문에 사람들이 배변 후 손톱 밑이나 손을 깨끗이 씻지 않고 음식을 오염시켜 간접적으로 전파하거나, 직접적인 신체적 접촉에 의해 다른 사람에게 전파시키기도 한다. 식수, 우유, 바퀴벌레, 파리에 의한 전파도 있으며, 잠복기는 1~7일로 보통 1~3일로 감염기는 급성감염기로부터 대변에서 균이 발견되지 않는 기간, 즉 발병 후 4주 이내이다.
• 장출혈성 대장균 감염증(EHEC) : 대장균 O157로 알려진 장출혈성 대장균이 감염원이고, 장출혈성 대장균이 장관 상피세포에 벽돌처럼 쌓여 대량의 균이 독소를 생산한다. 전파 경로는 충분히 익히지 않은 육류나 샐러드 등 날것으로 먹는 채소 등의 섭취로 생길 수 있으며, 소독되지 않은 우유 등을 매개로 전파되는데 사람과 사람 간의 직접 전파도 가능하다.

정답 ③

43 식품의 변질 방지를 위하여 사용하는 저장법 중 가열법과 가장 거리가 먼 것은?

① 저온살균법
② 고온단시간살균법
③ 초고온법
④ 훈연법

해설 **훈연법**
주로 육류, 어류의 보존법(햄, 베이컨, 조개 등)이다.
• 연기에 함유된 크실렌, 페놀메틸레이트, 폼알데하이드, 식초산, 아세톤, 메틸알코올, 개미산 등에 의해 살균 및 건조가 일어나 식품의 저장성과 풍미를 향상시킨다.
• 수지가 적고 단단한 벚나무, 참나무 등 목재 및 왕겨 등을 사용한다.

정답 ④

17. 06. 서울시 9급

44 다음은 어떤 식중독에 대한 설명인가?

- 통조림, 소시지 등이 혐기성 상태에서 A, B, C, D, E형이 분비하는 신경독소
- 잠복기 12~36시간이나 2~4시간 이내 신경증상이 나타날 수 있음
- 증상으로 약시, 복시, 연하곤란, 변비, 설사, 호흡곤란
- 감염원은 토양, 동물의 변, 연안의 어패류 등

① 살모넬라 식중독

② 포도알균(포도상구균) 식중독

③ 보툴리누스 식중독

④ 독버섯 중독

해설 **클로스트리디움 보툴리누스(*Botulinus*) 식중독**
- 원인균 : *Clostridium botulinus*
- 독소 : neurotoxin(신경독소)으로 열에 약하여 80℃에서 30분 동안 가열하면 파괴되고, 분자량은 35~90만 정도의 단순 단백질이다. 가공식품의 불완전취급에 의해 발생한다. 즉, 소시지, 햄, 과일, 채소 등의 밀봉된 통조림에서 번식하는 세균의 독소에 의해 주로 감염된다.
- 원인식품 : 야채, 육류 및 육제품, 과일, 조육(오리, 칠면조 등), 어류 훈제 등
- 증상 및 잠복기 : 보통 12~36시간으로 빠르면 2~6시간, 늦으면 72시간 이상도 있다. 주증상은 메스꺼움, 구토, 복통, 설사에 이어 신경증상을 보인다. 눈의 증상으로는 시력저하 · 복시 · 동공확대를 비롯하여 광선자극에 대한 무반응 등이며, 인 · 후두마비 증상으로는 타액 분비 저하 · 구갈 · 실성 · 언어장애 · 연하곤란 등이 온다.
- 중증인 경우는 호흡마비, 사망(치명률이 높음, 40%)에 이른다.

정답 ③

15. 05. 경기의료기술직

45 다음 중 식물성 식중독의 독성분으로 틀린 것은?

① 독미나리 – cicutoxin

② 피마자 – gossipol

③ 독버섯 – muscarine

④ 매실 – amygdalim

해설 피마자 – 리신(ricin)

정답 ②

15. 06. 서울

46 식품위해요소 중점관리기준(HACCP)에 대한 설명으로 옳지 않은 것은?

① 식품 생산과 소비의 모든 단계의 위해요소를 규명하고 이를 중점관리하기 위한 예방적 차원의 식품위생관리 방식이다.

② 국내에 HACCP 의무적용대상 식품군은 없다.

③ HACCP 시스템이 효율적으로 가동되기 위해서는 GMP와 SSOP가 선행되어야 한다.

④ 1960년대 미항공우주국(NASA)에서 안전한 우주식량을 만들기 위해 고안한 식품위생관리 방법이다.

해설 **식품안전관리인증기준 대상 식품(「식품위생법」 시행규칙 제62조)**
- 수산가공식품류의 어육가공품 중 어묵 · 어육소시지
- 기타수산물가공품 중 냉동 어류 · 연체류 · 조미가공품
- 냉동식품 중 피자류 · 만두류 · 면류
- 과자류, 빵류 또는 떡류 중 과자 · 캔디류 · 빵류 · 떡류
- 빙과류 중 빙과
- 음료류[다류(茶類) 및 커피류는 제외한다]
- 레토르트식품
- 절임류 또는 조림류의 김치류 중 김치(배추를 주원료로 하여 절임, 양념혼합과정 등을 거쳐 이를 발효시킨 것이거나 발효시키지 아니한 것 또는 이를 가공한 것에 한한다)
- 코코아가공품 또는 초콜릿류 중 초콜릿류
- 면류 중 유탕면 또는 곡분, 전분, 전분질원료 등을 주원료로 반죽하여 손이나 기계 따위로 면을 뽑아내거나 자른 국수로서 생면 · 숙면 · 건면
- 특수용도식품
- 즉석섭취 · 편의식품류 중 즉석섭취식품
- 즉석섭취 · 편의식품류의 즉석조리식품 중 순대
- 식품제조 · 가공업의 영업소 중 전년도 총 매출액이 100억 원 이상인 영업소에서 제조 · 가공하는 식품

정답 ②

15. 06. 경기

47 폼알데하이드에 산성 아황산나트륨을 축합, 환원하여 만든 것으로 아황산의 표백작용 외에 상당량의 폼알데하이드가 유리되어 나오기 때문에 유해 식품첨가물로 지정된 물질의 이름으로 옳은 것은?

① 아우라민(Auramin)

② 롱가리트(Rongalite)

③ 시클라메이트(Cyclamate)

④ 둘신(Dulcin)

해설 롱가리트(Rongalite)는 과거 물엿의 표백제로 사용되었지만 수용상태에서 발생되는 아황산에 의하여 표백작용을 나타냈다. 그러나 이때 발생되는 폼알데하이드(formaldehyde)가 식품에 독성을 나타내는 것으로 밝혀져 1967년 사용 금지되었다.

정답 ②

15. 06. 경기

48 장염비브리오(Vibrio) 식중독에 대한 설명으로 가장 옳지 **않은** 것은?

① 잠복기는 짧으며 평균 3시간 정도이다.

② 예방 대책은 식품의 가열과 수돗물에 의한 세정이 효과적이다.

③ 증상으로는 구토, 설사, 발열 등을 호소한다.

④ 균은 3%의 식염 농도에서 잘 발육한다.

해설 **장염비브리오(*Vibrio parahaemolyticus*) 식중독**
- 원인균 : *Vibrio parahaemolyticus*(호염균)
- 원인식품 : 장염비브리오로 오염된 해수가 감염원이 되어서 어패류가 직접 오염되거나, 생선회나 초밥의 생식이 원인이 된다.
- 증상 및 잠복기 : 잠복기는 평균 10~18시간으로 균량에 따라 차이가 있으며, 주증상은 복통·구토·설사·발열 등의 전형적인 급성 위장염 증상이다.

정답 ①

15. 08. 전남

49 화농성 질환이 있는 사람이 조리할 때 발생하기 쉽고 잠복기가 매우 짧은 것이 특징인 식중독은?

① 포도상구균 식중독   ② 살모넬라 식중독

③ 병원성대장균 식중독   ④ 장염비브리오 식중독

해설 황색포도상구균은 주로 사람의 화농소나 콧구멍 및 목구멍 등에 존재하는 포도상구균(손, 기침, 재채기 등), 조리인의 화농소나 일반인의 콧구멍에 보균되어 있는 균이다. 잠복기는 1~6시간, 평균 2시간으로 매우 짧으며 위장염 증상으로 구역질, 구토, 복통, 설사 등을 보인다.

정답 ①

15. 06. 경기

50 「식품위생법」에서 규정하는 용어의 설명으로 옳은 것은?(단, 답의 예시는 용어 - 설명으로 구성되어 있음)

① 식품첨가물 - 식품을 제조, 가공 또는 보존하는 과정에서 식품에 넣거나 섞는 물질 또는 식품을 적시는 등에 사용되는 물질을 말한다. 이 경우 기구·용기·포장을 살균·소독하는 데 사용되어 간접적으로 식품으로 옮아갈 수 있는 물질은 제외한다.

② 기구 - 음식을 먹을 때 사용하거나 담는 것을 말한다.

③ 집단급식소 - 영리를 목적으로 특정 다수인에게 계속하여 음식물을 공급하는 급식시설을 말한다.

④ 식품안전관리 인증기준 - 식품을 제조·가공 단계부터 판매단계까지 각 단계별로 정보를 기록·관리하여 그 식품의 안전성 등에 문제가 발생할 경우 그 식품을 추적하여 원인을 규명하고 필요한 조치를 할 수 있도록 관리하는 것을 말한다.

해설 ② 기구 : 음식을 먹을 때 사용하거나 담는 것이나 식품 또는 식품첨가물을 채취·제조·가공·조리·저장·소분·운반·진열할 때 사용하는 것으로서 식품 또는 식품첨가물에 직접 닿는 기계·기구나 그 밖의 물건(농업과 수산업에서 식품을 채취하는 데에 쓰는 기계·기구나 그 밖의 물건 및 「위생용품 관리법」에 따른 위생용품은 제외)을 말한다.

① 식품첨가물 : 식품을 제조·가공·조리 또는 보존하는 과정에서 감미, 착색, 표백 또는 산화방지 등을 목적으로 식품에 사용되는 물질을 말한다. 이 경우 기구·용기·포장을 살균·소독하는 데에 사용되어 간접적으로 식품으로 옮아갈 수 있는 물질을 포함한다.

③ 집단급식소 : 영리를 목적으로 하지 아니하면서 특정 다수인에게 계속하여 음식물을 공급하는 기숙사, 학교, 유치원, 어린이집, 병원, 「사회복지사업법」의 사회복지시설, 산업체, 국가·지방자치단체 및 「공공기관의 운영에 관한 법률」에 따른 공공기관, 그 밖의 후생기관 등의 어느 하나에 해당하는 곳의 급식시설로서 대통령령으로 정하는 시설을 말한다.

④ 식품이력 추적관리에 관한 설명이다.

정답 ②

15. 06. 전남

51 방부제의 조건으로 옳은 것은?

① 독성이 극히 적어야 한다.

② 사용이 간편해야 한다.

③ 유색, 무취해야 한다.

④ 다량으로 유해해야 한다.

해설 **방부제(보존료)의 구비조건**
- 인체에 무해하고 독성이 없어야 한다.
- 식품에 나쁜 영향을 주지 않아야 한다(식품을 변질시키지 않아야 한다).

- 사용이 간편하고 값이 저렴하여야 한다.
- 장기적으로 사용하더라도 해가 없어야 한다.
- 미생물의 발육저지력이 강하고 지속적이어야 한다.
- 미량으로도 효과가 커야 한다.

정답 ②

15. 06. 전남

52 각 식중독과 독성분의 연결이 바르지 않은 것은?

① 감자 중독 − 솔라닌(solanine)
② 맥각 중독 − 시트리닌(citrinin)
③ 복어 중독 − 테트로도톡신(tetrodotoxin)
④ 청매 중독 − 아미그달린(amygdalin)

해설
- 맥각 중독 : 독성분은 에르고톡신(ergotoxin), 에르고타민(ergotamine)이다.
- 시트리닌(citrinin) : 페니실륨시트리늄(peni−cillium citrinum) 또는 여러 종의 아스페르길루스가 생산하는 곰팡이 독으로 가축에 신장장애를 일으킨다. 또한 독성이 강한 항생물질로 그람양성세균에 유효하다.

정답 ②

14. 06. 인천

53 중금속 중독에 의한 증상이 옳은 것으로만 묶인 것은?

> 가. 납 중독 − 신장장애, 과뇨 및 무뇨증
> 나. 수은 중독 − 구내염, 근육진전, 정신증상
> 다. 카드뮴 중독 − 폐기종, 신장장애, 단백뇨

① 가, 나   ② 가, 다
③ 나, 다   ④ 가, 나, 다

해설
- 카드뮴(Cd) 중독 : 이타이이타이병, 3대 만성중독 증상(폐기종, 신장장애, 단백뇨)
- 수은(Hg) 중독 : 미나마타병, 구내염과 피로감 등
- 납(Pb) 중독
  − 급성 : 식욕감퇴, 구토, 구역, 두통, 변비
  − 만성 : 기억력 감퇴, 경련, 난청, 망상, 혼수 등

정답 ③

14. 06. 인천

54 독소형 식중독에 속하는 것으로만 묶인 것은?

가. 살모넬라 식중독	나. 포도상구균 식중독
다. 장염비브리오 식중독	라. 보툴리누스균 식중독

① 가, 나 ② 가, 다

③ 나, 라 ④ 가, 나, 다

해설 **세균성 식중독**
- 감염형 : 장염비브리오균, 살모넬라균, 병원성 대장균
- 독소형 : 포도상구균, 보툴리누스균, 웰치균(중간형)

정답 ③

14. 10. 대전의료기술직

55 다음 내용에서 설명하고 있는 소독제는 무엇인가?

- 피부점막을 자극하고 금속제품을 부식시킨다.
- 환자의 의류, 침구커버, 변기, 우물 등의 방역에 적합하다.
- 단백질의 응고작용, 균체 효소계의 침투작용, 삼투압의 변화작용에 의해 살균을 한다.

① 승홍 ② 질산은

③ 알코올 ④ 석탄산

해설 석탄산(Phenol)은 농도는 3~5% 수용액의 것을 사용하며 무아포균에 대해서는 1분 이내에 사멸시키지만 아포나 Virus는 강하게 저항한다. 의류, 실험대, 용기, 기차, 선박, 객담, 오물, 토사물, 배설물 등의 소독에 이용된다.

정답 ④

56 다음 중 세균성 식중독이 <u>아닌</u> 것은?

① 장염비브리오, 병원성대장균

② 살모넬라, 포도상구균

③ 보툴리누스균, 살모넬라

④ 리스테리아, 포도상구균

⑤ 베네루핀, 아플라톡신

해설 베네루핀(venerupin)은 자연독 식중독, 아플라톡신은 곰팡이 식중독이다.

정답 ⑤

57 살모넬라 식중독에 관한 내용으로 옳은 것은?

① 살모넬라균에는 장티푸스균, 결핵 등 약 2,000여 종의 균형이 있다.

② 독소형 식중독인 급성 위장염을 일으킨다.

③ 열에 약하여 저온살균(62~65℃에서 30분 가열)으로도 충분히 사멸한다.

④ 저온유통은 효과가 없다.

⑤ 잠복기간은 8~48시간으로서 평균 48시간 전후이다.

해설 **살모넬라증(감염형 식중독)**

• 원인균 : 장염균, 쥐티푸스균, 돈콜레라균

• 잠복기 : 12~48시간, 발병률 75% 이상

• 증상 : 설사, 두통, 구토 등을 일으킨다(열은 38~40℃ 정도).

• 감염경로 : 보균동물을 섭취하거나 환자, 보균자, 기타 동물의 배설물에 오염된 음식물 섭취 시 감염된다.

• 원인식품 : 어류, 유제품, 어패류 등(장기저장 식품)

정답 ③

13. 08. 인천보건직, 10. 03. 보건교육사

58 식품의 위생관리기법 중에서 식품의 원료, 제조, 가공 및 유통의 전 과정에서 유해물질의 혼입을 사전 방지하는 기본이 되는 규정은?

① GMP

② CODEX

③ ISO9000

④ HACCP

⑤ HAP

해설 ④ HACCP(위해요소 중점관리기준) : 위해요소를 규명·관리하여 식품의 안전성을 확보하기 위한 위생관리체계이다.

① GMP : 의약품 제조업자가 우수의약품의 제조 및 품질관리를 위하여 준수해야 할 사항으로 미국 및 유럽은 의약품이 안전(safety), 확인(identity), 효능(strength), 품질(quality), 순도(purity) 등이 기준이다.

② CODEX(코덱스) : 유엔식량농업기구(FAO)와 세계보건기구(WHO)가 공동으로 운영하는 국제식품규격위원회(CAC : Codex Alimentarius Commission)에서 식품의 국제교역 촉진과 소비자의 건강보호를 목적으로 제정되는 국제식품규격이다. Codex Alimentarius는 라틴어로 Codex는 법령(code)을, Alimentarius는 식품(food)을 말하며, food code(식품법)라는 뜻이다. 코덱스 인증은 공산품에 적용되는 ISO(국제표준기구) 인증처럼 농수산 가공식품 분야에서 국제 유통의 기준이 된다. 코덱스는 강제규정이 아니며 각국에서 식품을 관리할 때 일종의 지침으로 적용할 것을 권장하고 있다. 그러나 WTO 출범 이후 SPS 협정(식품 및 동물 검역의 적용에 관한 협정)을 비롯한 각종 협정에서 코덱스회의에서 정한 식품기준을 국제시장에 그대로 적용하면서 코덱스인증이 국제간의 공통 적용하는 식품규정화되는 경향이 있다.

③ ISO 9000 : International Organization for Standardization 9000의 약어로 국제표준화기구인 ISO가 정한 품질 관리와 품질 보증을 위한 국제 규격이다.

⑤ HAP(Hospital-Acquired Pneumonia) : 병원습득 폐렴을 말한다.

정답 ④

13. 09. 서울, 13. 08. 인천

59 소화기계 감염병과 세균성 식중독의 공통점과 차이점에 대한 설명으로 옳지 <u>않은</u> 것은?

① 경구적 침입이라는 공통점이 있다.

② 세균성 식중독은 소화기계 감염병에 비해 다량의 세균이나 독소량이 있어야 발병한다.

③ 소화기계 감염병은 2차 감염이 이루어지나 세균성 식중독은 2차 감염이 없다.

④ 세균성 식중독은 소화기계 감염병보다 잠복기가 길다.

⑤ 소화기계 감염병은 대부분 면역이 획득되나 세균성 식중독은 면역이 획득되지 않는다.

구분	경구 감염병(소화기계 감염병)	세균성 식중독
필요한 균량	소량의 균이라도 숙주 체내에서 증식하여 발병한다.	대량의 생균 또는 증식과정에서 생성된 독소에 의해서 발병한다.
감염	원인병원균에 의해 오염된 물질에 의한 2차 감염이 있다.	종말감염이며 원인식품에 의해서만 감염해 발병한다. 2차 감염이 거의 없다.
잠복기	일반적으로 길다.	경구 감염병에 비해 짧다.
면역	면역이 성립되는 것이 많다.	면역성이 없다.

해설

정답 ④

13. 09. 서울의료기술직

60 사실상 계절에 관계없이 발생하지만 특히 늦은 봄과 가을에 많이 발생하고, 김밥, 도시락, 떡 종류와 어패류 및 가공식품이 원인식품이며 급성 위장염을 일으켜 구토, 복통, 설사를 일으키는 식중독은?

① 살모넬라 식중독
② 보툴리누스균 식중독
③ 비브리오 식중독
④ 장구균 식중독
⑤ 포도상구균 식중독

해설 황색포도상구균(*Staphylococcus*) 식중독의 원인 식품으로 유제품, 육제품, 난제품, 쌀밥, 떡, 도시락, 빵, 과자류 등의 전분질 식품이 있다.

정답 ⑤

13. 08. 인천

61 여름철 해수에서 번식하는 해수세균으로 이 균에 오염된 음식의 섭취로 인하여 식중독을 일으키는 식중독균은?

① 장출혈성 대장균
② 장염비브리오균
③ 황색포도상구균
④ 웰치균

해설 장염비브리오(*Vibrio parahaemolyticus*)로 오염된 해수가 감염원이 되어서 어패류가 직접 오염되거나 생선회나 초밥의 생식이 원인이 된다.

정답 ②

CHAPTER 04 기출문제_ 역학 및 감염병

`22. 06. 서울 지방직 9급`

01 「감염병의 예방 및 관리에 관한 법률」상 생물테러감염병 또는 치명률이 높거나 집단 발생의 우려가 커서 발생 또는 유행 즉시 신고하여야 하고, 음압격리와 같은 높은 수준의 격리가 필요한 제1급 법정감염병에 해당하는 것은?

① 인플루엔자

② 유행성이하선염

③ 신종감염병증후군

④ 비브리오패혈증

해설 ① 인플루엔자 : 제4급 감염병
② 유행성이하선염 : 제2급 감염병
④ 비브리오패혈증 : 제3급 감염병

제1급 감염병(감염병의 예방 및 관리에 관한 법률 제2조)

- 정의 : 생물테러감염병 또는 치명률이 높거나 집단 발생의 우려가 커서 발생 또는 유행 즉시 신고하여야 하고, 음압격리와 같은 높은 수준의 격리가 필요한 다음의 감염병을 말한다.
- 종류 : 가. 에볼라바이러스병, 나. 마버그열, 다. 라싸열, 라. 크리미안콩고출혈열, 마. 남아메리카출혈열, 바. 리프트밸리열, 사. 두창, 아. 페스트, 자. 탄저, 차. 보툴리눔독소증, 카. 야토병, 타. 신종감염병증후군, 파. 중증급성호흡기증후군(SARS), 하. 중동호흡기증후군(MERS), 거. 동물인플루엔자 인체감염증, 너. 신종인플루엔자, 더. 디프테리아

정답 ③

`22. 06. 서울 지방직 9급`

02 병원체가 새로운 숙주에 옮겨지는 감염병의 전파과정 중 간접전파 매개체로 옳지 <u>않은</u> 것은?

① 공기

② 식품

③ 비말

④ 개달물

해설 **간접전파**

중간매개체를 통해 숙주에게 전파되는 것으로 전파체로는 활성전파체, 비활성전파체 등이 있다(10μm 이하의 비말은 간접전파 가능하나, 비말핵 5μm 이상은 공기전파 불가하고, 5μm 이하는 공기전파 가능하다).

ⓐ 활성전파체
- 기계적 전파 : 동물매개체가 감염원에서 탈출한 병원체를 그대로 운반하여 전파한다.
- 생물학적 전파 : 병원체가 동물매개체 내에 침입하여 그들 생활사의 일부를 지낸 후에 새로운 숙주에게로 전파 (뇌염, 사상충, 말라리아, 페스트, 재귀열 등)한다.

ⓑ 비활성전파체
- 병원체를 매개하는 모든 무생물로서 물, 우유, 공기, 식품, 토양이 대표적이다.
- 위의 다섯 가지를 제외한 병원체를 운반하는 수단을 개달물이라고 한다. 개달물로는 의복, 책, 침구, 완구 등이 있다.

정답 ③

22. 06. 서울 지방직 9급

03 인간집단에서의 감염병에 관하여 연구하는 학문인 역학이 추구하는 목적으로 옳지 <u>않은</u> 것은?

① 보건사업의 영향 평가
② 효과적인 질병치료제 개발
③ 질병예방 프로그램 계획
④ 질병발생의 원인 규명

해설 **역학의 역할**
- 질병발생의 원인 규명의 역할
- 연구전략 개발의 역할
- 질병발생과 유행의 감시 역할
- 보건사업 평가의 역할

정답 ②

22. 06. 서울 지방직 9급

04 분석 역학 연구방법 중 하나인 코호트 연구의 장점으로 옳지 않은 것은?

① 위험요인의 노출에서부터 질병진행 전체 과정을 관찰할 수 있다.

② 질병발생의 위험도 산출이 용이하다.

③ 위험요인과 질병발생 간의 인과관계 파악이 용이하다.

④ 단기간의 조사로 시간, 노력, 비용이 적게 든다.

해설 **코호트 연구의 장단점**
  ㉠ 장점
    • 위험요인 노출에서부터 질병진행의 전 과정을 관찰할 수 있다.
    • 원인-결과 해석에 시간적 선후관계가 비교적 분명하다.
    • 속성 또는 요인에 편견이 들어가는 일이 적다.
  ㉡ 단점
    • 오랜 기간 계속 관찰하여야 하므로 시간과 비용이 많이 든다.
    • 많은 대상자를 필요로 하며 대상자가 중도에 탈락되기 쉽다(기록보존의 어려움).
    • 발생률이 비교적 높은 질환이어야 하는 제한점이 있고 희귀질환에 부적합하다.

정답 ④

22. 06. 서울 지방직 9급

05 생물병원체에 속하는 리케차에 의한 인수공통감염병으로 옳은 것은?

① 브루셀라증

② 렙토스피라증

③ 큐열

④ 탄저

해설 브루셀라증, 렙토스피라증, 탄저 : 동물매개 감염병
  리케차(Rickettsia)
    • 리케차속에 속하는 작은 그람 음성 세균들을 통틀어 말한다. 바이러스와 세균 사이에 있는 중간체 정도이다.
    • 발진티푸스, 발진열, 양충병(쯔쯔가무시병), 로키산홍반열, Q열 등이 속한다.

정답 ③

22. 06. 서울 지방직 9급

06 다음 보기 중 「감염병의 예방 및 관리에 관한 법률」상 명시된 필수예방접종 대상 감염병으로만 짝 지어지지 <u>않은</u> 것은?

① 일본뇌염, 폐렴구균, 성홍열

② 홍역, 풍진, 결핵

③ 인플루엔자, A형간염, 백일해

④ 디프테리아, 폴리오, 파상풍

해설 성홍열은 제2급 감염병이다.

필수예방접종(감염병의 예방 및 관리에 관한 법률 제24조)

① 특별자치도지사 또는 시장·군수·구청장은 다음 각 호의 질병에 대하여 관할 보건소를 통하여 필수예방접종(이하 "필수예방접종"이라 한다)을 실시하여야 한다. 〈개정 2010.1.18., 2013.3.22., 2014.3.18., 2016.12.2., 2018.3.27., 2020.8.11.〉

1. 디프테리아, 2. 폴리오, 3. 백일해, 4. 홍역, 5. 파상풍, 6. 결핵, 7. B형간염, 8. 유행성이하선염, 9. 풍진, 10. 수두, 11. 일본뇌염, 12. b형헤모필루스인플루엔자, 13. 폐렴구균, 14. 인플루엔자, 15. A형간염, 16. 사람유두종바이러스 감염증, 17. 그 밖에 질병관리청장이 감염병의 예방을 위하여 필요하다고 인정하여 지정하는 감염병(장티푸스, 신증후군출혈열)

정답 ①

22. 04. 경북 경력 공중보건학

07 병원체에 감염되었으나 증상이 미미하여 면역학적 방법에 의해서만 발견 가능한 경우는 다음 중 어느 것인가?

① 현성 감염자

② 불현성 감염자

③ 잠복기 보균자

④ 건강 보균자

해설 • 무증상 감염자 : 임상증상이 가볍거나 미미해서 인지되지 않는 환자나 불현성 감염자

• 불현성 감염 : 감염되어 숙주 내 병원성 미생물이 증식하나, 임상 증상은 아주 미약하거나 발현이 안 된 경우, 미생물학·면역학적 방법에 의해서만 발견 가능함

정답 ②

22. 04. 경북 경력 공중보건학

08 엄마에게 태반 또는 수유를 통해 얻는 면역의 종류로 알맞은 것은?

① 자연능동면역

② 자연수동면역

③ 인공능동면역

④ 인공수동면역

해설 태아가 모체로부터 태반이나 모유수유를 통해서 얻는 면역으로 4~6개월 정도 지속된다.

정답 ②

22. 04. 경북 경력 공중보건학

09 지역사회 유병률이 높아지는 조건은?

① 질병발생률 감소

② 평균 질병 이환기간의 증가

③ 치료율 상승

④ 낙후된 진단기술

해설 **유병률**

P(유병률)=I(발생률)×D(평균 이환기간)

㉠ 유병률에 영향을 미치는 요인

- 중증도(Severity)
- 이환기간
- 질병발생률

㉡ 유병률을 높이는 요인

- 질병 이환기간 연장
- 완치되지 않고 생존기간만 연장
- 새로운 환자 증가, 환자의 유입
- 건강인의 유출 질병 감수성자의 유입
- 진단시설 확충

정답 ②

 알아보기

유병률(Prevalence Rate)

어떤 특정한 시간에 전체 인구 중에서 질병을 가지고 있는 구성비를 나타내는 것으로 한 시점에서 한 개인이 질병에 걸려 있을 확률의 추정치를 제공한다.

유병률＝이환된 환자의 수/인구의 크기

22. 02. 세종시 공중보건 9급

10 감염병의 신속한 관리를 위해 감염병 발생 시 신고제도를 운영하고 있다. 「감염병의 예방 및 관리에 관한 법률」상 감염병의 발생 또는 유행 즉시 신고해야 하는 감염병은?

① 장티푸스

② 말라리아

③ B형간염

④ 디프테리아

해설 ① 장티푸스 : 제2급 감염병

② 말라리아, ③ B형간염 : 제3급 감염병

제1급 감염병(감염병의 예방 및 관리에 관한 법률 제2조)

• 정의 : 생물테러감염병 또는 치명률이 높거나 집단 발생의 우려가 커서 발생 또는 유행 즉시 신고하여야 하고, 음압격리와 같은 높은 수준의 격리가 필요한 감염병

• 종류 : 에볼라바이러스병, 마버그열, 라싸열, 크리미안콩고출혈열, 남아메리카출혈열, 리프트밸리열, 두창, 페스트, 탄저, 보툴리눔독소증, 야토병, 신종감염병증후군, 중증급성호흡기증후군(SARS), 중동호흡기증후군(MERS), 동물인플루엔자 인체감염증, 신종인플루엔자, 디프테리아

정답 ④

22. 02. 세종시 공중보건 9급

11 전향성 코호트 연구에 대한 설명으로 옳지 않은 것은?

① 집단 간 질병발생률을 비교 · 분석하기 위한 연구방법이다.

② 질병발생 원인과 질병발생 간의 위험도 산출이 가능하다.

③ 현재 나타난 결과가 과거 어떤 요인이 원인이 되었는지를 규명한다.

④ 일반적으로 코호트 연구란 전향적 코호트 연구를 의미한다.

해설 ③은 환자–대조군 연구에 대한 설명이다.

정답 ③

알아보기

코호트 연구

㉠ 정의 : 질병에 이환되지 않은 건강군을 대상으로 질병발생의 원인과 관련되어 있다고 생각되는 어떤 특성을 가진 인구집단과 관련이 없는 인구집단을 장기간 관찰하여 서로 간의 질병발생률의 차이를 비교 · 분석하는 연구방법이다.
  예 담배와 폐암 : 흡연군과 비흡연군(대조군) → 폐암발생 상황관찰(발병률 조사)
㉡ 현시점을 기준으로 앞으로의 결과를 검토하는 것으로, 전향성 연구(Prospective Study)라고도 한다.
㉢ 코호트 연구에서 산출할 수 있는 통계량
  • 위험요인 유무에 따른 질병발생률 : 모집단에 대한 규정이 가능하므로 위험요인별 질병발생률을 구할 수 있다.
  • 상대위험도(비교위험도, RR ; Relative Risk) : 질병의 위험도(폭로발병/비폭로발병)
    − 위험요인 유무에 따른 질병발생률을 이용하여 상대위험도를 구할 수 있다.
    − 비교위험도는 위험요인과 결과 사이의 연관성 강도를 의미하여, 원인적 인과성 여부를 확인하는 데 도움을 준다.
      예 흡연의 위험 정도
  • 발생률차(Rate Difference)
  • 기여위험도(귀속위험도, AR ; Attributable Risk) : 위험인자로 인해 초래되는 결과 측정, 위험요인을 갖고 있는 집단의 해당 질병발생률의 크기 중 위험요인이 기여하는 부분을 추정한다. 백분율로 표시한다(폭로발병−비폭로발병).
㉣ 코호트 연구의 장단점
  • 장점
    − 위험요인 노출에서부터 질병진행의 전 과정을 관찰할 수 있다.
    − 원인−결과 해석에 시간적 선후관계가 비교적 분명하다.
    − 속성 또는 요인에 편견이 들어가는 일이 적다.
  • 단점
    − 오랜 기간 계속 관찰하여야 하므로 시간과 비용이 많이 든다.
    − 많은 대상자를 필요로 하며 대상자가 중도에 탈락되기 쉽다(기록보존의 어려움).
    − 발생률이 비교적 높은 질환이어야 하는 제한점이 있고 희귀질환에 부적합하다.

22. 02. 세종시 공중보건 9급

12 감염병의 진단에 사용되는 A사의 자가진단키트의 민감도가 90%였다면, 이 검사법에 대한 설명으로 옳은 것은?

① 감염병 환자 10명 중 검사결과 양성으로 나타나는 사람이 9명이라는 뜻이다.

② 감염병 비환자 10명 중 검사결과 음성으로 나타나는 사람이 9명이라는 뜻이다.

③ 검사결과 양성으로 나온 사람 10명 중 감염병 환자가 9명 있다는 뜻이다.

④ 검사결과 음성으로 나온 사람 10명 중 감염병 비환자가 9명 있다는 뜻이다.

해설 해당 질환에 걸려 있는 사람들에게 그 검사법을 적용했을 때 그 결과가 양성으로 나타나는 비율이다.

민감도 · 특이도 · 양성예측도 · 음성예측도

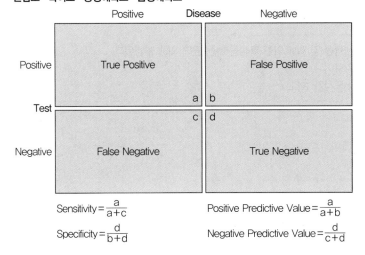

$$Sensitivity = \frac{a}{a+c}$$

$$Specificity = \frac{d}{b+d}$$

$$Positive\ Predictive\ Value = \frac{a}{a+b}$$

$$Negative\ Predictive\ Value = \frac{d}{c+d}$$

정답 ①

22. 02. 세종시 공중보건 9급

13 다음 설명에 해당하는 시간별 양상은?

> • 어떤 시간적 특성을 나타내지 않고 돌발적으로 질병이 발생한다.
> • 외래 감염병의 국내 침입 시 돌발적으로 유행하는 경우가 많다.
> • 콜레라 발생을 예로 들 수 있다.

① 추세변화(Secular Trend)

② 주기변화(Cyclic Change)

③ 단기변화(Short-Term Fluctuation)

④ 불규칙변화(Irregular Change)

해설 **불규칙변화(돌연 유행)**
• 돌발적 유행의 경우를 말하는 것으로서, 외래 감염병의 불시 침입에 기인하는 유행이나 수계 유행 등이 그 예이다.
• 예 AI, 구제역, 에볼라, MERS 등

정답 ④

22. 02. 세종시 공중보건 9급

14 다음 설명을 모두 만족하는 만성 감염병은?

> • 건조에 강하고 직사광선 및 열에 약한 특성을 가진 균에 의해 발병된다.
> • 비말감염이 주된 경로이다.
> • 유병률이 농촌보다 도시가 높다.

① B형간염

② 백일해

③ 풍진

④ 결핵

해설 ④ 결핵균은 주된 감염경로가 비말 감염이며, 자외선에 파괴되는 특성을 가진다. 인구밀집지역의 도시 빈민층에서 많이 발생하는 경향을 보인다.
① B형간염은 혈청형 바이러스 질환이다.
② 백일해는 어린이의 호흡기 질환이다.
③ 풍진은 바이러스성 질환이다.

정답 ④

22. 02. 세종시 공중보건 9급

15 다음 설명에서 ( ) 안에 해당하는 용어로 옳은 것은?

> 예방접종은 기본접종과 추가접종으로 구분하여 실시하는데, 기본접종으로 얻게 되는 ( )은(는) 어느 시기에는 떨어지기 때문에 이 ( )을(를) 높이기 위해 추가접종을 실시한다. 추가접종으로 얻게 되는 ( )은(는) 상승하여 이차면역반응을 나타낸다.

① 역가

② 역치

③ 역할

④ 역효과

해설 **역가(Titer)**
• 일반적으로 약제, 독소, 항체 등의 효력을 나타내는 값으로 효력을 나타낼 수 있는 최고 희석배수로 표시한다.
• 의약품의 역가를 나타내는데 쓰이는 단위는 의약품의 양으로 간주한다.
• 보통 일정한 생물학적 작용을 나타내는 일정한 표준품의 양으로 나타내고 의약품의 종류에 따라 다르다.
• 단위는 원칙적으로 생물학적 방법으로 각각의 표준품과 비교하여 정한다.
• 항생물질의 경우 세균의 증식을 억제하거나 소멸시킬 수 있는 힘, 즉 항균력을 역가라고 한다.

정답 ①

22. 02. 세종시 공중보건 9급

16 다음 설명에 해당하는 질병발생 단계는?

- 병인의 자극에 대한 숙주의 반응이 시작되는 조기의 병적인 변화기
- 감염병의 경우는 잠복기에 해당
- 비감염성 질환의 경우는 자각증상이 없는 초기 단계

① 비병원성기

② 초기 병원성기

③ 불현성 질환기

④ 발현성 질환기

해설 **3단계 불현성 감염기(증병기)**
- 병원체의 자극에 대한 숙주의 반응이 시작되는 조기의 병적 변화기로 잠복기에 해당한다.
- 비전염성 질환의 경우 자각증상이 없는 초기 단계이다.

정답 ③

22. 02. 서울시 9급 공중보건 A형

17 단면조사 연구(Cross-sectional Study)의 장점에 대한 설명으로 가장 옳은 것은?

① 희귀한 질병의 연구에 적합하다.

② 연구시행이 쉽고 비용이 적게 든다.

③ 질병발생 원인과 결과 해석의 선후관계가 분명하다.

④ 연구대상자의 수가 적어도 적용할 수 있는 방법이다.

해설 **단면조사 연구의 장단점**
 ㉠ 장점
  • 비용이 적게 들며 새로운 가설을 제시하기가 용이하다.
  • 일반화가 쉽고 해당 질병의 유병률을 구할 수 있다.
  • 비교적 단시간에 결과를 얻을 수 있다.
  • 동시에 여러 종류의 질병과 발생요인 간의 관련성 조사가 가능하다.
 ㉡ 단점
  • 복합요인 중에서 원인요인만을 찾아내기 어렵다.
  • 대상 인구집단이 비교적 커야 한다.
  • 질병발생과 질병의 원인으로 의심되는 요인이나 속성과의 시간적인 선후관계를 규명하기 어렵다.
  • 일정한 시점에서의 관찰만 가능하므로 누적유병률이 낮은 질병에서는 연구가 부적절하다.
  • 급성감염병 같은 유행기간이 극히 짧은 감염병에는 부적합하다.

정답 ②

21. 06. 서울 공중보건 공개

18 기여위험도에 대한 설명으로 가장 옳지 않은 것은?

① 코호트 연구(Cohort Study)와 환자-대조군 연구(Case-control Study)에서 측정 가능하다.
② 귀속위험도라고도 한다.
③ 위험요인에 노출된 집단에서의 질병발생률에서 비노출된 집단에서의 질병발생률을 뺀 것이다.
④ 위험요인이 제거되면 질병이 얼마나 감소될 수 있는지를 예측할 수 있다.

해설 ① 기여위험도는 어떤 위험요인에 의해서 초래되는 결과의 위험도를 측정하는 방법으로, 코호트 연구에서 측정 가능하다. 환자-대조군 연구는 오즈비를 구할 수 있다.
② ④ 귀속위험도(Attributable Risk, 기여위험도) : 위험요인의 제거로 질병이 얼마나 감소할지 알 수 있다.
③ 폭로군의 질병발생위험도와 비폭로군의 질병발생위험도의 차이에 해당하며, 단순한 차이로 표현하거나 구성비의 형태로 표현된다. 폭로군에서의 발생률 비로 나타낸다.

정답 ①

22. 02. 서울시 9급 공중보건 A형

19 코로나19 확진자를 발견하기 위해 1,000명을 대상으로 선별검사를 실시한 후, 〈보기〉와 같은 결과를 얻었다. 선별검사의 민감도(%)는?

| 보기 |

검사결과	코로나19 발생 여부		계
	발생(+)	미발생(−)	
양성(+)	91	50	141
음성(−)	9	850	859
계	100	900	1,000

① 64.5
② 91.0
③ 94.4
④ 98.9

해설 (91/100)×100=91%

민감도(Sensitivity)
• 검사방법이 확진된 환자를 환자로 바르게 확인해 내는 능력이다.
• 해당 질환에 걸려 있는 사람들에게 그 검사법을 적용했을 때 그 결과가 양성으로 나타나는 비율이다.
• 민감도가 낮은 검사는 해당 질환의 발견이 어려우므로 조기진단의 기회를 놓치는 결과를 초래한다.

Sensitivity(민감도) = a/a+c
Specificity(특이도) = d/b+d
Positive Predictive Value(양성예측도) = a/a+b
Negative Predictive Value(음성예측도) = d/c+d

정답 ②

20 당뇨병과 같은 만성질환 관리사업의 약품 수급에 대한 계획 시 가장 유용한 지표는?

① 유병률(Prevalence Rate)

② 발생률(Incidence Rate)

③ 발병률(Attack Rate)

④ 치명률(Case Fatality Rate)

해설 ① 유병률(Prevalence Rate) : 특히 만성질환의 경우에 질병관리에 필요한 인력 및 자원소요의 추정에 유용한 도구이다.
② 발생률(Incidence Rate) : 급성질환이나 만성질환에 관계없이 질병의 원인을 찾는 연구에서 가장 기본적인 도구로 사용한다.
③ 발병률(Attack Rate) : 발생률과 비슷한 개념의 용어로 어떤 집단이 한정된 기간에 한해서만, 어떤 질병에 걸릴 위험에 놓여 있을 때 전체 기간 중 주어진 집단 내에서 새로 발병한 총수의 분율을 의미한다. 발병률은 주로 %로 표시되며, 한정된 집단의 특정 유행조사 자료에 한하여 활용가치가 있다.
④ 독력(Virulence) 및 치명률(Case Fatality Rate) : 독력은 특정 병원체에 감염된 환자 중 사망을 포함한 위중한 임상 결과를 나타내는 비율을 말하고, 사망자만을 포함하는 경우 치명률이라고 한다.

정답 ①

21 법정감염병 중 제3급 감염병으로 분류되어 있는 브루셀라증에 대한 설명으로 가장 옳지 <u>않은</u> 것은?

① 주요 병원소는 소, 돼지, 개, 염소 등 가축이다.

② '파상열'이라고도 하며 인수공통감염병이다.

③ 야외에서 풀밭에 눕는 일을 삼가고 2~3년마다 백신접종을 하는 것이 좋다.

④ 감염경로는 주로 오염된 음식이며, 브루셀라균으로 오염된 먼지에 의해서도 감염이 가능하다.

해설 **브루셀라증(파상열)**
• 병원체 : *Brucella*균으로 양에서 분리되는 *B. Melitensis*(산양형균)와 돼지에서 분리되는 *B. Suis*(돈형균), 소에서 분리되는 *B. Abortus*(우형균)의 세 가지가 있다.
• 병원소 : 말, 소, 돼지, 양, 산양, 개
• 전파 : 경피감염 또는 식품매개(유제품 등)로 감염된다. 즉, 감염된 동물 혹은 동물의 혈액, 대소변, 태반 등에 있던 병원균이 상처난 피부나 결막을 통해 전파되기도 하고, 멸균처리가 안 된 유제품을 섭취함으로써 사람으로 전파된다.
• 사람 브루셀라증을 예방하는 백신은 개발되지 않았다. 살균되지 않은 우유나 유제품을 섭취하지 않도록 주의해야 하며, 감염된 동물의 혈액, 소변, 유산으로 배출된 태아, 태반 등에 대한 접촉을 피하고, 개, 고양이, 쥐 등의 다른 동물도 여기에 접근하지 못하게 한다.

정답 ③

22. 02. 서울시 9급 공중보건 A형

22 「감염병의 예방 및 관리에 관한 법률」상 감염병의 신고규정에 대한 설명으로 가장 옳지 <u>않은</u> 것은?

① 제2급 감염병 및 제3급 감염병의 경우에는 24시간 이내에 신고하여야 한다.

② 감염병 발생 보고를 받은 의료기관의 장은 보건복지부장관 또는 관할 보건소장에게 신고하여야 한다.

③ 감염병 발생 보고를 받은 소속 부대장은 관할 보건소장에게 신고하여야 한다.

④ 의료기관에 소속되지 아니한 의사는 감염병 발생 사실을 관할 보건소장에게 신고하여야 한다.

해설 **의사 등의 신고(감염병의 예방 및 관리에 관한 법률 제11조)**

> ① 의사, 치과의사 또는 한의사, 의료기관의 장 : 의사, 치과의사 또는 한의사는 소속 의료기관의 장에게 보고하여야 한다(의료기관에 소속되지 아니한 의사, 치과의사 또는 한의사는 관할 보건소장에게 신고함).
> ② 부대장 : 육군, 해군, 공군 또는 국방부 직할 부대에 소속된 군의관은 소속 부대장에게 보고하여야 하며, 소속 부대장은 관할 보건소장에게 신고하여야 한다.
> ③ 감염병병원체 확인기관의 장 : 감염병병원체 확인기관의 소속 직원은 실험실 검사 등을 통하여 감염병환자 등을 발견한 경우 그 사실을 그 기관의 장에게 보고하여야 하며, 감염병병원체 확인기관의 장은 질병관리청장 또는 관할 보건소장에게 신고한다.
> ④ ① 및 ③에 따라 <u>보고를 받은 의료기관의 장 및 감염병병원체 확인기관의 장은 제1급 감염병의 경우에는 즉시, 제2급 감염병 및 제3급 감염병의 경우에는 24시간 이내에, 제4급 감염병의 경우에는 7일 이내에 질병관리청장 또는 관할 보건소장에게 신고하여야 한다.</u>

※ 제2급 감염병 : 전파가능성을 고려하여 발생 또는 유행 시 24시간 이내에 신고

※ 제3급 감염병 : 그 발생을 계속 감시할 필요가 있어 발생 또는 유행 시 24시간 이내에 신고

정답 ②

21. 07. 전남 보건직 공중보건 A형

23 감염병 전파에서 인간병원소에 대한 설명으로 옳지 <u>않은</u> 것은?

① 인간병원소는 환자와 보균자를 포함한다.

② 보균자는 임상증상 없이 병원체를 다른 숙주에게 전파할 수 있다.

③ 증상이 나타나면 현성 감염자이다.

④ 불현성 감염자는 병원체를 배출하지 않는다.

해설 **인간병원소**

㉠ 환자 : 병원체에 감염되어 뚜렷한 임상증상을 나타내는 사람(현성 감염자)

㉡ 무증상 감염자 : 임상증상이 가볍거나 미미해서 인지되지 않는 환자나 불현성 감염자

㉢ 보균자

• 건강보균자 : 불현성 감염과 같은 상태로 증상이 없으면서 균을 보유하고 있는 사람(폴리오, 디프테리아, 일본뇌염, B형간염 등)

• 잠복기보균자 : 발병 전 보균자로서 잠복기간 중에 병원체를 배출하여 감염성을 지닌 사람(디프테리아, 홍역, 백일해, 유행성이하선염, 성홍열 등)

• 회복기보균자 : 감염병을 경과하고 그 임상증상이 전부 소실되었는데도 병원체를 배출하는 사람(장티푸스, 세균성이질, 디프테리아 등)

• 만성보균자 : 보균기간이 장시일 계속되는 사람(장티푸스, B형간염, 결핵, 디프테리아)

정답 ④

21. 07. 전남 보건직 공중보건 A형

24 병원체와 숙주 간의 상호작용 지표에 대한 설명으로 옳지 않은 것은?

① 감염력은 병원체가 숙주 내에 침입 증식하여 숙주에 면역반응을 일으키게 하는 능력이다.

② 병원력은 병원체가 감염된 숙주에게 현성 감염을 일으키는 능력이다.

③ 독력은 감염된 사람들 중에서 현성 감염자의 비율로 계산한다.

④ 이차 발병률은 일차 환자에 노출된 감수성자 중 해당 질병의 잠복기 동안에 발병한 사람의 비율로 계산한다.

해설 ③ 독력(Virulence, 병독성) : 임상적으로 증상을 발현한 사람들 중에서 매우 심각한 임상 증상이나 장애를 초래하는 힘을 말한다. 병원체가 숙주에게 일으키는 해가 얼마나 크냐를 측정하는 것은 독력이다.

① 감염력(Infectivity, 감염성) : 병원체가 숙주 또는 숙주의 표적장기에 침입하여 증식할 수 있도록 하는 능력으로, ID_{50} 또는 2차 발병률 등으로 표현(Infective Dose)한다.

② 병원력(Pathogenicity, 병원성) : 병원체가 감염된 숙주에게 현성 질환을 일으키는 능력으로 감염된 모든 사람들 중에서 현성 증상을 발현하게 하는 정도를 말한다.

④ 이차 발병률＝발단자와 접촉한 가족 중 감염자 수/발단자를 제외한 가족 내의 감수성자 수×100(%)

정답 ③

21. 07. 전남 보건직 공중보건 A형

25 역학적 연구방법 중에서 '환자-대조군 연구'의 특징으로 옳지 않은 것은?

① 위험요인과 질병 간의 시간적 선후 관계가 불분명하다.

② 희귀 질환 연구에 적합하다.

③ 긴 잠복기를 가진 질병에 적합하다.

④ 위험요인에 대한 노출이 드문 경우의 연구에 적합하다.

해설 환자-대조군 연구는 현재의 질병 상태에 대해 과거 요인 노출을 보긴 하지만, 요인-질병 간의 시간적 선후관계는 명확치 않다. 드문 노출을 구명하는 연구는 많은 대상자가 필요하기 때문에 환자-대조군 연구 설계는 적절하지 못하다.

환자-대조군 연구의 장점
- 비교적 비용이 적게 든다.
- 연구대상자의 수가 적은 대상으로도 가능하다.
- 빠른 시일 내에 결론을 얻을 수 있다(단기간에 연구 수행).
- 희귀한 질병 및 잠복기간이 매우 긴 질병을 조사하는 데 적절하다.

정답 ④

21. 07. 전남 보건직 공중보건 A형

26 다음 보기의 내용에 해당하는 면역은?

┤ 보기 ├

- 면역글로불린 투여
- 뱀에 물린 후 항독소(Anti-Toxin) 투여

① 자연능동면역

② 인공능동면역

③ 자연수동면역

④ 인공수동면역

해설 **인공수동면역**
인공제제를 인체에 투여하여 잠정적으로 질병을 방어할 수 있도록 회복기 혈청, 면역혈청, 감마글로불린, 항독소 등을 주사하여 항체를 주는 방법이다.

정답 ④

27 진단검사의 타당도와 신뢰도에 대한 설명으로 가장 옳지 <u>않은</u> 것은?

① 진단검사의 타당도는 질병이 있는 사람과 없는 사람을 구분하는 능력을 의미한다.

② 민감도는 해당 질병이 있는 환자의 검사 결과가 양성으로 나타날 확률이다.

③ 위음성률은 질병이 없는 사람이 검사 결과 양성으로 나타나는 경우를 말한다.

④ 검사 결과가 얼마나 일관되게 나타나는지를 보여주는 신뢰도는 타당도의 전제조건이다.

해설 • 위음성 : 질병이 있는데 검사는 음성으로 나타난다.
   • 위양성 : 질병이 없는데 검사는 양성으로 나타난다.

민감도 · 특이도 · 양성예측도 · 음성예측도

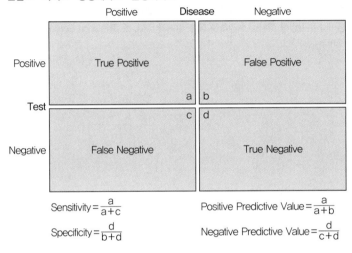

정답 ③

 알아보기

민감도(Sensitivity)

㉠ 검사방법이 확진된 환자를 환자로 바르게 확인해 내는 능력이다.

㉡ 해당 질환에 걸려 있는 사람들에게 그 검사법을 적용했을 때 그 결과가 양성으로 나타나는 비율이다.

• 민감도가 낮은 검사는 해당 질환의 발견이 어려우므로 조기진단의 기회를 놓치는 결과를 초래한다.

• 당뇨병검사의 혈당기준치를 낮추면 더 많은 피검사자가 기준치에 포함하게 되고, 그만큼 환자로 판정되는 사람이 늘어난다. 따라서 혈당기준치가 높을 때보다 환자로 판정되는 사람이 늘어나는 만큼 민감도는 증가하지만, 환자로 판정되는 사람 속에는 진짜 비질병자도 포함되기 때문에 특이도는 감소한다.

• 감수성 : 숙주에 침입한 병원체에 대항하여 감염 또는 발병을 막을 수 있는 능력이 안 되는 방어력의 상태

• 민감도 : 질병이 있는 집단에서 (검사가) 질병이 있다라고 판정을 내는 분율

• 특이도 : 질병이 없는 집단에서 (검사가) 질병이 없다라고 판정을 내는 분율

• 양성예측도 : 검사에서 질병이 있다라고 판정이 난 집단에서 실제로 질병이 있는 분율(양성예측도＝실제 질병/검사 결과 양성)

• 음성예측도 : 검사에서 질병이 없다라고 판정이 난 집단에서 실제로 질병이 없는 분율(음성예측도＝실제 건강/검사 결과 음성)

21. 06. 서울 공중보건 공개

28 역학적 삼각형(epidemiologic triangle) 모형으로 설명할 수 있는 질환으로 가장 옳은 것은?

① 골절

② 콜레라

③ 고혈압

④ 폐암

해설 **역학적 삼각형모형(Triangle Model, 생태학적 모델)**

㉠ 인간인 숙주의 생활형태, 연령, 성, 민족의 특성, 방어기구, 체질과 유전, 심리적 · 생물학적 특징 등과 병원체인 병인 사이에 균형이 깨어질 때 질병이 발생한다고 본다.

㉡ 이 모형은 질병발생의 원인이 병원체로 명확하게 알려진 감염병의 발생에 잘 맞는 장점이 있으나, 선천성 질환 등 유전적 소인이 있는 질병이나 비감염성 질환을 설명하는 데는 한계가 있다. 존 고든(John Gordon)의 지렛대 이론(Lever Theory)이 대표적이다.

정답 ②

21. 06. 서울 공중보건 공개

29 〈보기〉에서 교차비(odds ratio)를 구하는 식으로 가장 옳은 것은?

┤ 보기 ├

위험 요인 노출	질병 발생	
	발생(+)	비발생(−)
노출(+)	a	b
비노출(−)	c	d

① ad/bc

② a/a+b ÷ c/c+d

③ a+c/a+b+c+d

④ c/c+d

해설 **교차비(OR)의 의미**

㉠ OR>1 : 환자군이 대조군에 비해 위험요인에 더 많이 노출된 것이며, 이는 위험요인에 대한 노출이 질병발생의 원인일 가능성이 높다.

㉡ OR=1 : 환자군과 대조군의 노출 정도가 같으며, 이는 위험요인에 대한 노출이 질병발생과 연관이 없음을 뜻한다.

㉢ OR<1 : 대조군이 환자군에 비해 위험요인에 더 많이 노출된 것이며, 이는 위험요인에 대한 노출이 질병의 예방효과를 가져온다고 볼 수 있다.

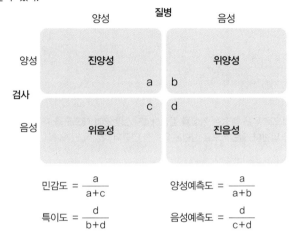

$$민감도 = \frac{a}{a+c}$$

$$특이도 = \frac{d}{b+d}$$

$$양성예측도 = \frac{a}{a+b}$$

$$음성예측도 = \frac{d}{c+d}$$

정답 ①

21. 06. 서울 공중보건 공개

30 병원체와 숙주 간 상호작용 지표에 대한 설명으로 가장 옳지 <u>않은</u> 것은?

① 감염력은 병원체가 숙주 내에 침입·증식하여 숙주에 면역반응을 일으키게 하는 능력이다.

② 독력은 현성 감염자 중에서 매우 심각한 임상증상이나 장애가 초래된 사람의 비율로 계산한다.

③ 이차발병률은 감염된 사람들 중에서 발병자의 비율로 계산한다.

④ 병원력은 병원체가 감염된 숙주에게 현성감염을 일으키는 능력이다.

해설 **2차 발병률**

• 발단환자를 가진 가구의 감수성 있는 가구원 중에서 이 병원체의 최장 잠복기간에 발병하는 환자의 비율이다. 감염성 질환에서 감염력이나 전염력을 간접적으로 측정하는 데 유용하다.

• 2차 발병률=해당 병원체의 최장 잠복기간 중에 발생한 환자의 수/발단 환자들을 제외한 감수성 있는 가구원×100
  ※ 초발환자와 면역자를 제외한 접촉자 전원이 분모이다.

정답 ③

21. 06. 서울 공중보건 공개

31 위험요인과 질병발생의 인과관계 규명을 위하여 역학적 연구를 설계하고자 할 때 인과적 연관성에 대한 근거의 수준이 가장 높은 연구방법은?

① 실험연구
② 단면 연구
③ 코호트 연구
④ 환자-대조군 연구

해설 **실험역학**

관찰역학적인 방법으로 얻은 특정한 가설을 검정하고자 실험군과 대조군을 추적 · 관찰하여 조작의 효과를 비교하는 역학적 연구방법을 말한다. 일반적으로 실험은 역학적 연구의 마지막 단계에서 수행된다.

정답 ①

20. 07. 전남 보건직 공중보건 C형

32 동일 대상에 대하여 검사가 반복되었을 때 검사결과가 얼마나 일관성을 가지고 일치하는지를 검정하는 것은?

① 타당도(validity)
② 신뢰도(reliability)
③ 정확도(accuracy)
④ 민감도(sensitivity)

해설 **신뢰도(Reliability)**

• 동일대상에 대한 반복측정이 얼마나 일정성을 가지고 일치하느냐를 검정하는 것이다.
• 동일 측정도구를 반복적으로 사용하여 측정치가 동일한 것을 얻을 확률을 재는 것으로 오차가 크면 신뢰도가 낮아진다.

정답 ②

20. 06. 경기 교육청 공중보건

33 역학적 연구방법 중 기술역학(descriptive epidemiology)에 대한 설명으로 옳지 <u>않은</u> 것은?

① 인구집단에서 질병 발생과 관계되는 모든 현상을 기술 한다.

② 질병 발생 요인들에 대한 가설을 설정하고 검증하는 분야이다.

③ 질병 발생의 원인에 대한 가설을 얻기 위해 시행하는 연구이다.

④ 인적, 지역적, 시간적 특성과 질병 발생의 관련성 유무를 관찰하는 역학이다.

해설 • 기술역학 : 제1단계 역학
 −인구집단에서 질병 발생과 관계되는 모든 현상을 기술
 −질병 발생의 원인에 대한 가설을 얻기 위해 시행되는 연구
 −인구학적, 지역적, 시간적 특성과 질병발생과의 관련성, 상관관계 유무를 관찰하는 역학
• 분석역학 : 제2단계 역학
 −기술역학의 결정인자를 토대로 질병발생 요인들에 대하여 어떤 가설을 설정
 −실지로 얻은 관측 자료를 분석하여 그 가설이 옳은지 그른지 그 해답을 구하는 제2단계 역학으로 가설을 검정하기 위한 역학적 연구방법으로 단면조사, 전향성 조사, 후향성 조사로 구분

정답 ②

20. 06. 경기 교육청 공중보건

34 역학(epidemiology)은 사람을 대상으로 건강과 질병을 연구하는 전문영역으로 간주된다. 역학의 가장 중요한 역할 및 목적으로 옳은 것은?

① 질병 연구의 전략개발

② 질병 발생의 원인 규명

③ 질병 발생과 유행의 감시

④ 질병 자연사에 관한 기술

해설 질병에 대한 역학적 활동은 대상 인구의 질병 및 질병관련 요인들의 분포 자료를 통해 질병과 요인들 간의 인과관계 내지는 질병발생의 원인을 찾아내는 일로서 궁극적으로는 여기서 얻어진 결과를 질병예방 활동에 적용하려는 데 목적이 있다.
 ㉠ 역학의 역할
 • 질병발생의 원인규명의 역할
 • 질병의 자연사를 연구하는 역할
 • 질병 발생과 유행의 감시역할
 • 보건사업의 기획과 평가자료 제공 역할
 • 임상분야에 활용하는 역할
 ㉡ 기술역학
 질병발생현상을 지역적, 시간적, 인적 특성 등으로 그대로 서술하는 제1단계 역학을 말한다. 특정지역의 건강수준과 보건의료 수요 등의 추정에 필요한 정보를 제공할 뿐만 아니라 분석연구에서 검증할 가설을 제공하기도 한다.

ⓒ 분석역학

　기술역학을 토대로 발생 원인을 규명하는 방법으로 질병원인에 대한 가설을 설정하고 실제 관측·분석함으로써 해답을 구하는 2단계 역학이다. 가설을 검증하기 위한 역학적 연구방법에는 단면조사 연구, 환자-대조군 연구, 코호트 연구의 3가지 조사방법이 있다.

정답 ③

---

20. 07. 전남 보건직 공중보건 C형

35 코호트 연구의 특징으로 가장 옳은 것은?

① 희귀질병이나 잠복기간이 긴 질병에 적합하다.

② 상대위험도와 귀속위험도를 알 수 있다.

③ 시간, 노력, 경비가 절약된다.

④ 빠른 시일내에 결론을 얻을 수 있다.

해설 ① 환자-대조군 연구

　③, ④ 환자-대조군 연구, 단면조사 연구

- 코호트 연구

　질병에 이환되지 않은 건강군을 대상으로 질병발생의 원인과 관련되어 있다고 생각되는 어떤 특성을 가진 인구집단과 관련이 없는 인구집단을 장기간 관찰하여 서로 간의 질병발생률의 차이를 비교·분석하는 연구방법이다.

- 코호트 연구에서 산출할 수 있는 통계량

　- 위험요인 유무에 따른 질병발생률 : 모집단에 대한 규정이 가능하므로 위험요인별 질병발생률을 구할 수 있다.

　- 상대위험도(비교위험도, RR, Relative Risk) : 질병의 위험도(폭로발병/비폭로발병)

　- 발생률 차(Rate Difference)

　- 기여위험도(귀속위험도, AR, Attributable Risk) : 위험인자로 인해 초래되는 결과 측정. 위험요인을 갖고 있는 집단의 해당 질병발생률의 크기 중 위험요인이 기여하는 부분을 추정한다. 백분율로 표시한다(폭로발병-비폭로발병).

정답 ②

---

20. 06. 경기 교육청 공중보건

36 생물테러감염병 또는 치명률이 높거나 집단 발생의 우려가 커서 발생 또는 유행 즉시 신고하여야 하고, 음압격리와 같은 높은 수준의 격리가 필요한 감염병으로 옳은 것은?

① 신종감염병증후군

② 결핵

③ 콜레라

④ 일본뇌염

해설 **감염병의 예방 및 관리에 관한 법률 제2조**

> 2. "제1급 감염병"이란 생물테러감염병 또는 치명률이 높거나 집단 발생의 우려가 커서 발생 또는 유행 즉시 신고하여야 하고, 음압격리와 같은 높은 수준의 격리가 필요한 감염병으로서 다음 각 목의 감염병을 말한다. 다만, 갑작스러운 국내 유입 또는 유행이 예견되어 긴급한 예방 · 관리가 필요하여 질병관리청장이 보건복지부장관과 협의하여 지정하는 감염병을 포함한다.
> 가. 에볼라바이러스병 나. 마버그열 다. 라싸열 라. 크리미안콩고출혈열 마. 남아메리카출혈열 바. 리프트밸리열 사. 두창 아. 페스트 자. 탄저 차. 보툴리눔독소증 카. 야토병 타. 신종감염병증후군 파. 중증급성호흡기증후군(SARS) 하. 중동호흡기증후군(MERS) 거. 동물인플루엔자 인체감염증 너. 신종인플루엔자 더. 디프테리아

정답 ①

---

20. 06. 경기 교육청 공중보건

37 **2020년 6월 현재 전 세계적인 유행병(pandemic)으로 코로나 바이러스 감염증-19(COVID-19)와 같은 호흡기계 감염병이 큰 문제를 일으키고 있다. 호흡기계 감염병의 주요 특징으로 옳지 않은 것은?**

① 풍진이나 유행성 이하선염과 같은 감염병은 한번 감염되면 영구면역이 형성된다.

② 주요 감염 경로는 비말이나 비말 핵 혹은 눈, 코, 손 등 피부접촉으로 알려져 있다.

③ 연령, 성별, 사회경제적 상태에 따라 발생에 큰 차이가 있다.

④ 호흡기계 감염병은 주로 개달물을 통한 간접전파로 감염된다.

해설 호흡기계 감염병은 환자나 보균자의 객담, 콧물 등으로 배설되어 감염되는 비말감염, 공기전파로 이루어지는 비말핵감염 및 먼지에 의한 감염으로 이루어진다. 호흡기계 질환의 이상적인 관리는 예방접종이다.
- 호흡기계 감염병의 일반적인 특징
  - 대체로 초기에 다량의 분비물을 배출한다.
  - 대부분 보균자에게서 감수성자에게 직접 전파된다.
  - 연령, 성, 사회경제적 상태에 따라 그 발생에 많은 차이를 나타낸다.
  - 계절적으로 많은 변화 양상을 나타낸다.

비활성 전파체로 병원체를 운반하는 수단을 개달물이라고 한다. 개달물로는 의복, 책, 침구, 완구 등이 있다.

정답 ④

20. 06. 경기 교육청 공중보건

38 감염병을 관리하기 위해서는 예방관리대책을 바탕으로 대응방안을 마련해야 한다. 일반적인 감염병 관리방안에 해당되지 <u>않는</u> 것은?

① 숙주의 면역증강

② 병원소 제거

③ 감염경로의 차단

④ 감수성의 강화

해설 감수성의 증가는 감염병에 잘 걸리는 상태이다.
　　⊙ 감염병 관리의 3대 원칙
　　　• 전파예방(감염경로관리) : 병원소 제거, 감염력 감소, 병원소 격리, 환경위생
　　　• 면역증강 : 감수성자의 예방접종, 저항력 증강(영양증진 및 건강관리)
　　　• 예방되지 못한 환자조치 : 진단시설의 제도화 – 조기진단, 조기치료, 보건교육
　　⊙ 감수성
　　　• 개념 : 숙주에 침입한 병원체에 대항하여 감염 또는 발병을 막을 수 있는 능력이 안 되는 방어력의 상태를 감수성이 있다고 한다.
　　　• 감수성지수(접촉감염지수) : 감수성 보유자가 감염되어 발병하는 비율이다.
　　　　– Gottsein은 접촉에 의하여 전파되는 급성 호흡기계 감염병에서는 감수성 보유자가 감염되어 발병하는 비율은 대체적으로 일정하여, 이 감염률을 감수성지수(접촉감염지수)라고 한다.
　　　　– 드 루더(De Rudder)는 이를 %로 표시하였는데, 천연두(두창), 홍역 95% > 백일해 60% > 성홍열 40% > 디프테리아 10% > 소아마비(폴리오) 0.1%로서 두창과 홍역이 가장 높다고 보았다(폴리오를 제외하고 모두 급성호흡기계 감염병).

정답 ④

20. 07. 전남 보건직 공중보건 C형

39 다음은 폐암의 진단결과와 실제 폐암 여부에 대한 결과 값을 나타낸 것이다. 폐암의 특이도(specificity)를 계산한 값은?

		실제폐암여부	
		예	아니오
폐암검사결과	양성	20	180
	음성	10	1820

① 10%

② 99.5%

③ 66.7%

④ 91%

해설 Specificity(특이도)＝1820/(180＋1820)＝0.91＝91%
Sensitivity(민감도)＝20/30＝0.67＝67%

정답 ④

20. 07. 전남 보건직 공중보건 C형

40 면역혈청, 감마글로불린(γ-globulin) 등을 주사하여 항체를 주는 면역방법은?

① 자연능동면역

② 인공능동면역

③ 자연수동면역

④ 인공수동면역

해설 • 자연능동면역 : 감염 후 자연적으로 생기는 면역을 말한다.
• 인공능동면역 : 예방접종으로 얻어지는 면역으로 생균백신, 사균백신, 순화독소 등에 의한 면역이 있다.
• 자연수동면역 : 태아가 모체로부터 태반이나 모유수유를 통해서 얻는 면역으로 4~6개월 정도 지속된다.
• 인공수동면역 : 인공제제를 인체에 투여하여 잠정적으로 질병을 방어할 수 있도록 회복기 혈청, 면역혈청, 감마글로 불린, 항독소 등을 주사하여 항체를 주는 방법이다.

정답 ④

20. 07. 전남 보건직 공중보건 C형

41 다음 표에서 상대위험도(Relative Risk, RR)를 구한 값은?

	질병발생	질병 미발생
위험인자 노출	5	10
위험인자 비노출	1	14

① 0.14

② 0.2

③ 5

④ 7

해설 • RR＝(5/15)/(1/15)＝5
• 상대위험도(비교위험도, RR, Relative Risk) : 질병의 위험도(폭로발병/비폭로발병)
 − 위험요인 유무에 따른 질병발생률을 이용하여 상대위험도를 구할 수 있다.
 − 비교위험도는 위험요인과 결과 사이의 연관성 강도를 의미하여, 원인적 인과성 여부를 확인하는 데 도움을 준다.
  예 흡연의 위험정도

정답 ③

20. 07. 전남 보건직 공중보건 C

42 세균성 감염병에 해당하는 것은?

① 회충, 구충, 유구조충

② 홍역, 폴리오, 광견병

③ 장티푸스, 결핵, 콜레라

④ 발진티푸스, 발진열, 쯔쯔가무시

해설 ③ 박테리아(Bacteria) : 장티푸스, 콜레라, 결핵, 디프테리아, 백일해, 한센병, 세균성이질, 페스트, 파라티푸스, 성홍열, 성병 등

① 기생충 질환

② 바이러스(Virus) : 홍역, 폴리오, 유행성간염, 일본뇌염, 공수병(광견병), 유행성이하선염, AIDS, 풍진, 두창, 황열, 신증후군출혈열(유행성출혈열), B형간염, 수두 등

④ 리케차(Rickettsia) : 발진티푸스, 발진열, 양충병(쯔쯔가무시병), 로키산홍반열, Q열 등

정답 ③

20. 07. 전남 보건직 환경보건 C형

43 다음은 환경유해인자인 A와 질병과의 연관성을 평가하기 위하여 수행된 코호트 연구의 결과이다. 모든 연구대상자가 한 명도 빠짐없이 전체 연구 기간 동안 연구에 참여하였다고 가정할 때, 이에 대한 내용으로 옳지 않은 것은?

환경유해인자 노출 여부	전체 연구대상자 수	질병 발생자 수
예	10	8
아니오	20	2
상대위험도	(가)	
위험요인 노출에 대한 오즈비	(나)	

① 코호트 연구란 관심 있는 질병이 발생하지 않은 인구집단을 지속적으로 추적 관찰하여 특정원인에 노출된 사람에게 관심질병이 더 많이 발생하는지를 규명하고자 하는 연구 형태이다.

② 위험요인 노출에 대한 오즈비는 1.25이다.

③ 노출군과 비노출군 간 질병 발생의 발생률비는 8이다.

④ 코호트 연구는 특정원인과 질병 간 연관성을 평가함에 있어 시간적 선후관계가 비교적 분명하다는 장점을 지닌다.

해설

환경유해인자 노출 여부	전체 연구대상자 수	질병	건강
예	10	8	2
아니오	20	2	18
상대위험도	(가)		
위험요인 노출에 대한 오즈비	(나)		

오즈비＝ad/bc＝144/4＝36
노출 발생률 ＝0.8
비노출 발생률＝0.1
노출 발생과 비노출 발생의 비＝8

정답 ②

20. 07. 전남 보건직 환경보건 C형

44 수인성 감염병의 특징으로 가장 옳지 않은 것은?

① 환자 발생이 집단적, 폭발적이다.
② 발생률과 치사율이 높다.
③ 성, 연령, 경제수준 등에 따른 발병률의 차이가 없다.
④ 환자발생지역이 급수지역과 일치한다.

해설 **수인성 감염병**
• 종류 : 장티푸스, 파라티푸스, 아메바성이질, 세균성이질, 콜레라, 유행성간염 등
• 특징
－오염수계에 한해서 폭발적으로 발생한다.
－환자는 성, 연령, 직업에 무관하게 발생한다.
－잠복기는 길고 2차 발병률이 낮다.
－치명률이 낮다.
－계절과 관계없이 발생한다.
－수질오염의 사실이 증명될 때가 많다.

정답 ②

20. 07. 전남 보건직 공중보건 C형

45 존 고든의 지렛대 모형 이론 중 한정된 집단에서 면역된 인구는 사망이나 전출로 빠져나가고, 출생 및 전입으로 감수성 있는 사람들이 추가 되면 결과적으로 집단면역 수준이 낮아져서 유행을 일으키게 되는 상황일 때 강화해야 할 요인으로 옳은 것은?

① 병인요인

② 숙주요인

③ 환경에 의한 병인요인

④ 환경에 의한 숙주요인

해설

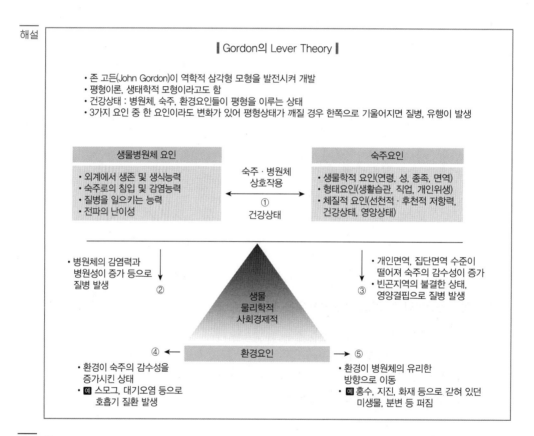

정답 ②

20. 07. 전남 보건직 환경보건 C형

46 동물병원소와 감염병의 연결이 올바른 것은?

① 돼지 – 일본뇌염, 탄저, 렙토스피라증, 살모넬라

② 쥐 – 결핵, 탄저, 파상열, 살모넬라

③ 소 – 광견병, 톡소플라즈마증

④ 개 – 페스트, 발진열, 살모네라, 렙토스피라

해설　동물병원소 : 동물이 감염된 질병 중에서 2차적으로 인간숙주에게 감염되어 질병을 일으킬 수 있는 감염원으로 작용하는 경우를 말하며, 이러한 감염병을 인수공통감염병이라고 한다.
　　　㉠ 쥐 : 발진열, 페스트, 렙토스피라증, 살모넬라증, 서교증, 양충병
　　　㉡ 소 : 탄저, 우형결핵, 살모넬라증, 브루셀라증(파상열), 보툴리즘, 광우병
　　　㉢ 개 : 광견병, 톡소플라스마증
　　　㉣ 돼지 : 일본뇌염, 탄저, 살모넬라증, 브루셀라증, 선모충, 유구조충, 돈단독
　　　㉤ 양 : Q열, 탄저, 브루셀라증
　　　㉥ 새 : 조형결핵, 일본뇌염
　　　㉦ 말 : 일본뇌염, 탄저, 살모넬라증
　　　㉧ 고양이 : 살모넬라증, 톡소플라스마증

정답　①

 알아보기

렙토스피라 감염증

• 원인
　돼지에 감염되는 렙토스피라균의 주요 혈청형은 pomona, canicola, icterohemorrhagiae, hardjo, bratislava, tarassovi, grippotyphosa 등이 알려져 있다.

• 역학
　감염경로는 피부를 통하거나 생식기관의 점막을 통하거나 감염된 뇨와 접촉을 통해 이루어지며, 렙토스피라균은 일반적으로 신장내 존재하며, 간헐적으로 오줌을 통해 배설된다. 배설된 균체는 물 또는 습한 토양내에서 오래 동안 생존이 가능하여 가축 및 사람에 감염된다. 사람을 포함하여 다양한 동물들이 감수성이 있으며, 균을 가지고 있는 쥐가 주요 전염원으로써 돼지 농장의 사료와 물에 오염시켜 전염시킨다.

20. 08. 환경부 환경직 9급 환경보건

47 다음의 설명에 해당하는 역학조사 방법으로 옳은 것은?

> • 비용과 시간적인 측면에서 경제적이다.
> • 동시에 여러 종류의 질병과 위험요인의 연관성을 연구할 수 있다.
> • 질병과 위험요인의 선후 관계가 불분명하다.
> • 유병률이 낮은 질병과 노출빈도가 낮은 위험요인에 대한 연구가 어렵다.

① 사례연구

② 단면 연구

③ 환자-대조군 연구

④ 코호트 연구

⑤ 실험연구

해설 **단면조사 연구의 장·단점**

ㄱ 장점
- 비용이 적게 들며 새로운 가설을 제시하기가 용이하다.
- 일반화가 쉽고 해당 질병의 유병률을 구할 수 있다.
- 비교적 단시간에 결과를 얻을 수 있다.
- 동시에 여러 종류의 질병과 발생요인 간의 관련성 조사가 가능하다.

ㄴ 단점
- 복합요인 중에서 원인요인만을 찾아내기 어렵다.
- 대상 인구집단이 비교적 커야 한다.
- 질병발생과 질병의 원인으로 의심되는 요인이나 속성과의 시간적인 전후관계를 규명하기 어렵다.
- 일정한 시점에서의 관찰만 가능하므로 누적유병률이 낮은 질병에서는 연구가 부적절하다.
- 급성 감염병 같은 유행기간이 극히 짧은 감염병엔 부적합하다.

정답 ②

20. 08. 환경부 환경직 9급 환경보건

48 다음 가상의 인구집단에서 환경유해인자 노출로 인한 질병발생 가능성이 높은 것으로 옳은 것은?

①

	질병(+)	질병(−)	합계
노출(+)	3	7	10
노출(−)	7	83	90
합계	10	90	100

②

	질병(+)	질병(−)	합계
노출(+)	5	5	10
노출(−)	5	85	90
합계	10	90	100

③

	질병(+)	질병(−)	합계
노출(+)	1	9	10
노출(−)	5	85	90
합계	6	94	100

④

	질병(+)	질병(−)	합계
노출(+)	9	1	10
노출(−)	5	85	90
합계	4	86	100

④

	질병(+)	질병(−)	합계
노출(+)	2	8	10
노출(−)	2	88	90
합계	4	96	100

해설 10명의 노출자 중 발병자가 가장 많은 것은 보기 ④이다.
- 상대위험도는 기준노출상태에 비하여 "특정 폭로상태에 있는 집단의 질병발생확률이 OO배 높다."는 의미를 나타내며 관련 정도의 강도를 나타낸다.
- 상대위험도(비교위험도, RR, Relative Risk) : 질병의 위험도(폭로발병/비폭로발병)
  - 위험요인 유무에 따른 질병발생률을 이용하여 상대위험도를 구할 수 있다.
  - 비교위험도는 위험요인과 결과 사이의 연관성 강도를 의미하여, 원인적 인과성 여부를 확인하는 데 도움을 준다.
    예 흡연의 위험정도

④ (9/10)/(5/90) = 16.2
① (3/10)/(7/90) = 3.86
② (5/10)/(5/90) = 9
③ (1/10)/(5/90) = 1.8
⑤ (2/10)/(2/90) = 9

정답 ④

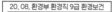

20. 08. 환경부 환경직 9급 환경보건

49 바이러스성 인수공통감염병으로 옳지 않은 것은?

① 뉴캐슬병

② 아메바증

③ 일본뇌염

④ 조류독감

⑤ 공수병

해설 ② 아메바증(amebiasis) : 아메바라는 원충생물 기생충에 의해 감염되는 질병으로 설사, 열, 경련 등과 같은 다양한 증상을 유발하며 장, 간 등을 포함한 부위에 영향
① 뉴캣슬병 바이러스 : 닭, 꿩, 메추리 등에 발생하는 급성전염병으로 소화기, 호흡기 및 신경 증상을 일으키며 파라믹소바이러스과(paramyxovirus)에 속하는 인수공통감염병
③ 일본뇌염 바이러스(Japanese encephalitis virus) 감염에 의한 인수공통질환
④ 조류독감 : 조류 인플루엔자(Avian Influenza) 바이러스는 철새, 닭, 오리 등 조류에 감염되는 바이러스로 전파 속도가 매우 빠르고 사람에게도 감염을 일으킬 수 있는 인수공통질환
⑤ 공수병 바이러스(Rabies virus) 감염에 의해 뇌염, 신경증상 등 중추신경계 이상을 일으켜 발병 시 대부분 사망하는 인수공통질환

정답 ②

20. 08. 환경부 환경직 9급 환경보건

50 만성독성시험에서 노출집단과 대조군 집단 간에 유해영향의 빈도나 심각성이, 통계적 또는 생물학적으로 유의한 증거가 없는 최대노출 수준에 대한 용어로 옳은 것은?

① NOAEL

② LOAEL

③ MABEL

④ FEL

⑤ STEL

해설 • 무해용량(NOAEL, No Observed Adverse Effect Level) : 무해용량 독성이나 유해효과가 관찰되지 않은 최고자료값
• 최소유해용량(LOAEL, Low Observed Adverse Effect Level) : 최소유해용량 독성이나 유해효과가 관찰된 최저자료값
• 무영향량(NOEL)
• 최소영향량(LOEL)
• 최소한의 생물학적영향이 예상되는 수준(MABEL)
• "단시간노출기준(STEL)"이란 15분간의 시간가중평균노출값으로서 노출농도가 시간가중평균노출기준(TWA)을 초과하고 단시간노출기준(STEL) 이하인 경우에는 1회 노출 지속시간이 15분 미만이어야 하고, 이러한 상태가 1일 4회 이하로 발생하여야 하며, 각 노출의 간격은 60분 이상이어야 한다.

정답 ①

51 〈보기〉의 자료로 계산한 민감도(sensitivity)와 특이도(specificity) 값[%]은?

검사결과	질병군	비질병군	계
양성	60	100	160
음성	40	400	440
계	100	500	600

	민감도	특이도
①	60%	80%
②	80%	60%
③	37.5%	90.9%
④	90.9%	37.5%

해설 민감도 = (60/60 + 40) × 100 = 60%
특이도 = (400/100 + 400) × 100 = 80%

정답 ①

52 역학의 대표적인 활용분야에 대한 설명으로 가장 옳지 않은 것은?

① 질병의 자연사와 예후를 파악한다.
② 질병의 원인과 위험요인을 파악한다.
③ 병원체의 새로운 분자적 특성을 파악한다.
④ 지역사회에 도입된 보건사업의 효과나 효율성을 평가한다.

해설 **역학의 역할**
• 질병 발생의 원인 규명의 역할
• 연구전략 개발의 역할
• 질병발생과 유행의 감시 역할
• 보건사업 평가의 역할

정답 ③

20. 06. 서울 지방직 공개

53 연구시작 시점에서 폐암에 이환되지 않은 사람을 대상으로 흡연자와 비흡연자를 20년간 추적 조사하여 폐암 발생 여부를 규명하는 역학조사 방법은?

① 전향적 코호트 연구

② 환자-대조군 연구

③ 단면 연구

④ 후향적 코호트 연구

해설 • 코호트 연구 : 질병에 이환되지 않은 건강군을 대상으로 질병발생의 원인과 관련되어 있다고 생각되는 어떤 특성을 가진 인구집단과 관련이 없는 인구집단을 장기간 관찰하여 서로 간의 질병발생률의 차이를 비교·분석하는 연구방법이다.

　　예 담배와 폐암 : 흡연군과 비흡연군(대조군) → 폐암발생 상황관찰(발병률 조사)

　• 후향적 코호트 : 기존에 수집된 자료를 통해 과거 노출 시점부터 현재까지의 추적을 수행하는 것으로 자료가 잘 갖추어진 나라들에서 상대적으로 많이 사용되어 왔다. 비치명적인 질병에 대해서는 자료가 수집되어 있지 못한 경우가 많기 때문에 주로 사망 및 암 발생 등 일부 건강영향에 국한된다. 또한 과거 기록의 정확성과 상세함이 부족하다는 단점이 있으며 그 기록이 연구목적과 부합되기는 쉽지 않다. 과거의 기록이 확실한 사람을 대상으로 과거기록에 근거, 질병 발생의 원인이라 생각되는 요소를 가진 사람과(Cohort) 갖지 않은 사람 사이에 현재까지 발생된 질병 발생률의 차이를 검정한다.

　　- 장점 : 표본 선정이 용이하고 짧은 시간, 적은 노력이 든다.

　　- 단점 : 이미 선정된 샘플(Sample)이므로 바이어스(Bias)가 크고 위험도의 직접 산출이 불가능하다.

정답 ①

20. 06. 서울 지방직 공개

54 고혈압으로 인한 뇌졸중 발생의 상대위험도(relative risk)를 〈보기〉의 표에서 구한 값은?

┤ 보 기 ├

〈단위 : 명〉

	뇌졸중 발생	뇌졸중 비발생	계
고혈압	90	110	200
정상혈압	60	140	200
계	150	250	400

① (60/200)/(90/200)

② (90/150)/(110/250)

③ (110/250)/(90/150)

④ (90/200)/(60/200)

해설 **비교위험도(Relative Risk, 상대위험도) : 폭로발병/비폭로발병**
- 비교위험도의 측정은 질병발생의 위험요인(Risk Factor)을 갖고 있거나 폭로된 군에서의 질병발생률을 폭로되지 않은 군에서의 질병발생률로 나누어 준 것이다.
- 상대위험도는 기준노출상태에 비하여 "특정 폭로상태에 있는 집단의 질병발생확률이 OO배 높다."는 의미를 나타내며 관련 정도의 강도를 나타낸다.
- 비교위험도(RR)의 의미
  - RR>1 : 위험요인에 대한 노출이 질병발생의 원인일 가능성이 높고, 이를 통계적으로 보면 위험요인에 대한 노출과 질병발생은 양의 상관관계를 가진다고 볼 수 있다.
  - RR=1 : 위험요인에 대한 노출이 질병발생과 연관이 없음을 뜻한다.
  - RR<1 : 위험요인에 대한 노출이 질병의 예방효과를 가져온다고 볼 수 있고, 이를 통계적으로 보면 위험요인에 대한 노출과 질병발생은 음의 상관관계를 가진다고 볼 수 있다.

정답 ④

---

20. 06. 서울 지방직 공개

55 어느 지역에서 코로나19(COVID-19) 환자가 1,000여 명 발생했을 때, 가장 먼저 실시해야 할 역학연구는?

① 기술역학
② 분석역학
③ 실험역학
④ 이론역학

해설 ㉠ 1단계 역학-기술역학 : 분포, 경향
  ㉡ 2단계 역학-분석역학
    • 단면조사 연구(Cross-Sectional Study)
    • 환자-대조군 연구(Case-Control Study)
    • 코호트 연구(Cohort Study)
  ㉢ 3단계 역학-이론역학

정답 ①

20. 05. 경기 보건연구사 보건학

56 만성질환에 대한 올바른 인식을 확산시키기 위해 세계보건기구(WHO)가 2005년 보고서에서 만성질환의 특성에 대해 설명한 것 중 옳은 것은?

① 만성질환에 대한 중재는 매우 비용−효과적이다.

② 만성질환은 주로 부유한 사람들에게 영향을 준다.

③ 만성질환은 주로 고소득 국가에서 발생한다.

④ 대다수의 만성질환은 공통적인 위험요인을 가지고 있지 않다.

해설　**WHO의 만성질환보고서 2005**

• 만성질환의 4/5는 저 · 중소득 국가에서 발생한다.

• 저 · 중소득 국가에선 감염성 질환도 문제이지만 급증하는 만성질환이 미래의 큰 문제이다.

• 가난한 사람에게 영향이 크다. 더 가난해진다(만성질환의 경제적 부담).

• 주로 노인들에게 영향을 준다. 만성질환의 절반 정도가 70세 이전 조기 사망한다.

• 심장병 포함 남녀 비슷하게 영향을 준다.

• 의료자원의 배분이 적절하고 건강교육이 충분한 경우가 아니라면 개인에게 책임을 물을 수 없다.

• 알려진 주요 위험요인이 제거 된다면 심장병, 뇌졸중, 당뇨병의 80%와 암의 40%를 예방할 수 있다.

• 만성질환에 대한 중재는 비용−효과적이며 값싸게 실행할 수 있다.

• 대다수 만성질환은 공통적 위험요인이 있으며 이들을 제거하면 예방할 수 있다.

• 죽음은 피할 수 없으나 서서히 고통스럽게 일찍 죽을 필요는 없다.

정답　①

20. 05. 경기 보건연구사 보건학

57 질병의 발생률과 유병률을 설명하는 내용으로 가장 옳은 것은?

① 발생률을 이환기간으로 나누면 유병률이 된다.

② 치명률이 높은 질환일수록 유병률이 상승한다.

③ 일반적으로 원인을 추정하기 위하여 유병률 자료를 사용한다.

④ 질병관리에 필요한 자원을 추정하는데 유병률 자료가 활용된다.

해설　유병률은 특히 만성질환의 경우에 질병관리에 필요한 인력 및 자원소요의 추정에 유용한 도구이다. 유병률을 대상자들의 특성에 따라 몇 가지 군으로 구분하여 표현하면 어떠한 특성을 가진 소집단이 특히 많은 부담을 주고 있는지를 알 수 있다.

발생률은 급성질환이나 만성질환에 관계없이 질병의 원인을 찾는 연구에서 가장 기본적인 도구로 사용한다.

• 유병률＝이환된 환자의 수/인구의 크기

• P(유병률)＝I(발생률)×D(이환기간)

• 유병률＝기간유병률

− 발생률이 높거나 이환기간이 길면 기간유병률이 높아짐

− 발생률이 낮거나 이환기간이 짧아지면 기간유병률이 낮아짐

정답　④

20. 05. 경기 보건연구사 보건학

58 감염병 관리에서 감염재생산수(reproduction number, R)가 1보다 크다는 것의 의미는?

① 감염병의 유행이 일어난다.

② 감염병이 풍토병이 된다.

③ 감염병이 소멸된다.

④ 감염병 환자 수가 일정하게 유지된다.

해설 **기초감염재생산수(Basic Reproduction Number, R0)**

모든 인구가 감수성이 있다고 할 때 감염성이 있는 환자가 감염 가능 기간 동안 직접 감염시키는 평균 인원수라고 정의되고, 전체 접촉자 수를 분모로, 각 감염자가 전파시킨 2차 감염자 수를 분자로 하여 계산한다. 즉, R0−(p×R0)<1 이어야 지역사회에서 질병의 유행이 일어나지 않는다.

정답 ①

20. 05. 경기 보건연구사 보건학

59 「감염병의 예방 및 관리에 관한 법률」상 생물테러감염병으로 분류되는 것은?

① 황열

② 페스트

③ 신증후군출혈열

④ 반코마이신내성황색포도알균 감염증

해설 **생물테러감염병(8종)**

고의 또는 테러 등을 목적으로 이용된 병원체에 의하여 발생된 감염병 중 다음에 해당하는 감염병을 말한다.

• 탄저
• 보툴리눔독소증
• 페스트
• 마버그열
• 에볼라열
• 라싸열
• 두창
• 야토병

정답 ②

20. 05. 경기 보건연구사 보건학

60 1965년에 힐(Hill)에 의해 제시된 인과관계를 판정하는 기준 중 예외가 없는 절대적인 기준에 해당되는 것은?

① 요인에 대한 노출과 질병발생과의 시간적 선후관계

② 연관의 강도

③ 연관의 특이성

④ 실험을 통한 입증

해설 힐(Hill)에 의해 제시된 인과관계를 판정하는 기준 중 예외가 없는 절대적인 기준은 노출과 질병 발생과의 시간적 선후관계를 제외하고는 예외가 있을 수 있다.
- 강도(strength) : 연관성의 크기는 다른 원인들에 의해 교란될 수 있음
- 일관성(consistency) : 일관성이 없던 결과도 뒤늦게 올바로 해석되는 경우가 있음
- 특이성(specificity) : 하나의 원인이 많은 건강영향을 줄 수 있음
- 시간적 선후관계(temporality) : 원인과 결과 간의 시간적 순서를 입증하는 것이 어려울 수도 있음
- 양-반응 관련성(biologic gradient) : 교란요인에 의해서 왜곡될 수 있으며, 문턱효과(threshold phenomena)가 있는 경우에는 이런 양상을 보이지 않음
- 개연성(plausibility) : 판단하기에 너무 주관적임
- 기존지식과 일치정도(coherence) : 일관성 또는 개연성의 개념과 큰 차이가 없음
- 실험적 근거(experimental evidence) : 항상 가능한 것은 아님
- 유사성(analogy) : 유사성을 보이는 현상은 많음

정답 ①

20. 05. 경기 보건연구사 보건학

61 자궁경부암 예방접종의 효과를 측정하고자 접종군 1,000명과 비접종군 1,000명을 대상으로 자궁경부암 발생 현황을 조사한 결과, 접종군 중 5명과 비접종군 중 15명이 발생하였다면 백신의 효과로 옳은 것은?

① 10%

② 33%

③ 45%

④ 67%

해설 감염질환에 대해 백신접종을 받지 않은 대조군(ARU)과 백신접종(ARV)군 사이에서 질병 발병률(AR)의 비례 감소(proportionate reduction)가 가장 일반적으로 사용되는 척도
- vaccine efficacy 공식 = (ARU - ARV) × 100/ARU
  (ARU; attack rate in unvaccinated individuals, ARV; attack rate invaccinated individuals)
  백신접종군에서 질병의 상대 위험(RR)으로부터 (ARU - ARV/ARU) × 100
  즉, {(15/1,000) - (5/1,000)}/(15/1,000) × 100 = 66.7%

정답 ④

20. 10. 서울 공개 고졸 응용

62 「감염병의 예방 및 관리에 관한 법률」상 제2급 감염병에 대한 설명으로 가장 옳은 것은?

① 전파가능성을 고려하여 발생 또는 유행 시 24시간 이내에 신고하여야 하는 감염병

② 발생을 계속 감시할 필요가 있어 발생 또는 유행 시 24시간 이내에 신고하여야 하는 감염병

③ 생물테러감염병 또는 치명률이 높거나 집단 발생의 우려가 큰 감염병

④ 유행 여부를 조사하기 위하여 표본감시 활동이 필요한 감염병

해설 **제2급 감염병(감염병의 예방 및 관리에 관한 법률 제2호)**

> 3. "제2급 감염병"이란 전파가능성을 고려하여 발생 또는 유행 시 24시간 이내에 신고하여야 하고, 격리가 필요한 다음 각 목의 감염병을 말한다. 다만, 갑작스러운 국내 유입 또는 유행이 예견되어 긴급한 예방·관리가 필요하여 질병관리청장이 보건복지부장관과 협의하여 지정하는 감염병을 포함한다.
>   가. 결핵(結核), 나. 수두(水痘), 다. 홍역(紅疫), 라. 콜레라, 마. 장티푸스, 바. 파라티푸스, 사. 세균성이질, 아. 장출혈성대장균감염증, 자. A형간염, 차. 백일해(百日咳), 카. 유행성이하선염(流行性耳下腺炎), 타. 풍진(風疹), 파. 폴리오, 하. 수막구균 감염증, 거. b형헤모필루스인플루엔자, 너. 폐렴구균 감염증, 더. 한센병, 러. 성홍열, 머. 반코마이신내성황색포도알균(VRSA) 감염증, 버. 카바페넴내성장내세균속균종(CRE) 감염증, 서. E형간염

정답 ①

 알아보기

감염병의 예방 및 관리에 관한 법률 [시행 2021. 6. 16.] [2020. 12. 15., 일부개정]

제2조(정의)

2. "제1급 감염병"이란 생물테러감염병 또는 치명률이 높거나 집단 발생의 우려가 커서 발생 또는 유행 즉시 신고하여야 하고, 음압격리와 같은 높은 수준의 격리가 필요한 감염병을 말한다. 다만, 갑작스러운 국내 유입 또는 유행이 예견되어 긴급한 예방·관리가 필요하여 질병관리청장이 보건복지부장관과 협의하여 지정하는 감염병을 포함한다.

3. "제2급 감염병"이란 전파가능성을 고려하여 발생 또는 유행 시 24시간 이내에 신고하여야 하고, 격리가 필요한 감염병을 말한다. 다만, 갑작스러운 국내 유입 또는 유행이 예견되어 긴급한 예방·관리가 필요하여 질병관리청장이 보건복지부장관과 협의하여 지정하는 감염병을 포함한다.

4. "제3급 감염병"이란 그 발생을 계속 감시할 필요가 있어 발생 또는 유행 시 24시간 이내에 신고하여야 하는 감염병을 말한다. 다만, 갑작스러운 국내 유입 또는 유행이 예견되어 긴급한 예방·관리가 필요하여 질병관리청장이 보건복지부장관과 협의하여 지정하는 감염병을 포함한다.

5. "제4급 감염병"이란 제1급 감염병부터 제3급 감염병까지의 감염병 외에 유행 여부를 조사하기 위하여 표본감시 활동이 필요하다.

20.10. 서울 환경 공개

63 〈보기〉의 질환이 가지는 공통된 특성으로 가장 옳은 것은?

| 보기 |

장티푸스, 파라티푸스, 세균성이질, 콜레라, A형 간염

① 일반적으로 발병률과 치명률이 높다.

② 대부분 보균자에게서 감수성자에게 직접 전파된다.

③ 연중 발생하지만 고온다습한 여름철에 많이 발생한다.

④ 동물과 사람 간 서로 전파되는 병원체에 의하여 발생한다.

해설 ① 발생률은 높고 치명률은 낮음
② 수인성, 소화기계, 분변관리 철저
④ 병원성 미생물(바이러스) 또는 독성물질에 오염된 물 또는 식품 섭취로 인하여 발생

정답 ③

20. 12. 광주 보건 9급 공중보건

64 다음 예방 주사 중 사균백신으로 접종하는 것은?

① 수두

② 결핵

③ 백일해

④ 폴리오(sabin)

해설 • 사균백신 : 콜레라, 백일해, 장티푸스, 파라티푸스, 폴리오(IPV주사) → 안정성↑, 고가, 보강접종으로 효과, 민감증 우려
• 생균백신 : 수두, 두창, 탄저, 광견병, 홍역, 결핵, 황열, 폴리오(Sabin의 OPV(경구용 생백신)) → 지속력↑, 저렴, 적은 양, 1회 주사
• 변이독(Toxoid) : 디프테리아, 파상풍

정답 ③

더 알아보기

- 불활화 폴리오 백신(Inactivated Poliomyelitis Vaccine, IPV) : 폴리오 바이러스를 불활화하여 제조한 폴리오 백신
- 사빈주 불활화 폴리오 백신(Sabin polivirus strain Inactivated Poliomyelitis Vaccine, sIPV) : 야생주(Wild poliovirus strain)를 약독화시켜 neurovirulence와 transmissibility를 낮춘 사빈주(Sabin poliovirus strain)로 제조된 IPV

- Types of vaccines
    - 전균(WCV whole cell vaccine WCV, whole cell vaccine) : 약독화생백신, 불활화사백신
    - 정제항원(ACV, acellular vaccine) : 변독소(toxoid), 서브유닛백신, 접합백신
    - 기타(임상시험 단계) : 벡터백신(=키메라백신), 핵산백신

- (약독화)생백신 : 강력한 효과; 낮은 안전성(잠재위험성, 냉장보관필수)
  천연두, 홍역, 유행성이하선염 유행성이하선염, 풍진, 소아마비(Sabin), 결핵(BCG), 수두 etc
- (불활화)사백신 : 비교적 높은 안전성, cost-effective; 추가 접종필요
  에 콜레라, A형간염, 인플루엔자, 페스트, 소아마비(Salk)
- 변독소, 서브유닛백신 : 높은 안전성; 적절한 효과
  에 디프테리아, 파상풍, 백일해, B형간염(HBsAg), 폐렴구균
- 접합백신 : 다당체항원에 대한 백신. 단백질과의 접합
  에 Hib 백신(Hib capsule+파상풍독소), 진균백신(Phosphomannan+BSA)
- 벡터백신 : 항원유전자를 발현시켜 항원성을 높인 생백신
  에 약독화 Salmonella 벡터 : 소화기관 점막감염을 통한 sIgA의 분비기능이 탁월

20. 12. 광주 보건 9급 공중보건

65 〈보기〉에서 설명하는 면역의 종류로 옳은 것은?

┤ 보기 ├

각종 감염병에 이환된 후에 성립되는 이환 후 면역과 불현성 감염에 의한 잠복 면역이 있으며, 역가는 감염병의 종류에 따라 효력 지속기간이 다르다.

① 자연능동면역 ② 인공능동면역
③ 자연피동면역 ④ 인공피동면역

해설 **후천면역**
- 능동면역 : 병원체 또는 독소에 의해서 생체의 세포가 스스로 활동하여 생기는 면역으로, 어떤 항원의 자극에 의해 항체가 형성되는 상태이다.
    - 자연능동면역 : 감염 후 자연적으로 생기는 면역을 말한다. 과거에 현성 또는 불현성 감염에 의해 획득한 면역으로 두창, 홍역, 수두, 장티푸스, 페스트, 유행성이하선염, 콜레라, 백일해, 성홍열 등이 있다.
    - 인공능동면역 : 예방접종으로 얻어지는 면역으로 생균백신, 사균백신, 순화독소 등에 의한 면역이 있다.
- 수동면역 : 이미 면역을 보유하고 있는 개체가 지닌 항체를 다른 개체가 받아서 면역력을 지니게 되는 경우를 말한다.
    - 자연수동면역 : 태아가 모체로부터 태반이나 모유수유를 통해서 얻는 면역으로 4~6개월 정도 지속된다.
    - 인공수동면역 : 인공제제를 인체에 투여하여 잠정적으로 질병을 방어할 수 있도록 회복기 혈청, 면역혈청, 감마글로불린, 항독소 등을 주사하여 항체를 주는 방법이다.

정답 ①

20. 12. 광주 보건 9급 공중보건

66 좋은 치료방법이 있어 조기진단이 중요한 결핵과 같은 질병에 사용되는 타당도 평가지표로 가장 바람직한 것은?

① 민감도(sensitivity)
② 특이도(specificity)
③ 양성예측도(positive predictive value)
④ 음성예측도(negative predictive value)

해설 **민감도(Sensitivity)**
• 검사방법이 확진된 환자를 환자로 바르게 확인해 내는 능력이다.
• 해당 질환에 걸려 있는 사람들에게 그 검사법을 적용했을 때 그 결과가 양성으로 나타나는 비율이다.
• 민감도가 낮은 검사는 해당 질환의 발견이 어려우므로 조기진단의 기회를 놓치는 결과를 초래한다.
• 당뇨병검사의 혈당기준치를 낮추면 더 많은 피검사자가 기준치에 포함되게 되고, 그만큼 환자로 판정되는 사람이 늘어난다. 따라서 혈당기준치가 높을 때보다 환자로 판정되는 사람이 늘어나는 만큼 민감도는 증가하지만, 환자로 판정되는 사람 속에는 진짜 비질병자도 포함되기 때문에 특이도는 감소한다.

정답 ①

20. 12. 광주 보건 9급 공중보

67 흡연으로 인한 폐암 발생의 상대위험도(relative risk)를 〈보기〉 표에서 구한 값은?

보기

	폐암발생	폐암비발생	계
비흡연자	60	140	200
흡연자	90	110	200
계	150	250	400

① (60/200)/(90/200)
② (90/150)/(110/250)
③ (90/200)/(60/200)
④ (110/250)/(90/150)

해설 폭로발병 = 90/200
비폭로발병 = 60/200
• 상대위험도(비교위험도, RR, Relative Risk) : 질병의 위험도(폭로발병/비폭로발병)
 - 위험요인 유무에 따른 질병발생률을 이용하여 상대위험도를 구할 수 있다.
 - 비교위험도는 위험요인과 결과 사이의 연관성 강도를 의미하여, 원인적 인과성 여부를 확인하는 데 도움을 준다.
  예 흡연의 위험정도

정답 ③

20. 12. 광주 보건 9급 공중보

68 〈보기〉에서 설명하는 역학조사 방법으로 가장 옳은 것은?

┤ 보기 ├

- 시간적 선후관계를 알 수 있다.
- 부수적으로 다른 질환과의 관계를 알 수 있다.
- 속성 또는 요인에 편견이 들어가는 일이 적다.

① 단면조사

② 이론역학

③ 코호트 연구

④ 환자－대조군 연구

해설 코호트 연구는 질병에 이환되지 않은 건강군을 대상으로 질병발생의 원인과 관련되어 있다고 생각되는 어떤 특성을 가진 인구집단과 관련이 없는 인구집단을 장기간 관찰하여 서로 간의 질병발생률의 차이를 비교·분석하는 연구방법이다.
- 위험요인 노출에서부터 질병진행의 전 과정을 관찰할 수 있다.
- 원인－결과 해석에 시간적 선후관계가 비교적 분명하다.
- 속성 또는 요인에 편견이 들어가는 일이 적다.

정답 ③

19. 10. 서울시 제3회 경력경쟁 고졸

69 병원체의 종류와 그에 따른 감염병을 짝지은 것 중 가장 옳지 않은 것은?

① 세균성 감염병 － 광견병

② 세균성 감염병 － 탄저

③ 세균성 감염병 － 브루셀라증

④ 바이러스성 감염병 － 홍역

해설 **바이러스(Virus)성 감염병**
홍역, 폴리오, 유행성 간염, 일본뇌염, 공수병(광견병), 유행성 이하선염, AIDS, 풍진, 두창, 황열, 신증후군출혈열(유행성출혈열), B형 간염, 수두 등

정답 ①

19. 10. 서울시 제3회 경력경쟁 고졸

70 「검역법」에서 규정하고 있는 검역감염병과 감시(또는 격리)기간을 옳게 짝지은 것은?

① 페스트 – 7일
② 콜레라 – 5일
③ 황열 – 10일
④ 중증 급성호흡기 증후군 – 12일

해설 **검역감염병 접촉자에 대한 감시 등(「검역법」 제17조 제3항)**
감시 또는 격리 기간은 보건복지부령으로 정하는 해당 검역감염병의 최대 잠복기간을 초과할 수 없다.

검역감염병의 최대 잠복기간(「검역법 시행규칙」 제14조의3)
1. 콜레라 : 5일
2. 페스트 : 6일
3. 황열 : 6일
4. 중증 급성호흡기 증후군(SARS) : 10일
5. 동물인플루엔자 인체감염증 : 10일
6. 중동 호흡기 증후군(MERS) : 14일
7. 에볼라바이러스병 : 21일

정답 ②

19. 10. 서울시 제3회 경력경쟁 고졸

71 〈보기〉에서 설명하는 호흡기계 감염병은?

┤ 보기 ├

• 급성 바이러스성 질환
• 구진성 발진, 림프절염 등을 동반
• 감염 예방을 위해 생후 12~15개월, 만 4~6세에 예방 백신 접종 실시
• 임신 초기의 임신부가 감염될 경우 태아에게 심장기형, 난청, 소두증 등 선천성 기형 발생 가능

① 성홍열
② 백일해
③ 디프테리아
④ 풍진

해설 **풍진**
반점 구진성 발진, 림프절염 등을 동반하는 급성 바이러스성 질환으로 전구 증상은 경미하거나 없는 경우가 대부분이나, 임신 초기의 임신부가 풍진에 감염될 경우 태아에게 선천성 기형을 유발할 수 있다.
• 선천성 풍진 : 선천성 난청, 선천성 백내장, 선천성 심장기형(동맥관 개존증, 말초 폐동맥 협착 등), 소두증, 정신지체, 자반증, 간비종대 등을 보인다.
• 접종대상 : 모든 영유아
• 접종시기 : MMR 백신을 생후 12~15개월, 만 4~6세에 2회 접종

정답 ④

72 ○○질환의 유병률은 인구 1,000명당 200명이다. ○○질환의 검사법은 90%의 민감도, 90%의 특이도를 가질 때 이 검사의 양성예측도는?

① 180/260

② 80/260

③ 180/200

④ 20/200

해설 **민감도 · 특이도 · 양성예측도 · 음성예측도**

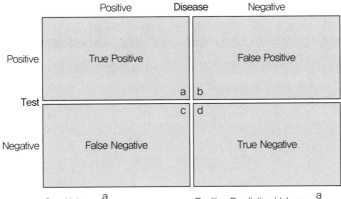

$$Sensitivity = \frac{a}{a+c}$$

$$Specificity = \frac{d}{b+d}$$

$$Positive\ Predictive\ Value = \frac{a}{a+b}$$

$$Negative\ Predictive\ Value = \frac{d}{c+d}$$

$a+c=200$

$b+d=800$

$\dfrac{a}{a+c}=0.9$

$a=0.9 \times 200 = 180$

$\dfrac{d}{b+d}=0.9$

$d=0.9 \times 800 = 720$ $b=800-d=800-720=80$

$\therefore$ 양성예측도 $= \dfrac{a}{a+b} = \dfrac{180}{180+80} = \dfrac{180}{260}$

정답 ①

19. 06. 서울시 경력경쟁 의료기술직

73 환자-대조군 연구에서 짝짓기(Matching)를 하는 주된 목적은?

① 선택바이어스의 영향을 통제하기 위하여

② 정보바이어스의 영향을 통제하기 위하여

③ 표본추출의 영향을 통제하기 위하여

④ 교란변수의 영향을 통제하기 위하여

해설 대조군을 선정하는 과정에서 주요 교란변수를 통제하기 위해 환자군에서의 교란변수의 분포가 대조군에도 동일하게 분포하도록 짝짓기(Matching)을 시행할 수 있다. 짝짓기를 시행하면 그 변수에 대해서는 두 집단의 분포가 동일하게 된다. 그러나 짝짓기 변수의 수가 많으면 짝짓기 조건을 만족하는 대상을 선정하기 위해 보다 많은 수의 대상이 필요로 하게 되어 효과적인 짝짓기가 불가능해지는 단점이 있다.

정답 ④

19. 06. 서울시 경력경쟁 의료기술직

74 〈보기〉에서 기술한 역학적 연구 방법은?

┤ 보기 ├

첫 임신이 늦은 여성에서 유방암 발생률이 높은 원인을 구명하기 위해 1945년에서 1965년까지 내원한 첫 임신이 지연된 대상자를 모집단으로 하여, 내원 당시 분석된 호르몬 이상군(노출군)과 기타 원인으로 인한 여성들(비노출군)을 구별하고, 이 두 집단의 유방암 발생 여부를 파악하였다. 1978년에 수행된 이 연구는 폐경 전 여성들의 호르몬 이상군에서, 유방암 발생이 5.4배 높은 것을 밝혀냈다.

① 후향적 코호트 연구   ② 전향적 코호트 연구

③ 환자-대조군 연구   ④ 단면 연구

해설 **후향적 코호트 조사**
  ㉠ 기존에 수집된 자료를 통해 과거 노출 시점부터 현재까지의 추적을 수행하는 것으로 자료가 잘 갖추어진 나라들에서 상대적으로 많이 사용되어 왔다.
  ㉡ 비치명적인 질병에 대해서는 자료가 수집되어 있지 못한 경우가 많기 때문에 주로 사망 및 암 발생 등 일부 건강영향에 국한된다. 또한 과거 기록의 정확성과 상세함이 부족하다는 단점이 있으며, 그 기록이 연구목적과 부합되기는 쉽지 않다.
  ㉢ 과거의 기록이 확실한 사람을 대상으로 과거기록에 근거, 질병 발생의 원인이라 생각되는 요소를 가진 사람과 (Cohort) 갖지 않은 사람 사이에 현재까지 발생된 질병 발생률의 차이를 검정한다.
  ㉣ 장점
    • 표본 선정이 용이하다.
    • 짧은 시간, 적은 노력이 든다.
  ㉤ 단점 : 이미 선정된 샘플(sample)이므로 바이어스(Bias)가 크고 위험도의 직접 산출이 불가능하다.

정답 ①

75 〈보기〉에서 설명하는 것은?

┤ 보 기 ├

인위적으로 항원을 체내에 투입하여 항체가 생성되도록 하는 방법으로 생균백신, 사균백신, 순화독소 등을 사용하는 예방접종으로 얻어지는 면역을 말한다.

① 수동면역(Passive Immunity)

② 선천면역(Natural Immunity)

③ 자연능동면역(Natural Active Immunity)

④ 인공능동면역(Artificial Active Immunity)

해설 ㉠ 능동면역 : 병원체 또는 독소에 의해서 생체의 세포가 스스로 활동하여 생기는 면역으로, 어떤 항원의 자극에 의해 항체가 형성되는 상태이다.
 • 자연능동면역 : 감염 후 자연적으로 생기는 면역을 말한다.
 • 인공능동면역 : 예방접종으로 얻어지는 면역으로 생균백신, 사균백신, 순화독소 등에 의한 면역이 있다.
㉡ 수동면역 : 이미 면역을 보유하고 있는 개체가 지닌 항체를 다른 개체가 받아서 면역력을 지니게 되는 경우를 말한다.
 • 자연수동면역 : 태아가 모체로부터 태반이나 모유수유를 통해서 얻는 면역으로 4~6개월 정도 지속된다.
 • 인공수동면역 : 인공제재를 인체에 투여하여 잠정적으로 질병을 방어할 수 있도록 회복기 혈청, 면역혈청, 감마 글로불린, 항독소 등을 주사하여 항체를 주는 방법이다.

정답 ④

76 질병발생모형의 종류 중 수레바퀴모형에 대한 설명으로 가장 알맞은 것은?

① 병인, 숙주, 환경의 3요소로 구성되어 질병의 발생을 설명하는 생태학적 이론

② 병원체 하나가 원인이 아니라 여러 요인들이 서로 복잡하게 상호작용해 질병이 발생된다는 이론

③ 핵심요인을 숙주의 유전적 요인으로 보는 이론

④ 존 고든(John Gordon)이 발전시켜 개발한 이론

해설 **수레바퀴모형(Wheel Model)**
수레바퀴 중심부분은 숙주가 되며, 중심부분의 핵심은 인간의 유전적 요인이 차지한다. 숙주를 중심으로 그 밖은 외적 요인인 생물학적·사회적·물리적·화학적인 환경에 싸여 있다. 수레바퀴모형은 다른 두 모형과는 달리 병원체 요인을 제외시킨다.

정답 ③

77 급성 감염병에 대한 설명으로 옳은 것은?

① 콜레라의 대표적인 증상은 지속적인 40℃ 이상의 고열이다.

② 홍역은 감염력이 강하며 열과 전신에 발진이 나타난다.

③ 신증후군출혈열은 오염된 식품이나 물을 통해 감염된다.

④ 유행성 일본뇌염의 병원체는 기생충 중 원충류이다.

해설 ② 홍역의 증상 및 증후 : 전형적인 임상양상은 전구기, 발진기, 회복기의 3기를 거친다.
- 전구기 : 감염력이 가장 강한 시기로 발열, 불쾌감과 기침, 콧물, 결막염이 나타난다. 전구기 말에 구강점막에 작은 Koplik 반점 출현으로 진단이 가능하다.
- 발진기 : 홍반성 구진이 앞머리에서부터 생긴 후 24시간 내에 얼굴, 목, 팔, 몸통, 2일째에는 대퇴부, 3일째에는 발에까지 퍼진 다음 발진이 나타났던 순서대로 소멸된다. 40℃ 이상의 고열이 나는 등 임상증상이 가장 심하다.
- 회복기 : 이 시기에 합병증이 잘 생기는데 기관지염, 폐렴, 급성중이염, 결핵의 악화 등과 같은 호흡기 합병증과 감염 후 뇌염 등의 신경계 합병증이 있다.
① 콜레라 : 무증상 감염이 더 많고 복통 및 발열은 거의 없으나, 증세가 심한 경우는 5~10% 정도이다.
복통이 없이 쌀뜨물 같은 심한 수양성 설사가 갑자기 나타나는 것이 특징적이며, 종종 구토를 동반하고 탈수, 저혈량성 쇼크, 사망에 이르는 경우도 있다. 열은 없고 전해질 불균형으로 근육경련이 일어난다.
- 증상 및 증후 : 과다한 물설사가 갑자기 시작되고 구토가 동반될 수 있으며, 설사로 인한 순환기계 허탈증세와 쇼크를 나타낼 수 있다. 보통 복통은 없다.
③ 신증후군출혈열 : 들쥐의 72~90%를 차지하는 등줄쥐(Apodemus Agrarius)의 배설물이 건조되면서 호흡기를 통해 전파된다.
④ 유행성 일본뇌염 : 바이러스를 지닌 모기에 물리면 감염된다. 일본뇌염은 Culex속 모기(작은빨간집모기)에 의해 매개되는데, 모기는 야생 조류나 일부 포유류로부터 감염된다. 주로 돼지가 바이러스의 증폭숙주 역할을 하는 것으로 알려져 있다.

정답 ②

78 역학연구방법에 대한 설명으로 옳은 것은?

① 기술역학은 질병발생의 원인에 대한 가설을 얻기 위해 시행한다.

② 단면조사 연구는 상관관계와 시간적 선후관계를 규명할 수 있다.

③ 환자-대조군 연구의 대표적인 사례는 J. Snow의 콜레라 역학연구이다.

④ 코호트 연구는 발생률이 낮은 희귀한 연구에 적합하다.

해설 ② 단면조사는 시간적 선후관계의 규명이 힘들다.
③ 존 스노우(John Snow)의 연구는 기술역학의 대표적 사례이다.
- 존 스노우는 런던 소호(Soho) 지구의 마취의사로, 콜레라가 수인성 질병이라고 여러 논문들에서 주장하였다. 콜레라가 집중적으로 특정 지역(진원지)을 중심으로 발병하는 사실에 주목하여, 모든 사람이 자주 모이는 어느 한 지점, 즉 공동 우물을 사용하는 지하수 펌프가 있는 지역에서부터 발생한다고 추측하였다.

John Snow's Spot Map
- 콜레라 발생 인근 주민들 가운데서 병에 걸린 사람들의 비율을 통계자료로 나타내는 것을 고안
- 런던 브로드가 지역에서 발생한 콜레라(1854)의 모든 전염 활동을 지도에 표시
- 콜레라의 확산을 보여주는 감염지도(Spot Map) 제작 : 날짜별 발병자수, 날짜별 사망자수, 사망자 발생 장소, 지하수용 펌프의 위치 등

④ 코호트는 흔한 질병, 잠복기가 짧은 질병에 유리하다.

정답 ①

19. 04. 경북 경력경쟁 연구사 보건학

79 감염병 발생요소에 대한 설명으로 옳은 것은?

① 감염은 병원체와 숙주간의 상호작용으로 일어난다.

② 인간병원소 중 환자는 감염병 관리상 가장 중요한 관리대상이다.

③ 개달물(Fomites)은 병원체를 새로운 숙주에 기계적으로 전파하는 매개 곤충이다.

④ 숙주 내 병원체가 침입하였을 때 숙주의 감수성이 낮은 경우 질병발생 가능성이 높다.

해설 ② 건강보균자, 잠복기보균자가 가장 중요한 관리대상이다.
③ 병원체를 매개하는 모든 무생물로서 물, 우유, 공기, 식품, 토양이 대표적이며, 이 다섯 가지를 제외한 병원체를 운반하는 수단을 개달물이라고 한다. 개달물로는 의복, 책, 침구, 완구 등이 있다.
④ 숙주 내에 병원체가 침입하였을 때 숙주의 감수성 높아야 감염된다.

정답 ①

18. 10. 서울시 경력경쟁 환경위생학(연구사)

80 생물학적 인자를 취급하는 실험실 및 연구실에 대한 생물안전등급의 개수와 생물안전등급 4에서만 취급이 가능한 미생물로 옳게 짝지은 것은?

① 5개 – 에볼라(Ebola) 바이러스

② 4개 – 마르부르그(Marburg) 바이러스

③ 4개 – 에이즈(AIDS) 바이러스

④ 5개 – 라사(Lassa) 바이러스

해설 • 박테리아나 바이러스들을 생물안전 단계(BioSafety Level)로 구분하여 관리하며, 각 레벨에 따라 관리 방식이 크게 달라진다. 국내에서는 「감염병의 예방 및 관리에 관한 법률(감염병예방법)」 제23조 및 「유전자변형생물체의 국가 간 이동 등에 관한 법률(유전자변형생물체법)」 제22조의3에서 생물안전도와 그에 적합한 시설기준 등을 규정하고 있다.
• 증세가 매우 심각하거나 치명적일 수 있고 예방 및 치료가 어려운 질병을 일으키는 생물체로, 천연두, 에볼라 바이러스, 라사열, 마르부르그 바이러스 등이 있다. BL4 실험실의 경우 안전 관리가 워낙 어려워 실험실의 개수가 극히 한정되어 있다.

정답 ②

18. 10. 서울시 경력경쟁 의료기술직 9급

81 〈보기〉에서 상대(비교)위험도(Relative risk)를 구하는 식으로 가장 옳은 것은?

| 보기 |

위험요인에 대한 노출	질병 발생 여부		계
	발생(+)	미발생(−)	
노출(+)	a	b	a+b
비노출(−)	c	d	c+d
계	a+c	b+d	a+b+c+d

① a/a+b ÷ c/c+d

② a/a+b

③ a/a+b × c/c+d

④ a+b/a+b+c+d

해설   비교(상대)위험도＝위험폭로 집단 발병률/비위험폭로 집단 발병률

정답 ①

18. 10. 서울시 경력경쟁 의료기술직 9급

82 원인병원체가 바이러스가 <u>아닌</u> 감염성 질환은?

① 백일해(Pertussis)

② 풍진(Rubella)

③ 중증급성호흡기증후군(SARS)

④ 중증열성혈소판감소증후군(SFTS)

해설
- 박테리아(Bacteria) : 장티푸스, 콜레라, 결핵, 디프테리아, 백일해, 한센병, 세균성이질, 페스트, 파라티푸스, 성홍열, 성병 등
- 바이러스(Virus) : 홍역, 폴리오, 유행성간염, 일본뇌염, 공수병(광견병), 유행성이하선염, AIDS, 풍진, 두창, 황열, 신증후군출혈열(유행성출혈열), B형 간염, 수두 등

중증급성호흡기증후군 코로나 바이러스(SARS-CoV)

중증열성혈소판감소증후군(Severe Fever with Thrombocytopenia Syndrome, SFTS)은 SFTS 바이러스에 의한 중증열성 바이러스성 질환으로, SFTS 바이러스에 감염된 매개진드기(참진드기)에 물려 발생한다.

정답 ①

18. 10. 서울시 경력경쟁 의료기술직 9급

83 집단면역(Herd Immunity)에 대한 설명으로 가장 옳지 않은 것은?

① 면역을 가진 인구의 비율이 높을 경우 감염재생산수가 적어지게 된다.

② 홍역, 백일해 등과 같이 사람 간에 전파되는 감염병유행의 주기성과 연관되어 있다.

③ 집단면역 수준이 높을수록 감염자가 감수성자와 접촉할 수 있는 기회가 적어진다.

④ 집단면역 수준이 한계밀도보다 작으면 유행을 차단하게 된다.

해설 **집단면역(Herd Immunity)**

㉠ 개념 : 지역사회 인구 중 면역을 획득한 비율이 어느 정도 되면 그 지역사회는 해당 질병에 면역된 것처럼 유행이 발생하지 않는데, 이를 집단면역이라 한다. 즉, 집단면역은 특성 감염병 전파에 대한 집단의 저항수준을 나타내는 지표이다.

㉡ 집단면역 수준은 지역사회 총 인구 중 면역이 있는 사람의 비율(%)로 표시한다.

㉢ 백신접종은 개인의 감염예방과 동시에 공중보건이라는 측면에서 집단면역을 높이는 데 주요한 목적을 두고 있다.

㉣ 집단면역의 공식

$$집단면역 = \frac{면역을 \ 갖고 \ 있는 \ 사람}{총 \ 인구수} \times 100$$

㉤ 집단면역의 병원체가 집단 내에서 펴져나가는 힘을 억제하게 되면 유행은 일어나지 않는다.

㉥ 한계밀도

- 홍역, 풍진, 백일해 등의 질병은 3~4년마다 유행을 일으키는데, 이는 어떤 지역사회 혹은 집단에 유행이 일어나면 집단면역이 높아져 그 후 몇 년간은 유행이 일어나지 않다가 그 사이에 면역이 없는 신생아가 계속해서 태어나면서 집단면역의 정도가 점차 감소해 유행이 일어나기 때문이다. 이때 집단면역의 한계를 한계밀도(Threshold Density)라고 한다.
- 한계밀도는 질병에 따라 차이가 있으며, 집단의 인구밀도가 높으면 집단의 구성원 간에 접촉의 가능성이 높아지므로 한계밀도도 높아야 유행이 일어나지 않으며, 인구밀도가 낮으면 결과적으로 한계밀도도 낮지만 이 경우에도 유행은 일어나지 않는다.
  참고 유행성이하선염이나 풍진의 경우는 한계밀도가 80~90 정도인 데 반하여, 홍역은 감염력이 높기 때문에 90~95% 수준이 되어야 한다.

정답 ④

18. 10. 서울시 경력경쟁 의료기술직 9급

84 〈보기〉에서 설명하는 면역의 종류로 가장 옳은 것은?

┤ 보기 ├

각종 질환에 이환된 후 형성되는 면역으로서 그 면역의 지속기간은 질환의 종류에 따라 다르다. 즉, 영구면역이 되는 경우도 있고 지속기간이 짧은 경우도 있다.

① 자연능동면역   ② 인공능동면역

③ 자연수동면역   ④ 인공수동면역

해설 ⊙ 능동면역 : 병원체 또는 독소에 의해서 생체의 세포가 스스로 활동하여 생기는 면역으로, 어떤 항원의 자극에 의해 항체가 형성되는 상태이다.
- 자연능동면역 : 감염 후 자연적으로 생기는 면역을 말한다.
- 인공능동면역 : 예방접종으로 얻어지는 면역으로 생균백신, 사균백신, 순화독소 등에 의한 면역이 있다.

ⓒ 수동면역 : 이미 면역을 보유하고 있는 개체가 지닌 항체를 다른 개체가 받아서 면역력을 지니게 되는 경우를 말한다.
- 자연수동면역 : 태아가 모체로부터 태반이나 모유수유를 통해서 얻는 면역으로 4~6개월 정도 지속된다.
- 인공수동면역 : 인공제재를 인체에 투여하여 잠정적으로 질병을 방어할 수 있도록 회복기 혈청, 면역혈청, 감마글로불린, 항독소 등을 주사하여 항체를 주는 방법이다.

정답 ①

18. 10. 서울시 경력경쟁 의료기술직 9급

85 자궁암 조기발견을 위해 실시한 세포진검사(Pap smear)에서 양성으로 판정받은 사람이 실제로 자궁암에 걸렸을 확률을 의미하는 용어는?

① 민감도(Sensitivity)
② 특이도(Specificity)
③ 음성예측도(Negative Predictive Value)
④ 양성예측도(Positive Predictive Value)

해설 • 선 질병, 후 검사 – 민감도, 특이도
• 선 검사, 후 질병 – 양성예측도, 음성예측도

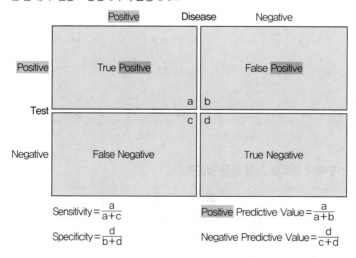

[민감도 · 특이도 · 양성예측도 · 음성예측도]

정답 ④

18. 06. 전남 보건직

86 B형 간염 환자의 체액에 노출 된 후 면역글로불린 주사를 맞았다면 이는 어떤 면역에 해당되는가?

① 인공수동
② 자연수동
③ 인공능동
④ 자연능동

해설 ㉠ 능동면역 : 병원체 또는 독소에 의해서 생체의 세포가 스스로 활동하여 생기는 면역으로, 어떤 항원의 자극에 의해 항체가 형성되는 상태이다.
 • 자연능동면역 : 감염 후 자연적으로 생기는 면역을 말한다.
 • 인공능동면역 : 예방접종으로 얻어지는 면역으로 생균백신, 사균백신, 순화독소 등에 의한 면역이 있다.
㉡ 수동면역 : 이미 면역을 보유하고 있는 개체가 지닌 항체를 다른 개체가 받아서 면역력을 지니게 되는 경우를 말한다.
 • 자연수동면역 : 태아가 모체로부터 태반이나 모유수유를 통해서 얻는 면역으로 4~6개월 정도 지속된다.
 • 인공수동면역 : 인공제재를 인체에 투여하여 잠정적으로 질병을 방어할 수 있도록 회복기 혈청, 면역혈청, 감마 글로불린, 항독소 등을 주사하여 항체를 주는 방법이다.

정답 ①

18. 06. 전남 보건직

87 역학의 기본요인 중 병인요인에 대한 설명으로 옳지 않은 것은?

① 단백질, 지방, 비타민, 수분 등의 결핍 또는 과잉이 영양소적 병인이다.
② 물리적 병인 요인으로 외상, 화상이나 동상, 고산병, 잠함병 등이 있다.
③ 환경오염에 의한 공해와 산업재해에 의한 직업병은 사회환경적 요인이다.
④ 병인은 어떤 질병이 발생하는 데 필수요소로 간접적인 원인이 된다.

해설 ㉠ 병인의 정의 : 건강문제 발생(질병)에 직접원인이 되는 요인이다.
㉡ 병인의 분류
 • 화학적 병원체
  – 외인성 화학물질 : 호흡, 구강, 피부를 통해 들어오는 생물병원체를 제외한 모든 유해물질(살충제, 음식첨가물, 빙초산, 양잿물 등)로 질병이 발생한다.
  – 내인성 화학물질 : 인체에서 분비되는 물질이 과량 또는 부족하여 간장 및 신장 등에 장애가 있을 때 화학물질이 신체에 축적되면 질병이 발생한다.
 • 물리적 병원체 : 열, 과다한 자외선 노출, 방사능 등
 • 영양소의 결핍 또는 과잉증
 • 유전적 소인 : 염색체 이상, 유전병 등
 • 생물병원체 : virus, bacteria, 리케차, 원충, 곰팡이, 후생동물, 절지동물 등

정답 ④

18. 06. 전남 보건직

88 집단면역(Herd Immunity)에 대한 설명으로 옳지 않은 것은?

① 집단면역 수준이 높을수록 감염자가 감수성자와 접촉할 수 있는 기회가 적어진다.

② 홍역, 수두 등과 같이 사람 간에 전파되는 감염병 유행의 주기성과 연관되어 있다.

③ 면역을 가진 인구의 비율이 높을 경우, 감염 재생산 수가 적어지게 된다.

④ 집단면역 수준이 한계밀도보다 작으면 유행을 차단하게 된다.

해설 **집단면역(Herd Immunity)**

ㄱ 개념 : 지역사회 인구 중 면역을 획득한 비율이 어느 정도 되면 그 지역사회는 해당 질병에 면역된 것처럼 유행이 발생하지 않는데, 이를 집단면역이라 한다. 즉, 집단면역은 특성 감염병 전파에 대한 집단의 저항수준을 나타내는 지표이다.

ㄴ 집단면역 수준은 지역사회 총 인구 중 면역이 있는 사람의 비율(%)로 표시한다.

ㄷ 백신접종은 개인의 감염예방과 동시에 공중보건이라는 측면에서 집단면역을 높이는 데 주요한 목적을 두고 있다.

ㄹ 집단면역의 공식= $\dfrac{\text{면역을 갖고 있는 사람}}{\text{총 인구수}} \times 100$

ㅁ 집단면역의 병원체가 집단 내에서 퍼져나가는 힘을 억제하게 되면 유행은 일어나지 않는다.

ㅂ 한계밀도

- 홍역, 풍진, 백일해 등의 질병은 3~4년마다 유행을 일으키는데, 이는 어떤 지역사회 혹은 집단에 유행이 일어나면 집단면역이 높아져 그 후 몇 년간은 유행이 일어나지 않다가 그 사이에 면역이 없는 신생아가 계속해서 태어나면서 집단면역의 정도가 점차 감소해 유행이 일어나기 때문이다. 이때 집단면역의 한계를 한계밀도(Threshold Density)라고 한다.

- 한계밀도는 질병에 따라 차이가 있으며, 집단의 인구밀도가 높으면 집단의 구성원 간에 접촉의 가능성이 높아지므로 한계밀도도 높아야 유행이 일어나지 않으며, 인구밀도가 낮으면 결과적으로 한계밀도도 낮지만 이 경우에도 유행은 일어나지 않는다.

  예 유행성이하선염이나 풍진의 경우는 한계밀도가 80~90 정도인 데 반하여 홍역은 감염력이 높기 때문에 90~95% 수준이 되어야 한다.

정답 ④

18. 06. 전남 보건직

89 신속하게 진행되는 암을 선별검사(Screening Test)에서 놓쳤다면 어떤 유형의 편향(Bias)이 발생하는가? (참고 : 285쪽 17.06 광주 보건직)

① 조기발견 편향(Lead-time Bias)

② 기간차이 편향(Length Bias)

③ 선택편향(Selection Bias)

④ 혼란편향(Confounding Bias)

해설 **평균생존기간 오류(Length Bias ; 기간차이)**
같은 암에도 경과가 좋은 암과 나쁜 암이 있을 때 발생한다. 대장암에 평균 생존기간이 3년인 경과가 좋은 암과 평균 생존기간이 3개월인 경과가 나쁜 암이 있을 때, 2년에 한 번씩 대장암 검진을 한다면 3개월 만에 사망하는 경과가 나쁜 암종은 검진에 잘 발견되지 않는다. 그리고 평균생존기간이 3년인 암종은 검진에 발견된다. 그럴 경우 검진을 통해서 암이 진단된 사람들은 검진을 받지 않은 환자군에 비해 생존기간이 길어진 것처럼 오해가 발생한다.
이러한 기간비뚤림은 병이 위중하여 진행이 빨라 일찍 사망하는 경우는 통계에서 누락되기 쉬우므로 늦게까지 남아있는 경증의 환자들에서만 조기발견이나 치료의 효과를 판단하게 되어 실제보다 효과가 과장되어 보이는 경우를 말한다.

정답 ②

18. 06. 전남 보건직

90 감염병의 유병률과 발생률이 거의 같은 경우 역학적 특성은?

① 급성 감염병이 유행하는 경우이다.

② 만성 감염병이 유행하는 경우이다.

③ 질병 이환기간이 짧을 때이다.

④ 급성 및 만성 감염병이 유행하는 경우이다.

해설 **유병률과 발생률의 역학관계**
㉠ P=I×D(D : 질병지속기간)
㉡ 급성 감염병의 역학적 특성 : 발병률이 높고 유병률이 낮다.
㉢ 만성 감염병의 역학적 특성 : 발병률이 낮고 유병률이 높다.
㉣ 질병 이환기간이 짧을 때 : 발병률과 유병률은 비슷하다.
• 유병률은 특히 만성질환의 경우에 질병관리에 필요한 인력 및 자원소요 추정에 유용한 도구이다. 대상자들의 특성에 따라 몇 가지 군으로 구분하여 유병률을 표현하면 어떠한 특성을 가진 소집단이 특히 많은 부담을 주는지 알 수 있다.
• 유병률은 발생률뿐 아니라 이환기간에도 영향을 받기 때문에 어떠한 질병퇴치 프로그램이 제대로 수행되고 있는지를 평가하는 데 유용하다(특히 시점 유병률의 경우).
• 발생률은 급성질환이나 만성질환에 관계없이 질병의 원인을 찾는 연구에서 가장 기본적인 도구로 사용된다. 즉, 어떤 특정한 요인을 지니는 집단에서의 발생률과 요인을 지니지 않은 집단에서의 발생률을 비교함으로써 그러한 요인이 질병발생에 영향을 주는지를 알 수 있다.
• 유병률과 발생률의 관계를 살펴보면, 유병률이 높다고 하여 그 집단의 질병 발생의 확률이 높다고 할 수는 없다. 그 이유는 발생률은 낮지만 질병의 유병기간이 길어지면 유병률이 높아지기 때문이다. 반대로 유병률이 낮아졌다면 발생률이 낮아졌기 때문일 수도 있지만 질병이 발생하자마자 사망하였거나 회복된 경우가 많은 경우도 해당될 수 있다. 따라서 유병률과 발생률은 항상 동시에 파악해야 도움이 된다.

정답 ③

18. 06. 전남 보건직

91 임신 전 모성흡연과 저체중아 출산의 연관성을 연구하기 위하여 첫 번째 산전 진찰 당시 임산부들의 흡연력을 조사한 이후, 출산시점까지 추적하여 산모들의 흡연력에 따라 저체중아 출산 여부를 평가했다면 이 연구는 어떤 유형의 연구인가?

① 단면조사 연구

② 환자-대조군 연구

③ 코호트 연구

④ 생태학적 연구

해설 **코호트 연구**
- 질병에 이환되지 않은 건강군을 대상으로 질병 발생의 원인과 관련되어 있다고 생각되는 어떤 특성을 가진 인구집단과 관련이 없는 인구집단을 장기간 관찰하여 서로 간의 질병발생률의 차이를 비교·분석하는 연구방법이다.
- 담배와 폐암 : 흡연군과 비흡연군(대조군) → 폐암 발생상황 관찰(발병률 조사)
- 현시점을 기준으로 앞으로의 결과를 검토하는 것으로, 전향성 연구(Prospective Study)라고도 한다.

정답 ③

18. 06. 전남 보건직 환경보건

92 다음 중 제1급 감염병이 아닌 것은?

① 에볼라바이러스병

② 반코마이신내성황색포도알균(VRSA) 감염증

③ 마버그열

④ 중동호흡기증후군(MERS)

해설 ②는 제2급 감염병에 속한다.
제1급 감염병(「감염병의 예방 및 관리에 관한 법률」 제2조 제2호, 〈개정 2020.12.15〉 [시행 2021.06.16])
- ㉠ 정의 : 생물테러감염병 또는 치명률이 높거나 집단 발생의 우려가 커서 발생 또는 유행 즉시 신고하여야 하고, 음압격리와 같은 높은 수준의 격리가 필요한 감염병으로서 다음 각 목의 감염병을 말한다. 다만, 갑작스러운 국내 유입 또는 유행이 예견되어 긴급한 예방·관리가 필요하여 질병관리청장이 보건복지부장관과 협의하여 지정하는 감염병을 포함한다.
- ㉡ 종류 : 에볼라바이러스병, 마버그열, 라싸열, 크리미안콩고출혈열, 남아메리카출혈열, 리프트밸리열, 두창, 페스트, 탄저, 보툴리눔독소증, 야토병, 신종감염병증후군, 중증급성호흡기증후군(SARS), 중동호흡기증후군(MERS), 동물인플루엔자 인체감염증, 신종인플루엔자, 디프테리아
- ※ 제2급 감염병 : 결핵, 수두, 홍역, 콜레라, 장티푸스, 파라티푸스, 세균성이질, 장출혈성대장균감염증, A형 간염, 백일해, 유행성이하선염, 풍진, 폴리오, 수막구균 감염증, b형 헤모필루스인플루엔자, 폐렴구균 감염증, 한센병, 성홍열, 반코마이신내성황색포도알균(VRSA) 감염증, 카바페넴내성장내세균속균종(CRE) 감염증, E형 간염 〈개정 2019. 12.03〉 [시행 2020.06.04]

정답 ②

18. 06. 전남 보건직 환경보건

93 살모넬라타이피균에 의하여 발생되는 병으로서 발열, 두통, 비종대, 건성기침 등의 증상이 나타나며 완쾌 후에는 일반적으로 영구면역을 얻을 수 있는 병명은?

① 이질
② 콜레라
③ 장티푸스
④ 장출혈성 대장균 감염증

해설 **장티푸스(Typhoid Fever)**
㉠ 병원체 : 살모넬라타이피균(Salmonella Typhi)으로 그람음성간균이다.
㉡ 병원소 : 사람(환자와 보균자)
㉢ 전파양식 : 환자나 보균자의 소변, 대변에 오염된 음식이나 물
㉣ 잠복기 : 보통 1~3주이나 균의 수에 따라 다르다.
㉤ 감염부위(체내 균의 생성장소) : 담낭(90%), 장의 임파조직, 신장
㉥ 증상 및 증후 : 발열, 두통, 권태감, 식욕부진, 상대적 서맥, 비종대, 장미진, 건성기침 등
㉦ 진단
　• 병원균은 감염 초기에는 혈중에서 분리되며 감염 약 1주일 후에는 대변이나 소변에서도 균이 분리된다.
　• 감염된 지 2주 후 70%에서 혈청응집반응(Widal TEST)값이 4배 이상이 된다.
㉧ 감수성 및 면역성 : 감수성은 전반적으로 높으며 완쾌 후에는 일반적으로 영구면역을 얻는다. 화학요법으로 치료된 자는 영구면역을 얻기가 힘들며 인공능동면역은 사균백신을 이용한다.
㉨ 예방 : 개인위생 및 철저한 환경위생이 가장 중요하다. 장기보균자 관리가 중요하며 2년간 보균검사를 실시한다. 예방접종은 고위험군에만 한다.

정답 ③

18. 05. 경기 보건직

94 만성질환의 역학적 특성 중 틀린 것은?

① 연령에 따라 발생률이 증가한다.
② 발생률이 높고 유병률이 낮다.
③ 좋고 나쁨이 반복되고 안 좋은 방향으로 진행한다.
④ 여러 위험요인이 파악되었다.

해설 만성퇴행성질환은 급성전염성질환에 대응되는 용어로, 역학적 특성으로 만성적 경과를 거치며 연령의 증가와 더불어 발생과 유병이 늘어나는 질병을 말한다.
만성퇴행성질환의 특징
• 일단 발병하면 3개월 이상 오랜 기간의 경과를 보인다.
• 호전과 악화를 반복하면서 결국 점점 나빠지는 방향으로 진행된다.
• 연령 증가와 비례하여 그 유병률이 증가한다.
• 여러 개의 위험요인은 파악되었으나 그 원인이 명확하게 알려진 것은 드물다.

정답 ②

18. 05. 경기 보건직

95 코호트 연구에 대한 설명으로 맞는 것은?

① 유병률 조사라고도 한다.

② 후향성 조사는 앞으로의 일을 알아내는 것이다.

③ 병에 걸리지 않은 사람만 검사한다.

④ 용량 – 반응의 관계이다.

해설 ④ • 연구의 결과가 인과관계에 관한 판정기준을 만족시키는가? (치료/노출과 질병과의 관계에서)
  • 원인에 대한 노출이 질병결과의 시작시점에 선행하는 것이 확실한가?
  • 용량 – 반응 관계가 성립하는가?
  • 중단 후 재시도 연구에서 입증되었는가?
① 유병률연구 → 단면조사 (유병률 연구(조사)는 코호트 연구가 아니라 단면조사임)
② 후향성 조사는 과거의 일을 알아내는 것이다.
③ 코호트 연구 : 질병에 이환되지 않은 건강군을 대상으로 질병 발생의 원인과 관련되어 있다고 생각되는 어떤 특성을 가진 인구집단과 관련이 없는 인구집단을 장기간 관찰하여 서로 간의 질병발생률의 차이를 비교 · 분석하는 연구방법이다.

정답 ④

 알아보기

용량–반응 관계(Dose–response Relationship)

㉠ 용량–반응 관계는 독성학의 기초적이고 필수적인 개념으로 노출과 유발효과 사이의 상관관계를 설명해준다. 일반적으로 용량이 높으면 높을수록 반응은 더 심해진다. 용량–반응 관계는 실험동물, 인간의 임상 또는 세포연구로부터 관찰되는 자료를 근거로 한다.

㉡ 용량–반응 관계에 대한 지식의 활용
  • 실제로 관측되는 화학물질이 가진 작용에 관한 원인을 확립하게 한다.
  • 유도된 작용이 나타나는 최소용량, 즉 역치작용(Threshold Effect)을 확립하게 한다.
  • 손상 생성 지점에서의 비율, 즉 용량–반응에 대한 기울기를 결정하게 한다.

18. 05. 경기 보건직

96 외부에서 침입한 세균 등에 대해 우리 몸이 스스로 세균에 대항할 수 있는 항체를 만들어 생긴 면역력을 의미하는 면역에 관한 설명으로 옳은 것은?

① 면역의 작용에 있어 비특이성을 가진다.
② 선천적으로 가지고 있는 자연면역이다.
③ 면역글로불린, 면역 혈청 등에 의한다.
④ 두창, 탄저, 광견병 백신 등 생균백신이 속한다.

해설 **능동면역**

자연능동면역	감염 후 자연적으로 생기는 면역을 말한다.
인공능동면역	예방접종으로 얻어지는 면역으로 생균백신, 사균백신, 순화독소 등에 의한 면역이 있다.

• 사균백신 : 콜레라, 백일해, 장티푸스, 파라티푸스, 폴리오(IPV 주사) → 안정성↑, 고가, 보강접종으로 효과, 민감증 우려
• 생균백신 : 두창, 탄저, 광견병, 홍역, 결핵, 황열, 폴리오(OPV 경구용) → 지속력↑, 저렴, 1회 접종으로 효과

정답 ④

18. 04. 경기 의료기술직

97 인공능동 면역제제에 대한 설명으로 옳은 것은?

① 면역혈청
② 독성을 약화시킨 생균
③ 자연수동면역의 모체
④ 감마글로불린, 면역글로불린

해설 **후천면역**

㉠ 능동면역 : 병원체 또는 독소에 의해서 생체의 세포가 스스로 활동하여 생기는 면역으로서, 어떤 항원의 자극에 의해 항체가 형성되는 상태이다.
• 자연능동면역 : 감염 후 자연적으로 생기는 면역이다.
• 인공능동면역 : 예방접종으로 얻어지는 면역으로 생균백신, 사균백신, 순화독소 등에 의한 면역이 있다.
㉡ 수동면역 : 이미 면역을 보유한 개체가 가지고 있는 항체를 다른 개체가 받아서 면역력을 지니게 되는 경우이다.
• 자연수동면역 : 태아가 모체로부터 태반이나 모유수유를 통해서 얻는 면역으로 4~6개월 정도 지속된다.
• 인공수동면역 : 인공제재를 인체에 투여하여 잠정적으로 질병을 방어할 수 있도록 회복기 혈청, 면역혈청, 감마글로불린, 항독소 등을 주사하여 항체를 주는 방법이다.

정답 ②

18. 04. 경기 의료기술직

98 위험요인이 질병발생에 얼마나 영향을 미치는지 알고자 할 때, 흡연이 폐암 발생에 얼마나 기여하는지 알고 싶을 때 사용하는 수식으로 옳은 것은?

구분	폐암	건강	합계
흡연	155	95	155+95
비흡연	100	388	100+388
합계	155+100	95+388	

① $155/(155+95)-100/(100+388)$

② $155/(155+100)-95/(95+388)$

③ $155/(155+95) \div 100/(100+388)$

④ $155 \times 388/95 \times 100$

해설 (폭로발병 $-$ 비폭로발병)$= \dfrac{155}{155+95} - \dfrac{100}{100+388}$

귀속위험도(Attributable Risk, 기여위험도)

㉠ 위험요인의 제거로 질병이 얼마나 감소할 지 알 수 있다.

㉡ 어떤 위험요인에 의해서 초래되는 결과의 위험도를 측정하는 방법이다.

㉢ 폭로군의 질병발생위험도와 비폭로군의 질병발생위험도의 차이에 해당하며, 단순한 차이로 표현하거나 구성비의 형태로 표현된다. 폭로군에서의 발생률 비로 나타낸다.

• 발생률 차=(위험군의 해당 질병발생률)-(비위험군의 해당 질병발생률)

• 귀속위험도=(폭로군의 해당 질병발생률)-{(비폭로군의 해당 질병발생률)/폭로군에서의 질병발생률}×100

정답 ①

18. 04. 경기 의료기술직

99 어느 기간 동안 질병에 걸리지 않은 인구에서 질병이 발생한 수에 대한 내용으로 질병의 원인을 찾는데 가장 효과적인 것은?

① 유병률　　　　　　　　　　　② 발병률

③ 발생률　　　　　　　　　　　④ 치명률

해설 **발생률, 발병률, 유병률**

㉠ 발생률(Incidence Rate) : 특정 기간 동안 위험에 처한 사람들 중에서 새로 질병이 발생한 환자의 수. 단위기간(일, 주, 월, 년)을 바탕으로 한다.

㉡ 발병률(Attack Rate) : 어떤 집단이 한정된 기간에 한해서만 어떤 질병에 걸릴 위험에 놓여 있을 때 전체 인구 중 주어진 집단 내 새로 발병한 총 환자 수의 비율

㉢ 유병률(Prevalence Rate) : 어떤 시점에 인구집단에서 질병을 갖고 있는 사람들의 수를 측정하는 것으로, 한 시점 또는 특정 기간 중 한 개인이 질병에 걸려 있을 확률의 추정치

ⓔ 치명률(Fatality Late) : 특정의 질환을 이환한 환자 중에서 사망한 자의 비율을 나타내는 지표

치명률$=\dfrac{\text{특정 질환에 의한 사망 수}}{\text{특정 질환의 질병 수}}\times100$으로 주어진다. 급성질환에 있어서는 치명률 산출이 곤란하지는 않으나,

만성질환에서는 다른 원인으로 사망하는 자도 있고 정확한 수치를 얻기 어렵다. 실제로는 특정 연내의 사망자 수를 환자 수로 나눈 것(=치사율)을 사용하는 일이 있다(간호학대사전).

정답 ③

 알아보기

유병률과 발생률

역학 분야에서 가장 흔하게 사용되는 질병빈도의 측정값은 유병률과 발생률이다. 이들을 포함하여 질병의 발생과 유병상태와 관련된 지표를 총칭하여 이환율(Morbidity Rate)이라고 한다. 발생률은 어떤 질병의 발생기전을 규명하는 데 유용하며, 유병률은 병상 수, 전문의 수, 약품생산의 수요를 추정하는 데 유용하게 이용된다.

---

17. 12. 경기 4회 보건직 9급

100 '폭로군'이 '비폭로군'에 비해 질병 발생 위험이 몇 배나 더 높은가를 나타내는 지표로 활용하는 것은?

① 비교위험도   ② 기여위험도

③ 특이도   ④ 민감도

해설 ① 비교위험도(Relative Risk, 상대위험도)
ⓐ 비교위험도의 측정은 질병 발생의 위험요인(risk factor)을 갖고 있거나 폭로된 군에서의 질병 발생률을 폭로되지 않은 군에서의 질병 발생률로 나누어 준 것이다.
ⓑ 상대위험도는 기준노출상태에 비하여 "특정 폭로상태에 있는 집단의 질병 발생 확률이 ○○배 높다."는 의미를 나타내며 관련 정도의 강도를 나타낸다.
ⓒ 비교위험도(RR)의 의미
 • RR>1 : 위험요인에 대한 노출이 질병 발생의 원인일 가능성이 높고, 이를 통계적으로 보면 위험요인에 대한 노출과 질병 발생은 양의 상관관계를 가진다고 볼 수 있다.
 • RR=1 : 위험요인에 대한 노출이 질병 발생과 연관이 없음을 뜻한다.
 • RR<1 : 위험요인에 대한 노출이 질병의 예방 효과를 가져온다고 볼 수 있고, 이를 통계적으로 보면 위험요인에 대한 노출과 질병 발생은 음의 상관관계를 가진다고 볼 수 있다.
② 기여위험도(Attributable Risk, 귀속위험도) : 위험요인의 제거로 질병이 얼마나 감소할지 알 수 있다.
ⓐ 어떤 위험요인에 의해서 초래되는 결과의 위험도를 측정하는 방법이다.
ⓑ 폭로군의 질병 발생 위험도와 비폭로군의 질병 발생 위험도의 차이에 해당하며, 단순한 차이로 표현하거나 구성비의 형태로 표현된다. 폭로군에서의 발생률 비로 나타낸다.
 • 발생률 차=(위험군의 해당 질병 발생률)−(비위험군의 해당 질병 발생률)
 • 귀속위험도=(폭로군의 해당 질병 발생률)−(비폭로군의 해당 질병 발생률)/폭로군에서의 질병 발생률×100
 • 지역사회 귀속위험도(population attributable fraction) : 지역사회 전체 인구에서 발생한 환자 중 특정 노출로 인해서 발생한 비율을 말한다. 이는 전체 인구에서 위험요인을 제거함으로써 발생률을 줄일 수 있는 정도를 나타낸다고 할 수 있다.

정답 ①

17. 12. 경기 4회 보건직 9급

101 한센병의 전파 예방관리에 대한 설명으로 옳은 것은?

① 감염자의 피부와 직접 접촉한 경우에만 감염된다.

② 치료 후 감염력이 없어지면 사회생활의 제한이 필요 없다.

③ 환자가 발견되면 지역주민들을 대상으로 예방조치를 취해야 한다.

④ 태반을 통해 감염되지 않으므로 환자(모체)로부터 태어난 신생아는 관리하지 않아도 된다.

해설 **전파양식 CDC**
- 가족 내에서 장기간의 긴밀한 접촉이 중요하다고 알려져 있지만, 정확한 감염 경로는 밝혀지지 않았다. 치료하지 않은 환자의 콧물에서 다량의 균이 배출되고, 건조한 분비물 내에서 7일간은 감염성이 유지되며, 상기도나 상처가 있는 피부를 통해 균이 침입할 것으로 추측하고 있다. 1세 이하 환아는 태반을 통하여 모체로부터 감염되었을 것으로 추정된다.
- 환자 및 접촉자 관리 : 유결핵나 환자는 격리시킬 필요가 없고, 나종나 환자는 접촉되지 않도록 격리하며, 입원은 반응의 치료에 필요하다. 환자를 입원시키기 위한 특별한 장비는 필요하지 않으며 1인실에 입원시키는 것이 바람직하다. 치료 후 감염력이 없어지면 일, 학교, 기타 사회 생활에 대한 제한은 전혀 필요하지 않다.
- 환자와 긴밀하게 접했던 사람은 적어도 5년간은 매년 검진받는 것이 바람직하다.

예방
- 다제 병합요법이 나병에 효과가 있고 조기에 나병의 감염력이 소실된다는 것을 알려 신체적 · 사회적 장애를 예방한다. 유행 지역에서는 조기 진단을 위해서 검진을 시행하고, 조기치료를 시행한다.
- 나병 환자와 접촉한 사람에게 BCG를 투여하면 유결핵나의 발생을 줄인다는 연구 결과와 dapsone이나 acedapsone을 이용한 화학예방으로 접촉자의 50% 정도의 예방 효과가 있다는 보고가 있으나, 의료진이 집중 관찰할 수 없으면 권장되지 않는다. BCG와 M.leprae 사균을 조합한 백신의 효과에 대해 연구 중이다.

정답 ②

17. 12. 경기 4회 보건직 9급

102 어떤 사실에 대하여 계획, 조사를 실시하는 것으로 제1단계 역학에 해당하는 것은?

① 기술역학　　　　　　　　　　　② 분석역학

③ 실험역학　　　　　　　　　　　④ 이론역학

해설 기술역학은 질병 발생 현상을 지역적, 시간적, 인적 특성 등으로 그대로 서술하는 제1단계 역학에 해당한다.

정답 ①

17. 06 광주 보건직

103 임신 중 모성흡연과 태아 저체중에 관한 연관성 연구에서 첫 번째로 산전에 임산부의 흡연력을 조사했다. 그 이후 출산 시 흡연력에 따른 저체중아의 출산여부를 조사했다면 이는 역학연구방법 중 어떤 연구방법과 가장 관계가 있는가?

① 단면 연구
② 환자－대조군 연구
③ 전향적 코호트 연구
④ 후향적 코호트 연구

해설
• 코호트 연구 : 질병에 이환되지 않은 건강군을 대상으로 질병 발생의 원인과 관련되어 있다고 생각되는 어떤 특성을 가진 인구집단과 관련이 없는 인구집단을 장기간 관찰하여 서로 간의 질병 발생률의 차이를 비교·분석하는 연구방법이다.
  예 담배와 폐암 : 흡연군과 비흡연군(대조군) → 폐암발생 상황관찰(발병률 조사)
• 현 시점을 기준으로 앞으로의 결과를 검토하는 것으로, 전향성 연구(prospective study)라고도 한다.

정답 ③

17. 09. 서울 경력 2회

104 80명의 원생이 있는 유치원에서 2명의 홍역환자가 처음 발생하였고, 그 이후 2차적으로 20명의 홍역환자가 발생하였다. 홍역에 감수성이 있는 원생 50명(발단환자 포함)에 대한 2차 발병률은?

① $(20/78) \times 100$
② $(20/50) \times 100$
③ $\{20/(50-2)\} \times 100$
④ $(20/80) \times 100$

해설
• 2차 발병률 : 발단환자를 가진 가구의 감수성 있는 가구원 중에서 이 병원체의 최장 잠복기간에 발병하는 환자의 비율이다. 감염성 질환에서 감염력이나 전염력을 간접적으로 측정하는 데 유용하다.
• 2차 발병률 $= \dfrac{\text{해당 병원체의 최장잠복기간 중에 발생한 환자의 수}}{\text{발단 환자들을 제외한 감수성 있는 가구원}} \times 100$
(초발환자와 면역자를 제외한 접촉자 전원이 분모이다)

정답 ③

17. 06. 광주 보건직

105 동물과 사람 간의 서로 전파되는 병원체에 의하여 발생되는 감염병 중 질병관리청장이 고시하는 감염병으로 알맞게 짝지어진 것은?(법 개정에 따라 문제 수정함)

① 콜레라, 파라티푸스, 세균성이질

② 요충, 회충, 간흡충

③ 장티푸스, 유행성간염, 폴리오

④ 브루셀라, 탄저, 공수병, 결핵

해설 **인수공통감염병(『감염병의 예방 및 관리에 관한 법률』 제2조 제11호)**
• 동물과 사람 간에 서로 전파되는 병원체에 의하여 발생되는 감염병 중 보건복지부장관이 고시하는 감염병이다.
• 예 장출혈성대장균감염증, 일본뇌염, 브루셀라증, 탄저, 공수병, 동물인플루엔자 인체감염증, 중증급성호흡기증후군, 변종 크로이츠펠트-야콥병(vCJD), Q열, 결핵

정답 ④

17. 06. 광주 보건직

106 선별 검사(Screening test)에서 신속하게 진행되는 암을 놓쳐 통계에서 누락되었다면 어떤 유형의 편향이 발생하는가?

① 정보 편향(Information Bias)

② 기간차이 편향(Length Bias)

③ 선택 편향(Selection Bias)

④ 조기발견 편향(Lead-time Bias)

해설 • **자원자 비뚤림** : 선별검사나 정기건강검진에 참여하는 사람들 자체가 해당 질병의 위험은 다소 높더라도 전반적인 건강상태는 양호한 집단이고 건강에 관심이 많은 집단이므로 전체 사망이나 특정 질환에 의한 사망률이 낮게 나타나서 마치 선별검사의 효과가 큰 것처럼 잘못 판단하게 되는 경우를 말한다.
• **기간 비뚤림** : 병이 위중하여 진행이 빨라 일찍 사망하는 경우는 통계에서 누락되기 쉬우므로 늦게까지 남아 있는 경증의 환자들에서만 조기발견이나 치료의 효과를 판단하게 되므로 실제보다 효과가 과장되어 보이는 경우를 말한다.

정답 ②

기출 PLUS

검진을 통해 질병을 찾아내더라도 효과적인 치료법이 존재하지 않아서 검진이 암의 사망률을 줄이는데 아무런 도움이 되지 않았을 경우에도 마치 검진이 암의 생존기간을 길게 하는 데 도움이 되는 것처럼 보이는 유형의 편향은?   17. 06. 광주보건직 응용

① 정보 편향(Information Bias)

② 기간차이 편향(Length Bias)

③ 선택 편향(Selection Bias)

④ 조기발견 편향(Lead-time Bias)

해설 **선별검사를 효과적이라고 오해하게 하는 오류들**
- 선별 오류(Screening Bias) : 일반적으로 검진을 받는 계층은 건강한 생활습관을 유지하는 사람이 많다. 따라서 검진을 받는 계층이 더 건강하다고 해서 그것이 곧 검진의 효과는 아니다.
- 진단 선행기간 오류(Lead-time Bias ; 조기발견 편향) : 진단 선행기간 오류는 검진을 통해 질병을 찾아내더라도 효과적인 치료법이 존재하지 않아 검진이 암의 사망률을 줄이는 데 아무런 도움이 되지 않았을 경우에도 마치 검진이 암의 생존기간을 길게 하는 데 도움이 되는 것처럼 보이는 것을 말한다. 만약 췌장암이 발병에서 사망까지 2년이 걸린다고 가정했을 때 검진을 받게 되면 발병 6개월 후에 진단을 한다고 해보자. 그렇다면 그 환자는 1년 반을 생존하게 된다. 그러나 검진을 전혀 받지 않은 췌장암 환자는 발병한 지 1년 반 후에야 증상이 나타나서 그때 진단을 했다면 평균 생존기간은 6개월이 된다. 그 결과만 놓고 보면 마치 검진을 받은 췌장암군은 1년을 더 오래 산 것처럼 나타난다. 그러나 실제로는 그 검진을 통해서 얻은 이익은 전혀 없는 것이다. 뿐만 아니라 질병의 경과는 좋아지지 않으면서 암환자로서 살게 된 기간만 1년이 더 길어지는 셈이고 그동안 진료비와 암 환자로서의 정신적 고통만 늘어난다.
- 평균생존기간 오류(Length Bias ; 기간차이) : 평균생존기간 오류는 진단 선행기간 오류에 비해서는 작은 영향을 보인다. 같은 암에도 경과가 좋은 암과 나쁜 암이 있을 때 발생한다. 대장암을 평균 생존기간이 3년인 경과가 좋은 암과 평균 생존기간이 3개월인 경과가 나쁜 암으로 분류해보자. 2년에 한 번씩 대장암 검진을 한다면 3개월 만에 사망하는 경과가 나쁜 암은 검진에서 잘 발견되지 않는다. 그리고 평균생존기간이 3년인 암은 검진에서 발견된다. 그럴 경우, 검진을 통해서 암이 진단된 사람들은 검진을 받지 않은 환자군에 비해 생존기간이 길어진 것처럼 오해가 발생한다.

집단검진 선별검사의 편견
- 조기발견 편향(Lead-time Bias) : 선별검사를 시행하여 질병의 조기진단 시점과 증상이 있어 진단을 받게 되는 시점 사이의 기간 중에 발생하는 편견으로 집단검진 선별검사의 편견에 해당한다(시간 단축).
- 기간차이 편향(Length Bias) : 진행속도가 느린 질병의 경우 집단검진과 치료효과가 더 좋아 보이는 것이다(기간 비뚤림).

정답 ④

17. 06. 광주 보건직

107 흡연자 10,000명 중 폐암환자가 54명, 비흡연자 20,000명 중 폐암환자 12명일 때 흡연한 사람이 폐암에 걸릴 귀속위험도는 10,000명을 기준으로 했을 때 몇 명인가?

① 48   ② 50

③ 52   ④ 54

해설 귀속(기여)위험도 = 노출군에서의 질병 발생률 − 비노출군에서의 질병 발생률

$$\frac{54}{10,000} - \frac{12}{20,000} = \frac{48}{10,000}$$

정답 ①

17. 04. 경기 의료기술직

108 역학연구에서 인과관계의 판단 근거로 적합하지 <u>않은</u> 것은?

① 원인과 결과의 시간적 순서

② 통계적 연관성의 강도

③ 연관성의 보편성

④ 원인과 결과 사이의 생물학적 설득력

해설 • 원인적 연관성과 비원인적 연관성 판별기준 : 영국의 힐(Austin Bradford Hill, 1965)은 연관성의 강도, 연관성의 일관성, 연관성의 특이성, 시간적 선후관계, 양−반응관계(생물학적 기울기(구배, biological gradient), 개연성, 기존 지식과의 일치 정도, 실험적 증거, 유사성(예 임신 초기 풍진의 감염이 기형을 유발하는 것이 밝혀진 가운데, 임신 초기의 다른 감염도 유사한 결과를 나타낼 것이라고 추론)의 9가지 기준을 제시하였다.
• 역학적 인과관계 판단은 통계적 연관성에서 시작하지만 어떤 질병과 요인 사이에 의미 있는 연관성이 있다고 하여 반드시 역학적 인과관계가 존재하는 것은 아니다.

정답 ③

17. 09. 서울 경력 2회

109 감염병의 관리 방법 중에서 감염병의 전파 예방법으로 가장 적절한 것은?

① 병원소의 격리   ② 예방접종

③ 조기진단   ④ 면역증강

해설 **감염병 관리의 3대원칙**
㉠ 전파예방(감염경로 관리) : 병원소 제거, 감염력 감소, 병원소 격리, 환경위생
㉡ 면역 증강 : 감수성자의 예방접종, 저항력 증강(영양증진 및 건강관리)
㉢ 예방되지 못한 환자 조치
  • 진단시설의 제도화 – 조기진단
  • 조기치료
  • 보건교육

정답 ①

17. 09. 서울 경력 2회

110 **A 중학교 수학여행에서 학생 30명 중 20명이 구토와 설사를 일으켰다. 식중독의 원인을 조사하기 위한 역학연구 설계로 가장 적절한 것은?**

① 단면 연구
② 환자–대조군 연구
③ 코호트 연구
④ 임상시험

해설 ㉠ 식중독은 대부분의 경우 급성이다. 급성이어서 단면 조사로 생각하기 쉬우나, 이 경우에도 원인을 밝혀야 한다.
㉡ 원인을 알고 결과를 모를 때, 식중독에 걸렸지만 정확한 병원균이나 원인 물질은 모를 때, 가까운 과거이지만 알고 있는 원인(보존식)을 역추적한다. 이는 후향성 코호트 연구의 좋은 예이다.
  • 후향적 코호트 조사 : 섭취자의 발생률과 비섭취자의 발생률을 산출하여 그 비(ratio)를 분석
  • 환자–대조군 조사 : 증상자의 섭취율과 무증상자의 섭취율을 산출하여 그 비(ratio)를 분석

정답 ②

17. 09. 서울 경력 2회

111 **호흡기계 감염병에 대한 설명으로 옳지 않은 것은?**

① 호흡기계 감염병은 비말 감염과 공기전파로 이루어지는 비말핵 감염 및 먼지에 의한 감염으로 이루어진다.
② 호흡기계 감염병은 대부분 보균자로부터 감수성자에게 직접 전파되는 특징을 가지고 있다.
③ 호흡기계 감염병은 계절적으로 많은 변화양상을 나타내며 감염 초기에 다량의 삼출성 분비물을 배출한다.
④ 호흡기계 감염병에는 디프테리아, 인플루엔자, 폴리오, 홍역, 결핵 등이 있다.

해설 ㉠ 호흡기계 감염병의 일반적인 특징
- 인간 보균자에게서 감수성자에게로 직접 전파되며, 그 전파 양식은 주로 비말감염, 비말 핵감염, 진애 감염 등의 양식으로 나타난다.
- 대체로 초기에 다량의 분비물을 배출하여 감염 가능 기간도 질병의 증상 발현에 앞서 나타나는 경우가 많다.
- 연령, 성 및 사회 · 경제적 상태에 따라 발생에 많은 차이가 있다.
- 대부분의 인구 집단에서 이병 손실일수의 가장 많은 비율을 차지한다.
- 계절적으로 많은 변화 양상을 나타내며 일반적으로 다른 감염병 유행에 비해 관리가 어려운 경우가 많다.
㉡ 호흡기계 질환의 이상적인 관리방법 : 예방접종 실시
㉢ 인구밀도가 높은 도시지역은 호흡기계 감염병이 많다.
㉣ 디프테리아, 홍역, 백일해, 유행성이하선염, 천연두, 풍진, 성홍열, 수두, 인플루엔자 등이 호흡기계 감염병에 해당한다.

정답 ④

 더 알아보기

폴리오, 결핵

- 폴리오 : 경구적 경로로 감염되어 인후나 위장관에서 일차적인 바이러스 증식이 일어나며 증상이 나타나기 이전에 이미 바이러스가 배출된다. 바이러스는 사람의 편도선, 목의 임파선, 집합림프소절(Peyer's patches), 소장에서 증식하여 국소 림프절을 침범하고 혈류를 통해 중추신경계에 들어와 운동 신경세포를 파괴하여 소아마비 증상을 일으키나, 임상 증상을 보이지 않는 감염자도 분변으로 바이러스를 배출하여 바이러스를 전파시킨다.
- 결핵 : 대부분 폐에서 발생하지만 신장, 신경, 뼈 등 우리 몸 속 대부분의 조직이나 장기에서 병을 일으킬 수 있다. 결핵은 발병하는 부위(폐, 신장, 흉막, 척추 등)에 따라 증상이 여러 가지로 나타나며, 결핵균은 주로 사람에서 사람으로 공기를 통하여 전파된다. 즉, 감염성 결핵환자가 대화, 기침 또는 재채기를 할 때 결핵균이 포함된 미세한 가래 방울이 일시적으로 공기 중에 떠 있게 되는데, 주변 사람들이 숨을 들이쉴 때 그 공기와 함께 가래 방울이 폐 속으로 들어가 감염된다.

17. 09. 서울 경력 2회

112 흡연으로 인한 폐암 발생의 귀속위험도가 0.96이라고 한다면, 다음 중 가장 적합한 설명은?

① 흡연자의 96%는 언젠가는 폐암에 이환된다.
② 폐암환자의 96%는 흡연자이다.
③ 폐암 발생 중 96%는 흡연으로 인한 것이다
④ 흡연을 중단하면 96%의 폐암 발생을 감소시킬 수 있다.

해설 귀속위험도(기여위험도, attributable risk)는 기여위험도라고도 하며 위험요인이 질병 발생에 얼마나 기여했는지를 나타내는 것을 말한다. 즉, 위험의 차이를 구하는 것으로 위험요인에 폭로된 집단에서의 질병 발생률에서 비폭로된 집단에서의 질병 발생률을 뺀 것이다. 귀속위험도가 0.96이므로 흡연에 의한 것이다.

정답 ③

17. 10. 경기 경력경쟁 의료기술직

113 상대위험도(Relative Risk)에 대한 설명으로 옳은 것은?

① 환자-대조군 연구를 통해 비교위험도를 구할 수 있다.

② 두 가지 이상의 위험요인에 대한 질병 발생률의 크기를 비교한 것이다.

③ 노출군이 비노출군에 비해 질병 발생 위험이 몇 배 높은지를 나타낸다.

④ 위험요인에 노출된 집단에서의 질병 발생률에서 비노출된 집단에서의 질병 발생률을 뺀 것이다.

해설 ㉠ 환자-대조군 연구는 오즈비를 구할 수 있다.

㉡ 상대위험도(비교위험도, RR, Relative Risk) : 질병의 위험도(폭로발병/비폭로발병)

• 위험요인 유무에 따른 질병 발생률을 이용하여 상대위험도를 구할 수 있다.

• 비교위험도는 위험요인과 결과 사이의 연관성 강도를 의미하여, 원인적 인과성 여부를 확인하는 데 도움을 준다.

예 흡연의 위험 정도

정답 ③

17. 10. 경기경력경쟁 의료기술직

114 역학조사의 신뢰도를 높이는 방법으로 옳지 않은 것은?

① 표준화된 조건 하에서 실시한다.

② 피조사자의 오차를 최소화한다.

③ 측정자의 조사 숙련도를 높인다.

④ 측정지표와 조사도구를 일정주기로 교체한다.

해설 측정지표는 항상 일관성이 있어야 한다.

정답 ④

기출 PLUS

다음 중 역학조사의 신뢰도를 높이는 데 부적절한 요건은?

17. 10. 경기 경력경쟁 의료기술직 응용

① 측정자의 조사 숙련도를 높인다.

② 측정지표와 조사도구를 일정 주기로 교체한다.

③ 표준화된 조건 하에서 조사한다.

④ 측정의 기준 또는 지표를 마련하고 조사한다.

⑤ 피조사자의 오차를 최소화한다.

해설 신뢰도 있는 조사를 위해서는 항상 일정한 측정지표를 가지고 조사에 임해야 한다.

정답 ②

17. 10. 경기 경력경쟁 의료기술직

115 다음 〈보기〉 중 감염병 관리를 위한 역학조사에 포함되어야 할 내용으로 묶여진 것은?

┤ 보기 ├

가. 감염병 환자의 인적사항
나. 감염병 환자의 발병일 및 발병 장소
다. 감염병의 감염원인 및 감염 경로
라. 감염병 환자에 관한 진료 기록

① 가 ② 나, 다

③ 가, 나, 다 ④ 가, 나, 다, 라

해설 「감염병의 예방 및 관리에 관한 법률」 시행령(약칭: 감염병예방법 시행령) 〈개정 2021.12.14〉 [시행 2021.12.14]

제12조(역학조사의 내용)
① 법 제18조 제1항에 따른 역학조사에 포함되어야 하는 내용은 다음 각 호와 같다.
  1. 감염병환자 등 및 감염병의심자의 인적 사항
  2. 감염병환자 등의 발병일 및 발병 장소
  3. 감염병의 감염원인 및 감염경로
  4. 감염병환자 등 및 감염병의심자에 관한 진료기록
  5. 그 밖에 감염병의 원인 규명과 관련된 사항

정답 ④

기출 PLUS

감염병의 특징에 관한 설명으로 옳지 않은 것은? `17. 10. 경기 경력경쟁 의료기술직 응용`

① 공수병, 탄저, 브루셀라 등은 동물 매개 감염병에 속한다.

② 급성 감염병은 만성에 비하여 발생률이 높고, 만성 감염병은 급성에 비하여 유병률이 높다.

③ 호흡기계 감염병은 감염원과 감수성 보유자의 관리보다는 환경개선으로 관리하는 것이 효과적이다.

④ 소화기계 감염병은 주로 병원체가 음식물이나 물에 오염되어 감염이 일어나는 수인성 감염병을 말한다.

해설 급성 감염병은 발생률이 높고 유병률이 낮으며, 만성 감염병은 발생률이 낮고 유병률이 높다.

구분	세균성 식중독	소화기계 감염병(수인성 감염병)
관리법규	식품위생법	감염병의 예방 및 관리에 관한 법률
발병력	소화기계 감염병에 비해 발병력이 약함, 균의 수나 독소량이 많을 때 발병 (대부분 음식 중에서 증식)	발병력이 강함, 미량의 병원체도 생체 내에 침입하면 급격히 증식
잠복기	아주 짧다.	일반적으로 길다.
경과	대체로 짧다.	대체로 길다.
2차 감염	2차 감염이 없고 오염식품 섭취로 감염된다.	2차 감염이 된다.
면역형성	면역 형성이 안 된다.	어느 정도 면역형성이 된다.

정답 ③

`16. 07. 전남 3차 지방직`

116 호흡계통 감염병의 특징에 대한 설명으로 가장 거리가 먼 것은?

① 호흡계통 감염병의 병원체는 대부분 보균자에게서 감수성자에게 직접 전파된다.

② 호흡계통 감염병의 효과적인 관리방법은 예방접종보다는 환경개선이다.

③ 호흡계통 감염병의 병원체는 비말핵에 의한 전파가 가능하다.

④ 호흡계통 감염병에는 디프테리아, 백일해, 홍역, 두창 등이 있다.

해설 • 호흡기계 감염병은 환자나 보균자의 객담, 콧물 등으로 배설되어 감염되는 비말감염과 공기전파로 이루어지는 비말핵 감염 및 먼지에 의한 감염으로 이루어진다. 호흡기계 질환의 이상적인 관리는 예방접종이다.
  예 디프테리아, 홍역, 백일해, 유행성이하선염, 천연두, 풍진, 성홍열, 수두, 인플루엔자 등
• 두창은 주로 환자와의 접촉에 의해 전파되며 전염성이 매우 강하고, 외부환경에서 매우 안정하며 호흡기를 통해서도 전파가 가능하다(출처 : 질병관리청).

정답 ②

16. 07. 환경부

117 역학연구에서 위험요인과 질병과의 원인적 연관성을 판단하는 것으로 B. Hill이 제시한 기준에 해당되지 않는 것은?

① 시간적 선후관계
② 기존지식과의 일치성
③ 원인의 다양성
④ 용량-반응관계

해설 힐의 인과성 기준(Bradford-Hill's criteria)
- 강도(strength) : 연관성의 크기는 다른 원인들에 의해 교란될 수 있다.
- 일관성(consistency) : 일관성이 없던 결과도 뒤늦게 올바로 해석되는 경우가 있다.
- 특이성(specificity) : 하나의 원인이 많은 건강 영향을 줄 수 있다.
- 시간적 선후관계(temporality) : 원인과 결과 간의 시간적 순서를 입증하는 것이 어려울 수도 있다.
- 양-반응 관련성(biologic gradient) : 교란요인에 의해서 왜곡될 수 있으며, 문턱효과(threshold phenomena)가 있는 경우에는 이런 양상을 보이지 않는다.
- 개연성(plausibility) : 판단하기에 너무 주관적이다.
- 기존지식과 일치정도(coherence) : 일관성 또는 개연성의 개념과 큰 차이가 없다.
- 실험적 근거(experimental evidence) : 항상 가능한 것은 아니다.
- 유사성(analogy) : 유사성을 보이는 현상은 많다.

정답 ③

16. 07. 환경부

118 호흡기를 통한 입자상 물질의 제거기전에 대한 설명으로 옳지 않은 것은?

① 담배연기, 카드뮴, NO_x, 수은 등의 화학물질은 점액섬모운동을 방해한다.
② 기관지와 세기관지에 도달한 이물질은 대식세포에 잡아먹힌다.
③ 대식세포에서 이물질은 대식세포가 배출하는 효소 등에 의하여 용해된다.
④ 점액에 부착된 이물질은 섬모운동에 의하여 기도의 앞으로 이동된다.

해설 호흡기계의 입자상 물질 제거 기전
㉠ 점액섬모운동에 의한 제거
- 호흡기계의 기도, 기관지, 세기관지 단면에서 보면 상피세포 위에는 섬모가 있고 바로 위에는 섬모가 잘 움직일 수 있도록 sol 상태의 점액이, 그리고 그 위에는 이물질이 잘 붙도록 gel 상태의 점액이 감싸고 있다.
- 이물질이 들어오면 점액이 이물질을 붙잡고, 섬모는 이물질을 상기도(구강) 쪽으로 이동시키기 위하여 계속 움직인다.
- 상기도에 도착한 이물질은 삼켜져서 소화기계로 보내지거나 외부로 제거된다.
- 담배연기, SO_x, NO_x, 카드뮴, 니켈, 수은, 암모니아, 기타 화학물질들은 점액 섬모운동을 방해한다.
㉡ 대식세포(phagocytes)에 의한 제거
- 기관지, 세기관지에 도달한 이물질은 대식세포에 의해 잡혀 먹힌다.
- 이 상태에서 점액섬모운동에 의해 상기도로 옮겨지거나 또는 대식세포가 배출하는 효소에 의해 용해된다.
- 그러나 석면, 유리섬유인 경우에는 용해되지 않고 그대로 남아서 각종 질환을 유발한다.

정답 ④

16. 07. 환경부

119 중증열성 혈소판 감소증후군(Severe Fever with Thrombocytopenia Syndrom)에 대한 설명으로 옳지 <u>않은</u> 것은?

① 집에서 발견되는 집 진드기에 의해 매개되어 발생한다.

② Bunyaviridae과, Phlebovirus 속 바이러스가 원인이다.

③ 소화기 증상, AST/ALT 상승, 근육통이 동반된다.

④ 치료제가 없으며 치사율이 10~30%이다.

해설 ㉠ 진드기는 주로 수풀이 우거진 곳에서 존재하다가 사람이나 동물 등 부착 대상이 수풀을 지나가면 그 대상(숙주)에 붙어 이동한다. 멀리 떨어진 곳에 비행 등의 방법으로 이동하지 않기 때문에 진드기가 사는 곳에 사람들이 들어가게 됨으로써 접촉하게 된다.

㉡ 잠복기는 6일~2주 정도이다.

㉢ 임상증상

• 고열(38~40℃)이 3~10일 가량 지속된다.

• 소화기증상(구역, 구토, 설사, 식욕부진)이 12일 정도 지속된다(100%).

• 혈소판 감소(95~100%), 백혈구 감소(86~99%)

• 증상이 발생하고 5일 후 림프절 종대되며 1~2주 지속된다(33~75%).

• 출혈성 소인(49%) : 반상출혈, 점막출혈 또는 결막출혈 등

• 다발성장기부전

• ALT · AST · LDH 상승, 단백뇨, 혈뇨

• 중증 사례 : 신경학적 증상(muscle tremor, confusion), 파종성혈관내응고증후군(DIC), 혼수

• 국내의 경우, 2013년 4월 이후부터 2015년 12월까지 환자 감시를 통하여 2013년 36명, 2014년 55명, 2015년 79명으로 총 170명의 환자가 보고되었으며, 그 중 54명이 사망했다. 2018년 5월까지의 환자 수는 총 625명, 이 중 사망자 수는 134명으로 확인되었다.

┌ 환자 수 : 55명('14) → 79명('15) → 165명('16) → 272명('17, 잠정통계) → 18명('18, 5.25 기준)

└ 사망자 수 : 16명('14) → 21명('15) → 19명('16) → 54명('17, 잠정통계) → 7명('18, 5.25 기준)

정답 ①

16. 06. 서울

120 당뇨환자를 발견하기 위한 집단검진으로 공복 시 혈당검사를 하려고 한다. 검사의 정확도(Validity)를 높이기 위하여 혈당측정 검사도구가 갖추어야 할 조건은?

① 높은 감수성(susceptibility)

② 높은 민감도(sensitivity)

③ 낮은 양성예측도(positive predictive value)

④ 낮은 특이도(specificity)

해설 • 감수성 : 숙주에 침입한 병원체에 대항하여 감염 또는 발병을 막을 수 있는 능력이 안 되는 방어력의 상태
• 민감도 : 질병이 있는 집단에서 (검사가) 질병이 있다라고 판정을 내는 분율
• 특이도 : 질병이 없는 집단에서 (검사가) 질병이 없다라고 판정을 내는 분율
• 양성예측도 : 검사에서 질병이 있다라고 판정이 난 집단에서 실제로 질병이 있는 분율
• 음성예측도 : 검사에서 질병이 없다라고 판정이 난 집단에서 실제로 질병이 없는 분율

정답 ②

16. 04. 경기 의료기술직

121 환자-대조군 연구(case-control study)에서만 산출이 가능한 것은?

① 교차비　　　　　　　　　　　② 비교위험도
③ 상대위험도　　　　　　　　　④ 귀속위험도

해설 ㉠ 환자-대조군 연구(case-control study)
• 질병에 이환된 환자군과 해당 질병이 없는 대조군으로 구분하여 두 군 간에 질병의 원인 또는 위험요인이라고
의심되는 요인이 과거에 노출된 여부를 조사하여 두 군 사이를 비교함으로써 질병 발생과의 원인관계를 규명하
는 연구방법이다.
　　예 담배와 폐암 : 폐암확진군과 폐암이 아닌 집단군>흡연상태조사
• 후향성 연구(retrospective study) : 현재 질병이 있는 환자군이 과거에 어떤 요인에 노출되었는가를 조사하는 것
으로, 그 전개방식이 결과>원인의 방향이므로 후향적 연구 또는 기왕조사라고 한다.
• 대조군의 선정방법이나 기준에 따라 동일 질병과 요인에 관한 연구결과가 달라지기 때문에 대조군 선정이 중요
하다.
• 질병과 위험요인의 상관관계를 odds ratio로 제시하게 된다.
㉡ 교차비(odds ratio, 비차비)
• 환자군-대조군 연구에서 계산하는 통계량으로 처음부터 폭로군-비폭로군에 대한 조사로 이루어졌어야 함에도
불구하고 환자군-대조군으로 나누어 조사했기 때문에 사실상 비교위험도 의미가 적어, 해당 질병발병률이 아주
낮은 경우에 한하여 교차비를 구하여 비교위험도에 대신하여 사용한다.

정답 ①

16. 04. 경기 의료기술직

122 수년을 한 주기로 하여 발생이 반복되는 주기변화(순환변화)에 해당하는 감염병으로 옳은 것은?

① 홍역, 백일해　　　　　　　　② 디프테리아, 콜레라
③ 장티푸스, 인플루엔자　　　　④ 콜레라, 쯔쯔가무시병

해설
- 추세변화(장기변동, 10년 이상을 주기로) : 장티푸스는 30~40년, 디프테리아는 약 20년, 인플루엔자는 약 30년의 주기로 반복된다.
- 순환변화(주기적·단기적 변동, 10년 미만을 주기로) : 홍역은 2~3년, 백일해는 2~4년, 유행성 일본뇌염은 3~4년의 주기로 반복된다.
- 불규칙변화(돌연유행) : 외래 감염병의 불시 침입에 기인하는 유행이나 감염의 경로가 물에 의한 방법인 수계 유행인 경우이다. AI, 구제역, MERS 등이 해당된다.

정답 ①

123 간암 발생을 연구하기 위한 코호트 연구에서 음주를 하는 폭로군은 10,000명당 50명이고 음주를 하지 않는 비폭로군은 20,000명당 10명이라고 할 때, 다음 설명 중 옳은 것은?

① 비교위험도는 5이다.
② 간암에 걸릴 확률은 20%이다.
③ 귀속위험도는 인구 20,000명당 90명이다.
④ 음주자가 비음주자에 비해 간암에 걸릴 확률은 15배 높다.

해설
③ 귀속(기여)위험도 = (50/10,000) − (10/20,000) = 90/20,000 또는 0.45%
① 비교(상대)위험도 = (50/10,000)/(10/20,000) = 10
② 간암에 걸릴 확률 : 음주자 = 0.5%, 비음주자 = 0.05%
④ 음주자가 비음주자에 비해 간암에 걸릴 확률은 10배 높다.

정답 ③

 알아보기

귀속위험도(Attributable risk, 기여위험도)
- 어떤 위험요인에 의해서 초래되는 결과의 위험도를 측정하는 방법이다.
- 폭로군의 질병 발생 위험도와 비폭로군의 질병 발생 위험도의 차이에 해당하며, 단순한 차이로 표현하거나 구성비의 형태로 표현된다. 폭로군에서의 발생률 비로 나타낸다.

 알아보기

비교위험도(Relative risk, 상대위험도)
- 비교위험도의 측정은 질병 발생의 위험요인(risk factor)을 갖고 있거나 폭로된 군에서의 질병 발생률을 폭로되지 않은 군에서의 질병 발생률로 나누어 준 것이다.
- 상대위험도는 기준노출상태에 비하여 "특정 폭로상태에 있는 집단의 질병 발생 확률이 OO배 높다."는 의미를 나타내며 관련 정도의 강도를 나타낸다.

16. 06. 서울 지방직

124 인구집단을 대상으로 건강관련 문제를 연구하기 위한 단면 연구(cross-sectional study)에 대한 설명으로 옳은 것은?

① 병원 또는 임상시험 연구기관 등에서 새로운 치료제나 중재 방법의 효과를 검증하는 방법이다.

② 장기간 관찰로 추적이 불가능한 대상자가 많아지면 연구를 실패할 가능성이 있다.

③ 코호트 연구(cohort study)에 비하여 시간과 경비가 절감되어 효율적이다.

④ 적합한 대조군의 선정이 어렵다.

해설 ① 실험역학
　　 ② 코호트(전향적) 연구
　　 ④ 환자대조군

정답 ③

 알아보기

단면조사 연구(cross-sectional study)

㉠ 개념

단면조사 연구는 일정한 인구집단을 대상으로 특정한 시점이나 일정한 기간 내에 질병을 조사하고 각 질병과 그 인구집단과의 관련성을 보는 방법으로 상관관계 연구(correlation study)라고도 하고, 대상 집단의 특정질병에 대한 유병률을 알아낼 수 있어 유병률 연구(prevalence study)라고도 한다.

㉡ 단면조사 연구의 장·단점

장점	• 비용이 적게 들며 새로운 가설을 제시하기가 용이하다. • 일반화가 쉽고 해당 질병의 유병률을 구할 수 있다. • 비교적 단시간 내에 결과를 얻을 수 있다. • 동시에 다른 여러 종류의 질병과 발생요인 간의 관련성에 대한 결과를 얻을 수 있다.
단점	• 급성 감염병 같은 유행기간이 극히 짧은 질병의 조사에는 적합지 않다. • 복합요인 중에서 원인요인만을 찾아내기 어렵다. • 대상 인구집단이 비교적 커야 한다. • 질병 발생과 질병의 원인으로 의심되는 요인이나 속성과의 시간적인 전후관계를 규명하기 어렵다. • 일정한 시점에서의 관찰만 가능하므로 누적 유병률이 낮은 질병에서는 연구가 부적절하다.

16. 06. 서울 지방직

125 다음 중 감마 글로불린(γ-globulin) 또는 항독소(antitoxin) 등의 인공제제를 주입하여 생긴 면역은?

① 인공피동면역(artificial passive immunity)

② 인공능동면역(artificial active immunity)

③ 자연피동면역(natural passive immunity)

④ 자연능동면역(natural active immunity)

해설 ⊙ 능동면역은 병원체 또는 독소에 의해서 생체의 세포가 스스로 활동하여 생기는 면역으로서, 어떤 항원의 자극에 의해 항체가 형성되어지는 상태이다.
- 자연능동면역은 감염 후 자연적으로 생기는 면역을 의미한다.
- 인공능동면역은 예방접종으로 얻어지는 면역으로 생균백신, 사균백신, 순화독소 등에 의한 면역이 있다.

ⓛ 수동면역은 이미 면역을 보유하고 있는 개체가 가지고 있는 항체를 다른 개체가 받아서 면역력을 지니게 되는 경우이다.
- 자연수동면역은 태아가 모체로부터 태반이나 모유수유를 통해서 얻는 면역으로 4~6개월 정도 지속된다.
- 인공수동면역은 인공제재를 인체 내에 투여하여 잠정적으로 질병을 방어할 수 있도록 회복기 혈청, 면역혈정, 감마글로불린, 항독소 등을 주사하여 항체를 주는 방법이다.

정답 ①

126 감염병 중 디프테리아, 장티푸스와 같이 20~40년을 주기로 유행하며 발생하는 경우를 무엇이라 하는가?

① 순환변화
② 추세변화
③ 불규칙변화
④ 계절적 변화

해설 **시간적 변수**

시간의 흐름에 따라 질병 발생의 차이를 보고자 할 때 사용하는 변수이다.
- 추세변화(장기변동, 10년 이상을 주기로) : 감염병이 수십 년에 걸쳐 발생·유행하는 양상을 말하는 데 장기변화라고도 한다.
  예 장티푸스는 30~40년, 디프테리아는 약 20년, 인플루엔자는 약 30년의 주기로 반복된다.
- 순환변화(주기적·단기적 변동, 10년 미만을 주기로) : 수년의 단기간을 주기로 하여 순환적으로 유행을 반복하는 주기적 변화이다.
  예 홍역은 2~3년, 백일해는 2~4년, 유행성 일본뇌염은 3~4년의 주기로 반복된다.
- 계절적 변화 : 1년을 주기로 하여 계절적으로 반복되는 변화이다.
  예 소화기계 감염병은 여름에, 호흡기계 감염병은 겨울에 잘 발생한다.
  예 식중독 발생은 주로 여름(7~8월)이고, 홍역이나 백일해는 봄에 빈번하게 발생한다.
- 불규칙변화(돌연유행) : 돌발적 유행의 경우를 말하는 것으로서, 외래 감염병의 불시 침입에 기인하는 유행이나 수계 유행 등이 그 예이다.
  예 AI, 구제역, MERS 등

정답 ②

16. 07. 전남 3차 지방직

127 코호트 연구(cohort study)와 비교한 환자-대조군 연구(case-control study)의 장ㆍ단점에 해당하는 내용으로 옳은 것은?

① 발생률이 낮은 희귀한 질병에 적합한 장점이 있다.

② 기여위험도를 구할 수 있는 장점이 있다.

③ 연구에 필요한 정보에 편견이 적은 장점이 있다.

④ 많은 연구 대상자를 필요로 하는 단점이 있다.

해설 ②ㆍ③ㆍ④ 코호트 연구의 장점

정답 ①

 알아보기

환자-대조군 연구의 장ㆍ단점

㉠ 장점
- 비교적 비용이 적게 든다.
- 연구대상자의 수가 적어도 가능하다.
- 빠른 시일 내에 결론을 얻을 수 있다(단기간에 연구 수행).
- 희귀한 질병 및 잠복기간이 매우 긴 질병을 조사하는 데 적절하다.

㉡ 단점
- 정보수집이 불확실하다(필요로 하는 요인에 대한 정보수집이 제한).
- 기억력 또는 과거의 기록에 의존하므로 정보편견의 위험이 크다.
- 대조군 선정이 어렵고 항상 문제의 소지가 있다.

16. 07. 전남 3차 지방직

128 태아가 생후에 모유를 통해서 항체를 받거나 모체로부터 태반을 통해서 항체를 얻게 되는 면역으로 옳은 것은?

① 자연능동면역

② 인공수동면역

③ 자연수동면역

④ 선천적 면역

해설 자연수동면역은 태아가 모체로부터 태반이나 모유수유를 통해서 얻는 면역으로 4~6개월 정도 지속된다.

정답 ③

16. 10. 제3회 경기도 경력경쟁

129 진단검사법의 특이도에 대한 설명으로 옳은 것은?

① 질병에 이환된 사람이 양성으로 나타난다.

② 질병에 이환된 사람이 음성으로 나타난다.

③ 질병에 이환되지 않은 사람이 양성으로 나타난다.

④ 질병에 이환되지 않은 사람이 음성으로 나타난다.

해설 ⑦ 특이도(specificity)
- 질병을 가지지 않은 사람을 환자가 아니라고 바르게 찾아내는 능력이다.
- 해당 질환에 걸려 있지 않은 사람에게 그 검사법을 적용했을 때 그 결과가 음성으로 나타는 비율이다.
ⓒ 특이성 : 환자가 아닌 사람을 환자가 아닌 사람으로 판정하는 능력이다(집단검사).
ⓒ 민감도(감수성, sensitivity) : 실제 병이 있는 사람(환자)을 측정도구가 환자로 판정하는 능력이다(집단검사).

정답 ④

16. 10. 제3회 경기도 경력경쟁

130 태아가 모체로부터 태반이나 수유를 통해서 얻는 면역은?

① 자연능동면역   ② 인공능동면역

③ 자연수동면역   ④ 인공수동면역

해설 자연수동면역은 태아가 모체로부터 태반이나 모유수유를 통해서 얻는 면역으로 4~6개월 정도 지속된다.

정답 ③

16. 10. 제3회 경기도 경력경쟁

131 환자-대조군 연구(case-control study)의 장점이 <u>아닌</u> 것은?

① 시간과 경비가 절약된다.

② 인과관계를 구체적으로 확인할 수 있다.

③ 단기간에 결론을 얻을 수 있다.

④ 조사대상자가 적어도 가능하다.

해설 **환자-대조군 연구(case-control study)**
- 개념 : 질병에 이환된 환자군과 해당 질병이 없는 대조군으로 구분하여 두 군 간에 질병의 원인 또는 위험요인이라고 의심되는 요인이 과거에 노출된 여부를 조사하여 두 군 사이를 비교함으로써 질병 발생과의 원인관계를 규명하는 연구방법이다.
  - **예** 담배와 폐암 : 폐암확진군과 폐암이 아닌 집단군 → 흡연상태 조사
- 후향성 연구(retrospective study) : 현재 질병이 있는 환자군이 과거에 어떤 요인에 노출되었는가를 조사하는 것으로, 그 전개방식이 결과에서 원인의 방향이므로 후향적 연구 또는 기왕조사라고 한다.
- 대조군의 선정방법이나 기준에 따라 동일 질병과 요인에 관한 연구결과가 달라지기 때문에 대조군 선정이 중요하다.
- 질병과 위험요인의 상관계를 Odds Ratio로 제시하게 된다.

환자-대조군 연구의 장 · 단점

장점	• 비교적 비용이 적게 든다. • 연구대상자의 수가 적어도 가능하다. • 빠른 시일 내에 결론을 얻을 수 있다(단기간에 연구 수행). • 희귀한 질병 및 잠복기간이 매우 긴 질병을 조사하는 데 적절하다.
단점	• 정보수집이 불확실하다(필요로 하는 요인에 대한 정보수집이 제한). • 기억력 또는 과거에 기록에 의존하므로 정보편견의 위험이 크다. • 대조군 선정이 어렵고 항상 문제의 소지가 있다.

정답 ②

16.06. 경기의료기술직

132 B형 간염(Hepatitis B)에 대한 설명으로 옳은 것은?

① 간염 예방접종은 인공수동면역이다.

② 잠복기는 보통 1주일 정도이다.

③ 만성 보균자는 감염력이 없다.

④ 성접촉으로 감염이 된다.

해설 ① 사균백신으로 인공능동면역이다.
② 잠복기는 60~160일이다.
③ 만성보균자도 감염성이 있다.

정답 ④

알아보기

B형 간염

- 병원체 : B형 간염 바이러스
- 병원소 : 사람(감염자)
- 전파 : 오염된 혈액, 혈장, 혈청을 주사했을 때, 오염된 주사기나 기타 의료기구에 찔렸을 때, 모체에 의한 수직감염, 정액·체액 등을 통하여 감염된다.
- 잠복기는 60~160일 정도이다. 감염력을 가지는 기간은 급성증상을 보일 때뿐만 아니라 만성간염 상태에서도 지속되고 건강보균자도 감염력을 가진다.
- 증상 : 식욕부진, 복부 불편함, 오심과 구토, 심한 피로감 등의 비특이적 증상으로 시작되어 황달도 나타나게 되는데, 거의 증상이 없는 사람으로부터 치사율이 높은 감염성 간염환자에 이르기까지 임상경과가 다양하다.
- 역학적 특성 : B형 간염은 보균자도 중요한 질병전파의 통로이고 사회·경제적 상태가 낮은 사람의 감염률이 높으며, 환자의 혈액과 접하는 의료인들의 감염률이 일반인의 감염률보다 높다.
- 관리방법 : 환자의 치료보다 예방접종이 중요하다.
- ※ 간염 예방접종의 우선순위가 가장 높은 집단은 간염의 항원을 가진 어머니에게 출생한 신생아이다. 어머니가 양성이면 영아가 출산 전후에 감염될 가능성은 80~90%이므로 가임여성은 출산 전에 검사를 통해 철저한 치료를 받아야 한다.

16. 07. 전남 3차 지방직

133 병원체의 종류 중 바이러스(Virus) 감염병으로만 묶인 것은?

① 폴리오, B형 간염　　　　　　　② 장티푸스, 인플루엔자

③ 홍역, 발진티푸스　　　　　　　④ 뇌염, 디프테리아

해설
- 박테리아(Bacteria) : 장티푸스, 콜레라, 결핵, 디프테리아, 백일해, 한센병, 세균성이질, 페스트, 파라티푸스, 성홍열, 성병 등
- 바이러스(Virus) : 홍역, 폴리오, 유행성간염, 일본뇌염, 공수병(광견병), 유행성이하선염, AIDS, 풍진, 두창, 황열, 신증후군출혈열(유행성출혈열), B형 간염, 수두 등
- 리케차(Rickettsia) : 발진티푸스, 발진열, 양충병(쯔쯔가무시병), 로키산홍반열, Q열 등
- 원생동물(Protozoa) : 말라리아, 아메바성이질 등
- 후생동물(Metazoa) : 회충, 십이지장충 등
- 진균(Fungus) : 무좀, 각종 피부질환, 칸디다증, 백선 등

정답 ①

17. 03. 서울 지방직 1회

134 다음 코호트 연구(Cohort study)에서 상대위험도(relative risk)는?

(단위 : 명)

고혈압	질병		계
	뇌졸중 걸림	뇌졸중 안 걸림	
고혈압 상태 계속	80	4,920	5,000
정상혈압	20	4,980	5,000
계	100	9,900	10,000

① 0.25
② 0.99
③ 4
④ 1

해설 비교(상대) 위험도＝위험폭로 집단 발병률/비위험폭로 집단 발병률
(80/5,000)÷(20/5,000)＝4

정답 ③

17. 03. 서울 지방직 1회

135 질병 발생이 어떤 요인과 연관되어 있는지 그 인과관계를 추론하는 것은 매우 중요하다. 다음 〈보기〉에서 의미하는 인과관계는?

┤ 보기 ├

서로 다른 지역에서 다른 연구자가 동일한 가설에 대하여 서로 다른 방법으로 연구하였음에도 같은 결론에 이르렀다.

① 연관성의 강도
② 생물학적 설명 가능성
③ 실험적 입증
④ 연관성의 일관성

해설 **연관관계**
  • 연관관계의 일관성 : 연관성이 반복적으로 나타난다.
  • 흡연과 폐암 사이에 연관성이 있다는 증거가 여러 상황에서 일관성 있게 나오는 경우에 인과적 관계의 가능성이 높아진다.
  인과관계
  ㉠ 원인 : 어떤 현상을 일으키거나 변화시키는 요인(Cook&Campbell), 어떤 현상이 일어나기 위해 반드시 존재해야 하는 선행요인(J. S. Mill)
  ㉡ 인과관계의 성립조건(J. S. Mill)
    • 원인은 결과보다 시간적으로 앞서야 한다(시간적 선행성의 원칙).
    • 원인과 결과는 공동으로 변화해야 한다(상시연결성, 공동변화의 원칙).
    • 결과는 원인변수에 의해서만 설명되어져야 하며 다른 변수에 의한 설명가능성은 배제되어야 한다(경쟁가설의 배제원칙). → 시간적 선행, 두 변수 관련성, 관계가 성립한다.

정답 ④

17. 03. 서울 지방직 1회

136 다음은 감염병의 중증도에 따른 분류이다. 이때, 수식 '[(B + C + D + E)/(A + B + C + D + E)] × 100'에 의해 산출되는 지표는?

총 감수성자(N)

감염(A + B + C + D + E)				
불현성감염(A)	현성감염(B + C + D + E)			
	경미한 증상(B)	중증도 증상(C)	심각한 증상(D)	사망(E)

① 감염력(infectivity)

② 이차 발병률(secondary attack rate)

③ 병원력(pathogenicity)

④ 치명률(case fatality rate)

해설
- 병원력(pathogenicity, 병원성) : 병원체가 감염된 숙주에게 현성질환을 일으키는 능력으로 감염된 모든 사람들 중에서 현성증상을 발현하게 하는 정도를 말한다.
- 감염력(infectivity, 감염성) : 병원체가 숙주 또는 숙주의 표적장기에 침입하여 증식할 수 있도록 하는 능력으로, ID_{50} 또는 2차 발병률 등으로 표현(infective dose)한다.
- 독력(virulence, 병독성) : 임상적으로 증상을 발현한 사람들 중에서 매우 심각한 임상 증상이나 장애를 초래하는 힘을 말한다. 병원체가 숙주에게 일으키는 해가 얼마나 크냐를 측정하는 것은 독력이다. 지표는 치명률(case–fatality rate)이다.
- 면역력(immunity) : 병원체가 체내에 침입했을 때 저항할 수 있는 능력을 말한다.

정답 ③

17. 03. 서울 지방직 1회

137 만성질환은 발생률 감소, 유병률 감소, 장애 감소 등 모든 단계에 걸치는 포괄적인 예방이 중요하다. 다음 영양과 관련된 만성질환의 예방 사례 중 2차 예방에 해당하는 것은?

① 심혈관질환 가족력이 있는 사람들의 콜레스테롤 선별검사

② 신장병 환자의 합병증 예방을 위한 영양 의학적 치료

③ 지역 성인교육센터의 영양 강좌

④ 직장 점심식사에서 저지방식 제공

해설
② 3차 예방
③ · ④ 1차 예방

정답 ①

더 알아보기

영양과 관련된 만성질환의 1차, 2차, 3차 예방사례(대한예방의학회)

㉠ 1차 예방(건강증진)
- 지역 성인교육센터의 영양 강좌
- 직장 점심식사에서 저지방식 제공
- 지역 농산물시장의 과일 및 야채 공급량 증진 캠페인

㉡ 2차 예방(위험평가 및 위험저감)
- 심혈관질환 고위험군의 영양상담 프로그램
- 심혈관질환 가족력이 있는 사람들의 콜레스테롤 선별검사
- 임신당뇨 병력이 있는 여성들의 당뇨병교육 프로그램

㉢ 3차 예방(치료 및 재활교육)
- 신장병 환자의 영양의학적 치료
- 관상동맥 수술환자의 심장재활
- 당뇨병환자에 대한 자가관리 심층교육

17. 03. 서울 지방직 1회

138 우리나라는 아직도 연간 결핵감염률이 높은 후진국형 모습에서 벗어나지 못하고 있다. 폐결핵의 특성에 대한 설명으로 가장 옳지 않은 것은?

① 결핵균은 환자가 기침할 때 호흡기 비말과 함께 나오며, 비말의 수분 성분이 마르면 공기매개 전파의 가능성은 거의 없다.

② 환자관리를 위해서 객담도말양성은 결핵전파의 중요한 지표이지만, 민감도가 50% 미만으로 낮은 단점이 있다.

③ 대부분의 2차 전파는 치료 전에 이루어지며, 일단 약물치료를 시작하면 급격히 감염력이 떨어진다.

④ 결핵균에 감염이 되면 약 10%는 발병하고 90%는 잠재 감염으로 남게 되며, 폐결핵이 발병해도 초기에는 비특이적 증상으로 조기발견이 어렵다.

해설 · 결핵의 원인이 되는 결핵균은 호흡기를 통해 감염된다. 전염성 있는 폐결핵환자가 말을 하거나 기침, 재채기를 할 때, 결핵균이 포함된 미세한 침방울이 배출되는데, 수분은 곧 증발하고 결핵균만 공중에 남아 있다가 주변사람이 숨을 쉴 때 함께 폐 속으로 들어가면서 감염된다.
· 객담검사(결핵균 검출)는 결핵을 진단할 수 있는 가장 확실한 방법으로서 결핵이 의심되는 환자의 가래를 받아서 결핵진단에 필요한 여러 가지 검사들을 시행하는 것이다.
· 결핵의 확진은 결핵균의 배양 및 동정에 의한다. 객담 항상균 도말검사는 간단하고 경제적이며, 전염력이 있는 폐결핵 환자를 찾을 수 있다는 장점이 있으나, 민감도는 또 다른 문제여서 객담에서 균이 발견되지 않는 경우 "객담배양검사"도 실시된다.

정답 ①

17. 06. 서울시 9급

139 다음 중 질병통계에 대한 설명으로 옳은 것은?

① 발병률은 위험 폭로기간이 수개월 또는 1년 정도로 길어지면 유병률과 같게 된다.

② 유병률의 분자에는 조사 시점 또는 조사 기간 이전에 발생한 환자 수는 포함되지 않는다.

③ 발생률의 분모에는 조사 기간 이전에 발생한 환자 수는 포함되지 않는다.

④ 2차 발병률은 환자와 접촉한 감수성자 수 중 발병한 환자 수로 나타내며, 질병의 위중도를 의미한다.

해설
- 발병률 = 연간 발병자 수 ÷ 어떤 기간 위험에 폭로된 인구의 수
- 발생률 = 일정기간의 발생된 환자의 수 ÷ 그 지역의 연중앙인구
- 유병률 = 어느 시점에서 질병에 이환되어 있는 환자의 수 ÷ 인구의 수
- 2차 발병률(secondary attack rate) : 발병 환자(index case)를 가진 가구(house-hold)의 감수성 있는 가구원 중에서 이 병원체의 최장 잠복기간 내에 발병하는 환자의 비율이다. 여기서 감수성이 있는 가구원들이라는 것은 이 병원체에 특이항체(specific antibody)를 가지고 있지 않은 사람들을 의미한다. 그러므로 감수성자 중 이들이 감염원에 폭로되었을 때 발병하는 확률의 개념을 가진 이 2차 발병률은 감염성 질환에서 그 병원체에 감염력(infectivity) 및 전염력(communicability)을 간접적으로 측정하는 데 유용하다.
- 유병률(P) = 발생률(I) × 이환기간(D) : 만성, 지속성 질환에서 가장 확실하게 나타난다. 유병률과 평균 이환기간을 알면 발생률을 추정할 수 있다.

정답 ③

17. 06. 서울시 9급

140 다음 중 분석역학에 대한 설명으로 가장 옳은 것은?

① 단면조사 연구는 단시간 내에 결과를 얻을 수 있어서, 질병 발생과 질병 원인의 선후관계를 규명할 수 있다.

② 코호트 연구는 오랜 기간 계속 관찰해야 하는 관계로 연구 결과의 정확도를 높일 수 있다.

③ 전향성 코호트 연구와 후향성 코호트 연구는 모두 비교위험도와 귀속위험도를 직접 측정할 수 있다.

④ 환자-대조군 연구는 비교적 비용이 적게 들고, 희귀한 질병을 조사하는 데 적절하다.

해설 후향적 코호트 연구는 과거의 기록이 확실한 사람을 대상으로 과거기록에 근거를 두고 질병 발생의 원인이라 생각되는 요소를 가진 사람(cohort)과 갖지 않은 사람 사이에 현재까지 발생된 질병 발생률의 차이 검정하는 연구이다.
- 장점 : 표본 선정 용이, 짧은 시간, 적은 노력
- 단점 : 이미 선정된 샘플(sample)이므로 편향이 크고, 위험도를 직접 산출할 수 없다.

정답 ④

15. 05. 경기 의료기술직

141 제2단계 역학이라 명명되는 역학적 조사방법으로서 관찰을 통해 얻어진 결과를 토대로 질병 발생과 질병 발생의 요인이 높은 속성과의 인과관계(cause-effect)를 밝혀내는 분야의 이름으로 옳은 것은?

① 실험역학(Experimental epidemiology)

② 작전역학(Operational epidemiology)

③ 기술역학(Descriptive epidemiology)

④ 분석역학(Analytical epidemiology)

해설 분석역학은 기술역학을 토대로 발생 원인을 규명하는 방법으로 질병원인에 대한 가설을 설정하고 실제 관측·분석함으로써 해답을 구하는 2단계 역학이다. 가설을 검증하기 위한 역학적 연구방법에는 단면조사 연구, 환자-대조군 연구, 코호트 연구의 3가지 조사방법이 있다.

정답 ④

15. 05. 경기 의료기술직

142 대학생 800명 중 연간 유행성이하선염(mumps) 환자가 20명, 이미 발병한 경험이 있는 학생이 50명 그리고 예방접종을 한 학생이 400명일 때 발병률은 얼마인가?

① $(70/400) \times 1,000$

② $(20/750) \times 1,000$

③ $(20/350) \times 1,000$

④ $(70/800) \times 1,000$

해설 $20/(800-50-400) \times 1,000$

정답 ③

143 흡연과 폐암과의 관련성을 알아보기 위해 폐암군 100명과 정상군 100명을 조사하여 과거 흡연력에 대해 조사하였다. 이 조사를 통해 흡연과 폐암과의 관계를 밝혀냈다면 이때 사용된 역학적 연구방법은 무엇인가?

① 후향성연구   ② 단면 연구

③ 전향성연구   ④ 사례연구

해설 후향성연구(retrospective study)는 현재 질병이 있는 환자군이 과거에 어떤 요인에 노출되었는가를 조사하는 것으로 그 전개방식이 결과에서 원인의 방향이므로 후향적 연구 또는 기왕조사라고 한다.

정답 ①

144 다음 〈보기〉에서 환자-대조군 연구(case-control study)의 장점으로 옳은 것은?

┤ 보기 ├

가. 희귀 질병이나 잠복기간이 긴 질병에 특히 적용된다.
나. 연구결과를 모집단에 적용하는 데 유용하다.
다. 표본인구가 적어도 되므로 비교적 시간, 노력, 경비가 절약된다.
라. 시간상 선후관계가 명확하여 원인적 연관성을 확정지을 수 있다.

① 가, 나, 다   ② 가, 다

③ 나, 라   ④ 가, 나, 다, 라

해설 **환자-대조군 연구의 장점**
- 비교적 비용이 적게 든다.
- 연구대상자의 수가 적은 대상으로도 가능하다.
- 빠른 시일 내에 결론을 얻을 수 있다(단기간 내에 연구를 수행).
- 희귀한 질병 및 잠복기간이 매우 긴 질병을 조사하는 데 적절하다.

정답 ②

15. 06. 서울

145 유행병 조사의 과정과 주의 사항에 대한 설명으로 옳은 것은?

① 유행병이 발생한 후 유행 여부의 판단과 크기를 측정하여야 한다. 이때 비슷한 질환군이면 동일질환 여부 확인은 중요하지 않다.

② 유행병을 조사할 때는 먼저 원인 물질이 무엇인지에 대한 분석역학조사를 시행한 후 차분하게 기술역학조사를 시행한다.

③ 유행병의 지리적 특성을 파악하는 것은 유행의 원인을 추정하는 데 도움이 되므로 지도에 감염병 환자를 표시하는 점지도(Spot map) 작성이 필요하다.

④ 역학조사의 시작은 이미 질병 유행이 모두 일어난 시점에 시작되기 때문에 시간적으로 전향적 조사라는 특성을 가진다.

해설 ③ Spot map(John Snow)은 콜레라 발생 인근 주민들 가운데서 병에 걸린 사람들의 비율을 통계자료로 나타내는 것을 고안한 것이다.
① 비슷한 질환군이라도 동일질환 여부 확인은 중요하다.
② 기술역학은 질병 발생 현상을 지역적 · 시간적 · 인적 특성 등으로 그대로 서술하는 제1단계 역학으로, 특정 지역의 건강수준과 보건의료 수요 등의 추정에 필요한 정보를 제공할 뿐만 아니라 분석연구에서 검증할 가설을 제공한다.
④ 시간적으로 후향적 조사이다.

정답 ③

15. 06. 서울

146 다음 내용으로 알 수 있는 시간적 현상(time factor)은?

> • 외국에서 신종 H7N9형 조류 인플루엔자(AI) 감염자가 계속 확산
> • 국내 외국 여행객을 통해 국내 반입 가능
> • 한국에 조류인플루엔자(AI)가 들어와 돌연 국내에 유행

① 추세변화(secular trend) ② 계절변화(seasonal trend)
③ 범발적 변화(pandemic trend) ④ 불규칙변화(irregular trend)

해설 불규칙변화(돌연유행)는 돌발적 유행의 경우를 말하는 것으로서, 외래 감염병의 불시 침입에 기인하는 유행이나 수계유행 등이 그 예이다.

정답 ④

147 환자-대조군 연구결과인 다음의 표를 이용하여 교차비(odds ratio)를 산출할 때, 계산식으로 옳은 것은?

노출 여부 \ 질병 여부	환자	비환자	합계
노출	A	D	G
비노출	B	E	H
합계	C	F	I

① A/G-B/H

② AH/BG

③ AE/BD

④ AF/CD

해설 odds ratio : (노출환자/노출비환자)/(비노출환자/비노출비환자)=(A/D)/(B/E)=AE/BD

정답 ③

148 다음 중 수년의 간격으로 질병이 발생해 반복되는 순환변화에 해당하는 것은?

① 콜레라, 장티푸스

② 유행성 일본뇌염, 백일해

③ 장티푸스, 홍역

④ 디프테리아, 인플루엔자

해설 장티푸스(30~40년), 콜레라(약 10년), 유행성 일본뇌염(3~4년), 백일해(2~4년), 홍역(2~3년), 디프테리아(약 20년), 인플루엔자(약 30년)의 간격으로 질병이 발생하여 반복된다.

정답 ②

149 B형 간염 위험요인 폭로자의 간암발생 확률이 4/30, B형 간염 위험요인 비폭로자의 간암발생 확률이 1/60이라고 가정할 때, B형 간염 위험요인 폭로자에 대한 간암발생의 비교위험도(relative risk)는 약 얼마인가?

① 4

② 6

③ 7

④ 8

해설 • RR=폭로발병/비폭로발병=(4/30)/(1/60)=240/30=8
• AR=폭로발병-비폭로발병=(4/30)-(1/60)=7/60

정답 ④

15. 08. 전남

150 질병 발생의 양상을 시간적 특성에 따라 구분하였을 때 외래 감염병이 국내에 침입하여 돌발적으로 유행하는 경우는?

① 추세변화   ② 주기변화

③ 단기변화   ④ 불규칙변화

해설   불규칙변화(돌연유행)는 돌발적 유행의 경우를 말하는 것으로서, 외래 감염병의 불시 침입에 기인하는 유행이나 수계 유행 등이 그 예이다.

정답   ④

15. 08. 전남

151 수인성 전염병 발생의 특징으로 옳지 않은 것은?

① 성별, 연령별, 직업별 차이가 없다.

② 환자발생이 폭발적이며 동시다발적이다.

③ 치명률이 낮고 2차 감염이 거의 없다.

④ 유행지역과 급수지역은 다르다.

해설   **수인성 감염병 발생의 특징**
- 오염수계에 한해서 폭발적으로 발생한다.
- 환자는 성, 연령, 직업에 무관하게 발생한다.
- 잠복기는 길고 2차 발병률이 낮다.
- 치명률이 낮다.
- 계절과 관계없이 발생한다.
- 수질오염의 사실이 증명될 때가 많다.
- 급수시설에서 오염의 원인이 나타난다(급수시설에서 동일 병원체를 검출할 수 있음).

정답   ④

152 수인성 감염병에 대한 설명으로 옳은 것은?

> 가. 음용수에서 동일 병원체를 검출할 수 있다.
> 나. 소화기 계통의 통증이나 설사 증상이 집단적으로 발생한다.
> 다. 사망률은 일반적으로 낮으며 2차 감염자가 적다.
> 라. 동일한 급수원을 사용하는 지역의 모든 계층과 모든 연령층에서 발생한다.

① 가, 나, 다   ② 가, 다

③ 나, 다   ④ 가, 나, 다, 라

해설 **수인성 감염병의 특징**
- 오염수계에 한해서 2~3일 내에 폭발적(집단적, 동시적)으로 발생한다.
- 환자 발생은 급수지역 내에 국한해서 발생하며 급수원에 오염원이 있다.
- 성별, 연령, 직업 등의 차이에 따라 이환율의 차이가 없다.
- 계절과는 비교적 무관하게 발생하며 가족집적성이 낮다.
- 일반적으로 이환율과 치명률이 낮으며 2차 감염자가 적다.
- 주로 복통, 설사, 오심, 구토 등의 위장관과 관련된 증상을 보인다.

정답 ④

153 감염병의 생성과정 중 생물학적 전파에서 연결이 옳은 것은?

① 증식형 전파 – 황열

② 경란형 전파 – 페스트

③ 발육증식형 전파 – 발진티푸스

④ 발육형 전파 – 재귀열

해설 **생물학적 전파**
- 증식형 : 곤충체 내 수적 증식 – 페스트, 뇌염, 황열, 뎅기열(모기), 유행성재귀열(이), 발진열(벼룩)
- 발육형 : 곤충체 내 발육만 하는 경우(숙주에 의하여 감염) – 사상충병(모기)
- 발육증식형 : 곤충체 내 증식과 발육 – 말라리아(모기), 수면병(체체파리), 텍사스우열(진드기)
- 경란형 : 병원체가 난소에서 증식전파 – 록키산 홍반열(진드기), 발진열(벼룩), 양충병
- 배설형 : 곤충의 배설물에 의한 전파 – 발진티푸스(이), 발진열, 흑사병(벼룩)

정답 ①

15. 05. 경기 의료기술직

154 태반을 통해 감염되는 질환은?

① AIDS, B형 간염, 풍진

② 홍역, 풍진, AIDS

③ 탄저, AIDS, 풍진

④ 탄저, 홍역, 풍진

해설 태반을 통해 감염되는 질환으로 B형 간염, 풍진, AIDS, 매독 등이 있다.

정답 ①

15. 06. 서울

155 후천성면역결핍증 또는 그것과 관련된 요인에 대한 설명으로 옳은 것은?

① 한국에서는 동성 간 성접촉에 의한 감염자가 이성 간 성접촉에 의한 감염자보다 많다.

② 합병증보다는 감염 그 자체가 주 사망원인이다.

③ 차별을 막기 위해 익명검사(anonymous testing)를 활용할 수 없다.

④ 항HIV제제 병합요법은 HIV의 전파력을 억제시킬 수 있다.

해설 ④ 칵테일요법 : 세 가지 이상의 치료제를 함께 복용하는 방법으로 바이러스의 수치를 낮춤으로써 면역기능을 회복시키고 기회감염을 예방한다.
② 합병증이 주 사망원인이다.
③ HIV(에이즈) 익명검사 : 본인이 원하는 경우 익명검사가 가능하며 검사번호 또는 가명을 사용하여 검사를 실시하고 이를 통해 결과를 확인할 수 있다.

정답 ④

15. 06. 경기

156 예방접종을 통하여 예방 또는 관리가 가능하여 국가예방접종사업의 대상이 되는 감염병으로 가장 옳은 것은?(법 개정에 따라 문제 수정함)

가. 에볼라출혈열
나. C형 간염
다. 폐렴구균
라. b형 헤모필루스인플루엔자

① 가, 나   ② 가, 다
③ 나, 라   ④ 다, 라

해설 필수예방접종 대상은 디프테리아, 폴리오, 백일해, 홍역, 파상풍, 결핵, B형 간염, 유행성이하선염, 풍진, 수두, 일본뇌염, b형 헤모필루스인플루엔자, 폐렴구균, 인플루엔자, A형 간염, 사람유두종 바이러스감염증, 그 밖에 질병관리청장이 감염병의 예방을 위하여 필요하다고 인정하여 지정하는 감염병(장티푸스, 신증후군출혈열)이다(『감염병의 예방 및 관리에 관한 법률』 제24조 〈개정 2020.8.11〉 [시행 2020.9.12]).

정답 ④

15. 06. 경기

157 자연수동면역에 대한 설명으로 옳은 것은?

① 홍역을 앓고 난 후 획득한 면역
② 홍역백신 접종 후 획득한 면역
③ 신생아가 태반을 통해 어머니로부터 받은 면역
④ 홍역을 앓고 난 다른 개체의 혈청을 주사 맞은 후 획득한 면역

해설 ① 자연능동면역
② 인공능동면역
④ 인공수동면역

정답 ③

15. 08. 전남

158 외래감염병의 예방대책에 대한 설명으로 옳지 않은 것은?

① 외래감염병의 국내 침입을 방지하기 위해 검역을 실시한다.

② 검역대상은 감염병 유행지역에서 입국하는 사람이나 동물 또는 식품 등이다.

③ 격리(감시) 기간은 일반적으로 그 감염병의 최장 잠복기간이다.

④ 최장 잠복기간 이상의 시간을 초과하여 감시해야 한다.

해설 ・ 검역 : 외래감염병, 감염병 유행지역의 입국자에 대하여 감염 의심되는 자의 강제 격리
・ 검역법의 감시기간 : 감염병 최장 잠복기간
・ 검역법의 격리기간 : 감염력이 없어질 때까지
・ 검역대상질환과 검역감시기간 : 콜레라 － 120시간(5일), 페스트 · 황열 － 144시간(6일), 중증급성호흡기증후군
(SARS) － 240시간(10일)

정답 ④

15. 08. 전남

159 만성 감염병으로 묶인 것은?

① 장티푸스, 콜레라, 세균성이질

② 결핵, 한센병, B형 간염

③ A형 간염, 결핵, 말라리아

④ 풍진, 일본뇌염, B형 간염

해설 ・ 만성 감염병 : 결핵, 한센병, B형 간염
・ 급성 감염병 : 장티푸스, 콜레라, 세균성이질, A형 간염, 말라리아, 풍진, 일본뇌염

정답 ②

14. 04. 경북 / 11. 05. 지방직

160 당뇨병을 진단하기 위하여 공복 혈당검사(fasting blood sugar test)의 기준치를 126mg/dL에서 110mg/dL로 낮추었을 때, 민감도와 특이도의 변화는?

① 민감도와 특이도는 증가한다.

② 민감도와 특이도는 변화하지 않는다.

③ 민감도는 감소하고, 특이도는 증가한다.

④ 민감도는 증가하고, 특이도는 감소한다.

해설 진단기준을 낮출 때 의음성은 감소, 의양성은 증가한다. 이는 '민감도는 증가하고 특이도는 감소한다'와 같은 의미이다.

정답 ④

16. 10. 경기 의료기술직 / 14. 04. 경북 / 13. 04. 인천 보건직

161 부모로부터 태반을 통해 태아에게 물려주는 것은?

① 인공능동면역   ② 인공수동면역

③ 자연수동면역   ④ 자연능동면역

해설 ③ 자연수동면역 : 태아가 모체로부터 태반이나 모유수유를 통해서 얻는 면역이다.
    ① 인공능동면역 : 예방접종으로 얻어지는 면역으로 생균백신, 사균백신, 순화독소 등이 해당한다.
    ② 인공수동면역 : 인공제제를 인체 내에 투여하여 얻어지는 면역이다.
    ④ 자연능동면역 : 감염 후 자연적으로 생기는 면역이다.

정답 ③

14. 04. 경북

162 만성질환 희귀병 조사에 적합한 것은?

① 전향성 조사   ② 환자-대조군 조사

③ 기술역학조사   ④ 단면조사

해설 환자-대조군 연구(case-control study)는 질병에 이환된 환자군과 해당 질병이 없는 대조군으로 구분하여 두 군 간에 질병의 원인 또는 위험요인이라고 의심되는 요인이 과거에 노출된 여부를 조사하여 두 군 사이를 비교함으로써 질병 발생과의 원인관계를 규명하는 연구방법이다.

정답 ②

14. 04. 경북

163 중국에서 갑자기 발생한 돌연변이 AI(조류인플루엔자)의 유행 변화는?

① 추세변화　　　　　　　　　　　② 불규칙변화

③ 순환변화　　　　　　　　　　　④ 주기변화

해설　불규칙변화(돌연유행) : 돌발적 유행의 경우를 말하는 것으로서, 외래 감염병의 불시 침입에 기인하는 유행이나 수계
유행 등이 그 예이다.

정답　②

14. 06. 인천

**164 폐암의 원인 중 관련성을 조사하기 위해 코호트 조사를 실시한 결과, 흡연자 500명 중 22명의 폐암
환자가 발생하였고 비흡연자 1,000명 중 4명의 폐암 환자가 발생하였다. 이 인구에서 흡연이 폐암
에 미치는 귀속위험도는?**

① 인구 1,000명당 44명　　　　　　② 인구 1,000명당 40명

③ 인구 1,000명당 18명　　　　　　④ 인구 1,000명당 10명

해설　귀속위험도(기여위험도)=(위험에 폭로된 집단의 발병률)−(비폭로 집단의 발병률)
　　　　　　　　　　　　　　=(22/500)−(4/1,000)=40/1,000

정답　②

14. 06. 인천

**165 동시에 여러 종류의 질병과 발병요인의 관련성을 비교ㆍ조사할 수 있으나 급성 감염병과 같이 유행
기간이 짧은 질병의 경우에는 적용이 어려운 역학조사 방법은?**

① 코호트 연구　　　　　　　　　　② 단면조사 연구

③ 환자−대조군 연구　　　　　　　④ 전향적 조사 연구

해설　단면조사 연구는 일정한 인구집단을 대상으로 특정한 시점이나 일정한 기간 내에 질병을 조사하고 각 질병과 그 인구
집단과의 관련성을 보는 방법으로 상관관계 연구(correlation study)라고도 하고, 대상집단의 특정질병에 대한 유병률
을 알아낼 수 있어 유병률 연구(prevalence study)라고도 한다. 동시에 다른 여러 종류의 질병과 발생요인 간의 관련
성에 대한 결과를 얻을 수 있으나, 급성 감염병 같은 유행기간이 극히 짧은 질병의 조사에는 적합하지 않다.

정답　②

14. 06. 서울

166 인공수동면역에 해당하는 것은?

① 파상풍 항독소 ② BCG 백신
③ 디프테리아 백신 ④ 예방적 항결핵제
⑤ 타미플루

해설 인공수동면역은 인공제재를 인체 내에 투여하여 잠정적으로 질병을 방어할 수 있도록 회복기 혈청, 면역 혈청, 감마글로불린, 항독소 등을 주사하여 항체를 주는 방법이다.

정답 ①

14. 06. 서울

167 대규모 집단에 대한 집단 검진(mass screening) 시 고려해야 하는 사항으로 우선순위가 가장 낮은 것은?

① 대상 질환이 중요한 건강문제여야 한다.
② 질병을 발견하면 치료하거나 악화를 예방할 수 있어야 한다.
③ 비용—효과적이어야 한다.
④ 증상이 나타나기 전까지 어느 정도의 잠복기가 있어야 한다.
⑤ 검진 방법이 지나치게 복잡하지 않아야 한다.

해설 **집단검진의 구비조건**
• 선별해 내려는 상태는 중요한 건강문제이어야 한다.
• 질병이 발견되면 이를 치료할 수 있어야 한다.
• 정확하게 진단을 내리고 치료를 할 수 있는 시설이 있어야 한다.
• 어느 정도의 잠복기 또는 초기증상을 나타내는 시기가 있는 질병이어야 한다.
• 적절한 검사방법이 있어야 한다.
• 대상자들이 검사방법을 받아들여야 한다.
• 질병의 방법 및 진행과정이 알려진 질병이어야 한다.
• 치료를 해야 할 환자로 규정하는 기준이 마련되어 있어야 한다.
• 환자를 발견해서 진단과 치료를 하는 데 쓰이는 경비가 일상적인 의료비에 준해서 부담이 되지 않아야 한다.
• 환자 색출은 계속적으로 이루어져야 하며 한 번으로 끝나서는 안 된다.

정답 ⑤

14. 06. 서울

168 A 집단에서 흡연과 폐암에 관한 코호트 조사를 한 결과 흡연자 200,000명 중 40명의 폐암환자가 발생하였고, 비흡연자 200,000명 중 4명의 폐암환자가 발생하였다면, 이 연구에서 흡연이 폐암에 미치는 상대 위험도는?

① 2

② 4

③ 8

④ 10

⑤ 20

해설 비교(상대) 위험도 = 위험폭로 집단 발병률/비위험폭로 집단 발병률
= (40/200,000)/(4/200,000) = 10

정답 ④

14. 06. 서울

169 다음의 설명은 역학적 연구 방법 중 어디에 속하는가?

> • 연구시작 시점에서 과거의 관찰시점으로 거슬러 가서 관찰시점으로부터 연구시점까지의 기간 동안 조사
> • 질병 발생 원인과 관련이 있으리라고 의심되는 요소를 갖고 있는 사람들과 갖고 있지 않은 사람들을 구분한 후 기록을 통하여 질병 발생을 찾아내는 방법

① 전향적 코호트 연구(prospective cohort study)

② 후향적 코호트 연구(retrospective cohort study)

③ 환자-대조군 연구(case-control study)

④ 단면조사 연구(cross-sectional study)

⑤ 사례군 연구(case series study)

해설 **후향적 코호트 연구(historical, retrospective cohort)**
• 과거 어떤 시점에 폭로요인에 대한 조사(기저조사)가 완료되어야 한다.
• 기저조사에서부터 최근에 이르기까지 연구대상자를 추적해야 한다.
• 상대적으로 저렴하고, 신속한 연구수행이 가능하다(잠복기가 긴 질환의 경우 적절함).
• 종종 교란요인에 대한 정보가 결여되기도 한다.

정답 ②

14. 10. 대전 의료기술직

170 감염병 생성에 의한 연쇄과정으로 옳은 것은?

> 가. 병원소
> 나. 병원체 탈출
> 다. 감수성 숙주의 감염
> 라. 새로운 숙주의 병원체 침입
> 마. 병원체
> 바. 전파

① 가 → 마 → 나 → 다 → 바 → 라
② 가 → 나 → 바 → 마 → 다 → 라
③ 마 → 가 → 나 → 바 → 라 → 다
④ 마 → 나 → 라 → 가 → 바 → 다

해설　**감염병 생성과정**
병원체 → 병원소 → 병원소에서 병원체 탈출 → 전파(환경) → 병원체의 새로운 숙주 내 침입(환경) → 감수성이 있는 숙주(숙주)

정답　③

14. 10. 대전 의료기술직

171 비교위험도에 대한 설명으로 옳은 것은?

① 위험요인에 폭로된 집단의 발생률에 대한 비폭로 집단의 발생률로 나타낸다.
② 비폭로 집단의 발생률에 대한 위험요인에 폭로된 집단의 발생률로 나타낸다.
③ 위험요인에 폭로된 집단의 발생률에서 비폭로 집단의 발생률을 뺀 것으로 나타낸다.
④ 비폭로 집단의 발생률에서 위험요인에 폭로된 집단의 발생률을 뺀 것으로 나타낸다.

해설　비교(상대)위험도는 노출자와 비노출자의 발생률 비교이다.

정답　②

14. 10. 대전 의료기술직

172 역학분석 방법 중 코호트 연구(cohort study)에 대한 설명으로 옳은 것은?

① 비교적 시간과 비용이 적게 든다.

② 동시에 여러 종류의 질병과 발생요인과의 관련성을 조사할 수 있다.

③ 비교위험도와 귀속위험도를 직접 측정할 수 있다.

④ 희귀한 질병을 조사하는 데 적절하다.

해설　① 시간, 비용이 많이 소모된다.
　　　② 단면조사 연구
　　　④ 환자−대조군 연구

정답　③

14. 10. 대전 의료기술직

173 질병 발생의 시간적 변수와 관련하여 옳게 설명하고 있는 것은?

① 추세변화는 질병 발생 양상이 수년을 한 주기로 유행이 반복되는 것이다.

② 주기변화에 속하는 질환에는 장티푸스, 디프테리아, 성홍열 등이 있다.

③ 외래 감염병으로 국내침입 시 돌발적으로 유행하는 질환은 불규칙 변화에 속한다.

④ 여름에 많이 발생하는 수인성 질환, 겨울에 발생하는 호흡기계 감염병은 단기변화에 속한다.

해설　• 추세변화(장기변동, 10년 이상을 주기로) : 감염병의 유행양상이 수십 년에 걸쳐서 발생, 유행하는 양상을 말하는데 장기변화라고도 한다.
　　　• 순환변화(주기적ㆍ단기적 변동, 10년 미만을 주기로) : 수년의 단기간을 주기로 하여 순환적으로 유행을 반복하는 주기적 변화이다.
　　　• 계절적 변화 : 1년을 주기로 하여 계절적으로 반복되는 변화이다.
　　　• 불규칙변화(돌연유행) : 돌발적 유행의 경우를 말하는 것으로서, 외래 감염병의 불시 침입에 기인하는 유행이나 수계 유행 등이 그 예이다.

정답　③

174 세균이 전염시키는 질환은?

① 홍역, 인플루엔자   ② 디프테리아, 발진티푸스

③ 콜레라, 폴리오   ④ 결핵, 장티푸스

해설 **세균성 감염병**

장티푸스, 콜레라, 결핵, 디프테리아, 백일해, 한센병, 세균성이질, 페스트, 파라티푸스, 성홍열, 성병 등

정답 ④

175 말라리아에 관한 설명으로 옳지 않은 것은?

① 돼지가 감염소이다.

② 발육증식형이다.

③ 증상으로 발열, 오한이 있다.

④ 감염된 중국얼룩날개모기로부터 전파된다.

해설 ①은 일본뇌염에 관한 설명이다.

정답 ①

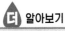 **알아보기**

말라리아(Malaria)

• 발육증식형
• 병원소 : 사람(환자, 보균자)
• 전파 : 중국얼룩날개모기(Anopheles Sinensis)
• 증상 : 말라리아의 3대 증상은 발열(규칙적인 발열이 특징적), 빈혈 및 비장종대이다.

14.06. 인천

176 세균성 감염병으로만 묶인 것은?

① 페스트, 홍역, 백일해   ② 디프테리아, 말라리아, 결핵

③ 발진티푸스, 장티푸스, 파라티푸스   ④ 장티푸스, 콜레라, 디프테리아

해설   세균이 원인이 되어 발생하는 감염병이다.

정답   ④

14.06. 인천

177 우리나라에서 유행하는 말라리아에 대한 설명으로 옳지 않은 것은?

① 양성 삼일열 말라리아이다.

② 잠복기간이 길고 재발성이 있다.

③ 이환 후에는 강한 면역이 형성된다.

④ 제3급 법정 감염병이다.

해설   우리나라의 말라리아는 삼일열 원충(plasmodium vivax) 감염으로 6~12개월의 장잠복기를 보이기도 하는데 국내 삼일열 말라리아가 여기에 속한다. 치료하지 않는 경우, 증상은 1주~1개월간 때로는 그 이상에 걸쳐 계속되고 그 후의 재발은 2~5년간의 주기로 나타난다.

※ 법령의 개정에 따라 '제3군 법정 감염병'이 '제3급 감염병'으로 변경되었다(「감염병의 예방 및 관리에 관한 법률」 제2조 제4호 〈개정 2018.03.27〉 [시행 2020.01.01]).

정답   ③

14. 10. 대전 의료기술직

178 병원체의 특성에 관한 설명으로 옳지 않은 것은?

① 장티푸스, 콜레라, 세균성이질들은 소량으로 감염이 가능하다.

② 병원체가 인체에 침입하여 항체를 생산하는 능력을 항원성이라 한다.

③ 병원체의 감염력은 감염을 성공시키는 데 필요한 병원체의 최소 수로 결정된다.

④ 병원체가 숙주의 체내에 자리 잡고 증식하여 체내에 병적인 이상 현상을 나타내는 것을 감염이라 한다.

해설 ④ 감염은 미생물들이 숙주 내로 침입하여 적당한 기관에 자리를 잡아 균이 증식하는 상태를 말한다.
　① 장티푸스, 콜레라는 10만 이상, 세균성이질은 10~100마리 정도면 감염된다.
　② 생체에 대해서 항체를 산생시키는 작용이 있고 게다가 산생한 항체와 특이적으로 반응하는 성질을 항원성이라고
　　한다.
　③ 감염력(infectivity)이란 병원체가 숙주 또는 숙주의 표적 장기에 침입하여 증식할 수 있도록 하는 능력이다.

정답 ④

14. 10. 대전 의료기술직

179 외래감염병의 예방 대책에 대한 설명으로 옳지 않은 것은?

① 국외 발생 감염병의 국내 유입을 예방하기 위해 검역을 실시하고 있다.

② 검역 감염병의 감시 또는 격리 기간은 그 질환의 최대 잠복기이다.

③ 검역은 승객과 승무원, 화물, 운송수단에 대하여 실시한다.

④ 콜레라, 황열의 감시 또는 격리 기간은 6일을 초과할 수 없다.

해설

목적 (「검역법」 제1조)	이 법은 우리나라로 들어오거나 외국으로 나가는 사람, 운송수단 및 화물을 검역(檢疫)하는 절차와 감염병을 예방하기 위한 조치에 관한 사항을 규정하여 국내외로 감염병이 번지는 것을 방지함으로써 국민의 건강을 유지·보호하는 것을 목적으로 한다. 〈개정 2020.03.04〉 [시행 2021.03.05]
검역조치 (「검역법」 제15조 제1항)	보건복지부장관은 검역감염병 유입과 전파를 차단하기 위하여 검역감염병에 감염되었거나 감염된 것으로 의심되는 사람, 검역감염병 병원체에 오염되었거나 오염된 것으로 의심되거나 감염병 매개체가 서식하는 것으로 의심되는 운송수단이나 화물에 대하여 다음 각 호의 전부 또는 일부의 조치를 할 수 있다. 〈개정 2020.03.04〉 [시행 2021.03.05]
검역감염병 환자 등의 격리 (「검역법」 제16조 제4항)	검역감염병 환자 등의 격리 기간은 검역감염병 환자 등의 감염력이 없어질 때까지로 하고, 격리기간이 지나면 즉시 해제하여야 한다. 〈개정 2020.03.04〉 [시행 2021.03.05]
검역감염병 접촉자에 대한 감시 등 (「검역법」 제17조 제3항)	감시 또는 격리 기간은 보건복지부령으로 정하는 해당 검역감염병의 최대 잠복기간을 초과할 수 없다. 〈개정 2020.03.04〉 [시행 2021.03.05] 1.~6. 삭제 〈2020.03.04〉

정답 ④

14. 10. 대전 의료기술직

180 결핵에 대한 설명으로 옳지 않은 것은?

① 병원체는 Mycobacterium Tuberculosis로 호기성균이며 열과 빛에 약하다.

② 병변이 상당히 진행될 때까지 뚜렷한 증세가 없으며 증세가 있어도 비특이적이다.

③ 폐결핵은 기침이나 재채기, 신장결핵은 소변, 장결핵은 분변으로 병원체가 탈출한다.

④ 집단검진은 성인의 경우 투베르쿨린검사 − X−ray 간접촬영 − X−ray 직접촬영 − 객담검사 순이다.

해설 집단검진은 흉부 X−ray 간접촬영을 많이 이용한다.

정답 ④

13. 04. 인천 보건직

181 결핵예방접종 후 투베르쿨린 검사 시에 경결의 크기를 10mm에서 9mm로 하향 조정했다면 특이성과 민감도는 어떻게 변화했는가?

① 특이성은 감소하고 민감도는 증가했다.

② 민감도만 증가했다.

③ 특이성은 증가하고 민감도는 감소했다.

④ 특이성과 민감도가 함께 증가했다.

해설 투베르쿨린 피부 반응검사에서 10mm 이상인 경우는 양성으로 판독된다.
• 특이성 : 환자가 아닌 사람을 환자가 아닌 사람으로 판정하는 능력(집단검사)
• 민감도(감수성, sensitivity) : 실제 병이 있는 사람(환자)을 측정도구가 환자로 판정하는 능력(집단검사)

정답 ①

13. 04. 서울

182 상습 음주자에게 췌장암이 발병했다면 다음 중 그 췌장암의 대조군으로 적당한 질환과 원인은?

① 담배 – 폐암

② 고혈압 – 당뇨병

③ 세균 – 급성기관지염

④ 고염식 – 동맥경화

⑤ 고령 – 대사증후군

해설 췌장암의 원인은 아직까지 명확하게 밝혀지지 않았으며, 다른 암에 비해 암 발생의 원인으로 작용하는 암 전 단계의 병변 역시 뚜렷하지 않다. 췌장암이 발생하기 쉬운 요인에는 45세 이상의 연령, 흡연 경력, 두경부나 폐 및 방광암의 과거력, 오래된 당뇨병, 지방이 많은 음식 섭취 등이 있으며, 최근에는 만성 췌장염 및 일부 유전질환에서 췌장암 발생률이 증가한다고 알려져 있다. 이의 통제집단(control group)은 인과관계가 명확한 질환이다.

정답 ①

13. 09. 서울 의료기술직

183 질병의 발생기전을 병인, 숙주, 환경의 상호작용으로 설명할 때, 다음 중 숙주요인에 해당하는 것은?

① 바이러스, 세균, 스트레스

② 기온, 소금, 공기

③ 보건의료체계, 의료서비스

④ 성, 연령, 생활습관

⑤ 화학약품, 환경오염물질

해설 숙주요인 : 내적 요인, 숙주의 생물학적 요인, 건강상태, 면역상태, 보건행태
① · ⑤ 병인요인
② · ③ 환경요인

정답 ④

13. 09. 서울 의료기술직

184 코호트 연구 결과 비교위험도가 1.0이라면 이는 무엇을 의미하는가?

① 특정요인노출과 질병 발생과의 연관성이 없다.

② 특정요인노출이 질병의 위험도를 증가시킨다.

③ 특정요인노출이 질병 발생에 기여한 부분이 100%이다.

④ 특정요인이 질병 발생 위험도를 감소시킨다.

⑤ 특정요인을 제거할 경우 질병을 100% 예방할 수 있다.

해설 • RR>1 : 위험요인에 대한 노출이 질병 발생의 원인일 가능성이 높고, 이를 통계적으로 보면 위험요인에 대한 노출과 질병 발생은 양의 상관관계를 가진다고 볼 수 있다.
• RR=1 : 위험요인에 대한 노출이 질병 발생과 연관이 없음을 뜻한다.
• RR<1 : 위험요인에 대한 노출이 질병의 예방효과를 가져온다고 볼 수 있고, 이를 통계적으로 보면 위험요인에 대한 노출과 질병 발생은 음의 상관관계를 가진다고 볼 수 있다.

정답 ①

13. 09. 서울 의료기술직

185 역학적 연구방법에 대한 설명으로 옳은 것은?

① 단면 연구는 일정 기간 동안 대상집단을 추적 조사하는 것이다.

② 환자대조군 연구는 두 군을 대상으로 개입, 지속하는 연구이다.

③ 동일한 특성을 가진 집단을 대상으로 노출요인을 조사하고 결과의 요인을 추적하는 것이 코호트 연구이다.

④ 단면 연구와 환자-대조군 연구는 상대 위험도를 추정할 수 있다.

⑤ 생태학적인 연구는 집단보다는 개인을 대상으로 질병의 원인을 분석하는 연구이다.

해설 ① 코호트 조사에 대한 설명이다.
② 과거의 위험요인으로부터 조사하는 것이다(개입 불가).
④ 상대 위험도는 코호트 연구만 가능하다.
⑤ 개인보다는 집단을 연구한다.

정답 ③

13. 04. 서울

186 파상풍을 앓고 난 후 어떤 면역이 생겼는가?

① 자연능동면역   ② 자연수동면역

③ 인공능동면역   ④ 인공수동면역

⑤ 선천면역

해설 자연능동면역은 질병 이환 후 획득된 능동면역을 의미한다.

정답 ①

13. 09. 서울 의료기술직

187 진단검사법의 타당도 지표에 대한 설명으로 옳은 것은?

① 특이도는 질병이 없는 사람이 검사결과가 양성으로 나타날 확률이다.

② 민감도는 질병이 있는 환자의 검사결과가 양성으로 나타날 확률이다.

③ 위음성률은 질병이 없는 사람이 검사결과가 양성으로 나타날 확률이다.

④ 위양성률은 질병이 있는 사람이 검사결과가 음성으로 나타날 확률이다.

⑤ 이상적인 검사법은 민감도와 특이도가 모두 낮은 것이다.

해설 ① 특이도는 질병이 없는 사람이 음성으로 나타날 확률이다.
③ 위음성률은 질병이 있는 사람이 음성으로 나타날 확률이다.
④ 위양성률은 질병이 없는 사람이 양성으로 나타날 확률이다.
⑤ 이상적인 검사법은 민감도와 특이도가 모두 높아야 한다.

정답 ②

13. 04. 인천 보건직

188 디프테리아에 관한 설명으로 맞지 않은 것은?

① 균체외독소를 생산한다.

② 항독소(anti-toxin) 치료를 한다.

③ 예방은 약독생균백신을 사용한다.

④ 한 번 앓고 난 후 영구면역이 된다.

해설 독소가 항독소를 발생하는 힘, 즉 항원성은 미리 독소에 포르말린을 가하여 무독하게 하여도 그 항원성은 거의 변화하지 않는다. 이것이 톡소이드이며, 독소가 톡소이드로 변했다고 생각하여 변성독소라고 한다. 이 무독화한 독소를 주사하여 디프테리아의 예방이나 치료에 사용한다.

정답 ③

13. 04. 서울

189 다음 중 예방 주사 중 사균백신으로 접종하는 것은?

① 홍역, 장티푸스

② 결핵, 탄저병

③ 콜레라, 백일해

④ 일본뇌염, 광견병

⑤ 디프테리아, 파상풍

해설 • 사균백신 : 장티푸스, 파라티푸스, 콜레라, 백일해, 일본뇌염, 폴리오, A · B형 간염
 • 생균백신 : 두창, 탄저, 광견병, 결핵, 폴리오, 홍역, 수두, 황열
 • 변이독소(toxoid) : 디프테리아, 파상풍

정답 ③

13. 08. 인천

190 감염병의 일반적인 예방대책으로 옳지 않은 것은?

① 병원소 제거

② 감염경로의 차단

③ 숙주의 면역증강

④ 환자 발견 및 치료

해설 환자 발견 및 치료는 예방대책이 아닌 감염 후 대책이다.

정답 ④

13. 08. 인천

191 **생균을 예방접종 약으로 이용하는 질병들을 묶은 것으로 옳은 것은?**

① 결핵, 홍역   ② 백일해, 볼거리

③ 장티푸스, 홍역   ④ 디프테리아, 콜레라

해설   생균백신 : 두창, 탄저, 광견병, 결핵, 폴리오, 홍역, 수두, 황열

정답 ①

13. 08. 인천

192 **병원소가 되는 동물과 감염병이 옳게 연결된 것은?**

① 소 – 일본뇌염, 탄저, 파상열, 살모넬라증

② 돼지 – 렙토스피라증, 살모넬라증, 탄저

③ 양 – Q열, 탄저, 파상열

④ 개 – 탄저, 살모넬라증, 톡소플라즈마증

해설   • 탄저 : 주로 소, 말, 양 등 초식동물에 의해 발병
       • 일본뇌염 : 돼지, 작은빨간집모기를 통해 감염
       • 톡소플라즈마 : 감염된 생고기, 우유, 날달걀을 먹거나 곤충에 의해 오염된 음식이나 고양이 또는 그 배설물을 통해
         서 감염
       • 렙토스피라 : 가축이나 야생 동물의 소변으로 전파되며, 감염된 동물(주로 쥐)의 소변이나 조직으로 오염된 하천이
         나 호수를 여러 명이 함께 이용할 때 집단 발생
       • Q열 : 개, 고양이 등의 애완동물이나 소, 산양 등의 가축에서 감염
       • 파상열(브루셀라) : 소, 돼지, 산양, 개, 닭 등에 의해 감염
       • 살모넬라증 : 닭 등 가축에 의해 감염

정답 ③

13. 09. 서울 의료기술직

193 후천면역에 대한 설명 중 옳은 것을 고르시오.

> 가. 각종 질병에 이환된 후 형성되는 면역은 자연능동면역이다.
> 나. 예방접종에 의해 형성되는 면역은 수동면역이다.
> 다. 모체로부터 태반이나 수유를 통해 얻게 되는 면역은 자연수동면역이다.
> 라. 능동면역이 수동면역에 비해 면역효력이 빨리 나타나고 효력지속시간은 짧은 것이 특징이다.

① 가, 나   ② 가, 다
③ 가, 나, 라   ④ 나, 다, 라
⑤ 가, 나, 다, 라

해설   나 : 인공능동면역
라 : 수동면역이 효과가 빠르고 지속력이 짧다.

정답 ②

01 **다음의 보기와 같은 감염 특성을 보이는 절족동물매개 감염병은 어느 것인가?**

┤ 보기 ├

- 병원소 – 들쥐 및 털진드기
- 잠복기 – 대략 10일
- 전파 – 감염된 들쥐에 털진드기가 매개하여 병원체를 사람에게 전파

① 페스트

② 유행성이하선염

③ 쯔쯔가무시증

④ 말라리아

해설 **쯔쯔가무시(Scrub Typhus)**
- 잠복기는 보통 10~12일 정도이다.
- 잠복기가 지나면 발열, 발한, 두통, 결막충혈, 림프절 종대(커진 상태, 비대)의 증상이 나타난다.
- 발열이 시작되고 1주일 정도 지나면 암적색의 반점상 구진이 몸통에서 나타나 사지로 퍼져 나가며 수일 내에 사라진다.
- 감염자의 대부분은 피부에 특징적인 가피(딱지)가 생기며, 구역, 구토, 설사 등의 위장관계 증상이 동반될 수 있다.

정답 ③

02 **매개물에 의한 기생충 분류와 그 예시를 잘못 짝지은 것은?**

① 토양매개성 기생충 – 회충, 편충, 십이지장충

② 어패류매개성 기생충 – 간흡충, 폐흡충, 요코가와흡충

③ 모기매개성 기생충 – 말라리아원충

④ 물·채소매개성 기생충 – 유구조충, 선모충

해설 　㉠ 채소류를 통하여 감염 : 회충, 십이지장충(구충), 동양모양선충, 요충, 편충, 유구낭충, 이질아메바, 람블편모충 등
　　　㉡ 육류를 통하여 감염
　　　　• 무구조충(민촌충) – 쇠고기
　　　　• 유구조충(갈고리촌충), 선모충 – 돼지고기
　　　㉢ 어패류 및 게를 통하여 감염
　　　　• 간디스토마(간흡충) : 제1중간숙주(왜우렁이) → 제2중간숙주(담수어 – 잉어, 붕어)
　　　　• 폐디스토마(폐흡충) : 제1중간숙주(다슬기) → 제2중간숙주(게, 가재)
　　　　• 광절열두조충(긴촌충) : 제1중간숙주(물벼룩) → 제2중간숙주(담수어 – 어류, 반해수어 – 연어, 송어, 농어)
　　　　• 요코가와흡충 : 제1중간숙주(다슬기) → 제2중간숙주(담수어 – 은어, 숭어)
　　　　• 아니사키스충 : 제1중간숙주(갑각류) → 제2중간숙주(바다생선 – 오징어, 낙지, 조기, 대구, 청어, 고등어)

정답 ④

---

22. 02. 세종시 공중보건 9급

03 어패류가 매개체인 기생충은?

① 회충

② 무구조충

③ 십이지장충

④ 요코가와흡충

해설 **어패류 및 게를 통하여 감염**
　　① 간디스토마(간흡충) : 제1중간숙주(왜우렁이) → 제2중간숙주(담수어–잉어, 붕어)
　　② 폐디스토마(폐흡충) : 제1중간숙주(다슬기) → 제2중간숙주(게, 가재)
　　③ 광절열두조충(긴촌충) : 제1중간숙주(물벼룩) → 제2중간숙주(담수어–어류, 반해수어–연어, 송어, 농어)
　　④ 요코가와흡충 : 제1중간숙주(다슬기) → 제2중간숙주(담수어–은어, 숭어)
　　⑤ 아니사키스충 : 제1중간숙주(갑각류) → 제2중간숙주(바다생선–오징어, 낙지, 조기, 대구, 청어, 고등어)

정답 ④

21. 07. 전남 보건직 공중보건 A형

04 다음 〈보기〉의 내용에 해당하는 기생충은?

┤ 보 기 ├

• 어른보다 어린이에게 많이 감염
• 경구 침입 후 항문 소양증 증상
• 항문 주위에 산란
• 테이프 감별법

① 회충   ② 요충
③ 편충   ④ 십이지장충

해설 요충감염의 특이한 증상으로는 야간에 항문 주위에서 산란을 하여 생기는 소양감이 있으며, 심하게 긁게 되면 습진과
      염증을 일으킨다. 음경발기, 정액루, 백대하가 나오며, 특히 어린이들은 신경과민 · 불면증 · 악몽 · 야뇨증 등이 나타나
      기도 한다.

정답 ②

20. 05. 경기 보건연구사 보건학

05 소독방법 중 가열처리법에 해당하는 것은?

① 세균여과법
② 초음파멸균법
③ 자외선멸균법
④ 유통증기멸균법

해설 **유통증기(간헐)멸균법**
      유통증기(100℃)를 30~60분간 가열하는 방법으로, 아포를 멸살시키기 위해 간헐 멸균한다(Koch 솥 사용). 24시간마
      다 15~30분간씩 3회 실시한다.

정답 ④

20. 07. 전남 보건직 환경보건 C형

06 다음 내용에 해당하는 화학적 소독제는?

- 주로 3% 수용액을 사용한다.
- 손, 오물, 객담 등을 소독하는데 주로 사용된다.
- 바이러스에는 소독 효과가 적으나 세균소독에는 효과가 좋다.
- 피부자극성이 없고 유기물이 있어도 소독력이 약화되지 않으나 냄새가 강하다.

① 생석회   ② 크레졸

③ 석탄산   ④ 머큐로크롬

해설 **크레졸(Cresol, Methyl Phenol)**
- 크레졸은 바이러스에는 소독효과가 적으나 세균소독에는 효과가 크며, 피부자극성이 없고 유기물이 있어도 소독력이 약화되지 않는 장점이 있으나 냄새가 강한 단점이 있다.
- 크레졸비누액 3%는 손, 배설물, 화장실 등의 소독에 이용한다.
- 난용성으로 독성이 약하지만 살균력은 석탄산의 2배 정도이다.

정답 ②

20. 08. 환경부 환경직 9급 환경보건

07 유기인계 살충제에 대한 설명으로 옳지 않은 것은?

① 파라티온, 말라티온, 디아지논이 대표적인 물질이다.
② 이 물질에 노출된 곤충은 경련, 쇠약, 마비를 일으킨다.
③ 대표적인 신경계 독성물질이다.
④ 위장관, 호흡계, 심혈관계 등에 영향을 준다.
⑤ 유기염소계 살충제 보다 만성독성의 잠재성이 크다.

해설 유기인계 살충제는 유기염소계 살충제보다 잔류성이 낮아 만성독성의 우려가 없다.

정답 ⑤

20. 08. 환경부 환경직 9급 환경보건

08 열에 의한 멸균법 중 습열멸균법으로 옳지 않은 것은?

① 화염멸균법   ② 자비멸균법

③ 고압증기멸균법   ④ 유통증기멸균법

⑤ 초고온순간멸균법

해설 **열처리법의 종류**

화염멸균, 건열멸균(드라이 오븐), 습열멸균(자비멸균, 고압증기멸균, 유통증기멸균, 저온멸균, 초고온순간멸균)

정답 ①

20.10. 서울 환경 공개

09 소독제의 구비조건에 해당하지 않는 것은?

① 침투력이 강할 것

② 안정성과 표백성이 있을 것

③ 높은 석탄산 계수를 가질 것

④ 가격이 저렴하고 구입이 용이할 것

해설 표백성은 소독제의 구비조건이 아니다.

정답 ②

20.10. 서울 환경 공개

10 식품매개성 기생충질환과 그 매개체를 옳게 짝지은 것은?

① 간흡충증 – 해수어류

② 무구조충증 – 소

③ 아니사키스증 – 채소류

④ 회충증 – 담수어류

해설 간흡충 – 담수어, 아니사키스 – 해수어, 회충 – 채소

정답 ②

20. 12. 광주 보건 9급 공중보건

11 고압증기멸균법에서 압력과 처리시간과의 관계로 옳은 것은?

① 10Lbs(115.5℃) 10분

② 15Lbs(121.5℃) 20분

③ 20Lbs(126.5℃) 30분

④ 30Lbs 40분

해설 **고압증기멸균법(Steam Sterilization Under Pressure)**
- 고온 · 고압을 이용해 습열이 침투되어 모든 균과 미생물을 사멸시킨다.
- 짧은 시간에 많은 양의 기구를 정확한 온도조절로 확실하게 멸균시킬 수 있다. 그러나 이용할 수 있는 기구나 재료가 한정되며 예리한 기구의 날을 상하게 할 수 있고 금속기구가 부식될 수 있다.
- 아포형성균의 멸균에 가장 좋은 방법이다.
- 의류, 초자기구, 방포, 용액 등에 이용한다.
- 고압증기멸균기(Autoclave)를 사용할 경우 → 15Lbs, 121.5℃에서 15분간 처리

정답 ②

19. 10. 서울시 제3회 경력경쟁 고졸

12 민물고기 생식을 통해 감염되는 기생충은?

① 회충 ② 요충

③ 간흡충 ④ 무구조충

해설 ㉠ 채소류를 통하여 감염 : 회충, 십이지장충(구충), 동양모양선충, 요충, 편충, 유구낭충, 이질아메바, 람블편모충 등
㉡ 육류를 통하여 감염
- 무구조충(민촌충) – 쇠고기
- 유구조충(갈고리촌충), 선모충 – 돼지고기
㉢ 어패류 및 게를 통하여 감염
- 간디스토마(간흡충) : 제1중간숙주(왜우렁이) → 제2중간숙주(담수어 – 잉어, 붕어)
- 폐디스토마(폐흡충) : 제1중간숙주(다슬기) → 제2중간숙주(게, 가재)
- 광절열두조충(긴촌충) : 제1중간숙주(물벼룩) → 제2중간숙주(담수어 – 어류, 반해수어 – 연어, 송어, 농어)
- 요코가와흡충 : 제1중간숙주(다슬기) → 제2중간숙주(담수어 – 은어, 숭어)
- 아니사키스충 : 제1중간숙주(갑각류) → 제2중간숙주(바다생선 – 오징어, 낙지, 조기, 대구, 청어, 고등어)

정답 ③

19. 04. 해양경찰 환경보건

13 다음 중 소독법에 관한 설명으로 가장 옳지 <u>않은</u> 것은?

① 자비소독법이란 식기 및 도마, 주사기, 의류, 도자기 등을 끓는 물에서 15~20분간 소독하는 방법이다.

② 고압증기멸균법이란 Autoclave에서 121℃, 15Lb, 20분간 증기로 소독하는 방법이다.

③ 저온소독법이란 53~55℃, 20분간 소독하는 방법이다.

④ 고온단시간 살균법이란 71~75℃, 15초간 소독하는 방법이다.

해설   **저온멸균법(Low Heat Sterilization)**
- 63℃에서 30분간 또는 75℃에서 15~30분간 소독하는 방법이다.
- 아포를 형성하지 않는 결핵균, 살모넬라균, 소유산균(Brucella) 등의 멸균을 위해서 사용되는 방법이다.
- 아이스크림 원료는 80℃에서 30분간, 건조과일은 72℃에서 30분간, 포도주는 55℃에서 10분간, 우유는 63℃에서 30분간 소독(영양손실 방지를 위한 우유 소독살균법)한다.
- 파스퇴르에 의해 고안된 멸균법이다.

정답   ③

19. 04. 해양경찰 환경보건

14 생물학적 전파에 대한 설명으로 가장 옳지 <u>않은</u> 것은?

① 병원체가 알을 경유하여 대대로 질병을 일으키는 것을 경란형 전파라 하며, 감염병으로 발진열, 재귀열 등이 있다.

② 병원체가 곤충의 체내에서 수적 변화는 없고 단지 발육만 한 다음 다른 사람에게 전파되는 것을 발육형 전파라 하며, 감염병으로 사상충병, 로아사상충 등이 있다.

③ 병원체가 곤충의 체내에서 발육과 증식을 해서 다른 사람에게 전파하는 것을 발육증식형 전파라 하고, 감염병으로 말라리아, 수면병 등이 있다.

④ 병원체가 곤충의 체내에서 수적 증식만 한 다음 다른 사람을 공격(흡혈)할 때 전파되는 것을 증식형 전파라 하며, 감염병으로 흑사병, 황열, 일본뇌염 등이 있다.

해설   **생물학적 전파**
- 증식형 : 곤충 체내 수적 증식[페스트, 뇌염, 황열, 뎅기열(모기), 유행성재귀열(이), 발진열(벼룩)]
- 발육형 : 곤충 체내 발육만 함[숙주에 의하여 감염, 사상충병(모기), 로아사상충(등에)]
- 발육증식형 : 곤충 체내 증식과 발육[말라리아(모기), 수면병(체체파리), 텍사스우열(진드기)]
- 경란형 : 병원체가 난소에서 증식 전파[록키산 홍반열(진드기), 양충병, 진드기매개재귀열]
- 배설형 : 곤충의 배설물에 의한 전파[발진티푸스(이), 발진열, 흑사병(벼룩)]

정답   ①

19. 04. 경북 경력경쟁 연구사 보건학

15 생물학적 전파 양식에 대한 설명으로 옳은 것은?

① 증식형 전파 : 수면병 – 체체파리

② 발육형 전파 : 로아사상충증 – 흡혈성 등에

③ 발육증식형 전파 : 록키산홍반열 – 진드기

④ 경란형 전파 : 뎅기열 – 모기

해설
- 증식형 : 곤충 체내 수적 증식[페스트, 뇌염, 황열, 뎅기열(모기), 유행성재귀열(이), 발진열(벼룩)]
- 발육형 : 곤충 체내 발육만 함[숙주에 의하여 감염, 사상충병(모기), 로아사상충(등에)]
- 발육증식형 : 곤충 체내 증식과 발육[말라리아(모기), 수면병(체체파리), 텍사스우열(진드기)]
- 경란형 : 병원체가 난소에서 증식 전파[록키산 홍반열(진드기), 양충병, 진드기매개재귀열]
- 배설형 : 곤충의 배설물에 의한 전파[발진티푸스(이), 발진열, 흑사병(벼룩)]

정답 ②

18. 10. 서울시 경력경쟁 환경위생학(연구사)

16 살충제에 대한 설명으로 가장 옳지 않은 것은?

① 유기염소계 살충제는 화학적으로 지나치게 안정되어 분해가 더디고 생체축적성, 해충의 저항성 형성 등의 문제가 있으며, 종류로는 BHC, 디엘드린, 클로르단, 알드린 등이 있다.

② 유기인제 살충제는 유기염소계 살충제에 비해 휘발성이 강하고 잔류효과가 적기 때문에 많이 사용되며, 종류로는 말라티온, 파라치온, DDT, EPN 등이 있다.

③ 카바메이트계 살충제는 카바메이트산 에스터 및 염으로 된 농약의 총칭으로 신경계를 마비시키며, 종류로는 Propoxur, Sevin, Dimethan, Piralan 등이 있다.

④ 피레트로이드계 살충제는 식물성 살충제로 인체독성은 적으며, 종류로는 Decamethrin, Tetramethrin, S-biolline, Resmethrin 등이 있다.

해설

구분	특징	종류
유기염소계 살충제	• 중추 또는 말초신경계를 직접 공격 • 척추동물에 대한 독성이 낮음 • 살충력이 높음 • 생물 체내에 축척됨 • 토양 및 수질 등 환경오염 문제를 야기해 전면 금지되었음	• DDT : 장기간 분해되지 않아 환경오염 초래 • Dieldrin : 살충력이 DDT보다 더 높다. • HCH : 감마이성체가 살충력이 가장 높다. • Aldrin, Chlordane, Heptachlor, Endrin
유기인계 살충제	• 아세틸콜린에스터라아제(Ach. E)라는 효소를 억제하는 살충제이므로 중독시 이 효소를 검사함 • Ach. E 억제 → 신경계 혼돈 → 근육마비 → 치사 • 유기염소계보다 휘발성이 강해 잔효기간(잔류기간)이 짧음 • 유기염소계보다 안정성이 약함 • 가수분해가 쉽고, 알칼리성 물질에 쉽게 분해됨 • 환경오염 문제를 초래하지 않음	• Fenthion : 모기유충 구제에 효과적이며 휘발성이 낮아 잔효기간이 비교적 긺. 가금류에 독성이 높음 • Parathion : 포유동물에 독성이 가장 높고 지정된 사람의 감독하에 사용하여야 함 • Azamethiphos : 파리, 모기방제, 속효성, 잔류성이 있음 • Chlorpyrifos : 가정의 해충방제에 사용 • Dichlorvos(DDVP) : 훈증제, 경피독성이 높아 중독위험 주의 • Dimethoate : 집파리성충 방제에 사용 • EPN : 과수해충 방제에 사용 • Malathion : 포유동물에 독성이 낮고 공중살포에 적합 • Naled : 훈증제, 모기 · 파리 · 깔다구방제
카바메이트계 살충제	• 유기인계와 독성작용은 비슷하나 인체중독 위험성은 훨씬 작음 • Ach. E와 결합해 아세틸콜린 과다를 초래하여 신경기능을 마비시킴	• Aldicarb : 농업해충 방제용, 공중살포 금지, 인체독성이 높아 피부접촉 금지 • Propoxur : 속효성, 잔류성이 있고, 해충 전반에 걸쳐 방제효과가 있음 • Bendiocarb : 기어다니는 해충방제와 잔류분무용으로 사용 • Cavaryl : 가장 널리 사용
효력증강제 (협력제)	자체로는 살충력이 없지만 살충제와 혼합하여 사용하면 효능이 증강됨	Piperonyl Butoxide, Sesamin, DMC
피레트로이드계 살충제	• 독성작용 : 중추신경절 공격 • 인축에 저독성인 반면, 강력한 살충력을 지님 • 현재 사용되는 살충제 중 방역용으로 가장 적합함 • 속효성이 있고, 잔류성이 없어 실내공간 살포용으로 적합함	• Pyrethrin : 식품에서 추출, 속효성 있음, 포유류에 저독성으로 널리 사용 • 합성 피레트로이드계 : 살충력 높음, 포유류에 저독성
기피제	• 살충력은 없으나 곤충이 싫어하고 기피하는 화학물질 • 곤충의 접근, 공격, 침입 등을 방비	Benzyl Benzoate, DMP

정답 ②

18. 10. 서울시 경력경쟁 환경위생학(연구사)

17 소독법에 대한 설명으로 가장 옳은 것은?

① 자비멸균법은 건열멸균법으로 각종 식기류, 도자기류, 주사기, 의류 등에 이용된다.

② 소독법의 강도는 멸균<소독<방부의 순서이다.

③ 자외선 멸균법은 260nm 부근의 자외선을 이용하여 주로 무균실, 수술실 및 제약실에서 사용된다.

④ 고압증기멸균법은 주로 포자를 형성하지 않는 세균의 멸균을 위해서 사용되며, 부패 방지 등이 목적이다.

해설 ① 자비멸균법은 습열멸균법이다.
② 소독법의 강도는 멸균>소독>방부의 순서이다.
④ autoclave는 포자까지 멸균한다.

정답 ③

18. 10. 서울시 경력경쟁 환경위생학(연구사)

18 위생곤충의 종류와 관련 질병을 짝지은 것으로 가장 옳지 <u>않은</u> 것은?

① Sandfly – Leishmania tropica, L. donovani

② Hypoderma bovis – myiasis

③ Aedes togoi – Brugia malayi

④ Culex tritaenior – malaria

해설 ④ 작은빨간집모기(Culex tritaeniorhynchus)는 일본뇌염의 매개 모기이다.
① 샌드플라이(Sandfly Sandfly)는 리슈만편모충증을 매개하는 곤충이다.
② 파리목 쇠파리과에 속하는 파리나 그 중의 한 종인 Hypoderma bovis의 구더기증(myiasis)이다.
③ 토고숲모기는 야산이 가까운 곳에 주로 서식하며 말레이사상충을 유발한다.

정답 ④

18. 10. 서울시 경력경쟁 의료기술직 9급

19 이학적(물리적) 소독법에 해당하는 것들로 옳게 짝지은 것은?

① 초음파살균법 - 오존살균법

② 화염멸균법 - 석탄산살균법

③ 방사선살균법 - 오존살균법

④ 화염멸균법 - 초음파살균법

해설 **이학적 소독법(물리적 멸균법)**

ⓐ 초음파가열살균법 : 100~200만cycle 초음파를 이용하여 균체를 파괴함으로써 식품의 비타민 파괴를 막고 식품의 변색을 저하시킨다.

ⓑ 열처리법 : 열에 의한 멸균법에는 건열멸균과 습열멸균이 있다. 멸균효과는 습열이 건열보다 우수한 것으로 밝혀졌다.

ⓒ 화염멸균법(Flame Sterilization) : 멸균하려는 물체나 물품을 직접 불꽃 속에 접촉시켜 표면의 미생물을 멸균시키는 방법으로, 알코올램프나 가스버너 등을 사용하여 백금이(白金耳, loop), 유리막대, 도자기류, 금속류 등의 소독에 이용한다.

정답 ④

 알아보기

소독

ⓐ 이학적 소독법(물리적 멸균법)
- 열처리법 : 건열멸균법(화염멸균법, 건열멸균법), 습열멸균법(자비소독법, 고압증기멸균법, 유통증기(간헐)멸균법, 저온소독법, 초고온순간멸균법)
- 무가열 멸균법(자외선멸균법, 초음파멸균법, 전류 및 방사선 이용방법 등

ⓑ 화학적 소독법 : 계면활성제, 할로겐 및 그 화합물, 알코올류, 가스상으로 작용하는 약품 등 소독약을 사용하여 살균하는 방법

18. 06. 전남 보건직

20 항문 주위에 충란 산란으로 심한 소양감을 발하며 테이프 분석으로 검사할 수 있는 기생충 질환은?

① 요충

② 간흡충증

③ 유구조충증

④ 아니사키스증

해설 Scotch tape swab 방법은 투명 테이프의 끈적끈적한 면에 항문 주위의 충란을 붙여 현미경으로 관찰하는 방법이다. 요충 감염의 특이한 증상은 야간에 항문 주위에서 산란을 함으로 생기는 소양감이고, 심하게 긁게 되면 습진과 염증을 일으킨다. 음경발기, 정액루, 백대하가 나오며, 특히 어린이들은 신경과민 · 불면증 · 악몽 · 야뇨증 등이 나타나기도 한다.

요충의 예방법

ⓐ 회충의 예방법을 준용한다.

ⓑ 요충도 집단감염이 잘 되므로 치료와 예방은 가족 전체를 대상으로 한다.

ⓒ 환자의 내의는 삶고, 침구 등은 일광소독을 한다.

ⓓ 연고를 사용한 후 항상 손을 깨끗이 씻고 손톱을 짧게 자른다.

ⓔ 가려움증이 있을 때는 항상 옷 위에서 긁는다.

ⓕ 어린이의 경우 꼭 끼는 팬티를 입힌다.

정답 ①

21 화학적 소독법 중 소독약의 이상적인 조건에 해당되지 <u>않는</u> 것은?

① 강한 살균력을 가져야 한다.

② 용해성이 높아야 한다.

③ 침투력이 강해야 한다.

④ 방취력이 없어야 한다.

해설 **소독약의 이상적 조건**
• 물품의 부식성 · 표백성이 없을 것, 즉 소독대상물에 변화를 주지 않을 것
• 저렴하고 구입이 용이할 것
• 사용법이 간편할 것
• 살균력이 강할 것
• 인축에 무해 · 무독할 것
• 안정성 · 용해성이 높고 침투력이 강할 것
• 석탄산계수가 높을 것(높은 살균력)
• 식품에 사용한 후에도 수세가 가능할 것

정답 ④

22 다음 중 소독의 정의로 맞는 것은?

① 미생물의 영양형을 사멸시킬 수 있으나 아포는 파괴할 수 없다

② 미생물에 물리적, 화학적 자극을 가하여 단시간에 멸살시키는 작용이다.

③ 병원성 미생물의 발원과 그 작용을 제거 또는 정지시키는 조작이다.

④ 포자 형성균을 포함한 모든 미생물을 사멸시키는 방법이다.

해설 ㉠ 소독(Disinfection) : 물리적 · 화학적 방법으로 병원 미생물을 파괴 또는 멸살시켜 감염력이나 증식력을 없애는 조
      작이다. 미생물의 영양형을 사멸시킬 수 있으나 아포를 파괴할 수 없는 것도 소독에 속한다.
      → 포자형성균을 제외한 모든 병원성 미생물 사멸
    ㉡ 멸균(Sterilization) : 소독과는 달리 강한 살균력을 작용시켜 모든 미생물의 영양형이나 아포까지도 멸살 또는 파괴
      시키는 조작이다. 멸균은 소독을 내포하나 소독은 멸균을 의미하지 않는다.
      → 포자형성균을 포함한 모든 미생물을 사멸
    ㉢ 살균(Bactericide) : 미생물에 물리적 · 화학적 자극을 가하여 이를 단시간에 멸살시키는 작용이나, 멸균만큼 완전하
      지는 않다.
    ㉣ 방부(Bacteriostatic) : 병원성 미생물의 발육과 그 작용을 제거 내지 정지시켜 음식물 등의 부패(Putrefaction) 및 발
      효(Fermentation)를 방지하는 조작으로, 방부가 소독이 될 수는 없으나 소독은 방부가 된다.

정답 ①

18. 05. 경기 보건직

23 다음 보기 중 기생충의 형태적 분류와 그 예로 맞게 짝지어진 것은?

① 원충 : 선모충, 이질아메바, 구충

② 선충 : 요충, 회충, 아니사키스

③ 조충 : 유구조충, 십이지장충, 긴촌충

④ 흡충 : 질트리코모나스, 요코가와흡충, 주혈흡충

해설
- 흡충류(나뭇잎모양) : 주혈흡충, 간흡충, 폐흡충, 만손주혈흡충, 요코가와흡충
- 선충류(끝이 가는 원추상) : 회충, 편충, 요충, 구충(십이지장충), 동양모양선충, 말레이사상충, 아니사키스
- 조충류(두절, 체절, 편절을 가짐) : 유구조충, 무구조충, 긴촌충(광절열두조충), 왜소조충(쥐의 소장에 기생)
- 원충류(Protozoa) : 근족충류(Rhizopoda), 편모충류(Mastigophora), 섬모충류(Ciliata), 포자충류(Sorozoa)-말라리아, 리슈마니아, 톡소플라즈마, 질트리코모나스, 이질아메바, 람불편모충

정답 ②

18. 04. 경기 의료기술직

24 다음에서 설명하는 것은?

- 포자를 형성하지 않는 결핵균, 살모넬라균의 살균에 이용한다.
- 아이스크림, 우유, 과일건조, 포도주를 살균하는 데 이용한다.

① 고압증기멸균

② 초고온순간멸균법

③ 저온살균법

④ 유통증기멸균법

해설 **저온멸균법(Low Heat Sterilization)**
- 63°C에서 30분간 또는 75°C에서 15~30분간 소독하는 방법이다.
- 아포를 형성하지 않는 결핵균, 살모넬라균, 소유산균(Brucella) 등의 멸균을 위해서 사용되는 방법이다.
- 아이스크림 원료는 80°C에서 30분간, 건조과일은 72°C에서 30분간, 포도주는 55°C에서 10분간, 우유는 63°C에서 30분간 소독(영양손실 방지를 위한 우유 소독살균법)한다.
- 파스퇴르에 의해 고안된 멸균법이다.

정답 ③

17. 12. 경기 4회 보건직 9급

25 실험실이나 연구실에서 초자기구, 고무제품, 거즈 및 약액 등을 멸균할 때 사용하는 소독 방법은?

① 자비소독법   ② 유통증기멸균법

③ 고압증기멸균법   ④ 저온살균법

해설 **기습열 멸균법(moist heat sterilization)**

㉠ 자비멸균(소독)법
- 식기류, 유리제품, 도자기류, 조리기구, 의류, 금속류 등의 소독에 이용한다.
- 100℃에서 15~20분간 끓여서 멸균한다.
- 내열성이 강한 미생물을 완전 멸균할 수 없다.

㉡ 고압증기멸균법(steam sterilization under pressure)
- 고온·고압을 이용해 습열이 침투되어 모든 균과 미생물을 사멸시킨다.
- 짧은 시간에 많은 양의 기구를 정확한 온도조절로 확실하게 멸균시킬 수 있다. 그러나 이용할 수 있는 기구나 재료가 한정되며 예리한 기구의 날을 상하게 할 수 있고 금속기구가 부식될 수 있다.
- 아포형성균의 멸균에 가장 좋은 방법이다.
- 의류, 초자기구, 방포, 용액 등에 이용한다.
- 고압증기멸균기(autoclave)를 사용할 경우는 15Lbs, 121.5℃에서 15분간 처리한다.

㉢ 유통증기멸균법(free flowing steam sterilization)
- 유통증기(100℃)를 30~60분간 가열하는 방법으로, 아포를 멸살시키기 위해 간헐 멸균한다(Koch 솥 사용).
- 24시간마다 15~30분간씩 3회 실시한다.

㉣ 저온멸균법(low heat sterilization)
- 63℃에서 30분간 또는 75℃에서 15~30분간 소독하는 방법이다.
- 아포를 형성하지 않는 결핵균, 살모넬라균, 소유산균(brucella) 등의 멸균을 위해서 사용되는 방법이다.
- 아이스크림 원료는 80℃에서 30분간, 건조과일은 72℃에서 30분간, 포도주는 55℃에서 10분간, 우유는 63℃에서 30분간 소독(영양손실 방지를 위한 우유 소독살균법)한다.
- 파스퇴르에 의해 고안된 멸균법이다.

㉤ 초고온순간멸균법
- 우유의 멸균처리에 135℃에서 2초간 접촉시키는 방법으로 이용한다.
- 멸균처리기간 단축과 영양물질 파괴를 최소화하기 위해 사용한다.

정답 ③

17. 12. 경기 4회 보건직 9급

26 모기를 매개체로 하는 질병이 <u>아닌</u> 것은?

① 뎅기열   ② 사상충증

③ 발진열   ④ 웨스트나일열

해설 발진열은 벼룩을 매개로 발생하는 질병이다.

정답 ③

더 알아보기

웨스트나일열

웨스트나일열은 웨스트나일 바이러스에 감염된 매개모기에 물려 감염되기 때문에 모기에 물리지 않도록 주의하는 것이 가장 중요하다. 별도의 예방접종 방법은 없다.

㉠ 잠복기 : 모기에 물린 후 2~14일

㉡ 증상
- 중증(serious symptoms) : 감염자 150명 중 약 1명꼴로 심각한 증상을 보인다. 주로 발열, 두통 위장관 증상, 허약감, 의식수준의 변화, 시력 상실, 심한 근육허약과 이완성 마비 증상이 해당된다.
- 경증(milder symptoms) : 감염자의 약 20%에게서 발열, 두통, body aches, 어지러움, 구토, 림프부종(lymph gland swollen) 등이 나타난다. 가슴, 복부 등 피부발진이 나타나며, 증상은 며칠 정도만 지속된다.
- 무증상(no symptoms) : 감염자의 약 80%는 어떤 증상도 발현되지 않으나, 감염 여부는 사전에 알 수가 없다.

17. 04. 1회 경기 의료기술직 경력경쟁

27 위생곤충에 의해 전파되는 감염병으로 옳지 <u>않은</u> 것은?

① 일본뇌염, 발진티푸스　　　　　② 발진열, 말레이사상충

③ 페스트, 재귀열　　　　　　　　④ 질트리코모나스, 말라리아

해설

매개곤충	질병	매개곤충	질병
작은빨간집모기	일본뇌염	등에	튜라레미아, 로아사상충병
중국얼룩날개모기	말라리아	곱추파리	회선사상충병
토고숲모기	사상충병	모래파리	레이슈마니아(원충)
체체파리	아프리카 수면병	등에모기	오자디사상충병
이	발진티푸스, 재귀열, 참호열	트리아토민 노린재	샤가스(아메리카수면병)
벼룩	페스트, 발진열	공주진드기	진드기매개재귀열
털진드기	양충병(쯔쯔가무시병)	여드름진드기	여드름
옴진드기	옴	들쥐(등줄쥐)	유행성출혈열
시궁쥐	페스트, 발진열, 서교열, 렙토스피라증	참진드기	로키산홍반열, Q열, 툴라레미아, 라임병
집파리	장티푸스, 파라티푸스, 세균성이질, 아메바성 이질, 콜레라, 폴리오	작은소 참진드기	SFTS(중증급성혈소판감소증후군)

(1) 절지동물의 질병전파 양식(간접적 피해)

㉠ 기계적 전파 : 단순히 곤충의 체내 외에서 병원체 운반의 역할을 한다.
　　예 파리, 바퀴, 이, 벼룩 등 장티푸스, 파라티푸스, 살모넬라증, 이질, 결핵, 흑사병, 나병, 회충, 편충 등

㉡ 생물학적 전파
- 증식형 : 곤충체 내 수적 증식
　　예 페스트, 뇌염, 황열, 뎅기열(모기), 유행성재귀열(이), 발진열(벼룩)
- 발육형 : 곤충체 내 발육만 하는 경우(숙주에 의하여 감염)
　　예 사상충병(모기)

- 발육증식형 : 곤충체 내 증식과 발육
  - **예** 말라리아(모기), 수면병(체체파리), 텍사스우열(진드기)
- 경란형 : 병원체가 난소에서 증식 · 전파
  - **예** 록키산 홍반열(진드기), 발진열(벼룩), 흑사병(벼룩)
- 배설형 : 곤충의 배설물에 의한 전파
  - **예** 발진티푸스(이), 발진열(벼룩), 흑사병(벼룩)

(2) 말레이사상충(malayan filarial worm)

열대 및 아열대에 널리 분포하는 중요한 열대성 풍토병이다. 인체와 관련이 깊은 사상충류는 반크로프트 사상충, 말레이사상충, 회선사상충, 로아사상충 등이 있다. 그중 말레이사상충만 우리나라에 분포하는 것으로 알려졌다.

⊙ 병원체 : Brugin malayi

ⓒ 형태
  - 수컷 : $13.5 \sim 23.3 \mu m \times 70 \sim 80 \mu m$
  - 암컷 : $43.5 \sim 55 \mu m \times 130 \sim 170 \mu m$ 크기로, 백색의 가늘고 긴 모양이다.

ⓒ 전파 : 모기(Aedes togoi)에 의해 감염기 유충이 인체로 들어오면 림프관을 통해 역행성으로 림프결절로 이동하여 1년 정도 발육하여 성충이 되며, 성충은 Micrifilaria를 산출한다. 이 Micrifilaria는 임파관 벽을 뚫고 주위의 혈관으로 이동하여 혈류에 나타나는데 낮에는 주로 내장 등에 머무르고 밤에는 말초 혈액에 나타나는 야간 정기 출현성이 있다.

ⓔ 증상 : 잠복기에는 증상이 전혀 없는 것이 특징이고 급성기에는 고열, 전신근육통, 림프관염 등의 증상이 나타난다. 이러한 과정이 만성적으로 진행되면 사지와 피부가 두꺼워지는 상피증(elephantiasis)을 관찰할 수 있다.

(3) 질트리코모나스(trichomonas vaginalis)

⊙ 병원체 : 질트리코모나스로 여성의 질강과 남성의 요도에서 발견된다. ⇨ 성접촉에 의함

ⓒ 전파 : 남성이 매개체로 알려졌고, 접촉에 의해서 전파되는데 일종의 제2성병이라 할 수 있다.

ⓒ 증상 : 무증상인 경우도 있으나 질벽의 충혈과 소양감, 백색대하 등으로 대표되는 염증이 주증상이다. 특히 생리 후 약화되는 경우가 많다.

ⓔ 예방
  - 변기는 석탄산, 크레졸 등으로 소독한다.
  - 내의는 삶거나 일광욕으로 건조한다.
  - 보균자는 조기치료, 부부가 함께 치료한다.

정답 ④

17. 04. 1회 경기 의료기술직

28 다음 보기 중 일본뇌염과 관련이 있는 것으로만 묶여진 것은?

┤ 보기 ├

⊙ 중국얼룩날개 모기를 제거한다.
ⓒ 사균백신에 의한 예방접종이 필요하다.
ⓒ 감염돼지가 1차 병원소가 된다.
ⓔ 환경위생을 철저히 한다.

① ⊙, ⓒ, ⓒ
② ⓒ, ⓒ, ⓔ
③ ⓒ, ⓔ
④ ⊙, ⓒ, ⓒ, ⓔ

해설 **불활성화 백신(사백신)**
- 접종 대상 : 모든 영유아
- 접종 시기 : 생후 12~23개월에 7~30일 간격으로 2회 접종하고, 2차 접종 12개월 뒤 3차 접종한다. 만 6세, 만 12세에 각각 1회 접종한다.
- 일본뇌염 불활성화 백신은 쥐 뇌조직 유래 불활성화 백신과 베로세포 유래 불활성화 백신으로 분류되며, 쥐 뇌조직 유래 불활성화 백신을 1차, 2차 접종했을 경우 3차부터 베로세포 유래 불활성화 백신으로 교차접종이 가능하다.
- 첫 접종을 시작하는 영유아는 베로세포 유래 불활성화 백신으로 접종하기를 권고한다.

약독화 생백신
- 접종 대상 : 모든 영유아
- 접종 시기 : 생후 12~23개월에 1회 접종하고, 1차 접종 12개월 후 2차 접종한다.
- 일본뇌염 불활성화 백신과 약독화 생백신의 교차접종은 권장하지 않는다.

정답 ②

16. 04. 경기 의료기술직

29 감염병의 전파경로가 다른 감염병과 상이한 것은?

① 공수병
② 브루셀라증
③ 일본뇌염
④ 파라티푸스

해설 일본뇌염은 리케챠성 질환(절족동물 매개)으로 절족동물(모기)이 전파한다.

공수병(광견병)
- 병원체 : Rabies Virus
- 병원소 : 공수병에 감염된 개, 고양이, 여우 등 포유동물이 병원소인데 그 감염동물의 침(saliva)이 감염원이다.
- 전파 : 감염된 동물의 교상에 의해서 사람에게 타액으로 감염된다.

일본뇌염
- 병원체 : Positive ssRNA 바이러스로 Flaviviridae과의 Arbovurus B군에 속한다.
- 병원소 : 주로 돼지, 조류
- 전파 : 바이러스를 가진 모기에 물리면 감염된다. 일본뇌염은 Culex속 모기(작은빨간집모기)에 의해 매개되는데, 모기는 야생 조류나 일부 포유류로부터 감염된다. 주로 돼지가 바이러스의 증폭숙주로서의 역할을 하는 것으로 알려져 있다.

브루셀라증(파상열)
- 병원체 : Brucella균으로 양에서 분리되는 B. Melitensis(산양형균)와 돼지에서 분리되는 B. Suis(돈형균), 소에서 분리되는 B. Abortus(우형균)의 세 가지가 있다.
- 병원소 : 말, 소, 돼지, 양, 산양, 개
- 전파 : 경피감염 또는 식품매개(유제품 등)로 감염된다. 즉, 감염된 동물 혹은 동물의 혈액, 대소변, 태반 등에 있던 병원균이 상처난 피부나 결막을 통해 전파되기도 하고, 멸균처리가 안 된 유제품을 섭취함으로써 사람으로 전파된다.

파라티푸스(paratyphoid)
- 병원체 : Salmonella paratyphi A, B(S. Schottmuelleri), C(S. Hirschiffeldii)
- 병원소 : 사람(환자 및 보균자)이 주 병원소이며, 드물게는 가축일 때도 있다.
- 전파 : 보균자나 환자의 대소변과 직·간접적으로 접촉할 때 전파되는데 흔히 환자나 균자의 손에 의해 오염된 조개류, 우유 및 유제품 등의 음식물에 의한다.

정답 ③

16. 07. 전남 3차 지방직

30 바다의 해산어류 중 명태, 청어, 고등어 등의 바다생선으로 감염될 수 있는 기생충 질환은?

① 광절열두조충증   ② 간흡충

③ 아니사키스증   ④ 유구조충증

해설 ㉠ 채소류를 통한 감염 : 회충, 십이지장충(구충), 동양모양선충, 요충, 편충, 유구낭충, 이질아메바, 람블편모충 등
㉡ 육류를 통한 감염
  • 무구조충(민촌충) : 소고기
  • 유구조충(갈고리촌충), 선모충 : 돼지고기
㉢ 어패류 및 게를 통한 감염
  • 간디스토마(간흡충) : 제1중간숙주(왜우렁이) → 제2중간숙주(담수어-잉어, 붕어)
  • 폐디스토마(폐흡충) : 제1중간숙주(다슬기) → 제2중간숙주(게, 가재)
  • 광절열두조충(긴촌충) : 제1중간숙주(물벼룩) → 제2중간숙주(담수어-어류, 반해수어-연어, 송어, 농어)
  • 요코가와흡충 : 제1중간숙주(다슬기) → 제2중간숙주(담수어-은어, 숭어)
  • 아니사키스충 : 제1중간숙주(갑각류) → 제2중간숙주(바다생선-오징어, 낙지, 조기, 대구, 청어, 고등어)

정답 ③

16. 04. 경기 의료기술직

31 초자기구, 고무, 의류, 거즈 등을 완전 멸균하기 위해 필요한 소독법은?

① 건열멸균법   ② 자비소독법

③ 고압증기멸균법   ④ 고온살균법

해설 멸균은 포자까지 사멸시키는 것이다. 121℃, 15min, 15lb autoclave

정답 ③

16. 04. 경기 의료기술직

32 다음 중 민물고기를 중간숙주로 하는 기생충 질환은?

① 광절열두조충, 간흡충   ② 무구조충, 간흡충

③ 갈고리촌충, 폐흡충   ④ 민촌충, 폐흡충

해설
- 간디스토마(간흡충) : 제1중간숙주(왜우렁이) → 제2중간숙주(담수어-잉어, 붕어)
- 폐디스토마(폐흡충) : 제1중간숙주(다슬기) → 제2중간숙주(게, 가재)
- 광절열두조충(긴촌충) : 제1중간숙주(물벼룩) → 제2중간숙주(담수어-어류, 반해수어-연어, 송어, 농어)
- 요코가와흡충 : 제1중간숙주(다슬기) → 제2중간숙주(담수어-은어, 숭어)
- 아니사키스충 : 제1중간숙주(갑각류) → 제2중간숙주(바다생선-오징어, 낙지, 조기, 대구, 청어, 고등어)

정답 ①

16. 06. 경기 의료기술직

33 절지동물의 전파에 의한 전염병 중 전파체가 다른 하나는?

① 재귀열   ② 말라리아

③ 황열   ④ 일본뇌염

해설
- 이 : 재귀열, 참호열, 발진티푸스 전파
- 모기 : 중국얼룩날개모기-말라리아, 토고숲모기-사상충병, 작은빨간집모기-일본뇌염, 열대숲모기-황열, 뎅기열

정답 ①

17. 03. 서울 지방직 1회

34 다음 감염병 중 모기를 매개체로 한 감염병으로 옳지 않은 것은?

① 뎅기열   ② 황열

③ 웨스트나일열   ④ 발진열

해설 웨스트나일열은 웨스트나일 바이러스(west nile virus)에 감염되어 발병하는 감염병으로 사람을 비롯하여 말, 조류, 개, 고양이 등 다양한 종류의 동물에 감염되는 인수공통감염병이다. 발열 이외에 뇌염 증상도 발생하여 웨스트나일 뇌염으로 불리기도 한다. 자연계에서 모기가 산란을 위해서 흡혈을 하면서 병원소인 조류와 모기 사이에서 전파가 일어난다. 사람은 웨스트나일 바이러스에 감염된 매개모기에 물려 감염되며, 수혈, 장기이식, 수직감염 또는 실험실에서도 감염이 보고된 바 있다.

정답 ④

더 알아보기

발진열

- 병원체 : 발진열 리케차
- 병원소 : 쥐는 병원소이고, 쥐벼룩이 매개체
- 전파 : 쥐벼룩에 물렸을 때 또는 감염된 벼룩의 배설물을 흡입했을 때 일어난다. 주로 가려워서 긁는 등의 이유로 피부에 상처가 나면 몸속으로 감염된 쥐벼룩의 대변에 있는 리케차가 침투해서 발병한다.
- 증상 : 두통, 근육통, 발열(38.5~40℃)이 나타나고 초기에는 기침을 하는 환자가 많지만 가래는 없다. 발병한지 3~5일이면 환자의 60~80%에서는 반점상의 발진이 복부와 흉부에 나타나며 이어서 배부, 상지로 퍼지고 시간이 흐르면 반점상구진(Maculopapular Rash)이 되고 4~8일이 지나면 없어진다.

35 절지동물에 의한 전파 중 생물학적 전파 양식과 이에 해당하는 질병들의 연결이 바르지 <u>않은</u> 것은?

① 증식형 – 발진티푸스, 쯔쯔가무시병

② 발육형 – 로아사상충증, 말레이사상충증

③ 발육증식형 – 수면병, 말라리아

④ 경란형 – 록키산 홍반열, 재귀열

해설
- 증식형 : 곤충 체내 수적 증식
  예 페스트, 뇌염, 황열, 뎅기열(모기), 유행성재귀열(이), 발진열(벼룩)
- 발육형 : 곤충 체내 발육만 하는 경우
  예 숙주에 의하여 감염, 사상충병(모기), 로아로아사상충(등애)
- 발육증식형 : 곤충 체내 증식과 발육
  예 말라리아(모기), 수면병(체체파리), 텍사스우열(진드기)
- 경란형 : 병원체가 난소에서 증식 · 전파
  예 록키산 홍반열(진드기), 양충병(털진드기), 진드기매개재귀열
- 배설형 : 곤충의 배설물에 의한 전파
  예 발진티푸스(이), 발진열(벼룩), 흑사병(벼룩)

정답 ①

17. 06. 서울시 9급

36 **다음 중 기생충의 분류와 이에 해당하는 기생충들의 연결이 바르지 않은 것은?**

① 흡충류 - 요코가와흡충, 만손주혈충

② 선충류 - 고래회충, 트리코모나스

③ 조충류 - 광절열두조충, 왜소조충

④ 원충류 - 말라리아 원충, 리슈마니아

해설 ② 선충류(끝이 가는 원추상) : 회충, 편충, 요충, 구충, 동양모양선충, 말레이사상충, 아니사키스
　　① 흡충류(나뭇잎 모양) : 주혈흡충, 간흡충, 폐흡충, 만손주혈흡충, 요코가와흡충
　　③ 조충류(두절, 체절, 편절을 가짐) : 유구조충, 무구조충, 긴촌충(광절열두조충), 왜소조충(쥐의 소장에 기생)
　　④ 원충류[protozoa, 체제가 가장 간단한 동물, 단일세포의 단위(single cell), 4강(class)으로 분류 - 근족충류
　　　(rhizopoda), 편모충류(mastigophora), 섬모충류(ciliata), 포자충류(sorozoa)] : 말라리아, 리슈마니아, 톡소플라즈마,
　　　장트리코모나스, 이질아메바, 람불편모충

정답 ②

15. 06. 경기

37 **기생충에 관한 설명 중 옳은 것은?**

① 대부분의 기생충은 제5급 법정 감염병이다.

② 간흡충의 제2중간숙주는 참붕어와 잉어이다.

③ 유구조충은 쇠고기를 생식할 때 주로 발생한다.

④ 요코가와흡충의 제2중간숙주는 두족류인 문어와 오징어 등이다.

해설 ② 간흡충의 제1중간숙주는 우렁이이며 제2중간숙주는 담수어(붕어, 잉어)이다.
　　① 대부분의 기생충은 제4급 법정 감염병이다.
　　③ 유구조충은 돼지고기를 생식할 때 주로 발생한다.
　　④ 요코가와흡충의 제1중간숙주는 다슬기이며 제2중간숙주는 담수어(은어, 숭어)이다.

정답 ②

15. 08. 전남

38 어패류로부터 감염되는 기생충의 제1, 제2중간숙주의 연결이 바르지 않은 것은?

① 폐흡충증(폐디스토마) : 제1숙주 – 다슬기, 제2숙주 – 갑각류(가재, 게)

② 간흡충증(간디스토마) : 제1숙주 – 왜우렁이, 제2숙주 – 민물고기(붕어, 잉어)

③ 광절열두조충증 : 제1숙주 – 물벼룩, 제2숙주 – 바다생선(고등어, 갈치, 오징어)

④ 아니사키스충 : 제1숙주 – 갑각류, 제2숙주 – 바다생선(고등어, 갈치, 오징어)

해설 • 간디스토마(간흡충) : 제1중간숙주(왜우렁이) → 제2중간숙주(담수어-잉어, 붕어)
• 폐디스토마(폐흡충) : 제1중간숙주(다슬기) → 제2중간숙주(게, 가재)
• 광절열두조충(긴촌충) : 제1중간숙주(물벼룩) → 제2중간숙주(담수어-어류, 반해수어-연어, 송어, 농어)
• 요코가와흡충 : 제1중간숙주(다슬기) → 제2중간숙주(담수어-은어, 숭어)
• 아니사키스충 : 제1중간숙주(갑각류) → 제2중간숙주(바다생선-오징어, 낙지, 조기, 대구, 청어, 고등어)

정답 ③

15. 08. 전남

39 위생해충 중 모기에 의한 피해가 아닌 것은?

① 황열

② 뎅기열

③ 말라리아

④ 승저증

해설 승저증은 파리류 가운데 주로 쇠파리 · 쉬파리 · 금파리류의 유충인 구더기로 인하여 털짐승의 피하조직이 상처를 입어 일어나는 병이다.

정답 ④

14. 06. 서울

40 병원체가 생존하고 증식하면서 감수성 있는 숙주에 전파시킬 수 있는 생태적 지위에 해당하는 사람, 곤충, 흙, 물 등을 말하는 것은 무엇인가?

① 감염원
② 오염소
③ 병원소
④ 개달물
⑤ 매개물

해설 병원체가 생활하고 증식하며 생존을 계속해서 다른 숙주에게 전파될 수 있는 상태로 저장되는 장소로 인간 병원소, 동물 병원소, 무생물 병원소가 있다.

정답 ③

14. 06. 서울

41 동일한 매개체에 의해 전파되는 감염병으로 묶인 것은?

① 말라리아, 일본뇌염, 사상충증
② 신증후군 출혈열, 뎅기열, 콜레라
③ 황열, 쯔쯔가무시증, 발진열
④ 페스트, 신증후군 출혈열, 일본뇌염
⑤ 발진티푸스, 장티푸스, 파라티푸스

해설 ① 모기
② 들쥐배설물, 모기, 수인성(파리 가능)
③ 모기, 털진드기, 쥐벼룩
④ 쥐벼룩, 쥐배설물, 모기
⑤ 이, 분뇨(수인성), 보균자

정답 ①

42 일부 강 유역 및 하천지역을 중심으로 우리나라에서 가장 높은 감염률을 보이는 기생충 질환은?

① 간흡충증   ② 사상충증

③ 아니사키스증   ④ 이질아메바증

해설 간디스토마는 우리나라의 낙동강 · 영산강 · 금강 · 한강 등 강 유역에 주로 분포하며, 특히 낙동강 유역에 큰 유행지를 형성하여 그 지역에 거주하는 주민과 민물고기를 생식하는 경우에 발병률이 높다.

정답 ①

43 중간숙주 없이도 생활이 가능한 기생충은?

① 회충   ② 민촌충

③ 선모충   ④ 폐흡충

해설 회충은 심충이라 하였으며 지역에 따라서 거시, 거위, 기능, 횟배 등으로 불린다.

정답 ①

44 회충에 관한 설명으로 틀린 것은?

① 장내 군거 생활한다.
② 유충은 심장, 폐포, 기관지를 통과한다.
③ 충란은 산란과 동시에 감염된다.
④ 충란은 70℃의 가열로 사멸한다.
⑤ 성충은 암 · 수 구별이 가능하지만 충란은 불가능하다.

해설 충란으로 감염되는 것은 요충이다.

정답 ③

MEMO

PART

02

CHAPTER 06

기출문제_ 모자보건 및 영유아보건

22. 04. 경북 경력 공중보건학

01 생후 5개월인 아기가 국가필수예방접종 스케줄에 맞춰 예방접종을 마쳤다면 지금까지 한번도 맞지 않은 것은 보기 중 어느 것인가?

① B형간염

② 디프테리아, 백일해, 파상풍

③ 홍역, 풍진, 유행성이하선염

④ 결핵

해설

┃ 표준예방접종일정표(2022) ┃

구분	대상 감염병	백신종류 및 방법	횟수	출생~ 1개월 이내	1개월	2개월	4개월	6개월
국가 예방접종	결핵	BCG❶ (피내용)	1	1회				
	B형간염	HepB❷	3	1차	2차			3차
	디프테리아 파상풍 백일해	DTaP❸	5			1차	2차	3차
		Tdap/Td❹	1					
	폴리오	IPV❺	4			1차	2차	3차
	b형 헤모필루스 인플루엔자	Hib❻	4			1차	2차	3차
	폐렴구균	PCV❼	4			1차	2차	3차
		PPSV❽	–					
	홍역 유행성 이하선염 풍진	MMR❾	2					

정답 ③

02 「모자보건법」상 정의된 용어의 기준으로 옳은 것은?

① 모성은 임신, 분만, 산욕기의 여성을 말한다.

② 영유아는 출생 후 6년 미만인 사람을 말한다.

③ 미숙아는 임신기간 35주 미만의 출생아를 말한다.

④ 임산부는 임신 중인 여성으로 분만까지의 기간을 말한다.

해설 **정의(모자보건법 제2조)**

> 이 법에서 사용하는 용어의 뜻은 다음과 같다.
> 1. "임산부"란 임신 중이거나 분만 후 6개월 미만인 여성을 말한다.
> 2. "모성"이란 임산부와 가임기(可姙期) 여성을 말한다.
> 3. "영유아"란 출생 후 6년 미만인 사람을 말한다.
> 4. "신생아"란 출생 후 28일 이내의 영유아를 말한다.
> 5. "미숙아(未熟兒)"란 신체의 발육이 미숙한 채로 출생한 영유아로서 대통령령으로 정하는 기준(임신 37주 미만의 출생아 또는 출생 시 체중이 2.5kg 미만인 영유아로서 보건소장 또는 의료기관의 장이 임신 37주 이상의 출생아 등과는 다른 특별한 의료적 관리와 보호가 필요하다고 인정하는 영유아)에 해당하는 영유아를 말한다.

정답 ②

03 한 여성이 가임기간 동안 몇 명의 여아를 낳는 지를 나타내는 지표로 사망률까지 고려한 출산력 지표는?

① 합계출산율

② 총재생산율

③ 순재생산율

④ 일반출생률

해설
- 총재생산율 : 한 여자가 일생동안 낳을 수 있는 여아의 총 수
- 순재생산율 : 각 연령층의 사망률을 고려하여 계산된 재생산율, 모성의 사망을 고려하는 인구의 재생산지수
- 합계출산율 : 한 여성이 일생동안 낳는 아이의 평균 수, 한 여자가 일생동안 낳을 수 있는 자녀 수, 가임여성이 낳은 평균자녀 수
  - 순재생산율이 1.0이라면 인구의 증감이 없다. → 1세대와 2세대 간의 여자 수가 같다.
  - 순재생산율이 1.0 이하이면 인구는 감소한다(축소 재생산). → 현재의 재생산력이 다음 세대에 인구를 감소시킨 것을 의미한다.
  - 순재생산율이 1.0 이상이면 인구는 증가한다(확대 재생산). → 한 여자가 다음 세대에 남기는 여자 수가 하나 이상이므로 다음 세대에 인구가 증가하는 것을 뜻한다.
- 조출생률(CBR ; Crude Birth Rate)=[특정 1년간의 총 출생아 수/당해연도 연앙인구(그 해 7월 1일 현재의 총 인구수)]×1,000

정답 ③

19. 10. 서울시 제3회 경력경쟁 고졸

04 「모자보건법」상 대상자의 정의로 가장 옳은 것은?

① 신생아란 출생 후 30일 이내의 영유아를 말한다.

② 영유아란 출생 후 6년 이하인 사람을 말한다.

③ 모성이란 임산부와 산욕기 여성을 말한다.

④ 임산부란 임신 중이거나 분만 후 6개월 미만인 여성을 말한다.

해설 **「모자보건법」**

> 제2조(정의) 이 법에서 사용하는 용어의 뜻은 다음과 같다.
> 1. "임산부"란 임신 중이거나 분만 후 6개월 미만인 여성을 말한다.
> 2. "모성"이란 임산부와 가임기(可姙期) 여성을 말한다.
> 3. "영유아"란 출생 후 6년 미만인 사람을 말한다.
> 4. "신생아"란 출생 후 28일 이내의 영유아를 말한다.

정답 ④

19. 04. 경북 경력경쟁 연구사 보건학

05 모자보건의 중요성을 서술한 내용으로 옳지 않은 것은?

① 다른 연령층에 비해 쉽게 질병에 이환되며 어린아이의 경우에는 영구적 장애를 가져올 수 있다.

② 영유아기에 대부분의 지능발달이 이루어진다.

③ 모성과 아동의 건강은 차세대의 인구자질에 영향을 준다.

④ 모자보건 사업대상자의 관리는 예방사업을 통한 효과가 미약하므로 집중 관리가 필요하다.

해설 모자보건대상은 예방사업의 효과가 매우 크다.

정답 ④

06 다음 보기 중에서 분모가 다른 것은?

① 주산기사망률

② 영아사망률

③ 비례사망률

④ 모성사망비

해설 통계청으로 통합되고 나서 첫 조사(2012년 실시, 2009~2011년 대상) 이후 매년 작성한다.

- 주산기사망률 $= \dfrac{\text{그 해의 임신 28주 이후 사산아 수} + \text{생후 1주 이내의 신생아 사망 수}}{\text{어떤 연도의 출생아 수(임신 28주 이후 사산아 수 포함)}} \times 1,000$

- 영아사망률 $= \dfrac{\text{그 연도의 생후 1년 미만의 사망자 수}(=\text{연간 영아 사망 수})}{\text{어떤 연도의 출생아 수}(=\text{연간 출생아 수})} \times 1,000$

- 비례사망률(Proportional Mortality Rate) $= \dfrac{\text{그 연도의 특정 원인에 의한 사망 수}}{\text{어떤 연도의 사망 수}} \times 1,000$

- 모성사망률(가임기여성 10만 명당) $= \dfrac{\text{연간 임신 · 분만 · 산욕합병증으로 인한 모성사망자 수}}{\text{가임기 여성(15~49세) 인구수}} \times 1,000$

- 모성사망비(출생아 10만 명당) $= \dfrac{\text{연간 임신 · 분만 · 산욕합병증으로 인한 모성사망자 수}}{\text{연간 출생아 수}} \times 1,000$

정답 ③

07 WHO의 분만 분류에 의한 정상 분만의 임신기간은?

① 38주 이상~44주 미만

② 37주 이상~42주 미만

③ 36주 이상~42주 미만

④ 35주 이상~44주 미만

해설 ㉠ 출생 시 몸무게에 따른 분류

출생 시 체중	용어
1,000g 미만	극도로 미숙아
1,000~2,500g 미만	저체중아(미숙아)
2,500~4,500g 미만	성숙아
4,500g 이상	과숙아

㉡ 출생 시 임신 기간에 따른 분류

임신기간	용어
28주 미만	극도의 조산아
28~37주 미만	조산아
37~42주 미만	만기아
42주 이상	과숙아

ⓒ 조산은 임신 37주 이전에 살아 태어난 아기로 정의한다.
- 매우 조기 진통 : 28주 미만
- 아주 조기 진통 : 28~32주
- 중등도~후기 조기 진통 : 32~37주
- 유도 분만 또는 제왕 절개는 의학적으로 표시되지 않는 한 39주 전에 계획되어서는 안 된다.

정답 ②

17. 04. 경기 의료기술직

08 생후 1년 이내에 실시해야 하는 기본 예방접종으로만 연결된 것은?

① DPT – 수두 – BCG – 홍역
② B형 간염 – 풍진 – MMR – 장티푸스
③ DPT – BCG – 뇌수막염 – B형 간염
④ DPT – 일본뇌염 – 뇌수막염 – A형 간염

해설 ㉠ 12개월 이내
- 뇌수막염(Hib 2, 4, 6개월, 12~15개월에 추4차)
- B형 간염(0~1개월에 1~2차, 6개월에 추3차)
- DPT(2, 4, 6개월에 1~3차, 15~18개월에 추4차, 4~6세에 추5차)
- BCG(0개월)

㉡ 12개월 이후
- MMR(홍역, 유행성이하선염, 풍진) : 12~15개월, 4~6세
- 일본뇌염 : 12~36개월(1~3차), 6세(불활화), 12세(불활화)
- A형 간염 : 12~36개월(1~2차)
- b형 헤모필루스인플루엔자균은 뇌수막염, 후두개염, 폐렴 등 침습성 감염 질환의 원인이 되며, 5세 미만 소아에서 주로 발생한다.
- 수두 예방접종 : 생후 12~15개월에 1회 접종
- 장티푸스 : 5세 이상 소아에서 1회 접종, 3년마다 추가접종

정답 ③

더 알아보기

표준예방접종일정표(2022)

구분	대상감염병	백신종류 및 방법	횟수	출생~1개월 이내	1개월	2개월	4개월	6개월	12개월	15개월	18개월	19~23개월	24~35개월	만4세	만6세	만11세	만12세
국가예방접종	결핵	BCG❶ (피내용)	1	1회													
	B형간염	HepB❷	3	1차	2차			3차									
	디프테리아 파상풍 백일해	DTaP❸	5			1차	2차	3차		4차				5차			
		Tdap/Td❹	1													6차	
	폴리오	IPV❺	4			1차	2차	3차						4차			
	b형 헤모필루스 인플루엔자	Hib❻	4			1차	2차	3차	4차								
	폐렴구균	PCV❼	4			1차	2차	3차	4차								
		PPSV❽	–								고위험군에 한하여 접종						
	홍역 유행성 이하선염 풍진	MMR❾	2						1차					2차			
	수두	VAR	1						1회								
	A형간염	HepA❿	2						1~2차								
	일본뇌염	IJEV⓫ (불활성화 백신)	5						1~2차						3차	4차	5차
		LJEV⓬ (약독화 생백신)	2						1차						2차		
	사람유두종 바이러스 감염증	HPV⓭	2													1~2차	
	인플루엔자	IIV⓮	–					매년 접종									
기타 예방 접종	로타 바이러스 감염증	RV1	2			1차	2차										
		RV5	3			1차	2차	3차									

- **국가예방접종** : 국가에서 권장하는 필수예방접종(국가는 감염병의 예방 및 관리에 관한 법률을 통해 예방접종 대상 감염병과 예방접종 실시기준 및 방법을 정하고, 이를 근거로 재원을 마련하여 지원하고 있음)
- **기타 예방접종** : 예방접종 대상 감염병 및 지정 감염병 이외 감염병으로 민간 의료기관에서 접종 가능한 유료예방접종
❶ BCG(결핵) : 생후 4주 이내 접종
❷ HepB(B형간염) : B형간염 표면항원(HBsAg) 양성인 산모로부터 출생한 신생아는 출생 후 12시간 이내 B형간염 면역글로불린(HBIG) 및 B형간염 백신(1차)을 동시에 접종하고, 2차와 3차 접종은 각각 출생 후 1개월 및 6개월에 실시
❸ DTaP(디프테리아 · 파상풍 · 백일해) : DTaP-IPV(디프테리아 · 파상풍 · 백일해 · 폴리오) 또는 DTaP-IPV/Hib(디프테리아 · 파상풍 · 백일해 · 폴리오 · b형 헤모필루스인플루엔자) 혼합백신으로 접종 가능
❹ Tdap/Td(파상풍 · 디프테리아 · 백일해/파상풍 · 디프테리아) : 만 11~12세 접종은 Tdap 또는 Td 백신 사용 가능하나, Tdap 백신을 우선 고려
　※ 이후 10년마다 Td 또는 Tdap 백신으로 추가접종
❺ IPV(폴리오) : 3차 접종은 생후 6개월에 접종하나 18개월까지 접종 가능하며, DTaP-IPV(디프테리아 · 파상풍 · 백일해 · 폴리오) 또는 DTaP-IPV/Hib(디프테리아 · 파상풍 · 백일해 · 폴리오 · b형 헤모필루스인플루엔자) 혼합백신으로 접종 가능
　※ DTaP-IPV(디프테리아 · 파상풍 · 백일해 · 폴리오) 혼합백신 : 생후 2 · 4 · 6개월, 만 4~6세에 DTaP, IPV 백신 대신 DTaP-IPV 혼합백신으로 접종할 수 있음
　　DTaP-IPV/Hib(디프테리아 · 파상풍 · 백일해 · 폴리오 · b형 헤모필루스인플루엔자) 혼합백신 : 생후 2 · 4 · 6개월에 DTaP, IPV, Hib 백신 대신 접종할 수 있음
　※ DTaP 혼합백신 사용시 기초접종 3회는 동일 제조사의 백신으로 접종하는 것이 원칙이며, 생후 15~18개월에 접종하는 DTaP 백신은 제조사에 관계없이 선택하여 접종 가능

❻ Hib(b형 헤모필루스인플루엔자) : 생후 2개월~만 5세 미만 모든 소아를 대상으로 접종하며, 만 5세 이상은 b형 헤모필루스인플루엔자 감염 위험성이 높은 경우(겸상적혈구증, 기능적 또는 해부학적 무비증, 항암치료에 따른 면역 저하, 조혈모세포이식, HIV 감염, 체액면역 결핍 등) 접종, DTaP-IPV/Hib(디프테리아 · 파상풍 · 백일해 · 폴리오 · b형 헤모필루스인플루엔자) 혼합백신으로 접종 가능

- DTaP-IPV(디프테리아 · 파상풍 · 백일해 · 폴리오) 혼합백신 : 생후 2, 4, 6개월, 만 4~6세에 DTaP, IPV 백신 대신 접종할 수 있음
- DTaP-IPV/Hib(디프테리아 · 파상풍 · 백일해 · 폴리오 · b형 헤모필루스인플루엔자) 혼합백신 : 생후 2, 4, 6개월에 DTaP, IPV, Hib 백신 대신 접종할 수 있음
  ※ DTaP 혼합백신 사용 시 기초접종 3회는 동일 제조사의 백신으로 접종하는 것이 원칙이며, 생후 15~18개월에 접종하는 DTaP 백신은 제조사에 관계없이 선택하여 접종 가능

❼ PCV(폐렴구균 단백결합) : 10가와 13가 단백결합 백신 간에 교차접종은 권장하지 않음

❽ PPSV(폐렴구균 다당질) : 만 2세 이상의 폐렴구균 감염의 고위험군*을 대상으로 하며, 건강상태를 고려하여 담당의사와 충분한 상담 후 접종
  * 폐렴구균 감염의 고위험군
  - 면역 기능이 저하된 소아 : HIV 감염증, 만성신부전과 신증후군, 면역억제제나 방사선 치료를 하는 질환(악성종양, 백혈병, 림프종, 호치킨병) 혹은 고형 장기 이식, 선천성 면역결핍질환
  - 기능적 또는 해부학적 무비증 소아 : 겸상구 빈혈 혹은 헤로글로빈증, 무비증 혹은 비장 기능장애
  - 면역 기능은 정상이나 다음과 같은 질환을 가진 소아 : 만성 심장질환, 만성 폐질환, 만성 간질환, 당뇨병, 뇌척수액 누출, 인공와우 이식 상태

❾ MMR(홍역 · 유행성이하선염 · 풍진) : 홍역 유행 시 생후 6~11개월에 MMR 백신접종이 가능하나 이 경우 생후 12개월 이후에 MMR 백신으로 일정에 맞추어 접종

❿ HepA(A형간염) : 1차 접종은 생후 12~23개월에 시작하고 2차 접종은 1차 접종 후 6~12(18, 36)개월(제조사에 따라 접종간격이 다름) 간격으로 접종

⓫ IJEV(일본뇌염 불활성화 백신) : 1차 접종 1개월 후 2차 접종을 실시하고, 2차 접종 11개월 후 3차 접종(1차 접종 12개월 후)

⓬ LJEV(일본뇌염 약독화 생백신) : 1차 접종 12개월 후 2차 접종

⓭ HPV(사람유두종바이러스) 감염증 : 만 11~12세 여아에서 6~12개월 간격으로 2회 접종하고, 2가와 4가 백신 간 교차접종은 권장하지 않음

⓮ IIV(인플루엔자 불활성화 백신) : 생후 6개월~만 9세 미만 소아에서 접종 첫 해는 4주 간격으로 2회 접종이 필요하며, 접종 첫 해 1회 접종을 받았다면 다음 해 2회 접종을 완료. 이전에 인플루엔자 접종을 받은 적이 있는 생후 6개월~만 9세 미만 소아들도 유행주에 따라서 2회 접종이 필요할 수 있으므로, 매 절기 인플루엔자 국가예방접종 지원사업 관리지침*을 참고

*예방접종도우미 누리집(https://nip.kdca.go.kr) → 예방접종 지식창고 → 예방접종 지침

- **백신 두문자어**

백신종류	두문자어	백신
결핵	BCG(피내용)	Intradermal Bacille Calmette-Gúerin vaccine
B형간염	HepB	Hepatitis B vaccine
디프테리아, 파상풍, 백일해	DTaP	Diphtheria and tetanus toxoids and acellular pertussis vaccine adsorbed
	Td	Tetanus and diphtheria toxoids adsorbed
	Tdap	Tetanus toxoid, reduced diphtheria toxoid and acellular pertussis vaccine, adsorbed
디프테리아, 파상풍, 백일해, 폴리오	DTaP-IPV	DTaP, IPV conjugate vaccine
폴리오	IPV	Inactivated poliovirus vaccine
b형 헤모필루스인플루엔자	Hib	*Haemophilus influenza* type b Vaccine
디프테리아, 파상풍, 백일해, 폴리오, b형 헤모필루스인플루엔자	DTaP-IPV/Hib	DTaP, IPV, *Haemophilus influenzae* type b conjugate vaccine
폐렴구균	PCV	Pneumococcal conjugate vaccine
	PPSV	Pneumococcal polysaccharide vaccine

백신종류	두문자어	백신
홍역, 유행성이하선염, 풍진	MMR	Measles, mumps, and rubella vaccine
수두	VAR	Varicella vaccine
A형간염	HepA	Hepatitis A vaccine
일본뇌염	IJEV	Inactivated Japanese encephalitis vaccine
일본뇌염	LJEV	Live-attenuated Japanese encephalitis vaccine
사람유두종바이러스 감염증	HPV	Human papillomavirus vaccine
인플루엔자	IIV	Inactivated influenza vaccine

출저 : 질병관리청, 예방접종 정보.

각 백신의 최소 접종간격[1]

대상 감염병	백신	접종 차수	접종 권장시기	최소 접종연령	다음 접종간격	다음 접종 최소 접종간격
B형간염	HepB	1차	출생 시	출생 시	1개월	4주
		2차	생후 1개월	생후 4주	5개월	8주
		3차[2]	생후 6개월	생후 24주	–	–
디프테리아·파상풍·백일해	DTaP	1차	생후 2개월	생후 6주	2개월	4주
		2차	생후 4개월	생후 10주	2개월	4주
		3차	생후 6개월	생후 14주	6~12개월	6개월[3]
		4차	생후 15~18개월	생후 12개월	3년	6개월
		5차	만 4~6세	만 4세	–	–
	Tdap	–	만 11세 이상	만 11세		
디프테리아·파상풍	Td	–	만 11~12세	만 7세	10년	5년
폴리오	IPV	1차	생후 2개월	생후 6주	2개월	4주
		2차	생후 4개월	생후 10주	2~14개월	4주
		3차	생후 6~18개월	생후 14주	3~5년	6개월
		4차	만 4~6세	만 4세	–	–
b형헤모필루스 인플루엔자 (뇌수막염 백신)	Hib[4]	1차	생후 2개월	생후 6주	2개월	4주
		2차	생후 4개월	생후 10주	2개월	4주
		3차	생후 6개월	생후 14주	6~9개월	8주
		4차	생후 12~15개월	생후 12개월		
폐렴구균	PCV[4] (단백결합)	1차	생후 2개월	생후 6주	8주	4주
		2차	생후 4개월	생후 10주	8주	4주
		3차	생후 6개월	생후 14주	6개월	8주
		4차	생후 12~15개월	생후 12개월		
	PPSV23[5] (23가 다당)	1차	–	만 2세	5년	5년
		2차	–	만 7세	–	–
홍역·유행성이하선염·풍진	MMR	1차	생후 12~15개월[6]	생후 12개월	3~5년	4주
		2차	만 4~6세	생후 13개월		
수두[7]	VAR	–	생후 12~15개월	생후 12개월	4주	4주
일본뇌염	IJEV (불활성화 백신)	1차	생후 12~23개월	생후 12개월	1개월	4주[8]
		2차	생후 13~23개월	생후 12개월	11개월	6개월
		3차	생후 24~35개월	생후 18개월	3~4년	2년
		4차	만 6세	만 5세	6년	5년
		5차	만 12세	만 11세	–	–
	LJEV (약독화 생백신)	1차	생후 12~23개월	생후 12개월	12개월	4주
		2차	생후 24~35개월	생후 13개월	–	–
A형간염	HepA	1차	생후 12~23개월	생후 12개월	6~18개월	6개월
		2차	생후 18개월	생후 18개월		

대상 감염병	백신	접종 차수	접종 권장시기	최소 접종연령	다음 접종간격	다음 접종 최소 접종간격
사람유두종바이러스 감염증❶	HPV(2회 접종)	1차	만 11~12세	만 9세	6~12개월	5개월
		2차	만 11~12세	만 9세	–	–
	HPV(3회 접종)	1차	만 11~12세	만 9세	(HPV2) 1개월 (HPV4) 2개월	4주
		2차	만 11~12세	만 9세	(HPV2) 5개월 (HPV4) 4개월	12주❿
		3차	만 11~12세	만 9세	–	–
인플루엔자	IIV⓫ (불활성화 백신)	–	생후 6개월 이상	생후 6개월	1개월	4주
로타바이러스 감염증⓬	RV (경구용 생백신)	1차	생후 2개월	생후 6주	2개월	4주
		2차	생후 4개월	생후 10주	2개월	4주
		3차	생후 6개월	생후 14주	–	–

❶ 혼합백신(combination vaccines) 사용이 가능하다. 허가받은 혼합백신 사용이 동일한 성분의 개별 백신 접종보다 선호된다. 혼합백신을 접종할 때 최소 접종연령은 개별 백신의 최소 접종연령 중 가장 높은 연령이며, 최소 접종간격은 개별백신의 최소 접종간격 중 가장 큰 간격이다.

❷ B형간염 3차 접종은 2차 접종 8주 이후, 1차 접종 16주 이후에 접종하여야 하며 생후 24주 이전에 접종하면 안 된다.

❸ DTaP 3차 접종과 4차 접종 사이에 권장되는 최소 접종간격은 6개월 이상이다. 그러나 4차 접종이 생후 12개월 이상에서 DTaP 3차 접종과 4개월 이상의 간격을 두고 실시하였으면, 4차 접종을 반복할 필요는 없다.

❹ Hib 백신과 폐렴구균 단백결합 백신은 첫 접종을 생후 7개월 이후에 시작한 경우 전체 접종 횟수가 적다.

❺ 23가 다당 백신은 침습 폐렴구균 감염의 위험이 높은 상태에 있는 만 2세 이상의 소아에게 추천되며, 마지막 단백결합백신 접종 시점으로부터 최소 8주 간격을 두고 접종한다. 2차 접종은 중증 폐렴구균 감염증의 위험이 높은 경우와 폐렴구균 항체 역가의 급속한 감소가 예상되는 경우에 권장된다.

❻ 홍역 유행 시 또는 유행지역으로 여행하는 경우 생후 6~12개월 미만의 영아에게 MMR 백신을 접종할 수 있다. 그러나 생후 12개월 이전에 MMR 백신을 접종 받은 영아도 표준접종일정에 따라 생후 12~15개월과 만 4~6세에 MMR 백신을 접종 받아야 한다.

❼ 생후 12개월~만 13세 미만의 소아는 수두 백신 1회 접종으로 충분하다. 만 13세 이상인 경우 4주 이상의 간격으로 2회 접종받아야 한다.

❽ 일본뇌염 유행국가에 30일 이상 체류 등으로 가속접종이 필요한 경우 2차 접종은 1차 접종 후 최소 7일 이상의 간격을 두고 접종 가능하다.

❾ HPV 2가 백신은 만 9~25세의 남녀, HPV 4가 백신은 만 9~26세의 남녀에게, 허가가 되어 있다. HPV 예방접종은 만 9~14세에 첫 접종을 시작한 경우 6~12개월 간격을 두고 2회 접종으로 완료할 수 있다. 단, 면역저하자이거나 만 15세 이후 첫 접종을 시작한 경우 3회 접종이 필요하다.

❿ HPV 3차 접종은 1차 접종 5개월 이후에 접종해야 한다.

⓫ 생후 6개월~만 9세 미만의 소아에게 인플루엔자 백신을 처음으로 접종하는 해에는 최소한 4주 이상의 간격을 두고 2회 접종하며, 다음 해부터는 1회 접종한다. 유행주에 따라 접종기준이 변경될 수 있으므로, 매 절기 인플루엔자 국가예방접종 지원사업 관리지침을 참고한다.

⓬ 로타바이러스 백신의 초회 접종은 생후 6~14주 6일까지 투여되어야만 하며 생후 15주 이상의 영아에게 투여되어서는 안 된다. 로타바이러스 백신은 생후 8개월 0일 이상의 영아에게 투여되어서도 안 된다. 1가 로타바이러스 백신의 경우는 2회 접종하며 3차 접종은 필요하지 않다.

출저 : 질병관리청, 예방접종 정보.

17. 04. 경기 의료기술직

09 한 여성이 일생동안 몇 명의 아기를 낳는가를 나타내는 지표는?

① 연령별 출산율

② 합계출산율

③ 총재생산율

④ 순재생산율

해설 ② 합계출산율(Total Fertillity Rate ; TFR) : 한 여자가 평생 동안 평균 몇 명의 자녀를 낳는지를 나타낸다. 특히 출산력 수준비교를 위해 대표적으로 활용되는 지표로서 일반적으로 연령별 출산율의 합으로 계산하며, 5세 계급으로 계산된 연령별 출산율인 경우는 5를 곱한다.

① 연령별 출산율 : 특정 연도의 특정 연령의 여성인구 1,000명에 대한 같은 연령의 여자가 출산한 정상출생 수로 출산력 수준을 파악하는 대표적인 지표이다.

③ 총재생산율(Gross Reproduction Rate ; GRR) : 합계출산율에서 여아의 출산율만 구하는 것이다. 합계출산율에 출생성비를 곱해서도 나타낼 수 있다. 한 여자가 다음 세대에 평균적으로 남겨줄 수 있는 여자의 수이다. 여성 인구의 여아출생률이라고 한다.

④ 순재생산율(Net Reproduction Rate) : 총재생산율은 15~49세 여성 모두가 재생산에 참여한다는 가정 아래 계산된 것에 반하여, 순재생산율은 각 연령에서의 사망률을 고려하여 계산된 재생산율이다.

$$순재생산율 = 합계출산율 \times \frac{여아\ 출생\ 수}{총\ 출생\ 수} \times \frac{가임연령\ 시\ 생존\ 수}{여아\ 출생\ 수}$$

• 순재생산율이 1.0이라면 인구의 증감이 없다. – 1세대와 2세대 간의 여자 수가 같다.

• 순재생산율이 1.0 이하이면 인구는 감소한다(축소 재생산). – 현재의 재생산력이 다음 세대에 인구를 감소시킨 것을 의미한다.

• 순재생산율이 1.0 이상이면 인구는 증가한다(확대 재생산). – 한 여자가 다음 세대에 남기는 여자 수가 하나 이상이므로 다음 세대에 인구가 증가하는 것을 뜻한다.

정답 ②

17. 09. 서울 경력 2회

10 한 국가의 저출산 및 고령화를 가장 잘 반영하는 인구지표는?

① 합계출산율

② 인구부양비

③ 노령화지수

④ 평균수명

해설 ㉠ (총)부양비(Total D.R.) = $\frac{15세\ 미만\ 인구(0 \sim 14세\ 인구)}{15 \sim 64세\ 인구} \times 100$

• 부양율이 높을수록 후진국임을 뜻한다.

• 생산능력 있는 인구와 생산능력 없는 어린이와 노인 인구의 비를 말한다.

• 우리나라의 부양비는 농촌보다 도시에서 낮은데, 이는 도시에 생산연령층 인구가 많음을 뜻한다.

㉡ 노령화지수(Index of Aging) = $\frac{65세\ 이상\ 인구(노년\ 인구)}{0 \sim 14세\ 인구(유년\ 인구)} \times 100$

정답 ③

17. 09. 서울 경력 2회

11 어린이의 폐결핵 집단검진 순서는?

① X-Ray 간접촬영 → X-Ray 직접촬영 → 객담검사

② X-Ray 간접촬영 → 객담검사 → X-Ray 직접촬영

③ 투베르쿨린 검사 → X-Ray 간접촬영 → X-Ray 직접촬영

④ 투베르쿨린 검사 → X-Ray 직접촬영 → 객담검사

해설 **결핵진단 및 BCG 접종**

㉠ 투베르쿨린 반응검사 : 결핵진단을 위한 것으로, PPD. 0.1cc를 주사하여 48~72시간 후에 부어 오른 자리(경결)의 크기를 자로 재어 판독한다(10mm 이상은 양성, 5mm 이내는 음성).

㉡ PPD액의 보관 : 언제나 차고 어두운 곳(냉암소)에 보관하고, 보관상의 온도는 2~5℃가 적절하며, 햇볕에 쪼이면 효과가 감소한다.

㉢ 투베르쿨린 반응검사 시 양성으로 나오면 결핵균에 노출된 경험이 있는 것으로 보고 X-ray 촬영(직접촬영)을 해야 하고, 음성으로 나왔을 경우에는 BCG 접종을 한다.

㉣ 객혈 시의 간호
  • 상반신을 약간 높여 준다.
  • 큰 기침을 삼가하고 기침이 나올 땐 잔기침하게 한다.
  • Ice bag을 흉부에 대준다.
  • 의사표시를 위한 필기도구를 준비한다.
  • 금식한다.
  • 절대 안정한다.
  • 출혈한 객담이 많은 경우 3% 크레졸(Cresol)에 30분간 둔 후 화장실에 버린다.
  • 홑이불에 묻었을 때는 크레졸(Cresol)에 담갔다가 삶아서 제거한다.

㉤ BCG 접종 시 부작용의 원인
  • 너무 깊이 주사하거나 접종 부위가 불결했을 경우
  • 투베르쿨린 반응검사 양성자에게 주사했을 경우

㉥ 흉부 X-ray 촬영
  • 직접촬영 : 진단의 정밀도가 우수해 질환의 호전상태를 확인 시 사용한다.
  • 간접촬영 : 비용이 적게 들고 결핵의 발견이 용이하여 집단검진 시 적합하다.

㉦ 결핵 집단검사의 이론적 검사 순서는 투베르쿨린 반응검사 → X선 간접촬영 → X선 직접촬영 → 객담검사의 순서 이나, 실제적으로는 다음과 같이 구분되어 실시되고 있다.
  • 성인의 경우 : X선 간접촬영 → X선 직접촬영 → 객담검사
  • 소아의 경우 : 투베르쿨린 반응검사 → X선 직접촬영 → 객담검사

㉧ 결핵에 감수성이 높은 환자 : 3세 미만 소아, 영양결핍자, 부신피질 호르몬제 장기투여자

㉨ 폐결핵 전파의 예방법 : 환자의 객담을 종이에 싸서 소각, 환자 가족의 규칙적인 흉부 X-ray 검사, 환자의 방을 자주 환기, 환자는 마스크를 사용한다.

㉩ 결핵 환자 물품 중 재활용할 수 있는 침구, 의류 등은 일광 소독한다.

정답 ④

17. 09. 서울 경력 2회

12 다음 설명에 해당하는 모자보건 지표는?

> ㄱ. 1년간 출산아 수 1,000명당 임신 28주 이후 사산아와 출생 후 1주 이내 사망아의 비율
> ㄴ. 임신중독, 출생 시 손상, 난산, 조산아 무산소증 등이 주요 원인

① 주산기사망률(Perinatal Mortality Rate)
② 모성사망률(Maternal Mortality Rate)
③ 신생아사망률(Neonatal Mortality Rate)
④ 영아사망률(Infant Mortality Rate)

해설
• 주산기사망률(Perinatal Mortality Rate) : 연간 출생아 수(임신 28주 이후 사산아 수 포함)에 대한 임신 28주 이후의 사산과 출생 1주 이내의 사망 수를 말한다.

$$주산기사망률 = \frac{그 해의 임신 28주 이후 사산아 수 + 생후 1주 이내의 신생아 사망 수}{어떤 연도의 출생아 수(임신 28주 이후 사산아 수 포함)} \times 1,000$$

• 신생아 사망 : 임신중독, 출생 시 손상, 난산, 조산아 무산소증 및 저산소증, 조기파수 등이 주요 원인으로 그 사망요인이 서로 공통성이 인정되기 때문에 이 시기의 사망을 주산기사망이라고 한다.

정답 ①

17. 06. 광주 보건직

13 임산부의 사망은 직접 모성사망과 간접 모성사망으로 구분하는데, 직접 모성사망의 원인은 임신중독증 혹은 자간증으로 불리는 고혈압성 질환이 있다. 다음 중 임신중독증의 3대 증상으로 맞게 조합된 것은?

① 출혈, 부종, 전치태반　　　　　　② 고혈압, 단백뇨, 부종
③ 고혈압, 출혈, 단백뇨　　　　　　④ 부종, 단백뇨, 출혈

해설 **임신중독증(toxemia)**
자간전증(임신 관련 고혈압 질환+단백뇨), 자간증(임신 관련 고혈압 질환+경련, 발작)
• 원인 : 과로, 영양부족, 빈혈 등
• 주요 증상 : 특히 임신 8개월 이후 고혈압, 부종, 단백뇨 등(3대 증상)
• 예방 : 단백질과 비타민 공급을 충분히 하고, 식염 · 당질 · 지방질의 과량섭취를 금하며 적당한 휴식을 취해야 한다. 겨울철 보온에 신경 쓰고 정기적인 건강진단을 받아야 한다.

정답 ②

16. 04. 경기 의료기술직

14 한 여성이 가임기간 동안 낳은 출생아의 총수를 의미하는 지표는?

① 총재생산율 ② 합계생산율

③ 보통출생률 ④ 순재생산율

해설 • 총재생산율 : 한 여자가 일생 동안 낳을 수 있는 여자의 총 수이다.
• 순재생산율 : 각 연령층의 사망률을 고려하여 계산된 재생산율, 모성의 사망을 고려하는 인구의 재생산지수이다.
• 합계출산율 : 한 여성이 일생 동안 낳는 아이의 평균 수, 한 여자가 일생 동안 낳을 수 있는 자녀 수, 가임여성이 낳은 평균 자녀 수이며 또한 여성 1명이 평생 동안 연령별 출산율(ASFR)의 총합이며, 출산력 수준을 나타내는 대표적 지표이다.

정답 ②

17. 03. 서울 지방직 1회

15 다음 중 신생아가 모유 수유를 통해서 얻을 수 있는 면역의 형태로 옳은 것은?

① 자연능동면역 ② 인공능동면역

③ 자연수동면역 ④ 인공수동면역

해설 **능동면역**
병원체 또는 독소에 의해서 생체의 세포가 스스로 활동하여 생기는 면역으로, 어떤 항원의 자극에 의해 항체가 형성되는 상태이다.
• 자연능동면역 : 감염 후 자연적으로 생기는 면역을 말한다.
• 인공능동면역 : 예방접종으로 얻어지는 면역으로 생균백신, 사균백신, 순화독소 등에 의한 면역이 있다.
수동면역
이미 면역을 보유하고 있는 개체가 지닌 항체를 다른 개체가 받아서 면역력을 지니게 되는 경우를 말한다.
• 자연수동면역 : 태아가 모체로부터 태반이나 모유 수유를 통해서 얻는 면역으로 4~6개월 정도 지속된다.
• 인공수동면역 : 인공제재를 인체에 투여하여 잠정적으로 질병을 방어할 수 있도록 회복기 혈청, 면역혈청, 감마글로불린, 항독소 등을 주사하여 항체를 주는 방법이다.

정답 ③

15. 08. 전남

16 영유아의 보건관리에 대한 설명으로 옳지 않은 것은?

① 조산아의 4대 관리로 호흡관리, 영양보급, 체중관리, 감염방지가 있다.

② 영아사망의 주요 원인이 신생아에게서 발생하기 때문에 특별한 의학적 관리대책이 필요하다.

③ 영유아는 생리적으로 외부환경에 쉽게 적응할 수 있는 능력이 부족하기 때문에 보건관리 대책이 필요하다.

④ 영유아의 건강관리에서 가장 기본적인 사항은 예방접종이다.

해설 조산아 4대 관리원칙 : 체온보호, 감염병 감염방지, 영양보급, 호흡관리

정답 ①

15. 08. 전남

17 모자보건 용어와 개념의 연결이 바르지 않은 것은?

① 임산부 – 임신 중이거나 분만 후 6개월 미만인 여성

② 영유아 – 출생 후 6년 미만인 사람

③ 신생아 – 출생 후 28일 미만인 아이

④ 주산기 – 임신 28주 이후부터 출생 후 2주 미만인 아이

해설 주산기는 신생아를 분만한 시기의 전후 기간을 말하며, 의학적인 정의로는 임신 20주 이후 또는 출생 체중이 500g 이상으로 출산 후 28일까지의 시기이다.

정답 ④

CHAPTER 07

기출문제_ 인구 및 가족보건

22. 06. 서울 지방직 9급

01 인구구조의 유형으로 일정한 지역 내 인구의 연령과 성별 구성을 나타내는 인구피라미드에 대한 설명으로 옳지 않은 것은?

① 호로형은 생산연령 인구가 많이 유출되는 농촌형이다.

② 종형은 출생률과 사망률이 모두 낮은 인구정지형이다.

③ 항아리형은 19세 이하 인구가 65세 이상 인구의 2배 이하인 인구구조이다.

④ 남자의 인구수는 왼쪽에, 여자의 인구수는 오른쪽에 표시한다.

해설 **항아리형(Pot Type)**
• 사망률이 낮고 정체적이지만 출생률이 사망률보다 더욱 낮아 인구가 감소하는 감소형으로 일부 선진국가들의 인구구조 유형이다.
• 0~14세 인구가 65세 이상 인구의 2배에 미치지 못한다.
• 유소년층 비율이 낮고 청장년층의 비중이 크게 나타나 국가경쟁력 약화가 우려된다.

정답 ③

22. 02. 세종시 공중보건 9급

02 다음 설명에 해당하는 인구론은?

> • 인구와 자원과의 관련성에 근거한 이론
> • 플라톤 등에 의해 처음 제시되고, 캐년(E. Cannan)에 의해 처음 이론화
> • 국민 1인당 소득이나 생산성이 최대가 될 수 있는 인구 규모

① 맬서스 주의

② 신맬서스 주의

③ 적정인구론

④ 안정인구론

해설 **적정인구론(Optimum Population Theory)**
인구와 자원과의 관련성에 근거한 이론으로, 에드윈 캐년(E. Cannan, 1861~1935)은 인구의 과잉을 식량에만 국한할 것이 아니라 생활수준에 둠으로써 주어진 여건에서 최대의 생산성을 유지하여 최고의 생활수준을 유지할 수 있는 인구를 적정인구라고 하였다.

정답 ③

21. 07. 전남 보건직 공중보건 A형

03 인구구조와 관련된 지표에 대한 설명으로 옳지 않은 것은?

① 2차 성비는 출생 시 여자 100명에 대한 남자 수로 표시된다.

② 부양비는 경제활동연령 인구에 대한 비경제활동연령 인구의 비를 말한다.

③ 노년부양비는 18~64세 인구에 대한 65세 이상 인구의 비를 말한다.

④ 노령화지수는 0~14세 인구에 대한 65세 이상 인구의 비를 말한다.

해설 **성비(Sex Ratio)**
- 1차 성비(Primary Sex Ratio) : 태아의 성비
- 2차 성비(Secondary Sex Ratio) : 출생 시의 성비
- 3차 성비(Tertiary Sex Ratio) : 현재 인구의 성비

부양비
- 유년부양비(Youth D.R.)＝[15세 미만 인구(0~14세 인구)/15~64세 인구]×100
- 노년부양비(Old D.R.)＝[65세 이상 인구/15~64세 인구]×100
- 총부양비(Total D.R.)＝[15세 미만 인구(0~14세 인구)＋65세 이상 인구/15~64세 인구]×100
- 노령화지수(Index of Aging)＝[65세 이상 인구(노년인구)/0~14세 인구(유년인구)]×100

정답 ③

21. 06. 서울 공중보건 공개

04 인구구조 지표에 대한 설명으로 가장 옳은 것은?

① 부양비는 경제활동연령 인구에 대한 비경제활동연령인구의 비율로 표시된다.

② 노년부양비는 0~14세 인구에 대한 65세 이상 인구의 비율로 표시된다.

③ 노령화지수는 15~64세 인구에 대한 65세 이상 인구의 비율로 표시된다.

④ 1차 성비는 출생 시 여자 100명에 대한 남자 수로 표시된다.

해설 유년부양비(Youth D.R.)＝[15세 미만 인구(0~14세 인구)/15~64세 인구]×100
노년부양비(Old D.R.)＝[65세 이상 인구/15~64세 인구]×100
총부양비(Total D.R.)＝[15세 미만 인구(0~14세 인구)＋65세 이상 인구/15~64세 인구]×100
노령화지수(Index of Aging)＝[65세 이상 인구(노년인구)/0~14세 인구(유년인구)]×100
- 성비의 구분
  - 1차 성비(Primary Sex Ratio) : 태아의 성비
  - 2차 성비(Secondary Sex Ratio) : 출생 시의 성비
  - 3차 성비(Tertiary Sex Ratio) : 현재 인구의 성비
- 1, 2차 성비에서는 항상 남자가 여자보다 많다.

정답 ①

21. 06. 서울 공중보건 공개

05 〈보기〉에서 설명하는 인구구조로 가장 옳은 것은?

┤ 보기 ├

감소형 인구구조로서 출생률이 사망률보다 낮은 인구 구조를 말한다. 주로 평균수명이 높은 선진국에 나타나는 모형이다.

① 종형(bell form)

② 항아리형(pot form)

③ 피라미드형(pyramid form)

④ 별형(star form)

해설 ㉠ 항아리형(Pot Type)
- 사망률이 낮고 정체적이지만 출생률이 사망률보다 더욱 낮아 인구가 감소하는 감소형으로 일부 선진국가들의 인구구조 유형이다.
- 0~14세 인구가 65세 이상 인구의 2배에 미치지 못한다.
- 유소년층 비율이 낮고 청장년층의 비중이 크게 나타나 국가경쟁력 약화가 우려된다.

㉡ 피라미드형(Pyramid Type)
- 출생률이 일정 수준 유지 혹은 저하되어도 사망률 저하가 빨라서 인구가 증가하는 단계이다. 다산다사형이며 발전형이다.
- 0~14세 인구가 65세 이상의 2배를 넘는다.
- 부양비 증가, 아동복지와 교육에 대한 정책이 필요하다.

㉢ 종형(Bell Type)
- 선진국형으로 출생률·사망률이 다 낮아서 정체인구가 되는 단계로 인구정지형이다.
- 0~14세 인구가 65세 이상 인구의 2배이다.
- 인구의 노령화현상이 나타나 노인복지 문제가 대두된다.

㉣ 호로형(Guitar Type)
- 생산연령인구가 많이 유출된 농촌형 인구구조로 유출형이라고도 한다.
- 15~49세 인구가 전체인구의 50% 미만이다.
- 청장년층의 유출에 의한 출산력 저하로 유년층의 비율이 낮다.

㉤ 별형(Star Type)
- 생산연령인구가 많이 유입되는 도시형 인구구조이다. 성형, 유입형이라고도 한다.
- 15~49세 인구가 전체인구의 50%를 넘는다.
- 출산연령에 해당하는 청장년층의 비율이 높기 때문에 유년층의 비율이 높다.

정답 ②

20. 05. 경기 보건연구사 보건학

06 인구의 정태통계 요소에 해당되지 <u>않는</u> 것은?

① 인구의 출생

② 인구의 구성

③ 인구의 성질

④ 인구의 밀도

해설

구분	인구정태	인구동태
조사시기	시점조사	기간조사
통계종류	인구크기, 인구구조	출생률, 사망률
	인구밀도, 인구분포 등	전·출입률, 혼인율, 이혼율
활용도	각종 지표산출의 기초자료	인구 관련 사상의 변화 파악

정답 ①

20. 05. 경기 보건연구사 보건학

07 다음 자료를 기준으로 적절한 부양비와 노령화 지수를 구한 것으로 옳은 것은?

> • 0~14세 : 400명
> • 15~64세 : 1,000명
> • 65세 이상 : 200명

① 부양비 60, 노령화 지수 60

② 부양비 60, 노령화 지수 50

③ 부양비 40, 노령화 지수 60

④ 부양비 40, 노령화 지수 50

해설
• 총부양비＝0~14세 인구＋65세 이상 인구/15~64세 인구＝{(400＋200)/1,000}×100＝60
• 노령화지수＝65세 이상 인구/0~14세 인구＝(200/400)×100＝50

정답 ②

20. 05. 경기 보건연구사 보건학

08 우리나라 사망자료의 특성에 대한 설명으로 옳은 것은?

① 보건복지부는 매년 사망원인 통계보고서를 발간한다.

② 사망의 질적 특성을 나타내는 지표로 영아사망률이 예가 될 수 있다.

③ 사망자료는 법에 따라 전 국민을 대상으로 생산된다.

④ 사체부검을 의무화하여 사망자료의 질이 높아졌다.

해설 사망원인통계 자료는 통계법과 가족관계의 등록 등에 관한 법률에 따라 전국의 읍·면·동 행정복지센터 및 시·구청(재외국민은 재외공관)에 접수된 사망신고서를 주민등록지 기준으로 집계한 결과임. 영아사망률은 보건수준을 판단하는 대표적인 지표이다.

정답 ③

20. 07. 전남 보건직 공중보건 C형

09 우리나라는 2018년부터 고령사회(aged society)로 진입하였다. UN의 규정에 따른 분류로 고령사회의 기준을 바르게 설명한 것은?

① 65세 이상 노인 인구가 전체 인구에서 14%를 차지하는 사회

② 65세 이상 노인 인구가 전체 인구에서 20%를 차지하는 사회

③ 70세 이상 노인 인구가 전체 인구에서 14%를 차지하는 사회

④ 70세 이상 노인 인구가 전체 인구에서 20%를 차지하는 사회

해설 **고령화사회 · 고령사회 · 초고령사회(UN 규정)**

　　65세 이상 노인인구에 따른 분류(2020년 8월 14일 현재 우리나라는 15.7%)
- 고령화사회(Aging Society) : 65세 이상 인구가 전체 인구의 7% 이상일 때
- 고령사회(Aged Society) : 65세 이상 인구가 전체 인구의 14% 이상일 때
- 초고령사회(Super-aged Society) : 65세 이상 인구가 전체 인구의 20% 이상일 때

정답 ①

20. 12. 광주 보건 9급 공중보건

10 피임에 의한 산아조절을 강조한 인구론으로 옳은 것은?

① 맬서스주의
② 적정인구론
③ 안정인구론
④ 신맬서스주의

해설 **신맬서스주의(Neo-Malthusism)**
• 맬서스주의의 인구규제수단으로 만혼주의는 여러 가지 사회범죄, 사회악을 야기했다.
• 플랜시스 플레이스(Fransis Place, 1771~1854)는 피임에 의한 산아조절을 주장했는데, 이것이 신맬서스주의이다.
• 맬서스주의 중 인구규제방법을 달리하는 신맬서스주의는 근대 문명국가의 출산율 감소에 영향을 미쳤다.

정답 ④

19. 10. 서울시 제3회 경력경쟁 고졸

11 성별·연령별 인구구성의 모양을 그래프로 나타낸 것을 인구 피라미드라고 부른다. 출생률과 사망률이 모두 낮아 정체인구가 되는 단계로, 0~14세 인구가 65세 이상 인구의 2배가 되는 인구 피라미드 모형은?

① 종형
② 항아리형
③ 피라미드형
④ 표주박형

해설 ㉠ 피라미드형(Pyramid Type)
• 출생률이 일정 수준 유지 혹은 저하되어도 사망률 저하가 빨라서 인구가 증가하는 단계이다. 다산다사형이며 발전형이다.
• 0~14세 인구가 65세 이상의 2배를 넘는다.
• 부양비 증가, 아동복지와 교육에 대한 정책이 필요하다.
㉡ 종형(Bell Type)
• 선진국형으로 출생률·사망률이 다 낮아서 정체인구가 되는 단계로 인구정지형이다.
• 0~14세 인구가 65세 이상 인구의 2배이다.
• 인구의 노령화현상이 나타나 노인복지 문제가 대두된다.
㉢ 항아리형(Pot Type)
• 사망률이 낮고 정체적이지만 출생률이 사망률보다 더욱 낮아 인구가 감소하는 감소형으로, 일부 선진국들의 인구구조 유형이다.
• 0~14세 인구가 65세 이상 인구의 2배에 미치지 못한다.
• 유소년층 비율이 낮고 청장년층의 비중이 크게 나타나 국가경쟁력 약화가 우려된다.
㉣ 호로형(Guitar Type)
• 생산연령인구가 많이 유출된 농촌형 인구구조로, 유출형이라고도 한다.
• 15~49세 인구가 전체인구의 50% 미만이다.
• 청장년층의 유출에 의한 출산력 저하로 유년층의 비율이 낮다.

정답 ①

19. 10. 서울시 제3회 경력경쟁 고졸

12 인구정책에 대한 설명으로 가장 옳은 것은?

① 양적 조정정책은 인구의 성별, 연령별 불균형을 조정하려는 우생학적 정책과 결부되어 있다.

② 질적 조정정책은 출생률을 조정하여 가족계획 사업을 달성하는 방법이다.

③ 우리나라는 인구 감소의 형태에 따라 질적 조정정책에서 양적 조정정책으로 전환되고 있다.

④ UNDP는 7월 11일을 세계 인구의 날(World Population Day)로 지정하였다.

해설 ④ 세계 인구는 지속적인 증가세 속에 1987년 7월 11일 50억 명을 돌파하였으며, UN은 이를 기념하고 인구문제에 대한 관심을 촉진시키기 위해 7월 11일을 '세계 인구의 날'로 정하였다.

①·② 출산정책이 인구의 양적 측면을 강조하고 있다면, 인구 자질에 영향을 미치는 정책은 인구의 질적 측면을 강조한다.

③ 우리나라는 인구이동, 인구자질, 수도권 인구집중 등 질적 문제의 해결이 시급하다.

정답 ④

19. 04. 경북 경력경쟁 연구사 보건학

13 우리나라의 인구구조에 대한 설명으로 옳지 <u>않은</u> 것은?

① 평균수명이 늘어나면서 노년부양비는 점점 높아지고 있다.

② 낮은 출산율로 유년부양비는 점점 낮아지고 있다.

③ 노년인구증가율이 출산저하율보다 높기 때문에 총 부양비는 점점 낮아지고 있다.

④ 장래에 생산연령이 유입되는 인구보다 부양해야 할 노년인구가 상대적으로 많아지고 있기 때문에 노령화지수가 높아지고 있다.

해설 ③ 총 부양비는 2015년 37.0명에서 2060년 101.0명으로 증가할 전망이다.
총 부양비 : 생산가능인구 1백 명당 피부양인구(유소년＋고령인구)

정답 ③

알아보기

부양비

㉠ 부양비는 생산능력이 있는 인구와 생산능력이 없는 어린이와 노인인구의 비를 말한다.

㉡ 부양비의 종류

- 유년부양비(Youth D.R.) : $\dfrac{15세\ 미만\ 인구(0{\sim}14세\ 인구)}{15{\sim}64세\ 인구} \times 100$

- 노년부양비(Old D.R.) : $\dfrac{65세\ 이상\ 인구}{15{\sim}64세\ 인구} \times 100$

- (총)부양비(Total D.R.) : $\dfrac{15세\ 미만\ 인구(0{\sim}14세\ 인구)+65세\ 이상\ 인구}{15{\sim}64세\ 인구} \times 100$

㉢ 부양률이 높을수록 후진국임을 뜻한다.

㉣ 우리나라의 부양비는 농촌보다 도시에서 낮은데 이는 도시에 생산연령층 인구가 많음을 뜻한다.

㉤ 노령화지수(Index of Aging) : $\dfrac{65세\ 이상\ 인구(노년인구)}{0{\sim}14세\ 인구(유년인구)} \times 100$

---

18. 10. 서울시 경력경쟁 의료기술직 9급

14 인구변동에 따른 인구정책 중 식량, 주택, 교육 및 경제 등 다양한 분야의 파급효과에 대처하기 위한 정책은?

① 인구조정정책

② 인구대응정책

③ 인구자질향상정책

④ 인구증가억제정책

해설 **인구정책의 구분**

- 인구조정정책 : 인구변동의 요소인 출생, 사망, 인구이동의 현실적 상태와 이상적인 상태의 격차를 좁혀 국가가 바라는 바람직한 상태로 정책을 펴는 것이다. 우선적으로 환경위생 및 공중보건학적인 접근을 한다.
- 인구대응정책 : 인구변동의 결과로 야기되는 식량, 주택, 고용, 교육, 도시문제 등 제반 문제의 해결을 목적으로 한다.

정답 ②

18. 10. 서울시 경력경쟁 의료기술직 9급

15 **인구구성 지표에 대한 설명으로 가장 옳지 않은 것은?**

① 생산인구는 15~64세까지의 인구를 말한다.

② 65세 이상 노인인구의 수는 유소년(아동)부양비 산출시 영향을 미치지 못한다.

③ 노령화지수는 65세 이상의 인구를 생산인구로 나눈 비율이다.

④ 부양비는 유소년(아동)부양비와 노년부양비의 합이다.

해설 ③ 노령화지수(Index of Aging) : $\dfrac{65세\ 이상\ 인구(노년인구)}{0\sim14세\ 인구(유년인구)} \times 100$

④ 총부양비 : 생산가능인구 1백 명당 피부양인구(유소년＋고령인구)

정답 ③

 알아보기

부양비

㉠ 부양비는 생산능력 있는 인구와 생산능력 없는 어린이와 노인인구의 비를 말한다.

㉡ 부양비의 종류

- 유년부양비(Youth D.R.) : $\dfrac{15세\ 미만\ 인구(0\sim14세\ 인구)}{15\sim64세\ 인구} \times 100$

- 노년부양비(Old D.R.) : $\dfrac{65세\ 이상\ 인구}{15\sim64세\ 인구} \times 100$

- (총)부양비(Total D.R.) : $\dfrac{15세\ 미만\ 인구(0\sim14세\ 인구)+65세\ 이상\ 인구}{15\sim64세\ 인구} \times 100$

㉢ 부양률이 높을수록 후진국임을 뜻한다.

㉣ 우리나라의 부양비는 농촌보다 도시에서 낮은데 이는 도시에 생산연령층 인구가 많음을 뜻한다.

17. 12. 경기 4회 보건직 9급

16 성비와 인구피라미드에 대한 설명으로 옳지 않은 것은?

① 성비는 여자 100명당 남성의 비로 표시된다.

② 출생 시 성비는 105 정도이지만 결혼적령기가 되면 100에 가까워진다.

③ 생산자 인구가 전체의 50% 이상일 때의 인구 형태는 별형으로 나타난다.

④ 14세 이하 인구가 65세 이상 인구의 두 배 정도 된 때는 항아리형으로 나타난다.

해설 **성비(Sex Ratio)**

남녀인구의 균형 상태를 나타내는 지수로서 보통 여자 100명에 대한 남자의 수로서 표시되며 남성성비라고 한다.

　㉠ 성비의 구분

　　• 1차 성비(Primary Sex Ratio) : 태아의 성비

　　• 2차 성비(Secondary Sex Ratio) : 출생 시의 성비

　　• 3차 성비(Tertiary Sex Ratio) : 현재 인구의 성비

　㉡ 1, 2차 성비에서는 항상 남자가 여자보다 많다.

　㉢ 현재 우리나라의 3차 성비는 0~4세 연령층에 남자가 많고, 연령이 올라감에 따라 차이가 줄어 결혼연령까지 점차 남자와 여자인구수가 비슷해지며, 50~54세에서 균형을 이루어 고령이 될 때는 여자인구가 남자인구를 초과한다. 즉, 여자인구의 평균수명이 높다.

인구피라미드 형태

　㉠ 피라미드형(Pyramid Type)

　　• 출생률이 일정 수준 유지 혹은 저하돼도, 사망률 저하가 빨라서 인구가 증가하는 단계이다. 다산다사형이며 발전형이다.

　　• 0~14세 인구가 65세 이상의 2배를 넘는다.

　　• 부양비 증가, 아동복지와 교육에 대한 정책이 필요하다.

　㉡ 종형(Bell Type)

　　• 선진국형으로 출생률·사망률이 다 낮아서 정체인구가 되는 단계로 인구정지형이다.

　　• 0~14세 인구가 65세 이상 인구의 2배이다.

　　• 인구의 노령화 현상이 나타나 노인복지 문제가 대두된다.

　㉢ 항아리형(Pot Type)

　　• 사망률이 낮고 정체적이지만 출생률이 사망률보다 더욱 낮아 인구가 감소하는 감소형으로 일부 선진국가들의 인구구조 유형이다.

　　• 0~14세 인구가 65세 이상 인구의 2배에 미치지 못한다.

　　• 유소년층 비율이 낮고 청장년층의 비중이 크게 나타나 국가경쟁력 약화가 우려된다.

　㉣ 호로형(Guitar Type)

　　• 생산연령인구가 많이 유출된 농촌형 인구구조로 유출형이라고도 한다.

　　• 15~49세 인구가 전체 인구의 50% 미만이다.

　　• 청장년층의 유출에 의한 출산력 저하로 유년층의 비율이 낮다.

　㉤ 별형(Star Type)

　　• 생산연령인구가 많이 유입되는 도시형 인구구조로 성형, 유입형이라고도 한다.

　　• 15~49세 인구가 전체인구의 50%를 넘는다.

　　• 출산연령에 해당하는 청장년층의 비율이 높기 때문에 유년층의 비율이 높다.

정답 ④

17. 04. 경기 의료기술직

17 블레이크(Blacker)의 인구변천 5단계설의 4단계를 나타낸 것은?

① 인구정지형 　　　　　　　　　② 인구감소형

③ 인구증가정지형 　　　　　　　④ 인구성장둔화형

해설 **블레이크(C. P. Blacker)의 분류**

C. P. Blacker는 농경사회에서부터 기계문명이 고도로 발달된 현대사회로의 변천 과정을 다음 5단계로 분류했다.

㉠ 제1단계(고위정지기) : 고출생률과 고사망률인 인구정지형으로 아프리카 지역의 국가들 같은 후진국이 해당한다. 앞으로 인구증가의 잠재력이 있는 후진국형 인구 형태이다.

㉡ 제2단계(초기확장기) : 저사망률과 고출생률인 인구증가형으로 당분간 인구증가가 계속되는 경제개발 초기국가이다.

㉢ 제3단계(후기확장기) : 저사망률에 저출생률의 경향의 인구성장 둔화형태이다. 산업의 발달과 핵가족화 성향이 있는 국가들의 인구 형태이다.

㉣ 제4단계(저위정지기) : 사망률과 출생률이 최저에 달하는 인구증가 정지형으로 이탈리아, 중동, 옛 소련 등이 있다. 우리나라는 제3단계에서 제4단계로 접어드는 과정이다.

㉤ 제5단계(감퇴기) : 출생률보다 사망률이 큰 인구감소형 국가로 북유럽, 북아메리카, 일본, 뉴질랜드 등이 속한다.

정답 ③

16. 04. 경기 의료기술직

18 폐쇄인구에서 순재생산율이 1.5가 지속될 경우 지역의 인구 상태는?

① 인구가 감소한다.

② 인구가 증가한다.

③ 인구의 증감이 없다.

④ 인구의 이동이 증가한다.

해설 ㉠ 총재생산율 : 한 여자가 일생 동안 낳을 수 있는 여아의 총 수

㉡ 순재생산율 : 각 연령층의 사망률을 고려하여 계산된 재생산율, 모성의 사망을 고려하는 인구의 재생산지수

㉢ 합계출산율 : 한 여성이 일생 동안 낳는 아이의 평균 수, 한 여자가 일생 동안 낳을 수 있는 자녀 수, 가임여성이 낳은 평균 자녀 수

　• 순재생산율이 1.0이라면 인구의 증감이 없다. ⇨ 1세대와 2세대 간의 여자 수가 같다.

　• 순재생산율이 1.0 이하이면 인구는 감소한다(축소 재생산). ⇨ 현재의 재생산력이 다음 세대에 인구를 감소시킨 것을 의미한다.

　• 순재생산율이 1.0 이상이면 인구는 증가한다(확대 재생산). ⇨ 한 여자가 다음 세대에 남기는 여자 수가 하나 이상이므로 다음 세대에 인구가 증가하는 것을 뜻한다.

정답 ②

16. 06. 경기 의료기술직

19 다음 설명에서 인구증가율(1,000명당)과 연간 인구증가율로 옳은 것은?

> 연초인구가 100,000명인 나라가 있다. 1년 동안 1,000명이 태어나고, 500명이 죽었으며, 1,000명이 전입해 들어오고 500명이 전출해 나갔다.

① 5명, 1%　　　　　　　　　② 5명, 10%

③ 10명, 1%　　　　　　　　④ 10명, 10%

해설　㉠ 인구증가율(Population Growth Rate) = (자연증가＋사회증가)/인구×1,000
　　　 자연증가 500명＋사회증가 500명
　　　 인구증가율 = (500＋500/100,000)×1,000＝10%
　　　 1,000명당 10명 증가
　　　㉡ 연간 인구증가 = (연말인구－연초인구)/연초인구×100
　　　 {(101,000－100,000)/100,000}×100 ＝ 1%

정답　③

16. 07. 전남 3차 지방직

20 신맬서스주의(Neo-Malthusism)에서 주장하는 인구 규제 방법으로 옳은 것은?

① 성 순결주의　　　　　　　② 증식의 원리

③ 만혼주의　　　　　　　　④ 피임

해설　인구증가 억제 : 맬서스의 인구증가 적극적 억제는 인구가 증가함에 따라 제기되는 문제인 죄악, 빈곤, 조기 사망, 전쟁 등이며, 예방적 억제는 만혼, 결혼 억제, 금욕 등 출산을 의식적으로 회피하여 인구의 증가를 규제하는 것이다.

정답　④

 더 알아보기

신맬서스주의(Neo-Malthusism)

• 맬서스주의의 인구 규제 수단으로 만혼주의는 여러 가지 사회범죄, 사회악을 야기했다.
• 플랜시스 플레이스(Fransis Place, 1771~1854)는 피임에 의한 산아조절을 주장했는데, 이것이 신맬서스주의이다.
• 맬서스주의 중 인구 규제 방법을 달리하는 신맬서스주의는 근대 문명국가의 출산율 감소에 영향을 미쳤다.

17. 03. 서울 지방직 1회

21 다음 중 생명표(life table)에 대한 설명으로 가장 옳지 <u>않은</u> 것은?

① 생명표란 미래 사회변화를 예측하여 태어날 출생 집단의 규모를 예측하고, 몇 세까지 생존하는 지를 정리한 표이다.

② 생명표는 보험료율, 인명피해 보상비 산정과 장래 인구추계에도 활용된다.

③ 생명표는 보건 · 의료정책 수립 및 국가 간 경제, 사회, 보건수준에 대한 비교자료로도 활용될 수 있다.

④ 생명표는 추계인구, 주민등록연앙인구, 사망신고자료 등을 토대로 산정하게 된다.

해설 • 생명표(life table) : 한 출생집단이 연령이 많아짐에 따라 소멸되어가는 과정을 나타내는 표이다. 어떤 연령층의 인구가 주어진 사망력의 유형과 수준이 그대로 적용된다는 가정 하에 평균적으로 더 살 수 있는 기간, 연령별 사망확률, 특정 연령의 사람이 다음 단계 연령까지 생존할 수 있는 확률 등을 나타낸다.
• 사망원인 생명표(cause-deleted life-table) : 특정 사인을 완전히 제거했을 때의 생명표로, 주어진 특정 사인을 예방하거나 그 질병을 퇴치함으로써 그 사인이 완전히 제거되었다고 가정하고 나머지 사인에 의한 사망률 및 사망확률 등에 의하여 작성한다. 각 나이별로 작성한 생명표는 완전생명표(complete life-table), 5살 단위로 묶은 계급별 생명표는 간이생명표(abridged life-table)라 한다. 생명표는 보건, 의료정책수립, 보험료율, 인명피해 보상비 산정 등에 활용되고 있으며, 장래인구추계 작성, 국가 간 경제, 사회, 보건 수준 비교에 널리 이용되고 있다.

정답 ①

15. 05. 경기 의료기술직

22 국가 간 인구구조가 서로 다른 집단(예 일본과 베트남)의 사망수준을 비교하고자 할 때 사용 가능한 알맞은 보건지표는?

① 조사망률

② 표준화 사망률

③ 비례사망률(PMR)

④ 영아사망률

해설 표준화 사망률은 어떤 사건 발생에 영향을 미치는 변수 혹은 변수들의 각 인구 내 구성비가 다를 때 이 구성비의 차이 때문에 유발되는 조율(crude rate)의 차이를 조정해 주어 비교성을 높이기 위해 사용하는 지표이다.

정답 ②

23 인구증가율을 가장 정확하게 나타낸 것은?

① 출생수/사망수×100

② (연말인구−연초인구)/연초인구×1,000

③ (자연증가−사회증가)/인구×1,000

④ (자연증가+사회증가)/인구×1,000

해설 인구증가율(Population Growth Rate)은 자연적 증가(출생−사망)인구와 사회적 증가(타 지역으로부터 유입−타 지역으로 유출)인구를 모두 감안한 증감인구를 연앙(추계)인구로 나눈 수치를 말한다.

정답 ④

24 신맬서스주의를 더욱 발전시켜 인구의 과잉을 식량에만 국한할 것이 아니라 생활수준에 둠으로써 주어진 여건 속에서 최고의 생활수준을 유지할 때에 실질소득을 최대로 할 수 있다는 적정인구론을 주장한 사람은?

① J. R. Malthus

② Francis Place

③ J. Frank

④ E. Cannan

해설 적정인구론(Optimum Population Theory) : 인구와 자원과의 관련성에 근거한 이론으로, E. Cannan(1861~1935)은 인구의 과잉을 식량에만 국한할 것이 아니라 생활수준에 둠으로써 주어진 여건 속에서 최대의 생산성을 유지하여 최고의 생활수준을 유지할 수 있는 인구를 적정인구라고 하였다.

정답 ④

25 인구구성에 대한 설명으로 옳은 것은?

① 노년 부양비는 생산연령인구에 대한 65세 이상의 노년 인구의 백분율을 말한다.

② 노령화지수는 노령인구에 대한 소년 인구의 상대적인 백분율을 의미한다.

③ 부양비의 분모는 15세 이상 65세 이하의 인구이다.

④ 성비는 남자 수에 대한 여자 수의 상대적인 백분율을 말한다.

해설 노년 부양비 = 고령인구(65세 이상)/생산가능인구(15~64세)×100

정답 ①

14. 04. 경북 / 11. 05. 충남

26 다음 인구수를 기초로 총부양비를 구하면?

- 15세 미만 인구 : 1,500명
- 65세 이상 인구 : 4,000명
- 15~65세 미만 인구 : 10,000명

① 55   ② 45

③ 35   ④ 25

해설   부양비 = (비생산연령인구/생산연령인구) × 100 = (5,500/10,000) × 100 = 55

정답   ①

14. 06. 인천

27 B 지역의 인구구성표이다. 이 지역의 노령화지수는?

연령	인구수(명)
0~14세	100
15~64세	300
65세 이상	20

① 1   ② 5

③ 15   ④ 20

해설   • 노령화지수(Index of Aging) = 65세 이상 인구(노년인구)/0~14세 인구(유년인구) × 100
                                = 20/100 × 100 = 20(명)

정답   ④

14. 06. 인천

28 A 지역의 인구조사 결과 α-index가 1.5에서 1.8로 상승하였다. 이 지역에서 가장 먼저 실시해야 할 보건사업은?

① 영아보건사업   ② 청소년보건사업

③ 장년층보건사업   ④ 노인보건사업

해설   α-index의 값이 1이라면 영아사망이 전부 신생아 사망이라는 것이다. 이는 영아 기간 중의 사망이 신생아 고유질환에 의한 사망뿐이라는 뜻으로 해석된다. α-index의 값이 클 때는 보건수준이 나쁘다.

정답   ①

14. 10. 대전 의료기술직

29 인구의 정태통계(state of population)에 해당되는 것은?

① 인구밀도   ② 인구성장률

③ 출생통계   ④ 사망통계

해설   • 인구정태통계 : 계속적으로 변하는 인구집단을 일정한 시점을 정하여 정지된 상태에서 관찰한 것을 인구정태통계라고 하며 인구밀도, 성별, 연령별, 산업별, 직업별, 배우관계, 세대구성 등이 이에 속한다.
       • 인구동태통계 : 출생통계, 사망통계, 인구성장률, 결혼, 이혼, 사산 등이 이에 속한다.

정답   ①

13. 09. 서울 의료기술직

30 다음 괄호 안에 알맞은 말을 순서대로 나열하시오.

> UN의 규정에 따른 분류에 의하면 65세 이상 노인이 전체 인구의 14%를 넘으면 (　　　　)라 하고, (　　　　)를 넘으면 초고령사회라 한다.

① 고령화 사회, 25%   ② 고령화 사회, 20%

③ 고령사회, 30%   ④ 고령사회, 25%

⑤ 고령사회, 20%

해설   65세 이상 노인이 전체 인구의 7%를 넘으면 고령화 사회, 14%를 넘으면 고령사회, 20%를 넘으면 초고령사회라 한다.

정답   ⑤

22. 06. 서울 지방직 9급

01 전체 인구의 70%가 Covid-19 예방접종으로 집단면역이 형성된다면 나머지 30%는 접종하지 않아도 Covid-19 감염으로부터 안전할 수 있다는 보건의료서비스의 특성으로 옳은 것은?

① 치료의 불확실성

② 수요의 불확실성

③ 정보의 비대칭성

④ 외부효과성

해설 **외부효과** : 당사자들 간의 경제적 거래가 그 거래에 참여하지 않은 사람들에게 비용이나 편익특정을 발생시키는 것
- 부정적 외부효과 : 공해유발상품 생산업체, 감염병 환자
- 긍정적 외부효과 : 과수원과 양봉업자, 예방접종
보건의료서비스 특성
- 외부효과(감염병 예방) → 국가 개입 근거
- 정보 비대칭성(소비자의 의료무지) → 의료인의 가수요 창출(Say's Law)
- 의료공급 비탄력성 → 응급의료 등
- 질병 불예측성 → 의료보험 근거
- 생명의 응급성
- 저장, 측정 불가능성
- 독점적 경쟁 시장
- 노동 · 자본 집약적인 산업

정답 ④

22. 06. 서울 지방직 9급

02 Donabedian의 지역사회 보건사업평가 중 특정 보건사업을 수행하기 위해 투입된 인력, 조직, 시설, 장비, 재정 등이 적합한지를 판단하는 것은?

① 영향평가

② 구조평가

③ 결과평가

④ 과정평가

해설 **Donabedian의 사업 과정에 따른 평가 범주**
- ⊙ 투입평가(구조평가)
  - 사업에 들어간 인적, 물적, 사회적 자원에 대한 평가
  - 평가지표 : 장소, 기구, 도구, 물품, 인력, 예산, 시간
- ⓒ 진행평가(과정평가)
  - 사업에 투입된 인적, 물적 자원이 계획대로 실행되고 있는지, 사업이 일정대로 진행되고 있는지 확인하여 평가
  - 평가지표 : 만족도, 흥미도, 프로그램의 참여율, 교재 적절성(도구적절성, 준비 자료의 적절성), 대상자 적절성
- ⓒ 결과평가
  - 효과평가 : 설정된 목표에 도달했는가에 대한 평가, 실제로 투입된 노력과 사업의 결과를 비교하여 효율을 평가
  - 평가지표 : 지식변화, 행위변화, 사업목표달성, 총소요비용, 명수, 사업으로 인해 변화된 결과

정답 ②

---

22. 06. 서울 지방직 9급

03 일반적인 건강보험제도의 본질 및 유형 중 우리나라 국민건강보험제도의 유형으로 옳은 것은?

① 변이형

② 관리의료형

③ 현금배상형

④ 제3자 지불제형

해설 ④ 제3자 지불제형(직접서비스형)
- 피보험자가 의료기관을 이용할 때 진료비를 부담하지 않거나, 일부만 부담하고 의료기관이 나머지 진료비를 보험자에게 청구하면, 보험자가 이를 심사하여 지불하는 유형
- 한국, 독일, 일본 등 가장 보편적인 유형
- ① 변이형
  - 보험자가 의료기관을 직접 소유하거나 타 의료기관과의 계약에 의하여 피보험자들에게 포괄적인 의료서비스를 제공함으로써 의료비를 절감하고자 하는 유형
  - 남미 국가, 미국의 건강유지기구
- ② 현금배상형
  - 피보험자가 자유의사에 따라 의료기관을 이용하고 진료비를 지불한 후 영수증을 보험자에게 제출하면 약정한 비율의 현금을 보험급여로 상환받게 되는 형태
  - 상환제 또는 환불제
  - 프랑스가 대표적
- ③ 관리의료형
  - 보험자가 공급자에게 다양한 재정적 인센티브를 제공하여 효율성을 제고하는 관리형(Managed Care)형 민간의료보험 도입이 요구됨
  - 민간보험자가 다수의 공급자와 의료수가 및 지불방법에 대해 계약을 체결하여 의료의 질과 양을 효율적으로 관리할 수 있음

정답 ④

22. 04. 경북 경력 공중보건학

04 다음 중 지역보건법 제11조에 명시된 보건소의 기능 및 업무 중 지역보건의료서비스의 제공에 해당하는 항목을 모두 고르면?

> 가. 정신건강 증진
> 나. 영유아, 모성 건강
> 다. 난임 예방 및 관리
> 라. 감염병 예방, 관리

① 가, 다

② 나, 라

③ 가 나, 다

④ 가, 나, 다, 라

해설 **보건소의 기능 및 업무(지역보건법 제11조)**

> 보건소는 해당 지방자치단체의 관할 구역에서 다음의 기능 및 업무를 수행한다.
> 1. 건강 친화적인 지역사회 여건의 조성
> 2. 지역보건의료정책의 기획, 조사 · 연구 및 평가
> 3. 보건의료인 및 「보건의료기본법」 제3조제4호에 따른 보건의료기관 등에 대한 지도 · 관리 · 육성과 국민보건 향상을 위한 지도 · 관리
> 4. 보건의료 관련기관 · 단체, 학교, 직장 등과의 협력체계 구축
> 5. 지역주민의 건강증진 및 질병예방 · 관리를 위한 다음 각 목의 지역보건의료서비스의 제공
>   가. 국민건강증진 · 구강건강 · 영양관리사업 및 보건교육
>   나. 감염병의 예방 및 관리
>   다. 모성과 영유아의 건강유지 · 증진
>   라. 여성 · 노인 · 장애인 등 보건의료 취약계층의 건강유지 · 증진
>   마. 정신건강증진 및 생명존중에 관한 사항
>   바. 지역주민에 대한 진료, 건강검진 및 만성질환 등의 질병관리에 관한 사항
>   사. 가정 및 사회복지시설 등을 방문하여 행하는 보건의료 및 건강관리사업
>   아. 난임의 예방 및 관리

정답 ④

22. 04. 경북 경력 공중보건학

05 다음 중 의료비 절감이 가장 어려운 진료비 지불제도로 가장 알맞은 것은?

① 인두제

② 총액계약제

③ 행위별수가제

④ 포괄수가제

해설 ③ 행위별수가제(Fee-for-service) : 의료기관은 예방적 처치보다는 치료적 의료행위에 더 비중을 두고 행동양식을 고치는 보건교육보다는, 의약품이나 고가의 진료재료에 더 의존하게 되어 국민의료비를 상승하게 하는 한 원인이 되고 있다.
① 인두제 : 등록한 환자 수에 의해 의사의 보수가 결정되므로 관리운영상 간편하고 사전에 지출비용을 예상할 수 있다.
② 총액계약제(Global Budget) : 의료비 지출의 사전 예측이 가능하여 보험 재정의 안정적 운영이 가능하고 의료 공급자를 자율적으로 규제하는 것이 가능하다.
④ 포괄수가제(Case-payment) : 의료비용의 사전예측이 가능하기 때문에 장기입원에 대한 인센티브를 제거할 수 있고, 과잉진료나 의료서비스 오남용을 억제할 수 있다.

정답 ③

22. 02. 세종시 공중보건 9급

06 우리나라 지방 보건행정 조직에 대한 설명으로 옳은 것은?

① 보건진료소의 설치기준은 기본적으로 읍 · 면별 1개소이다.
② 보건소의 설치기준은 기본적으로 시 · 군 · 구별 1개소이다.
③ 보건소장은 보건복지부장관의 직접적인 지휘 · 감독을 받는다.
④ 보건지소의 설치근거는 「농어촌 등 보건의료를 위한 특별조치법」에 의한다.

해설 ① 보건진료소는 보건의료취약 지역에 설치하며 「농어촌 등 보건의료를 위한 특별조치법」에 의한다.
③ 보건행정체계가 행정안전부와 보건복지부로 이원화되어 있다. 보건기관은 직제상 행정안전부에 속한다. 보건복지부는 보건행정 일선기관에 대한 인사권, 예산권이 없으며 중앙정부의 보건정책결정기관으로서 하부기관에 대한 기술적인 지원만을 하고 있는 실정이다.
④ 보건소, 보건지소, 보건의료원의 설치는 「지역보건법」에 의한다.

정답 ②

22. 02. 세종시 공중보건 9급

07 국민보건서비스방식(NHS)의 특징에 대한 설명으로 옳지 않은 것은?

① 의료비에 대한 통제 효과가 강하다.

② 국민의 정부 의존을 최소화할 수 있다.

③ 모든 국민에게 균등한 의료를 보장한다.

④ 장기간 진료대기 환자가 급증할 수 있다.

해설

구분		NHI	NHS
적용대상관리		국민을 임금소득자, 공무원, 자영자 등으로 구분 관리(의료보호대상자 제외)	전 국민 일괄 적용(집단 구분 없음)
재원 조달		보험료, 일부 국고지원	정부 일반조세
의료기관		• 일반의료기관 중심 • 의료의 사유화 전제	• 공공의료기관 중심 • 의료의 사회화 전제(의료비 : 공무원)
급여 내용		치료 중심적	예방 중심적
의료보수 산정방법		의료기관과의 계약을 위한 행위별 수가제	• 일반 개원의는 인두제 • 병원급은 의사 봉급제
관리 기구		보험자(조합 또는 금고)	정부기관(사회보험청 등)
대표 국가		독일, 프랑스, 네덜란드, 일본 등	영국, 스웨덴, 이탈리아, 캐나다 등
장단점	기본 철학	• 의료비에 대한 국민의 1차적 자기 책임의식 견지 • 국민의 정부의존 최소화	• 국민 의료비에 대한 국가 책임 견지 • 전 국민 보편 적용 • 국민의 정부의존 심화
	국민 의료비	의료비 억제기능 취약	의료비 통제효과 강함

	보험료
	형평성
		• 보험자 간 보험료 부과의 형평성 부족
		• 보험자 간 재정 불균형 파생
			• 조세에 의한 재원조달로 소득재분배 효과
			  (선진국)
			• 조세 체계가 선진화되지 않은 경우 소득역진
			  초래

	의료
	서비스
		• 상대적으로 양질 의료 제공
		• 첨단 의료기술 발전에 긍정적 영향
			• 의료의 질 저하, 입원 대기환자 급증(대기시
			  간 장기화, 개원의의 입원의뢰 남발)
			• 민간 사보험 가입경향 증가로 국민의 이중
			  부담 초래

	관리 운영	• 조합 중심 자율운영, 상대적으로 관리 • 운영비 많이 소요(보험료 징수 등)	• 정부기관 직접 관리(가입자의 운영참여 배제) • 관리운영비 절감(보험료 징수인력 불필요)

정답 ②

08 인두제에 대한 설명으로 가장 옳은 것은?

　① 의료진의 과잉 진료가 증가한다.

　② 진료의 지속성이 증대된다.

　③ 신의료기술 및 신약 개발 등에 집중한다.

　④ 의료진의 재량권이 확대되어 의료의 질적 수준이 높다.

해설　인두제는 기본적으로 비교적 단순한 1차 보건의료에 적용하게 되므로 1차, 2차, 3차로 분류되는 의료전달체계의 확립
　이 선행되어야 한다. 즉, 어떤 환자든지 전문적인 치료를 받기 이전에 주치의의 1차 진료 후에 후송 의뢰가 필요한 경
　우에만 전문의의 진료를 받을 수 있다.
　㉠ 장점 : 등록한 환자 수에 의해 의사의 보수가 결정되므로 관리운영상 간편하고 사전에 지출비용을 예상할 수 있다.
　　또한 이 제도하의 의사들은 자기가 맡은 주민들에 대한 예방의료 내지는 공중보건, 개인위생에까지 노력을 기울일
　　수 있으므로 질병이 심각하게 진행되는 것을 사전에 막을 수 있고, 가능한 적은 처방과 효율성 있게 환자들을 진료
　　하게 되어 국민의료비가 감소한다.
　㉡ 단점 : 등록한 환자 1차 진료 시 선택의 제한점, 등록된 의사의 과소진료를 불평할 수가 있다. 중증 질병환자의 등
　　록을 기피하는 일이 발생될 우려가 있다. 환자의 나이, 성, 거주 지역, 진단별로 차등하여 주민의 특성에 따라 1인
　　당 등록비용이 차등 지불될 수 있다. 인두제는 고급진료, 최첨단 진료가 행해지는 데에 대한 경제적 유인책이 없어
　　의학기술의 발달이 늦어질 수 있는 측면이 있으므로 1차 진료에 적합하다.

정답　②

09 「국민건강보험법」상 요양급여비용의 산정에서 요양급여비용을 계약하는 사람을 옳게 짝지은 것은?

　① 보건복지부장관과 시 · 도지사

　② 대통령과 의학계를 대표하는 사람들

　③ 보건복지부장관과 국민건강보험공단의 이사장

　④ 국민건강보험공단의 이사장과 의약계를 대표하는 사람들

해설　**요양급여비용의 산정 등(국민건강보험법 제45조 제1항)**
　요양급여비용은 공단의 이사장과 대통령령으로 정하는 의약계를 대표하는 사람들의 계약으로 정한다. 이 경우 계약기
　간은 1년으로 한다.

정답　④

21. 06. 서울 공중보건 공개

10 우리나라 보건행정조직에 대한 설명으로 가장 옳지 않은 것은?

① 「지역보건법」에 기반하여 보건소와 보건지소가 설치되어 있다.

② 「보건소법」은 1995년 「지역보건법」으로 개정되었다.

③ 보건진료소는 보건의료 취약지역에 설치되며, 보건진료소장은 보건진료 전담공무원이 맡는다.

④ 건강생활지원센터는 시 · 군 · 구 단위로 설치되고 감염병 관리 및 치료 기능을 담당하고 있다.

해설 **건강생활지원센터의 설치(「지역보건법」 제14조)**
지방자치단체는 보건소의 업무 중에서 특별히 지역주민의 만성질환 예방 및 건강한 생활습관 형성을 지원하는 건강생활지원센터를 대통령령으로 정하는 기준에 따라 해당 지방자치단체의 조례로 설치할 수 있다.

> **건강생활지원센터의 설치(「지역보건법 시행령」 제11조)**
> 건강생활지원센터는 읍 · 면 · 동(보건소가 설치된 읍 · 면 · 동은 제외한다)마다 1개씩 설치할 수 있다.

정답 ④

21. 06. 서울 공중보건 공개

11 우리나라 국민건강보험의 특성에 해당하지 않는 것은?

① 강제 적용

② 보험료 차등 부담

③ 차등 보험 급여

④ 단기 보험

해설 국민건강보험은 단기보험이므로 적립방식이 아닌 연도별 부과방식을 사용한다(실제 보험료 부과에서는 연중 총소득을 고려한 월별 부과 방식을 사용한다). 강제 가입 제도로 보험료를 소득 능력에 따라 차등 부과하며 균등 급여한다.

정답 ③

21. 06. 서울 공중보건 공개

12 Myers(1969)는 지역사회 또는 사회적 수준에서 요구되는 바람직한 보건의료의 조건으로 4가지를 제시하였는데, 이 중 치료과정에서 최소의 자원을 투입하여 건강을 빨리 회복시키는 것을 의미하는 것은?

① 형평성
② 접근성
③ 효과성
④ 효율성

해설 **Myers의 정의**
- 접근성(Accessibility) : 재정적, 지리적, 사회문화적인 이유로 인하여 주민들에게 필요한 보건의료서비스를 제공하는 데 있어서 장애를 받아서는 안 됨. 즉, 각 개인은 필요한 시간과 장소에서 보건의료를 이용할 수 있어야 하고, 필요한 경우 보건의료 인력이 다른 보건의료인력, 시설, 장비, 약품, 보건의료 서비스 등을 이용할 수 있어야 함
- 질(Quality) : 가능한 범위 안에서의 최신 의과학 지식과 기술을 보건의료에 적용하는 것을 말함. 이는 가능한 최선의 바람직한 결과를 얻기 위한 것임. 질적으로 우수한 보건의료는 전문적 능력, 개인적 수용성, 질적 적절성과 같은 요소들을 가져야 함. 여기서 질적 우수성은 보건의료의 의학적 적정성과 보건의료의 사회적 적정성이 동시에 달성하는 것을 의미함
- 지속성(Continuity) : 각 개인에게 제공되는 보건의료는 시간, 사람, 공간적으로 상관성을 갖고 적절히 연결되어야 함. 보건의료 소비자의 관점에서 지속성은 파편화된 장기나 질병 등으로 취급되지 않고 온전한 한 인간으로 보건의료서비스를 제공받는다는 것을 의미하며, 이를 위해 보건의료 제공자와 지속적인 관계를 맺는 것이 필수적임. 지역사회의 관점에서 지속성은 보건의료서비스 각각이 따로 떨어져 있지 않고 계획되고 조정되는 관계를 가지고 있는 것임
- 효율성(Efficiency) : 보건의료의 목적을 달성하는 데 투입되는 자원의 양을 최소화하거나 일정한 자원의 투입으로 최대의 목적을 달성할 수 있어야 함

정답 ④

20. 05. 경기 보건연구사 보건학

13 의료서비스의 질적 수준을 유지하고 의료기술을 쉽게 도입할 수 있어서 의료제공자가 선호하는 진료비 지불방법은?

① 인두제
② 봉급제
③ 포괄수가제
④ 행위별수가제

해설 행위별수가제는 의사의 행위와 투입된 자원이 모두 보상되므로 새로운 의학기술을 발달하게 하고, 현대 첨단과학기술을 응용한 고급의료서비스, 신약개발을 촉진하여 왔으며 의료의 다양성이 반영될 수 있어 의사·의료기관의 제도 수용성이 높다. 환자 측면에서도 투입이 필요한 모든 처치와 약재, 재료대가 보상이 되므로 충분한 양질의 의료서비스를 제공받는 것이 가능하다.

정답 ④

20. 05. 경기 보건연구사 보건학

14 가장 최근에 실시된 우리나라의 국민보건정책으로 옳은 것은?

① 「지역보건법」 제정

② 「국민건강증진법」 제정

③ 국민건강보험공단 출범

④ 전국민의료보험제도 실시

해설
- 보건소법 제정 - 1956. 12. 13.
- 지역보건법 제정 - 1996. 7. 1.
- 국민건강증진법 제정 - 1995. 9. 1.
- 국민건강보험공단 설립 - 2000. 7. 1(국민건강보험법)
- 전국민의료보험제도실시 - 1989.

정답 ③

20. 05. 경기 보건연구사 보건학

15 다음 중 「국민건강보험법」상 요양기관에 해당하지 않는 것은?

① 「약사법」에 의해 등록된 약국

② 「의료법」에 의해 개설된 의료기관

③ 「지역보건법」에 의해 설립된 보건소

④ 「학교보건법」에 의해 설립된 학교 보건실

해설 **요양기관(「국민건강증진법」 제42조)**

① 요양급여(간호와 이송은 제외한다)는 다음 각 호의 요양기관에서 실시한다. 이 경우 보건복지부장관은 공익이나 국가정책에 비추어 요양기관으로 적합하지 아니한 대통령령으로 정하는 의료기관 등은 요양기관에서 제외할 수 있다. 〈개정 2018.3.27〉
1. 「의료법」에 따라 개설된 의료기관
2. 「약사법」에 따라 등록된 약국
3. 「약사법」 제91조에 따라 설립된 한국희귀·필수의약품센터
4. 「지역보건법」에 따른 보건소·보건의료원 및 보건지소
5. 「농어촌 등 보건의료를 위한 특별조치법」에 따라 설치된 보건진료소

정답 ④

20. 06. 경기 교육청 공중보건

16 공중보건의 효율적 목표달성을 위해 필연적인 과학적 기술도입을 확립하기 위한 보건행정의 기술적 원칙으로 옳지 않은 것은?

① 역학적 기초

② 조직적 기초

③ 의학적 기초

④ 환경위생학적 기초

해설 **보건행정의 기술적 원칙**
- 생태학적 고찰
- 역학적 기초
- 의학적 기초
- 환경위생학적인 기초

정답 ②

20. 07. 전남 보건직 공중보건 C형

17 다음에서 설명하고 있는 진료비 지불방법에 해당하는 수술이나 치료가 아닌 것은?

- 환자 1인당 또는 환자 요양일수별로 혹은 질병별로 보수 단가를 설정하여 보상하는 방법이다.
- 경제적인 진료수행을 유도하고 진료가 표준화되는 장점이 있다.
- 서비스가 최소화·규격화되는 경향이 있다.

① 수정체수술

② 편도 및 아데노이드 수술

③ 자연분만

④ 항문 및 항문 주위 수술

해설 • 자연분만
　　－자연분만은 포괄수가제에 포함되지 않는다. 포괄수가제의 최초 실시 시기(1997년부터 시범사업을 실시, 2001년부터 5년 동안 선택적 실시)에는 포함되어 있었으나(8개 질병군), 현재 적용대상(7개 질병군)이 아니다.
　　－대상 질병군(질식분만은 적용대상에서 제외) : 수정체수술(백내장), 편도·아데노이드수술(편도선), 충수절제술(맹장), 항문 및 항문주위수술(치질), 서혜 및 대퇴부탈장수술(탈장수술), 자궁 및 자궁부속기 수술, 제왕절개분만수술
　　• 질식분만
　　－질식분만은 환자상태에 따라 위험군이 다양하게 분포되어 있어 의무화하는 경우 고위험 산모들을 요양기관에서 기피하는 현상이 발생될 것이 우려되어 포괄수가 대상질병군에서 제외되었다.
　　－질식분만의 수가수준을 상향 조정하였다. 다만, 제왕절개분만은 사전진단 등을 통해 미리 수술여부를 판단한 후 시술하므로 포괄수가 대상질병군에 포함된다.

정답 ③

20. 08. 환경부 환경직 9급 환경보건

18 환경보건교육의 계획 수립을 위한 PRECEDE-PROCEED 모형에서 PRECEDE 진단과정의 순서로 옳은 것은?

> 가. 역학진단
> 나. 사회진단
> 다. 교육적-생태적 진단
> 라. 행정과 정책 및 간섭조정

① 가 → 나 → 다 → 라

② 가 → 다 → 나 → 라

③ 나 → 가 → 다 → 라

④ 나 → 다 → 가 → 라

⑤ 다 → 나 → 가 → 라

해설 나 → 가 → 다 → 라
  ㉠ 1단계(사회적 진단) : 지역사회 주민 또는 학습자의 참여를 통해 대상자의 삶의 질을 증진시키는 데 필요하거나 방해가 되는 요인을 규명한다.
  ㉡ 2단계(역학적 진단) : 1단계에서 발견된 삶의 질에 영향을 미치는 구체적 건강문제와 건강목표를 규명하고 우선순위를 정하여 제한된 자원을 사용할 가치가 가장 큰 건강문제를 찾아내는 단계이다.
  ㉢ 3단계(행동적·환경적 진단)
    • 역학적 사정에서 규명된 건강문제와 관련되는 것으로 보이는 건강 관련 행위와 환경요인, 생활양식을 찾아내는 단계이다.
    • 보건교육을 통해 변화가 가능한 문제를 우선순위로 정하여 교육내용에 포함하는 것이 바람직하다.
  ㉣ 4단계(교육적·생태학적 진단) : 보건교육 내용을 설정하기 위한 단계
    • 소인요인 : 개인의 건강문제에 대한 내재된 요인으로 지식, 태도, 신념, 가치관, 자기 효능 등
    • 강화요인 : 보상, 칭찬, 처벌 등과 같이 건강행위가 지속되거나 없어지게 하는 요인
    • 촉진요인 : 건강행위 수행을 가능하게 도와주는 요인
      - 자원 : 보건의료시설, 인력, 학교, 비용, 거리, 이용 가능한 교통수단, 사용 가능한 시간 등
      - 기술 : 신체운동, 휴식요법, 의료기기 사용 등
  ㉤ 5단계(행정적·정책적 진단) : 건강증진프로그램을 구체적으로 수행하기 위한 행정적 능력과 자원, 정책적 환경 등에 대한 분석이 이루어진다.
  ㉥ 6단계(수행) : 진단을 기초로 교육 계획을 수립한 후 실행하는 단계이다.
  ㉦ 7단계(과정 평가) : 교육이 잘 수행되고 있는지 그 과정에 대한 평가 단계이다.
  ㉧ 8단계(영향 평가) : 성향요인, 강화요인, 촉진요인 및 환경요인이 목표 행동에 미치는 즉각적인 효과를 평가한다.
  ㉨ 9단계(결과 평가) : 최종 목표인 건강과 삶의 질에 대한 평가 단계이다.

정답 ③

20. 12. 광주 보건 9급 공중보건

19 보건의료서비스의 사회 · 경제적 특성 중 의사가 수요를 유인하는 등의 '공급자에 의한 도덕적 해이'가 발생하는 원인이 될 수 있는 것은?

① 가치재

② 수요의 불확실성

③ 외부효과

④ 정보의 비대칭성

해설 **보건의료서비스 특성**
㉠ 외부효과(감염병 예방) → 국가 개입 근거
㉡ 정보비대칭성(소비자의 의료 무지) → 의료인의 가수요 창출(Say's Law), 의료공급자의 도덕적 해이 우려
㉢ 의료공급 비탄력성 → 응급의료 등
㉣ 질병 불예측성 → 의료보험 근거
㉤ 생명의 응급성
㉥ 저장, 측정 불가능성
㉦ 독점적 경쟁 시장
㉧ 노동 · 자본 집약적인 산업

정답 ④

19. 10. 서울시 제3회 경력경쟁 고졸

20 우리나라 사회보험 중 소득보장과 의료보장이 모두 되는 것으로 가장 옳은 것은?

① 고용보험

② 국민연금보험

③ 국민건강보험

④ 산업재해보상보험

해설 **산업재해보상보험(산재보험)**
• 개별 사업장 단위로 가입하게 되며, 사업주가 보험료 전액을 납부한다.
• 의료보장과 소득보장이 동시에 가능하다.
• 보험료율은 과거 3년간 해당 사업장의 임금총액 대비 산재보험급여 총액비율을 기준으로 한다.
• 고용주가 가입하고, 무과실책임주의이다.

정답 ④

21 「의료법」시행규칙상 진료기록 중 보존기간이 가장 긴 것은?

① 수술기록

② 검사소견기록

③ 처방전

④ 진단서

해설 **「의료법」시행규칙**

> 제15조(진료기록부 등의 보존) ① 의료인이나 의료기관 개설자는 법 제22조 제2항에 따른 진료기록부 등을 다음 각 호에 정하는 기간 동안 보존하여야 한다. 다만, 계속적인 진료를 위하여 필요한 경우에는 1회에 한정하여 다음 각 호에 정하는 기간의 범위에서 그 기간을 연장하여 보존할 수 있다. 〈개정 2016.12.29〉
> 1. 환자 명부 : 5년
> 2. 진료기록부 : 10년
> 3. 처방전 : 2년
> 4. 수술기록 : 10년
> 5. 검사내용 및 검사소견기록 : 5년
> 6. 방사선 사진(영상물을 포함한다) 및 그 소견서 : 5년
> 7. 간호기록부 : 5년
> 8. 조산기록부: 5년
> 9. 진단서 등의 부본(진단서 · 사망진단서 및 시체검안서 등을 따로 구분하여 보존할 것) : 3년

정답 ①

22 지역사회 간호과정의 순서로 가장 옳은 것은?

① 사정 - 계획 - 진단 - 수행 - 평가

② 사정 - 진단 - 계획 - 수행 - 평가

③ 진단 - 계획 - 사정 - 수행 - 평가

④ 진단 - 사정 - 계획 - 수행 - 평가

해설 **지역사회 간호과정의 순서**
ㄱ 사정 : 지역사회에서 자료를 수집하고 지역사회 간호사업의 지침 확인
ㄴ 진단 : 지역사회 간호문제 확인
ㄷ 계획 : 지역사회의 우선순위 및 목표설정과 방법 · 수단선택, 수행 및 평가계획
ㄹ 수행(중재) : 지역사회간호사업 수행
ㅁ 지역사회평가 및 재계획 : 지역사회사업에 대하여 평가 및 재계획

정답 ②

19. 06. 서울시 경력경쟁 의료기술직

23 보건의료체계의 개념과 구성요소에 대한 설명으로 가장 옳지 <u>않은</u> 것은?

① 보건의료체계는 국민에게 예방, 치료, 재활서비스 등 의료서비스를 제공하기 위한 종합적인 체계이다.

② 자원을 의료 활동으로 전환시키고 기능화시키는 자원 조직화는 정부기관이 전담하고 있다.

③ 보건의료체계의 운영에 필요한 경제적 지원은 정부 재정, 사회보험, 영리 및 비영리 민간보험, 자선, 외국의 원조 및 개인 부담 등을 통해 조달된다.

④ 의료자원에는 인력, 시설, 장비 및 물자, 의료 지식 등이 있다.

해설 **보건의료체계의 구성요소**

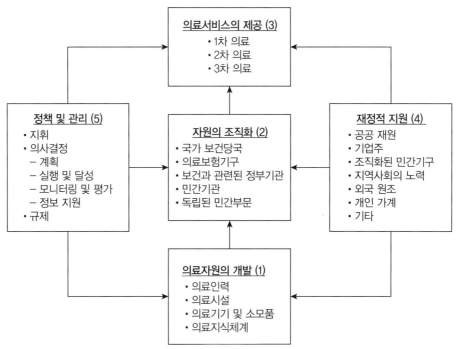

• 자원의 조직화

- 여러 가지 자원을 보건의료 활동으로 전환시키고 적절하게 기능하게 하려면 사회적인 조직이 필요하다. 조직화는 의료자원들이 서로 효과적인 관계를 맺고 개인이나 지역사회가 의료제공 기전을 통하여 이들 자원과 접촉할 수 있도록 기능한다. 조직화의 공식성과 상호관계는 나라에 따라 매우 다르다.

- 우리나라에서는 보건복지부가 보건의료를 담당하는 국가 보건당국이며, 다른 정부부처로는 노동부, 교육인적자원부, 행정자치부 등이 보건의료체계와 직접 관련되어 있다.

정답 ②

19. 06. 서울시 경력경쟁 의료기술직

24 「지역보건법」상 보건소의 기능에 해당하지 <u>않는</u> 것은?

① 건강 친화적인 지역사회 여건의 조성

② 지역보건의료정책의 기획, 조사 · 연구 및 평가

③ 보건의료기관의 평가인증

④ 지역주민의 건강증진 및 질병예방 · 관리를 위한 각종 지역보건의료서비스의 제공

해설 **보건소의 기능 및 업무(「지역보건법」제11조)**

① 보건소는 해당 지방자치단체의 관할 구역에서 다음 각 호의 기능 및 업무를 수행한다. 〈개정 2019.01.15, 2019.12.03〉

1. 건강 친화적인 지역사회 여건의 조성
2. 지역보건의료정책의 기획, 조사 · 연구 및 평가
3. 보건의료인 및 「보건의료기본법」 제3조 제4호에 따른 보건의료기관 등에 대한 지도 · 관리 · 육성과 국민보건 향상을 위한 지도 · 관리
4. 보건의료 관련기관 · 단체, 학교, 직장 등과의 협력체계 구축
5. 지역주민의 건강증진 및 질병예방 · 관리를 위한 다음 각 목의 지역보건의료서비스의 제공
   가. 국민건강증진 · 구강건강 · 영양관리사업 및 보건교육
   나. 감염병의 예방 및 관리
   다. 모성과 영유아의 건강유지 · 증진
   라. 여성 · 노인 · 장애인 등 보건의료 취약계층의 건강유지 · 증진
   마. 정신건강증진 및 생명존중에 관한 사항
   바. 지역주민에 대한 진료, 건강검진 및 만성질환 등의 질병관리에 관한 사항
   사. 가정 및 사회복지시설 등을 방문하여 행하는 보건의료 및 건강관리사업
   아. 난임의 예방 및 관리 〈개정 2019.12.03〉 [시행 2020.06.04]

정답 ③

19. 06. 서울시 경력경쟁 의료기술직

25 미국 메릴랜드 주의 '골든 다이아몬드(Golden Diamond)'방식은 보건사업 기획의 어느 단계에 사용되는가?

① 현황분석

② 우선순위 결정

③ 목적과 목표 설정

④ 전략과 세부사업 결정

해설 **지역사회 수준에서 공중보건 문제의 우선순위 결정**
  • 사례 1. Maryland 보건부 "황금다이아몬드(Golden Diamond)"

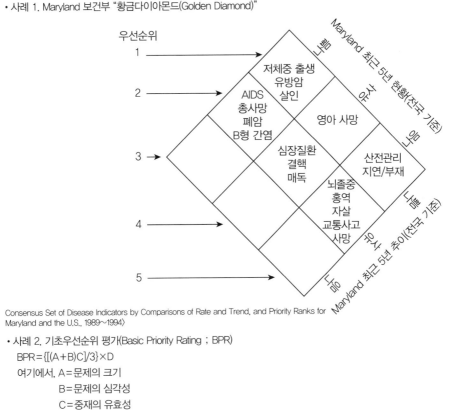

Consensus Set of Disease Indicators by Comparisons of Rate and Trend, and Priority Ranks for Maryland and the U.S., 1989~1994)

  • 사례 2. 기초우선순위 평가(Basic Priority Rating ; BPR)

  BPR={[(A+B)C]/3}×D

  여기에서, A=문제의 크기
          B=문제의 심각성
          C=중재의 유효성
          D=PEARL
          − 타당성(Priority), 경제성(Economics), 수용성(Acceptability), 자원(Resource), 적법성(Legality) 평가
  • 사례 3. 프로그램 우선순위 설정의 고려점(Green & Kreuter)

정답 ②

19. 06. 서울시 경력경쟁 의료기술직

26 **버스정류장을 금연구역으로 지정하는 것과 관련된 보건의료의 사회경제학적 특성은?**

  ① 불확실성   ② 외부효과
  ③ 공급의 독점성   ④ 정보의 비대칭성

해설 외부효과(External Effect)는 한 사람의 행위가 다른 사람에게 일방적으로 이익을 주거나 손해를 끼치는 경우로, 공중보건사업은 다수에 영향을 미치는 외부효과에 주안점을 둔다.

보건의료서비스의 특성
- 외부효과(전염병 예방) → 국가 개입 근거
- 정보비대칭성(소비자의 의료무지) → 의료인의 가수요 창출(Say's Law)
- 의료공급 비탄력성 → 응급의료 등
- 질병 불예측성 → 의료보험 근거
- 생명의 응급성
- 저장, 측정 불가능성
- 독점적 경쟁 시장
- 노동 · 자본 집약적인 산업

정답 ②

19. 04. 경북 경력경쟁 연구사 보건학

27 「지역보건법」에서 다루고 있는 보건사업의 내용으로 옳지 <u>않은</u> 것은?

① 감염병의 예방 관리 및 진료
② 4대 중증질환 보장성 강화
③ 노인보건 사업
④ 공중위생 및 식품위생

해설 **보건소에서 수행할 수 있는 기능 및 업무의 예시(「지역보건법 시행규칙」 [별표 1] (제3조 관련)) 〈개정 2019. 9. 27.〉**

1. 보건의료인 및 「보건의료기본법」 제3조 제4호에 따른 보건의료기관 등에 대한 지도 · 관리 · 육성과 국민보건 향상을 위한 지도 · 관리
   가. 의료인 및 의료기관에 대한 지도 등에 관한 사항
   나. 의료기사 · 보건의료정보관리사 및 안경사에 대한 지도 등에 관한 사항
   다. 응급의료에 관한 사항
   라. 「농어촌 등 보건의료를 위한 특별조치법」에 따른 공중보건의사 · 보건진료 전담공무원 및 보건진료소에 대한 지도 등에 관한 사항
   마. 약사에 관한 사항과 마약 · 향정신성의약품의 관리에 관한 사항
   바. 공중위생 및 식품위생에 관한 사항
2. 지역주민의 건강증진 및 질병예방 · 관리를 위한 지역보건의료서비스의 제공
   가. 국민건강증진 · 구강건강 · 영양관리사업 및 보건교육
   나. 감염병의 예방 및 관리
   다. 모성과 영유아의 건강유지 · 증진
   라. 여성 · 노인 · 장애인의 건강유지 · 증진
   마. 정신건강증진 및 생명존중에 관한 사항
   바. 지역주민에 대한 진료, 건강검진 및 만성질환 등의 질병관리에 관한 사항

정답 ②

18. 10. 서울시 경력경쟁 의료기술직 9급

28 우리나라 국민건강보험에 대한 설명으로 가장 옳지 않은 것은?

① 건강보장을 보험의 형식으로 운영하는 사회보험이다.

② 급여목록체계와 비급여목록체계 모두를 적용하고 있다.

③ 보험료 운영방식은 적립방식을 적용하고 있다.

④ 「국민건강보험법」상 한국희귀 · 필수의약품센터는 요양기관이다.

해설 국민건강보험은 단기보험이므로 적립방식이 아닌 연도별 부과방식을 사용하고 있다.

「국민건강보험법」

> 제42조(요양기관) ① 요양급여(간호와 이송은 제외한다)는 다음 각 호의 요양기관에서 실시한다. 이 경우 보건복
> 지부장관은 공익이나 국가정책에 비추어 요양기관으로 적합하지 아니한 대통령령으로 정하는 의료기관 등은
> 요양기관에서 제외할 수 있다. 〈개정 2018.03.27〉
> 1. 「의료법」에 따라 개설된 의료기관
> 2. 「약사법」에 따라 등록된 약국
> 3. 「약사법」 제91조에 따라 설립된 한국희귀 · 필수의약품센터
> 4. 「지역보건법」에 따른 보건소 · 보건의료원 및 보건지소
> 5. 농어촌 등 보건의료를 위한 특별조치법」에 따라 설치된 보건진료소

정답 ③

18. 06. 전남 보건직

29 세계보건기구(WHO)의 회원국에 대한 기능으로 볼 수 없는 것은?

① 국제적인 의료사업에 대하여 지휘하고 조정한다.

② 각국 정부의 요청 시 적절한 기술지원과 응급상황 발생 시 필요한 도움을 제공한다.

③ 감염병 및 기타 다른 질병들의 예방과 관리에 대한 업무를 지원한다.

④ 보건, 의학 그리고 관련 전문분야의 교육과 훈련의 기준을 개발 및 개발을 지원한다.

해설 WHO 헌장에서 밝히고 있는 WHO의 구체적인 기능은 다음과 같다.
- 국제적인 보건사업에 대하여 지휘하고 조정하는 기능
- 보건서비스의 강화를 위한 각국 정부의 요청에 대하여 지원
- 각국 정부의 요청 시 적절한 기술지원과 응급상황 발생 시 필요한 도움 제공
- 감염병 및 기타 다른 질병들의 예방과 관리에 대한 업무를 지원
- 필요시 영양, 주택, 위생, 레크리에이션, 경제 혹은 작업여건, 그리고 환경위생 등에 대하여 다른 전문기관과의 협력을 지원
- 생체의학(Biomedical)과 보건서비스연구를 지원 및 조정
- 보건, 의학 그리고 관련 전문분야의 교육과 훈련의 기준을 개발 및 개발을 지원
- 생물학적, 제약학적 그리고 유사 물질들에 대한 국제적인 표준을 세우고, 진단기법의 표준화를 추진
- 정신분야의 활동을 지원
- Conventions, Agreements, Regulation의 제안
- 질병, 사망 원인 그리고 공중보건 등에 대하여 국제적으로 통용될 수 있는 용어를 만듦

정답 ①

18. 06. 전남 보건직

30 보건의료의 사회 · 경제적 특성 중 의사가 수요를 유인하는 등의 '공급자에 의한 도덕적 해이'가 발생하는 원인이 될 수 있는 특성은?

① 가치재
② 수요의 불확실성
③ 외부효과
④ 정보의 비대칭성

해설 **보건의료의 사회 · 경제적 특성**
㉠ 소비자의 무지(정보의 비대칭성)
- 정보와 지식의 비대칭성
- 보건의료정보가 공급자에게 편중
- 공급이 수요를 창출한다(Say's law), 로머(Roemer)의 법칙(공급된 병상은 채워지기 마련이다)
- 의사유인 수요(physician induced demand) 발생
- 공급자에 의한 도덕적 해이(moral hazard)
  예 뇌출혈이 의심될 경우, 일단 MRI 등 권유
㉡ 수요의 불확실성
- 질병 발생의 예측 곤란(왜, 언제, 어떤 병이 발생할지 예측이 어려움)
- 집단적 대응 : 의료보험제도
㉢ 치료의 불확실성
- 치료결과에 대한 예측이 어려움
  → 면허소지자인 보건의료인 '보수교육'실시 → '치료의 불확실성' 낮추는 방편
㉣ 우량재(Merit Goods, 가치재)
- 장기적 이익을 주는 재화
- 건강은 개인과 국가 전체에게 혜택을 준다.
  → '건강권'. 헌법에 명시된 권리로서, 건강보호를 통해 질병으로 인한 폐해 줄어듦

ⓓ 공급의 법적 독점
- 보건의료의 생산을 면허권자에게만 부여
- 보건의료서비스를 시장기능에 맡길 수 없음, 국가관리 필요
  예 의과대학 신설, 의과대학정원 등을 규제함
- 최근 보건의료단체의 정치화, 로비집단화가 문제
  예 의사·약사의 진료거부, 투약거부 등은 불법행위

ⓗ 외부효과(External Effect)
- 제3자에게 미치는 영향. 따라서 순수하게 시장기능에만 맡길 수 없음
  예 전염병 → 예방접종 → 전염(전파) 방지
- 전통적으로 공중보건사업은 외부효과를 가짐
- 민간시장은 공중보건사업, 보건교육, 예방접종 등 이윤이 남지 않는 사업은 기피하게 됨. 따라서 이러한 사업에 국가가 나서서 사업을 담당해야 함
  예 민간시장 → 1차 예방(**예** 예방접종) 서비스 기피. 따라서 정부가 나서서 '예방접종' 적극 개입

정답 ④

---

18. 06. 전남 보건직

31 다음에서 설명하고 있는 진료비 지불제도는?

> - 과잉진료 예방으로 진료예약제
> - 미국 Medicare에서 최초 도입
> - 진료 건(case)별로 지불
> - 신기술 및 의약품 적용 곤란
> - 환자 대기시간의 단축
> - 진료의 획일화

① 행위별 수가제

② 포괄수가제

③ 인두제

④ 봉급제

해설 1983년 최초의 포괄수가제(Diagnosis Related Group, DRG) 지불제도인 메디케어 DRG(Health Care Financing Administration(HCFA)−DRG)가 미국에 처음 도입된 이후(Hsiao et al., 1986), 호주와 유럽의 국가들로 확대되었다. 포괄수가제는 일정하게 정의한 환례(case)별로 지불한다.

행위별 수가제
- 의사의 재량권 大
- 행정적으로 복잡
- 서비스의 양 증가
  ↔ 과잉진료, 의료남용

인두제
- 진료의 지속성 증가, 예방 강조
- 행정적으로 간편
- 서비스의 양 감소
  ↔ 후송, 의뢰 증가

진료비 지불제도

포괄수가제
- 경제적 진료 수행(행정적 간섭)
- 행정적으로 간편
- 서비스의 양 감소
  ↔ 과소진료

총액계약제
- 의료인에 의한 자율 규제
- 의료비 억제 효과 大
- 첨단의료 도입 지연 가능성

진료비 지불제도 유형에 따라 의료공급자의 경제적 유인(Incentive)이 상이하게 발생

정답 ②

18. 05. 경기 보건직

32 보건행정조직에 대한 것으로 맞는 것은?

① 보건복지부에 노인정책국이 있다.

② 보건복지부에 장애인정책국이 있다.

③ 보건복지부에 보건소에 대한 인사권이 있다.

④ 보건복지부에 보건소에 대한 예산권이 있다.

해설 보건행정조직 : 보건복지부 > 장애인정책국 > 장애인정책과
　　　　　　　　　보건복지부 > 인구정책실 > 노인정책관 > 노인정책과

「지역보건법」

제3조(국가와 지방자치단체의 책무)
① 국가 및 지방자치단체는 지역보건의료에 관한 조사 · 연구, 정보의 수집 · 관리 · 활용 · 보호, 인력의 양성 · 확보 및 고용 안정과 자질 향상 등을 위하여 노력하여야 한다. 〈개정 2016.2.3〉
② 국가 및 지방자치단체는 지역보건의료 업무의 효율적 추진을 위하여 기술적 · 재정적 지원을 하여야 한다.

정답 ②

더 알아보기

보건복지부 조직도(2022년 6월 30일 기준)

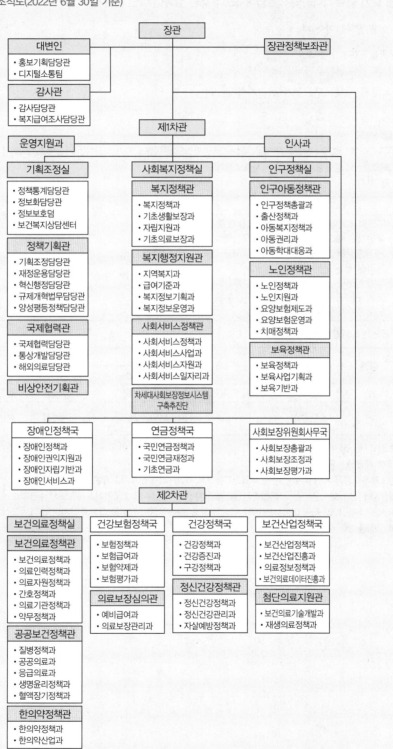

18. 05. 경기 보건직

33 다음 보기 중 우리나라의 의료급여제도에 대한 설명이 <u>아닌</u> 것은?

① 조세가 재원이 된다.

② 대상자는 외래진료가 모두 무료이다.

③ 모든 기초생활수급자가 해당된다.

④ 지자체인 시 · 군 · 구가 수급자를 관리한다.

해설 **의료급여제도**

생활유지 능력이 없거나 생활이 어려운 저소득 국민의 의료문제를 국가가 보장하는 공공부조제도로 건강보험과 함께 국민 의료보장의 중요한 수단이 되는 사회보장제도

㉠ 수급권자

1종	2종
• 「국민기초생활 보장법」에 의한 수급권자 중 근로 무능력자 • 국민기초생활보장법수급자 : 근로무능력 가구, 희귀난치성질환 중증질환(암환자, 중증화상환자만 해당) 등록자, 시설수급자 • 행려환자 • 타법 적용자 : 이재민, 의상자 및 의사자, 입양아동(18세 미만), 국가유공자, 국가무형문화재보유자, 북한이탈주민(새터민), 5.18 민주화운동 관련자, 노숙인	국민기초생활보장대상자 중 1종 수급 대상이 아닌 가구

㉡ 수급권자의 본인 부담금

종별	외래			입원
	1차(의원급)	2 · 3차(병원급)	약국	
1종	1차(1,000원), 2차(1,500원), 3차(2,000원)		500원	전액 지원
2종	본인부담 (방문당 1,000원)	본인부담 15%	500원	본인부담 10%

단, 보건복지부 장관이 고시하는 경증질환으로 종합병원 이상급 기관을 이용하는 경우 약국 본인부담은 약국 비용 총액의 3%에 해당하는 금액(정률제 부담)

㉢ 진료체계 : 응급 시나 특수 상황을 제외하고는 1차−2차−3차 진료기관 후송체계이다.

㉣ 대상자 선정 : 시 · 군 · 구 − 통합조사관리팀의 자산조사 등을 거쳐 국민기초생활보장 수급자로 선정되면 의료급여 자격 취득, 타법 지원 대상자는 해당 부처의 통보 또는 민원인 신청을 받아 수급자로 선정, 행려환자는 병 · 의원의 신청을 받아 수급자로 선정

정답 ②

18. 04. 경기 의료기술직

34 다음에서 설명하는 것은?

- 연간 일정한도까지는 본인이 부담하게 하고 그 이상에 해당하는 의료비만 급여 대상으로 하는 제도이다.
- 소액인 경우 불필요한 의료 이용을 줄일 수 있다.
- 의료수요를 억제하는 기능이다.

① 급여상한제

② 정액수혜제

③ 포괄수가제

④ 일정액 공제제

해설 **일정액 공제제(정액제 ; Deductibles)**

㉠ 의료 이용시 연간 일정 한도까지의 의료비를 본인이 부담하고 그 이상에 해당하는 의료비만 보험급여의 대상으로 인정하는 것

㉡ 근거 : 너무 많은 소액 청구서에 대한 심사 및 지불을 위한 막대한 행정비용 초래

㉢ 기대효과
- 의료기관을 이용하지 않고도 자가치료가 가능
- 불필요한 의료서비스의 이용을 줄일 수 있음
- 의료비 증가를 억제

㉣ 문제점
- 꼭 필요한 의료서비스 이용에 대한 자유로운 접근을 막음
- 가계소득과 무관하게 일정액으로 정해져 있을 때 저소득층에 경제적 부담, 형평성의 문제

정답 ④

18. 04. 경기 의료기술직

35 다음에서 설명하는 노인장기요양보험의 급여는?

하루 중 일정시간 동안 장기요양기관에 보호하여 신체활동 지원 및 심신기능의 유지향상을 위한 교육훈련을 제공한다.

① 단기보호

② 방문요양

③ 주·야간보호

④ 시설급여

해설 **장기요양급여의 종류(「노인장기요양보험법」 제23조 제1항)**

급여		내용
재가급여	방문요양	장기요양요원이 수급자의 가정 등을 방문하여 신체활동 및 가사활동 등을 지원
	방문목욕	장기요양요원이 목욕설비를 갖춘 장비를 이용하여 수급자의 가정 등을 방문하여 목욕을 제공
	방문간호	장기요양요원인 간호사 등이 의사, 한의사 또는 치과의사의 방문간호지시서에 따라 수급자의 가정 등을 방문하여 간호, 진료의 보조, 요양에 관한 상담 또는 구강위생 등을 제공
	주·야간 보호	수급자를 하루 중 일정한 시간 동안 장기요양기관에 보호하여 신체활동 지원 및 심신기능의 유지·향상을 위한 교육·훈련 등을 제공
	단기보호	수급자를 보건복지부령으로 정하는 범위 안에서 일정기간 동안 장기요양기관에 보호하여 신체활동 지원 및 심신기능의 유지·향상을 위한 교육·훈련 등을 제공
	기타 재가 급여	• 수급자의 일상생활, 신체활동 지원 및 인지기능의 유지·향상에 필요한 용구를 제공하거나 가정을 방문하여 재활에 관한 지원 등을 제공 • 복지용구 : 이동변기, 목욕의자, 성인용 보행기, 안전손잡이, 미끄럼 방지용품, 간이변기, 지팡이, 욕창예방 방석, 자세변환용구, 요실금팬티, 수동휠체어, 전동침대, 수동침대, 욕창예방 매트리스, 이동욕조, 목욕리프트 배회감지기, 경사로 등
시설급여		장기요양기관에 장기간 입소한 수급자에게 신체활동 지원 및 심신기능의 유지·향상을 위한 교육·훈련 등을 제공
특별현금급여		• 가족요양비 : 도서·벽지 등 거주자, 천재지변 등으로 장기요양급여를 이용하기 어려운 자, 신체·정신 또는 성격 등의 사유로 가족 등으로부터 장기요양을 받아야 하는 자에게 지급 • 특례요양비 : 장기요양기관이 아닌 노인요양시설 등의 기관 또는 시설 이용 시 장기요양급여비용의 일부 제공 • 요양병원간병비 : 요양병원 등에 입원 시 장기요양비용 일부 지급

정답 ③

18. 04. 경기 의료기술직

36 보건행정의 특성으로 맞는 것은?

① 고급기술, 첨단과학   ② 소극적 규제

③ 이윤중심모형   ④ 자발적 참여

해설 **보건행정의 특성**
- 공공성 및 사회성
- 봉사성
- 조장성 및 교육성

정답 ④

17. 12. 경기 4회 보건직 9급

37 의료기관 인증기준에 포함되지 않는 것은?

① 환자만족도

② 환자의 권리와 안전

③ 의사 중 전문의 채용 수

④ 의료기관의 의료서비스 질 향상 활동

해설 인증기준은 「의료법」 제58조3(의료기관 인증기준 및 방법 등) 제1항에 명시된 사항으로 다음의 주요 내용을 포함한다.
- 환자의 권리와 안전
- 의료기관의 의료서비스 질 향상 활동
- 의료서비스의 제공과정 및 성과
- 의료기관의 조직 · 인력관리 및 운영
- 환자만족도

정답 ③

17. 12. 경기 4회 보건직 9급

38 건강증진사업에 대한 설명으로 옳지 않은 것은?

① 보건교육은 건강증진사업의 핵심전략이다.

② 우리나라 건강증진사업의 법적 근거는 「국민건강증진법」이다.

③ 건강증진사업은 의료전문주의를 극복하는 것이다.

④ 특정 질환을 가지고 있는 위험집단에 초점을 두고 진행한다.

해설 **건강증진사업**

보건교육, 고혈압/당뇨, 고지혈증, 신체활동/영양, 영양플러스사업

> 「국민건강증진법」 제2조
> 1. "국민건강증진사업"이라 함은 보건교육, 질병예방, 영양개선, 건강관리 및 건강생활의 실천 등을 통하여 국민의
>   건강을 증진시키는 사업을 말한다.

건강증진사업 근거 「국민건강증진법」

인구의 고령화 추세와 생활양식의 변화로 암, 순환기계 질환 등 만성퇴행성질환이 증가하여 주요 사망원인이 되고 있다. 뿐만 아니라 이들 질병은 지속성, 난치성 등으로 국민 의료비 증가와 삶의 질을 떨어뜨리는 주요 요인이다. 이에 올바른 건강정보 제공을 통해 국민의 건강의식을 고취하고, 국민 스스로 금연, 절주 등 건강생활습관을 실천할 수 있도록 이를 지원하여, 국민의 건강증진을 도모하고 나아가 삶의 질을 제고시키는 노력이 요구되고 있다. 즉, 소득 증가에 따라 건강한 삶에 대한 국민들의 욕구 증가, 노인 인구의 급증에 따른 국가 의료비 부담 증가, 복잡한 도시생활 등에서 오는 스트레스와 불건전한 생활습관 등으로 인한 질병 구조의 다양화와 만성화, 지역사회 주민들의 보건의료에 대한 관심이 높아지고 이를 통합 · 조정할 필요성의 제고 등이 건강증진사업의 추진 배경이 되었다고 할 수 있다(출처 : 국가기록원).

정답 ④

알아보기

「국민건강증진법」 제2조 〈2019.12.03〉 [시행 2021.12.04]

1. "국민건강증진사업"이라 함은 보건교육, 질병예방, 영양개선, 신체활동장려, 건강관리 및 건강생활의 실천 등을 통하여 국민의 건강을 증진시키는 사업을 말한다.

17. 04. 경기 의료기술직

39 공중보건사업을 수행하기 위한 지역사회 접근방법으로 가장 중요한 방법은?

① 보건교육 활동을 통한 접근
② 보건관계법의 강력 집행
③ 보건행정적 규제를 통한 접근
④ 의료사업 확대에 의한 접근

해설 Enderson의 공중보건 3대 수단으로 보건봉사, 법규에 의한 규제, 보건교육 등이 있다. 그중 보건교육이 저렴한 비용과 파급효과 등으로 가장 효과적인 공중보건사업의 접근방법이다.

정답 ①

17. 10. 경기 경력경쟁 의료기술직

40 조선시대에 일반 의료행정을 담당하던 기관은?

① 전향사
② 전의감
③ 내의원
④ 활인서

해설 전의감은 의과고시 등 행정업무, 내의원은 왕실의료, 활인서는 감염병 관리, 전향사는 의약을 담당하는 기구였다.

구분	고려시대	조선시대
의료행정	태의감	전의감
왕실의료	상약국	내의원
서민의료	혜민국	혜민서
빈민구호	재위보	제생원
감염병 환자	동서대비원	동서활인원

정답 ②

기출 PLUS

조선시대 보건행정기관에 대한 설명이 잘못된 것은?

17. 10. 경기 경력경쟁 의료기술직 (응용)

① 전향사 - 의약업무를 다룬다.

② 내의원 - 왕실의료를 담당한다.

③ 활인서 - 전염병을 담당한다.

④ 전의감 - 일반 의료행정 및 의과고시를 담당한다.

⑤ 상약국 - 일반 서민의 구료사업을 담당한다.

해설 • 상약국은 왕실의료를 담당하였다.
    • 전향사(典享司)는 조선 관청으로 향연 · 제사 · 생두(牲豆 ; 祭物) · 음선(飮膳 ; 술과 안주) · 의약 등에 관한 일을 담당했다. 1405년(태종 5) 왕권강화책의 하나로 6조의 지위를 높이기 위해 마련된 6조 속사제가 시행되면서 설치되었고, 1894년(고종 31) 갑오개혁 때 폐지되었다.

정답 ⑤

17. 10. 경기 경력경쟁 의료기술직

41 우리나라의 장기요양보험제도에 대한 설명으로 옳은 것은?

① 보험신청대상자는 65세 이상 노인에 한한다.

② 급여는 장기요양기관에서 제공되는 시설급여만 인정된다.

③ 등급판정은 조사요원의 기능상태 평가결과에 의해 최종 결정된다.

④ 보험료는 국민건강보험료와 구분하여 통합 징수하되 독립회계로 관리 운영한다.

해설 **「노인장기요양보험법」**

> 제1조(목적) 이 법은 고령이나 노인성 질병 등의 사유로 일상생활을 혼자서 수행하기 어려운 노인 등에게 제공하는 신체활동 또는 가사활동 지원 등의 장기요양급여에 관한 사항을 규정하여 노후의 건강증진 및 생활안정을 도모하고 그 가족의 부담을 덜어줌으로써 국민의 삶의 질을 향상하도록 함을 목적으로 한다.
>
> 제8조(장기요양보험료의 징수)
> ① 공단은 장기요양사업에 사용되는 비용에 충당하기 위하여 장기요양보험료를 징수한다.
> ② 제1항에 따른 장기요양보험료는 「국민건강보험법」 제69조에 따른 보험료(이하 이 조에서 "건강보험료"라 한다)와 통합하여 징수한다. 이 경우 공단은 장기요양보험료와 건강보험료를 구분하여 고지하여야 한다. 〈개정 2011.12.31〉
> ③ 공단은 제2항에 따라 통합 징수한 장기요양보험료와 건강보험료를 각각의 독립회계로 관리하여야 한다.

재가노인복지시설의 이용 서비스

• 재가서비스 : 활동이 불편하여 가정에서 병석에 있거나 치매증상을 갖고 있어서 제대로 기능을 하기 어려운 노인을 대상으로 일상생활과 관련되는 도움을 제공하는 서비스이다. 홈헬퍼 서비스(home helper service), 낮 서비스(day service) 등이 있다.

- 방문지도 또는 방문간호서비스 : 재가노인을 대상으로 하는 주된 보건 관련 서비스로는 기능훈련, 방문지도 서비스, 병석에 있는 노인이나 허약한 노인을 대상으로 제공하는 방문간호서비스가 있다.
- 건강상담 및 보건교육 : 노인들에 대한 보건교육이나 건강상담이 필요하고 이는 보건소의 고유한 업무 중의 하나이다.
- 시설서비스 : 가정에서 생활하기 어려운 노인들은 불가피하게 시설에 수용되어 서비스를 받아야 한다. 이러한 시설로는 양로원과 간호양로원 등을 들 수 있다.

등급판정위원회의 심의 · 판정

등급판정위원회는 방문조사 결과, 의사소견서, 특기사항 등을 기초로 신청인의 기능상태 및 장기요양이 필요한 정도 등을 등급판정 기준에 따라 다음과 같이 심의 및 판정한다.

- 요양필요상태에 해당하는지의 여부를 심의한다.
- 요양필요상태인 경우 등급판정 기준에 따라 등급을 판정한다.
- 필요에 따라서는 등급판정위원회의 의견을 첨부할 수 있다.

정답 ④

17. 10. 경기 경력경쟁 의료기술직

42 **우리나라의 건강보험제도에 대한 설명으로 옳은 것은?**

① 건강보험의 가입은 임의가입 형태이다.
② 건강보험의 재원 중 조세의 비율이 가장 크다.
③ 의료비에 대한 국민의 1차적 자기책임의식을 견지한다.
④ 비슷한 의료보장 형태를 취하는 나라로는 영국, 스웨덴 등이 있다.

해설 • 건강보험 재정현황 (단위 : 조 원, %)

구분	2012	2013	2014	2015	2016	2017	2018	2019	2020	2021
수입	41.8	45.2	48.5	52.4	55.7	58.0	62.1	68.1	73.4	80.5
− 보험료 수입 등	36.5	39.4	42.2	45.3	48.6	51.2	55.0	60.3	62.5	69.2
− 정부지원	5.4	5.8	6.3	7.1	7.1	6.8	7.1	7.8	9.2	9.6
* 국고	4.3	4.8	5.3	5.6	5.2	4.9	5.2	6.0	7.3	7.7
* 국민증진기금	1.0	1.0	1.0	1.5	1.9	1.9	1.9	1.8	1.9	1.9
지출	38.8	41.5	43.9	48.2	52.6	57.3	62.3	70.9	73.8	77.7
− 보험급여비	37.6	40.3	42.5	46.5	51.1	55.5	60.6	69.0	71.0	76.6
− 관리운영비 등	1.2	1.3	1.4	1.7	1.6	1.8	1.7	1.9	1.9	1.9
당기수지	3.0	3.6	4.6	4.2	3.1	0.7	−0.2	−2.8	−0.4	2.8
누적수지	4.6	8.2	12.8	17.0	20.1	20.8	20.6	17.8	17.4	20.2
수지율(지출/수입)	92.8	91.9	87.6	92.0	94.4	98.8	100.3	104.1	100.5	96.6

출처 : 보건복지부

- 국민보건서비스제도(National Health Services ; NHS) : 국가보건서비스 방식은 국가가 조세로 재원을 조성하여 모든 국민에게 무상으로 의료를 제공하는 방식이다. NHS는 소득수준에 관계없이 모든 국민에게 포괄적이고 균등한 의료를 보장하며 정부가 관리주체로서 의료공급이 공공화되어 의료비 증가에 대한 통제가 강하게 나타난다(이 경우 의료기관의 상당 부분이 사회화 내지 국유화되어 있음). 예 영국, 스웨덴, 이탈리아 등
- 국민건강보험제도(National Health Insurance ; NHI) : 국민건강보험제도는 사회보험방식으로 "의료비에 대한 국민의 자기 책임 의식"을 견지하여 국가와 보험자가 의료를 공동으로 보장하는 방식이다.

정답 ③

 더 알아보기

사회보험과 민간보험의 비교

구분	사회보험	민간보험
제도의 목적	최저생계보장 또는 기본적 의료보장	개인적 필요에 따른 보장
가입 방식	강제 가입	임의 가입
부양성	국가 또는 사회부양성	없음
보험보호 대상	질병, 분만, 산재, 노령, 실업, 폐질에 국한	발생위험률을 알 수 있는 모든 위험
수급권	법적 수급권	계약적 수급권
독점/경쟁	정부 및 공공기관 독점	자유경쟁
보험료 부담 방식	주로 정률제(定率制)	주로 정액제(定額制)
보험자의 위험선택	할 수 없음	할 수 있음
급여수준	균등 급여	차등 급여(기여비례 보상)
보험사고 대상	주로 인(人)보험	주로 물(物)보험
성격	집단보험	개별보험

17. 10. 경기 경력경쟁 의료기술직

43 우리나라에서 의료보수 지불방식을 포괄수가제로 전환하기 위해 1997년 시범사업을 시작한 이후 꾸준히 확대하고 있는데, 이러한 제도 확대의 가장 큰 이유는?

① 의료비 절감　　　　　　　　　　② 의료의 질 보장
③ 예방서비스의 체계적 제공　　　　④ 의료서비스의 접근도 향상

해설 보건복지부는 2012년 포괄수가제 도입 목적이 의료비 절감과 재원일수 감소라고 밝혔다.

정답 ①

44 시·군·구의 지역보건의료계획에 포함해야 하는 내용으로 옳지 <u>않은</u> 것은?

① 지역보건의료계획의 달성 목표

② 지역사회의 노인보건의료 및 만성 감염병 관리

③ 지역보건의료기관의 확충 및 정비계획

④ 지역보건의료기관과 민간의료기관 간의 기능 분담 및 발전 방향

해설 「**지역보건법**」 시행령 [시행 2018.12.20] [대통령령 제29383호, 2018.12.18, 타법개정]

제4조(지역보건의료계획의 세부 내용)

① 특별시장·광역시장·도지사(이하 "시·도지사"라 한다) 및 특별자치시장·특별자치도지사는 법 제7조 제1항에 따라 수립하는 지역보건의료계획(이하 "지역보건의료계획"이라 한다)에 다음 각 호의 내용을 포함시켜야 한다.

  1. 지역보건의료계획의 달성 목표

  2. 지역현황과 전망

  3. 지역보건의료기관과 보건의료 관련기관·단체 간의 기능 분담 및 발전 방향

  4. 법 제11조에 따른 보건소의 기능 및 업무의 추진계획과 추진현황

  5. 지역보건의료기관의 인력·시설 등 자원 확충 및 정비 계획

  6. 취약계층의 건강관리 및 지역주민의 건강 상태 격차 해소를 위한 추진계획

  7. 지역보건의료와 사회복지사업 사이의 연계성 확보 계획

  8. 의료기관의 병상(病床)의 수요·공급

  9. 정신질환 등의 치료를 위한 전문치료시설의 수요·공급

  10. 특별자치시·특별자치도·시·군·구(구는 자치구를 말하며, 이하 "시·군·구"라 한다) 지역보건의료기관의 설치·운영 지원

  11. 시·군·구 지역보건의료기관 인력의 교육훈련

  12. 지역보건의료기관과 보건의료 관련기관·단체 간의 협력·연계

  13. 그 밖에 시·도지사 및 특별자치시장·특별자치도지사가 지역보건의료계획을 수립함에 있어서 필요하다고 인정하는 사항

② 시장·군수·구청장(구청장은 자치구의 구청장을 말한다. 이하 같다)은 지역보건의료계획에 다음 각 호의 내용을 포함시켜야 한다.

  1. 제1항 제1호부터 제7호까지의 내용

  2. 그 밖에 시장·군수·구청장이 지역보건의료계획을 수립함에 있어서 필요하다고 인정하는 사항

정답 ②

17. 04. 1회 경기 의료기술직 경력경쟁

45 의료보장제도의 기능으로 적절하지 <u>않은</u> 것은?

① 필수의료 확보
② 소득재분배 기능의 수행
③ 위험분산기능의 수행
④ 진료기능의 적시성

해설 ㉠ 의료보장제도의 기능
• 일차적 : 필수의료 확보기능
• 이차적(사회연대성 제고, 소득재분배, 비용형평성, 급여의 적절성, 위험분산기능) : 사회보험, 공공부조, 사회복지
서비스(통합형)
㉡ 의료의 질은 접근성, 적시성, 효과성, 효율성, 적합성, 지속성, 개인 사생활 및 비밀 보장, 환자 및 가족의 참여, 안전
성 등의 다양한 요인으로 결정된다.

정답 ④

17. 04. 1회 경기 의료기술직 경력경쟁

46 보건기획의 필요성으로 옳지 <u>않은</u> 것은?

① 사업의 우선순위 및 목표설정 등을 통한 효율성 제고
② 공공성과 수익성의 조화
③ 새로운 지식과 기술 개발에 대한 대응
④ 자원의 효과적 배분

해설 **보건기획의 필요성**
• 자원의 효과적인 배분 : 기관의 사업별로 요구되는 인력, 시설 및 예산 등의 자원을 충족시키기 위하여 자원의 효과
적인 배분이 필요하다.
• 합리적 의사결정 : 보건정책 과정과 희소자원의 효과적인 배분을 위한 합리적인 의사결정을 하기 위해서는 상황
분석과 장래추이분석, 우선순위 및 목표설정 등을 통한 효율성의 원리가 기초가 되어야 한다.
• 상충되는 의견조정 : 각 정책 간에는 목표달성을 위한 방법과 수단의 결정과정에서 상호 상충되는 가치와 의견을
가질 수 있으므로 이러한 갈등을 사전에 해결하기 위하여 기획이 요구된다.
• 새로운 지식과 기술개발 : 현대 정보사회와 같이 정보가 급속도로 발전하는 사회에서는 보건정책에 필요한 새로운
지식과 기술을 필요로 한다. 따라서 사전에 검토나 조정 없이 새로운 지식과 기술만 도입한다면 지역사회 발전에
장애가 될 수 있다.

정답 ②

47 사회보험 방식(NHI)과 비교했을 때 국가보건서비스 방식(NHS)의 특징으로 옳은 것은?

① 재원조달이 전부 일반조세이다.

② 진료보수 산정방법이 행위별 수가제 또는 총액 계약제이다.

③ 의료비 억제기능이 취약하다.

④ 가입자 간의 연대의식이 강하다.

해설 **NHI와 NHS의 비교**

• 의료비에 대한 국민의 1차적 자기 책임의식 견지

• 국민의 정부의존 최소화

<table>
<tr><td colspan="2">구분</td><td>NHI</td><td>NHS</td></tr>
<tr><td colspan="2">적용대상관리</td><td>국민을 임금소득자, 공무원, 자영자 등으로 구분 관리(의료보호대상자 제외)</td><td>전 국민 일괄 적용(집단 구분 없음)</td></tr>
<tr><td colspan="2">재원 조달</td><td>보험료, 일부 국고지원</td><td>정부 일반조세</td></tr>
<tr><td colspan="2">의료기관</td><td>• 일반의료기관 중심
• 의료의 사유화 전제</td><td>• 공공의료기관 중심
• 의료의 사회화 전제(의료비 : 공무원)</td></tr>
<tr><td colspan="2">급여 내용</td><td>치료 중심적</td><td>예방 중심적</td></tr>
<tr><td colspan="2">의료보수
산정방법</td><td>의료기관과의 계약을 위한 행위별 수가제</td><td>• 일반 개원의는 인두제
• 병원급은 의사 봉급제</td></tr>
<tr><td colspan="2">관리 기구</td><td>보험자(조합 또는 금고)</td><td>정부기관(사회보험청 등)</td></tr>
<tr><td colspan="2">대표 국가</td><td>독일, 프랑스, 네덜란드, 일본 등</td><td>영국, 스웨덴, 이탈리아, 캐나다 등</td></tr>
<tr><td rowspan="5">장
·
단
점</td><td>기본 철학</td><td>• 의료비에 대한 국민의 1차적 자기 책임의식 견지
• 국민의 정부의존 최소화</td><td>• 국민 의료비에 대한 국가 책임 견지
• 전 국민 보편 적용
• 국민의 정부의존 심화</td></tr>
<tr><td>국민
의료비</td><td>의료비 억제기능 취약</td><td>의료비 통제효과 강함</td></tr>
<tr><td>보험료
형평성</td><td>• 보험자 간 보험료 부과의 형평성 부족
• 보험자 간 재정 불균형 파생</td><td>• 조세에 의한 재원조달로 소득재분배 효과 (선진국)
• 조세 체계가 선진화되지 않은 경우 소득역진 초래</td></tr>
<tr><td>의료
서비스</td><td>• 상대적으로 양질 의료 제공
• 첨단 의료기술 발전에 긍정적 영향</td><td>• 의료의 질 저하, 입원 대기환자 급증(대기시간 장기화, 개원의의 입원의뢰 남발)
• 민간 사보험 가입경향 증가로 국민의 이중 부담 초래</td></tr>
<tr><td>관리 운영</td><td>• 조합 중심 자율운영, 상대적으로 관리
• 운영비 많이 소요(보험료 징수 등)</td><td>• 정부기관 직접 관리(가입자의 운영참여 배제)
• 관리운영비 절감(보험료 징수인력 불필요)</td></tr>
</table>

정답 ①

17. 09. 서울 경력 2회

48 지역사회에서 의원을 운영하는 의사 A는 자신에게 등록된 환자의 수에 따라 일정액을 보상받고 있다. A에게 적용되는 진료비 지불제도와 관련된 내용으로 옳은 것은?

① 진단명 별로 수가가 결정되는 방식이다.

② 의사는 예방보다 치료에 집중하는 경향이 있다.

③ 환자에게 과잉진료가 제공될 가능성이 있다.

④ 1차 의료기관에 적합한 방식이다.

해설 **인두제(capitation)** : 의료남용 줄임, 예방에 관심

ⓐ 일정한 수의 가입자가 특정 의료공급자에게 등록하고, 의료공급자는 진료비를 등록자당 일정금액을 지불받는 방식이다. 등록기간 동안 의료공급자는 정해진 급여범위 안에서 모든 보건의료서비스를 가입자에게 제공한다.

• 등록자가 실제 진료를 받았는지 여부와 관계없이 진료비를 지급하게 된다.

ⓑ 인두제는 문자 그대로 의사가 맡고 있는 환자 수, 즉 자기의 환자가 될 가능성이 있는 일정 지역의 주민 수에 일정 금액을 곱하여 이에 상응하는 보수를 지급받는 방식이다.

• 등록한 주민당 동일한 비용을 받는 방식보다는 가입자의 나이, 성, 거주지역 등에 따라 다른 비용을 받는 경우가 일반적이다.

ⓒ 주민이 의사를 선택하고 등록을 마치면, 등록된 주민이 환자로서 해당 의사의 의료서비스를 받든지 받지 않든지 간에 보험자 또는 국가로부터 각 등록된 환자 수에 따라 일정수입을 지급받게 된다.

ⓓ 인두제는 기본적이고 비교적 단순한 1차 보건의료에 적용되며, 의료전달체계의 확립이 선행되어야 한다.

• 주치의사 또는 가정의가 1차 진료 후에 후송의뢰가 필요한 경우에만 전문의의 진료를 받을 수 있다(영국의 일반 가정의에게 적용되는 방식).

ⓔ 의료공급자와 환자가 지속적인 관계를 가지도록 유도하는 제도로서 1차 진료 제공자에게 주로 이용된다. 1차 진료 의사는 2차나 3차 진료에 대한 문지기(gatekeeper)로서의 역할을 하게 된다.

ⓕ 인두제 하에서는 공급자가 불필요한 비용을 낭비할 가능성이 적기 때문에 비용절감 효과가 크고 행정관리 비용이 적다.

ⓖ 의료공급자에게 경제적 인센티브가 없기 때문에 질적 수준이 저하되거나 대기시간의 길어지는 단점이 나타날 수 있다.

정답 ④

17. 09. 서울 경력 2회

49 우리나라에서 시행되고 있는 보건행정의 특징으로 가장 옳지 않은 것은?

① 공공성과 사회성   ② 봉사성

③ 집중성과 정확성   ④ 조장성과 교육성

해설 보건행정의 특성(성격) : 공공성과 사회성, 봉사성, 조장성 및 교육성, 과학성 및 교육성

정답 ③

17. 06. 광주 보건직

50 사회보험과 공공부조에 대한 설명으로 틀린 것은?

① 사회보험은 보험료 지불능력이 있는 전 국민을 대상으로 한다.

② 공공부조와 사회보험은 보험료를 갹출하여 재원을 마련한다.

③ 공공부조는 원칙적으로 그 필요성에 입증된 사람에 한하여 최저 필요 범위에 한정하여 지급한다.

④ 사회보험은 자격요건을 구비한 사람들에게 하나의 권리로서 급여를 지급한다.

해설 ㉠ 사회보험 : 강제가입, 보험료에 의존한다.
- 부상, 출산, 장제, 사망 보험 → 의료보험(건강보험)
- 노령, 유족(사망), 폐질 및 장애 보험 → 연금보험
- 실업에 관한 보험 → 실업보험(고용보험)
- 업무상 재해에 관한 보험 → 산업재해보상보험
㉡ 공공부조 : 자산조사 실시, 조세에 의존한다.
- 국가의 공적인 최저생활 보장 경제부조
- 국가책임에 의한 생활보호대책
- 현대 산업사회의 경제적 불안 보완책
- 민주주의 정신에 입각한 기본권 존중사상에 근거한다.
㉢ 공공복지 서비스
- 포괄적 의미의 비물질적 서비스
- 지리적 여건, 소득 조건에 관계없는 직접제공 서비스 예 영국의 NHS

정답 ②

17. 06. 광주 보건직

51 보건진료소 설치 운영기준으로 옳은 것은?

① 조산사나 간호사, 혹은 전담공무원이 24주의 교육 이수 후 소장이 되며 관련 설치 근거법은 「지역보건법」이다.

② 보건진료전담공무원은 의료취약지역에서 대통령령으로 정하는 경미한 의료행위를 할 수 있다.

③ 보건진료소의 설치권자는 시도지사이며 시장, 군수, 구청장이 보건의료 취약지역의 주민에게 보건의료를 제공하기 위하여 운영한다.

④ 의료 취약지역을 인구 5,000명 이상(도서지역은 3,000명 이상) 10,000명 미만을 기준으로 구분한 하나 또는 여러 개의 리·동을 관할구역으로 하여 주민이 편리하게 이용할 수 있는 장소에 설치한다.

해설   1980년 12월에 「농어촌 보건의료를 위한 특별조치법」(1991년에 「농어촌 등 보건의료를 위한 특별조치법」으로 개정)을 제정하여 한국보건개발연구원의 시범사업을 통해 시험한 보건진료원(인력)제도를 전국적으로 확대 적용하기 시작하였다(「농어촌 등 보건의료를 위한 특별조치법」에 근거하여 면단위 이하에 보건지소와 보건진료소를 설치하여 공중보건의사 및 보건진료원을 배치).

보건진료소 의료취약지역(의사 없음), 조산사나 간호사, 혹은 전담공무원이 24주의 교육 이수 후 소장이 된다.

- 관련법령 : 「농어촌 등 보건의료를 위한 특별조치법」, 「농특법」
- 설립동기 : 일차 보건의료(알마아타, 1978)

「농어촌 등 보건의료를 위한 특별조치법」(약칭 : 농어촌의료법) [시행 2016.11.30] [법률 제14183호, 2016.05.29, 타법개정]

> 제3장 보건진료소 및 보건진료 전담공무원 〈개정 2012.10.22.〉
>
> 제15조(보건진료소의 설치 · 운영)
>
> ① 시장[도농복합형태(都農複合形態)의 시의 시장을 말하며, 읍 · 면 지역에서 보건진료소를 설치 · 운영하는 경우만 해당한다] 또는 군수는 보건의료 취약지역의 주민에게 보건의료를 제공하기 위하여 보건진료소를 설치 · 운영한다. 다만, 시 · 구의 관할구역의 도서지역에는 해당 시장 · 구청장이 보건진료소를 설치 · 운영할 수 있으며, 군 지역에 있는 보건진료소의 행정구역이 행정구역의 변경 등으로 시 또는 구 지역으로 편입된 경우에는 보건복지부장관이 정하는 바에 따라 해당 시장 또는 구청장이 보건진료소를 계속 운영할 수 있다.
>
> ② 보건진료소에 보건진료소장 1명과 필요한 직원을 두되, 보건진료소장은 보건진료 전담공무원으로 보한다.
>
> ③ 보건진료소의 설치기준은 보건복지부령으로 정한다.
>
> [전문개정 2012.10.22.]
>
> 제19조(보건진료 전담공무원의 의료행위의 범위) 보건진료 전담공무원은 「의료법」 제27조에도 불구하고 근무지역으로 지정받은 의료 취약지역에서 대통령령으로 정하는 경미한 의료행위를 할 수 있다.

→ 〈개정 2021.8.17〉 [시행 2022.2.18] 현행법까지 개정 없이 유지

「농어촌 등 보건의료를 위한 특별조치법」 시행규칙 [시행 2016.01.01.] [보건복지부령 제388호, 2015.12.31, 타법개정]

> 제17조(보건진료소의 설치)
>
> ① 법 제15조에 따른 보건진료소는 의료 취약지역을 인구 500명 이상(도서지역은 300명 이상) 5천 명 미만을 기준으로 구분한 하나 또는 여러 개의 리 · 동을 관할구역으로 하여 주민이 편리하게 이용할 수 있는 장소에 설치한다. 다만, 군수(법 제15조 제1항 본문에 따라 읍 · 면 지역에 보건진료소를 설치 · 운영하는 도농복합형태의 시의 시장 및 법 제15조 제1항 단서에 따라 관할구역의 도서지역에 보건진료소를 설치 · 운영하는 시장 · 구청장을 포함한다. 이하 같다)는 인구 500명 미만(도서지역은 300명 미만)인 의료취약지역 중 보건진료소가 필요하다고 인정되는 지역이 있는 경우에는 보건복지부장관의 승인을 받아 그 지역에 보건진료소를 설치할 수 있다.
>
> ② 보건진료소의 시설 및 의료장비기준은 별표와 같다.
>
> ③ 군수는 보건진료소를 설치한 때에는 지체 없이 별지 제15호 서식에 따라 관할 시 · 도지사를 거쳐 보건복지부장관에게 보고하여야 한다.
>
> [전문개정 2013.01.23.]

→ 〈개정 2020.9.11〉 [시행 2020.9.12] 현행법까지 개정 없이 유지

정답 ②

16. 04. 경기 의료기술직

52 우리나라 현행 보건복지부 4실 6국의 직제에서 노인지원과가 소속되어 있는 실은?

① 인구정책실
② 사회복지정책실
③ 기획재정실
④ 보건의료정책실

해설 · 노인지원과는 인구정책실 소속이다.
· 2018년 2월부로 현재 보건복지부는 4실 6국으로 운영되고 있다.

정답 ①

16. 04. 경기 의료기술직

53 현대 보건의료가 갖는 경제적 특성이라고 볼 수 없는 것은?

① 보건의료서비스의 제공에는 소비자의 무지가 존재한다.
② 어느 때, 어떤 질병이 발생할지 모르고 질병 발생 시 비용도 막대하다.
③ 양질의 의료서비스에 대한 국민의 욕구는 치료의 확실성에서 비롯된다.
④ 보건의료서비스에는 소비적 요소와 투자적 요소가 혼재되어 있다.

해설 일반적으로 보건의료 재화는 크게 6가지 특성을 갖는다고 한다. 소비자 무지, 수요의 불확실성 및 불규칙성, 치료의 불확실성, 공급의 법적 독점, 우량재, 외부효과의 특성으로 인해 보건의료는 시장의 일반재화와 다른 산출물이 되며, 보건의료서비스에 대한 일반 시장경제 논리의 적용은 바람직한 결과를 빚게 된다고 한다. 보건의료 시장의 민영화는 공급자 간의 경쟁을 증가시키기보다 오히려 감소시키는 역할을 하며, 따라서 시장원리에 의한 자원배분보다 공공부문이 개입하는 보건의료제도가 바람직하다는 것이다(양봉민, 2006). 또한 보건의료는 사회경제적 관점에서 특이한 재화에 해당한다는 것이다.
④ 환자가 건강을 회복하는 데 지출하는 비용은 미래를 위한 투자, 의료서비스에 대한 지출은 소비자의 소비로 분류된다.

정답 ③

16. 04. 경기 의료기술직

54 우리나라의 보건행정 조직 중 의사가 파견되는 최말단 보건행정기관은?

① 보건소

② 보건지소

③ 보건진료소

④ 시도립의료원

해설 의사가 파견되는 가장 말단의 기관을 찾는 문제이다. 보건진료소는 의사가 없다. 보건소와 보건지소는 우리나라 보건 사업업무를 최일선에서 담당하고 있는 보건행정기관이다.

정답 ②

16. 04. 경기 의료기술직

55 보건의료서비스의 어떤 특성 때문에 건강보험제도를 운영하는가?

① 공익성

② 외부효과

③ 생산의 독점

④ 수요의 불확실성

해설 • 질병 발생은 매우 불확실하기 때문에 의료서비스에 대한 수요 역시 불확실하다.

• 일반적인 상품에 대한 수요는 소비자의 구매의지에 의해 결정되지만 의료에 대한 수요는 질병이 발생해야 나타나기 때문에 수요를 예측하기가 매우 어렵다. - 보험 필요

• 외부효과(external effect)는 한 사람의 행위가 다른 사람에게 일방적으로 이익을 주거나 손해를 끼치는 경우를 의미한다.

정답 ④

16. 06. 경기 의료기술직

56 행정계획 방법 중 2차 세계대전 당시 군사작전상의 문제를 해결하기 위하여 고안된 것으로 체계, 사업, 봉사, 집회, 운영 등의 전부 또는 일부를 조사 연구하는 계획 방법은?

① PPBS

② PERT

③ Operation Research

④ System Analysis

해설 · OR(Operation Research) 운영 연구는 제2차 세계대전 때 군사 작전의 문제를 해결하기 위해 고안된 것으로 기획가가 의사결정을 수학적으로 행하는 기법을 연구하는 것이다.

· PPBS(Planning-Programming-Budgeting-System, 계획-사업-예산-체계는 장기적인 목표와 단기적인 예산을 능률적으로 결합하기 위한 계획 기법이다.

· PERT(Programming-Evaluation and Review Technique) 사업 평가 및 검열 기술은 복잡한 업무계획을 작업순서나 작업진행상황으로 분석, 관련 도표에 의하여 관계 산출하는 공정관리기법이다.

정답 ③

16. 06. 경기 의료기술직

57 조선시대의 의료행정 및 의과고시를 담당했던 기관은?

① 내의원

② 전의감

③ 활인서

④ 전향사

해설 · 내의원 : 왕실 의료

· 전의감 : 일반 의료행정 및 의과 고시 담당

· 활인서 : 감염병 환자 치료, 사체 처리

· 전향사 : 예조 산하, 의약 담당

정답 ②

58 사회보험과 민간보험을 비교한 것이다. ⊙~@을 올바른 내용으로 나열한 것은?

구분	민간보험	사회보험
목적	개인적 필요에 따른 보장	기본적 수준 보장
가입방식	⊙	ⓒ
수급권	ⓒ	ⓔ
보험료 부담방식	주로 정액제	주로 정률제

	⊙	ⓒ	ⓒ	ⓔ
①	임의가입	강제가입	법적 수급권	계약적 수급권
②	임의가입	강제가입	계약적 수급권	법적 수급권
③	강제가입	임의가입	계약적 수급권	법적 수급권
④	강제가입	임의가입	법적 수급권	계약적 수급권

해설 사회보험은 강제가입해야 하며 보험료에 의존한다.

정답 ②

 알아보기

사회보험과 민간보험의 비교

구분	사회보험	민간보험
제도의 목적	최저생계보장 또는 기본적 의료보장	개인적 필요에 따른 보장
가입 방식	강제가입	임의가입
부양성	국가 또는 사회부양성	없음
보험보호 대상	질병, 분만, 산재, 노령, 실업, 폐질에 국한	발생위험률을 알 수 있는 모든 위험
수급권	법적 수급권	계약적 수급권
독점/경쟁	정부 및 공공기관 독점	자유경쟁
보험료 부담 방식	주로 정률제(定率制)	주로 정액제(定額制)
보험자의 위험선택	할 수 없음	할 수 있음
급여수준	균등 급여	차등 급여(기여비례 보상)
보험사고 대상	주로 인(人)보험	주로 물(物)보험
성격	집단보험	개별보험

16. 06. 서울 지방직

59 「지역보건법」상 보건소의 기능 및 업무 중 지역주민의 건강증진과 질병예방 · 관리를 위한 지역보건의료서비스 제공에 대한 내용으로 옳지 <u>않은</u> 것은?

① 감염병의 예방 및 관리

② 모성과 영유아의 건강유지 · 증진

③ 건강보험에 관한 사항

④ 정신건강증진 및 생명존중에 관한 사항

해설 **보건소에서 수행할 수 있는 기능 및 업무의 예시(「지역보건법」 시행규칙 [별표 1])**

1. 보건의료인 및 「보건의료기본법」 제3조 제4호에 따른 보건의료기관 등에 대한 지도 · 관리 · 육성과 국민보건 향상을 위한 지도 · 관리
   가. 의료인 및 의료기관에 대한 지도 등에 관한 사항
   나. 의료기사 · 보건의료정보관리사 및 안경사에 대한 지도 등에 관한 사항
   다. 응급의료에 관한 사항
   라. 「농어촌 등 보건의료를 위한 특별조치법」에 따른 공중보건의사 · 보건진료 전담공무원 및 보건진료소에 대한 지도 등에 관한 사항
   마. 약사에 관한 사항과 마약 · 향정신성의약품의 관리에 관한 사항
   바. 공중위생 및 식품위생에 관한 사항
2. 지역주민의 건강증진 및 질병예방 · 관리를 위한 지역보건의료서비스의 제공
   가. 국민건강증진 · 구강건강 · 영양관리사업 및 보건교육
   나. 감염병의 예방 및 관리
   다. 모성과 영유아의 건강유지 · 증진
   라. 여성 · 노인 · 장애인의 건강유지 · 증진
   마. 정신건강증진 및 생명존중에 관한 사항
   바. 지역주민에 대한 진료, 건강검진 및 만성질환 등의 질병관리에 관한 사항

정답 ③

16. 06. 서울 지방직

60 **국민의료비에 관한 설명 중 옳은 것은?**

① 보건의료와 관련하여, 소비하고 투자한 총지출을 의미한다.

② 국제비교를 위하여 직접 조사를 통해 얻어지는 수치이다.

③ 의료비 지출이 증가하면 후생수준도 반드시 높아진다.

④ 국민의료비를 산출할 때, 개인의료비는 제외된다.

해설 ② 직 · 간접조사

③ 반드시 그런 것은 아니다.

④ 공공의료비+개인의료비

의료비 분류

• 국민의료비 : 보건의료 재화와 서비스의 최종 소비(즉, 경상의료비)와 보건의료의 하부구조에 대한 자본투자를 합한 지표

• 공공의료비 : 국민의료비 중 정부와 사회보장 부문에서 재원을 부담한 지표

• 민간의료비 : 국민의료비 중 민영보험, 가계 직접 부담(비급여 본인 부담, 법정 본인 부담), 민간비영리단체, 기업에서 재원을 부담한 지표

정답 ①

16. 06. 서울 지방직

61 보건소의 지리적 접근도가 낮아 주민들의 보건소 이용률이 감소하였다. 중앙정부의 재정적 지원으로 보건지소를 설치하여 취약지역 주민에 대한 보건서비스를 강화하였다면 이는 SWOT 분석에서 무슨 전략인가?

① SO 전략(Strength-Opportunity strategy)

② WO 전략(Weakness-Opportunity strategy)

③ ST 전략(Strength-Threat strategy)

④ WT 전략(Weakness-Threat strategy)

해설 ㉠ SWOT는 Strength(강점), Weakness(약점), Opportunities(기회), Threats(위협)의 합성어이다.

㉡ SWOT 분석이란 SWOT를 이용하여 문제를 분석하는 것이다.

• 내부환경 분석 : 나의 상황(경쟁자와 비교하여) - Strength(강점), Weakness(약점)

• 외부환경 분석 : 자신을 제외한 모든 것 - Opportunities(기회), Threats(위협)

㉢ SWOT 분석의 결과 얻어진 것 중 핵심적인 SWOT을 대상으로 하여 전략을 도출한다.

• SO : 강점을 가지고 기회를 살리는 전략

• ST : 강점을 가지고 위협을 회피하거나 최소화하는 전략

• WO : 약점을 보완하여 기회를 살리는 전략

• WT : 약점을 보완하면서 동시에 위협을 회피하거나 최소화하는 전략

정답 ②

16. 07. 전남 3차 지방직

62 환자가 의료인(의료전문가)에게 의존할 수밖에 없는 보건의료서비스의 특성은?

① 공급의 비탄력성 ② 치료의 불확실성

③ 정보의 비대칭성 ④ 수요의 불확실성

해설 **보건의료서비스 특성**
- 외부효과(감염병 예방) → 국가 개입 근거
- 정보 비대칭성(소비자의 의료무지) → 의료인의 가수요 창출(Say's Law)
- 의료공급 비탄력성 → 응급의료 등
- 질병 불예측성 → 의료보험 근거
- 생명의 응급성
- 저장, 측정 불가능성
- 독점적 경쟁 시장
- 노동 · 자본 집약적인 산업

정답 ③

16. 07. 전남 3차 지방직

63 포괄수가제(case payment system)에 대한 설명으로 가장 옳은 것은?

① 의료행위 하나하나에 사전에 수가를 고시하고 의료인이 행한 서비스 내용에 따라 진료비 총액을 지불하는 방식이다.

② 질병별로 단일 수가를 적용하는 방식으로 의사에 의해 병명이 진단되면 그에 따라 사전에 고시된 수가가 적용되는 방식이다.

③ 환자의 진료실적과는 무관하게 일정기간 동안 병원예산을 정부나 보험조합이 사전에 책정해주는 방식이다.

④ 의료인이 맡고 있는 일정지역의 주민 수에 일정금액을 곱하여 예상하는 보수를 의료인 측에 지급하는 방식이다.

해설 ① 행위별 수가제(FFS ; Fee For Service)
③ 총액예산제
④ 인두제
포괄수가제
- 개별 진료행위에 따라 진료비를 지불하는 것이 아니라, 특정 환례(case)별로 비용을 지불하는 것
- 포괄수가제 = case payment system
- 지불단위를 묶는 방법 중의 하나(bundled payment system)
- 포괄수가제(정액제) DRG(Diagnosis Related Group)
  - 장점 : 경제적 진료, 의료기관의 생산성이 증대된다.
  - 단점 : 서비스 최소화, 규격화, 행정직의 간섭이 증대된다.

정답 ②

16. 10. 제3회 경기도 경력경쟁

64 진료비 보상제도에 대한 설명으로 옳지 <u>않은</u> 것은?

① 행위별 수가제 – 과잉진료의 문제가 발생한다.

② 포괄수가제 – 진료비 청구 및 심사업무 간소화에 유리하다.

③ 행위별 수가제 – 의사의 적극적 서비스 제공 욕구를 유발한다.

④ 인두제 – 과잉진료로 인해 의료비 증가 가능성이 있다.

해설　**행위별 수가제(FFS ; Fee For Service)**
- 장점 : 의사의 재량권이 크므로 서비스의 양과 질이 최대가 된다.
- 단점 : 과잉 진료, 의료 남용, 행정 복잡, 의료비 상승의 원인이 된다.

　　　포괄수가제(정액제, DRG ; Diagnosis Related Group)
- 장점 : 경제적 진료, 의료기관의 생산성이 증대된다.
- 단점 : 서비스 최소화, 규격화, 행정직의 간섭이 증대된다.

　　　인두제
등록 환자 수에 따른 일정액을 보상한다.

정답　④

16. 10. 제3회 경기도 경력경쟁

65 보건의료조직상 보건의료 사업을 수행하는 최일선 행정기관은?

① 군청　　　　　　　　　　　② 시청

③ 보건소　　　　　　　　　　④ 읍 · 면사무소

해설　보건소와 보건지소는 우리나라 보건사업업무를 최일선에서 담당하고 있는 보건행정기관이다. 최일선 보건행정조직은 보건소로 지역주민들과 직접적으로 접촉하여 보건의료서비스를 제공한다.

정답　③

16. 10. 제3회 경기도 경력경쟁

66 보건복지부의 소속기관이 <u>아닌</u> 것은?(법 개정에 따라 문제 수정함)

① 국립재활원　　　　　　　　② 국립정신건강센터

③ 국립소록도병원　　　　　　④ 식품의약품안전처

해설 **보건복지부**
- 소속기관 : 국립정신건강센터, 국립나주병원, 국립부곡병원, 국립춘천병원, 국립공주병원, 국립소록도병원, 국립재활원, 국립장기조직혈액관리원, 오송생명과학단지지원센터, 국립망향의동산관리원, 건강보험분쟁조정위원회사무국, 첨단재생의료 및 첨단바이오의약품심의위원회사무국
- 산하 공공기관 : 국민건강보험공단, 건강보험심사평가원, 국민연금공단, 한국보건산업진흥원, 한국보건복지인재원, 한국사회보장정보원, 한국국제보건의료재단, 한국사회복지협의회, 국립중앙의료원, 한국노인인력개발원, 국립암센터, 한국장애인개발원, 대한적십자사, 한국보육진흥원, 한국보건의료인국가시험원, 한국건강증진개발원, 한국의료분쟁조정중재원, 한국보건의료연구원, 오송첨단의료산업진흥재단, 대구경북첨단의료산업진흥재단, 한국장기조직기증원, 한국한의약진흥원, 의료기관평가인증원, 국가생명윤리정책원, 한국공공조직은행, 아동권리보장원, 한국자활복지개발원, (재)한국보건의료정보원

정답 ④

16. 10. 제3회 경기도 경력경쟁

67 사회보장제도를 최초로 창시한 사람은?

① 영국, Chadwick   ② 독일, Bismarck

③ 독일, Pettenkofer   ④ 영국, Snow

해설
- 영국의 Edwin Chadwick : 1837∼1838년에 '열병보고서'를 정부에 보고한 것이 계기가 되어 1842년 보건정책조사위원회가 설치되었다. 1842년에는 영국노동자집단의 위생상태에 관한 보고서(Report on The Sanitary Condition of the Laboring Population of Great Britain)를 작성하였다.
- 독일의 Bismarck : 1883년 세계 최초로 근로자를 위한 질병보험법 제정, 현대적 사회보장제도를 만드는 데 공헌하였다.
- 독일의 Pettenkofer : 1866년 뮌헨대학 위생학교를 창립하여 실험위생학의 기초를 확립하였다.
- 영국의 J. Snow : 1855년 콜레라에 대한 역학조사(런던, 소호, 스노우맵)로 장기설(Miasma Theory)의 허구성을 밝혀 감염병 감염설을 입증하였다.

정답 ②

16. 10. 제3회 경기도 경력경쟁

68 의료급여 1종에 해당하지 않는 사람은?

① 국가유공자

② 북한이탈 주민

③ 의상자 및 의사자 유족

④ 「국민기초생활보장법」에 의한 수급권자 중 근로능력이 있는 자

해설	1종	2종
	• 국민기초생활보장법수급자 : 근로무능력 가구, 희귀난치성질환 중증질환(암환자, 중증화상환자만 해당) 등록자, 시설수급자 • 행려환자 • 타법 적용자 : 이재민, 의상자 및 의사자, 입양아동(18세 미만), 국가유공자, 국가무형문화재보유자, 북한이탈주민(새터민), 5.18 민주화운동 관련자, 노숙인	국민기초생활보장대상자 중 1종 수급 대상이 아닌 가구

정답 ④

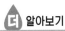

알아보기

수급권자(「의료급여법」 제3조)

① 이 법에 따른 수급권자는 다음 각 호와 같다. 〈개정 2015.03.27〉

1. 「국민기초생활 보장법」에 따른 의료급여 수급자
2. 「재해구호법」에 따른 이재민으로서 보건복지부장관이 의료급여가 필요하다고 인정한 사람
3. 「의사상자 등 예우 및 지원에 관한 법률」에 따라 의료급여를 받는 사람
4. 「입양특례법」에 따라 국내에 입양된 18세 미만의 아동
5. 「독립유공자 예우에 관한 법률」, 「국가유공자 등 예우 및 지원에 관한 법률」 및 「보훈보상대상자 지원에 관한 법률」의 적용을 받고 있는 사람과 그 가족으로서 국가보훈처장이 의료급여가 필요하다고 추천한 사람 중에서 보건복지부장관이 의료급여가 필요하다고 인정한 사람
6. 「무형문화재 보전 및 진흥에 관한 법률」에 따라 지정된 국가무형문화재의 보유자(명예보유자를 포함한다)와 그 가족으로서 문화재청장이 의료급여가 필요하다고 추천한 사람 중에서 보건복지부장관이 의료급여가 필요하다고 인정한 사람
7. 「북한이탈주민의 보호 및 정착지원에 관한 법률」의 적용을 받고 있는 사람과 그 가족으로서 보건복지부장관이 의료급여가 필요하다고 인정한 사람
8. 「5·18 민주화 운동 관련자 보상 등에 관한 법률」 제8조에 따라 보상금 등을 받은 사람과 그 가족으로서 보건복지부장관이 의료급여가 필요하다고 인정한 사람
9. 「노숙인 등의 복지 및 자립지원에 관한 법률」에 따른 노숙인 등으로서 보건복지부장관이 의료급여가 필요하다고 인정한 사람
10. 그 밖에 생활유지 능력이 없거나 생활이 어려운 사람으로서 대통령령으로 정하는 사람

② 제1항 제2호 및 제5호부터 제9호까지의 규정에 따른 수급권자의 인정기준 등에 관한 사항은 보건복지부장관이 정하는 바에 따른다.

③ 제1항에 따른 수급권자에 대한 의료급여의 내용과 기준은 대통령령으로 정하는 바에 따라 구분하여 달리 정할 수 있다.

④ 제1항에 따른 수급권자에 대한 의료급여의 개시일 등에 관하여 필요한 사항은 대통령령으로 정한다.

[전문개정 2013.06.12]

난민에 대한 특례(「의료급여법」 제3조의2)

「난민법」에 따른 난민인정자로서 「국민기초생활보장법」 제12조의3 제2항에 따른 의료급여 수급권자의 범위에 해당하는 사람은 수급권자로 본다. 〈개정 2014.12.30〉

16. 10. 제3회 경기도 경력경쟁

69 보건행정이 일반행정과 다른 점은?

① 인사행정   ② 재무행정

③ 조직행정   ④ 기술행정

해설 보건행정은 전문적이고 과학적인 기술행정 · 과학행정이다.

정답 ④

 알아보기

보건행정의 특징

- 공공성 및 사회성 : 공공의 복지와 집단의 건강을 추구하며 전체 사회구성원을 대상으로 구성원 전체의 사회적 건강 향상에 주안점을 두고 있다.
- 봉사성 : 보건행정은 지역사회 주민에게 적극적으로 봉사하는 행정이다.
- 조장성 및 교육성 : 지역사회 주민의 자발적 참여와 교육을 통해 보건행정이 이루어지며 교육을 주된 수단으로 활용한다.
- 과학성 및 기술성 : 보건행정은 과학행정이면서 기술행정을 추구한다.

17. 03. 서울 지방직 1회

70 우리나라의 공중보건 및 의료제도를 규정하는 다양한 법 가운데 가장 최근에 제정된 법은?

① 보건소법

② 공공보건의료에 관한 법률

③ 농어촌 등 보건의료를 위한 특별조치법

④ 국민건강증진법

해설 「지역보건법」의 전신인 「보건소법」은 1956년 12월 13일 제정되어 1962년 9월 24일 전부개정, 1973년 1월 15일 타법개정, 1975년 12월 31일 일부개정, 1991년 3월 8일 전부개정, 1995년 12월 29일 전부개정하고, 기존의 보건소법을 지역보건법으로 그 명칭을 변경하였다.
- 「보건소법」 : 1956. 12. 13 제정
- 「공공보건의료에 관한 법률」 : 2000. 01. 12 제정
- 「농어촌 등 보건의료를 위한 특별조치법」 : 1980. 12. 31 제정
- 「국민건강증진법」 : 1995. 01. 05 제정

정답 ②

17. 03. 서울 지방직 1회

71 다음 〈보기〉에서 설명하고 있는 기관은?

┤ 보기 ├

- 도시 취약지역 주민의 보건의료서비스 필요를 충족시키기 위함
- 「지역보건법」 시행령 제11조에 따라 지방자치단체의 조례로 읍 · 면 · 동마다 1개씩 설치 가능(보건소가 설치된 읍 · 면 · 동은 제외)
- 진료수행은 불가하며, 질병예방 및 건강증진을 위해 지역에 특화된 통합건강증진사업으로 추진
- 기획단계부터 건강문제를 해결하는 주체로서 지역주민의 참여를 통해 운영

① 보건지소

② 보건진료소

③ 보건의료원

④ 건강생활지원센터

해설 **건강생활지원센터의 설치(「지역보건법」 제14조)**
- 지방자치단체는 보건소의 업무 중에서 특별히 지역주민의 만성질환 예방 및 건강한 생활습관 형성 등을 위하여 대통령령으로 정하는 지역보건의 료서비스를 제공하는 건강생활지원센터를 대통령령으로 정하는 기준에 따라 해당 지방자치단체의 조례로 설치할 수 있다.

건강생활지원센터 사업 안내(2022)
- 건강생활지원센터는 진료수행 불가, 질병예방 및 건강증진을 위해 관할 지역에 특화된 통합건강증진사업* 선정 및 추진
  *「지역사회 통합건강증진사업」 안내에 제시된 사업분야 중 지역특화 사업 선정
- '13년 도입된 지역사회 통합건강증진사업 정책 방향과 동일하게 추진하고, 통합건강증진사업 예산 공동 활용을 통해 원활한 사업 추진 유도
- 보건소는 전체 지역을 관찰하며 사업 총괄 조정, 기획 기능 강화
- 건강생활지원센터는 해당 '동'지역을 관할하며, 지역특화형 건강증진사업 발굴 및 수행(주민 접근성 및 체감도 증대, 지역 책임성 강화 유도)
- 도시지역 주민의 건강증진서비스 필요 미충족 : 도시지역은 농어촌에 비해 취약인구가 집중되어 있으나, 대부분 보건소 1개소만으로 공공보건사업을 운영함에 따라 도시 취약지역 주민에 대한 질병예방, 건강증진 등 보건의료 및 건강증진서비스 필요 미충족
※전체 인구 81.3%, 65세 이상 노인 72.0%, 기초생활수급자 89.1%, 장애인등록자(1~3급) 86.0% 도시지역에 거주(행정 안전부, 2019/보건복지부, 2018)
※도시지역 보건소 1개소당 관할인구 283천 명, 농촌지역 54천 명에 비해 약 5.3배 높음(행정안전부, 2019/보건복지부, 2018)

정답 ④

17. 03. 서울 지방직 1회

72 지역보건사업의 기획 단계에 있어 문제의 크기, 문제의 심각도, 사업의 해결 가능성, 주민의 관심과 같은 점을 고려하는 단계는?

① 지역사회 현황분석

② 우선순위의 결정

③ 목적과 목표 설정

④ 사업의 평가

해설 ㉠ 1단계 : 지역사회 진단
　　• 지역사회 진단의 목적
　　• 지역주민의 건강을 향상하기 위한 보건의료사업의 계획 수립과 평가에 필요한 기초자료를 확보
㉡ 2단계 : 우선순위 결정
　　• 문제의 크기 : 얼마나 많은 사람들이 가지고 있는 문제인가?
　　• 문제의 심각성 : 해결하지 않았을 때, 얼마나 큰 영향을 미칠 것인가?
　　• 지역사회의 관심도 : 지역주민이 특정 보건문제 해결에 얼마나 관심을 가지고 있는가?
　　• 문제 해결 가능성(문제 해결의 난이도) : 주어진 가용자원의 범위 내에서 해결 가능한 보건문제인가?
㉢ 3단계 : 목적과 목표 설정
㉣ 4단계 : 전략 및 실행계획 수립
㉤ 5단계 : 사업 수행
㉥ 6단계 : 사업 평가

정답 ②

17. 06. 서울시 9급

73 지방보건 행정조직 중에서 보건소의 기능과 역할에 대한 설명으로 가장 옳은 것은?

① 보건의료기관 등에 대한 지도와 관리
② 지역보건의료에 대한 재정적 지원
③ 보건의료인력 양성 및 확보
④ 지역보건의료 업무 추진을 위한 기술적 지원

해설 **보건소의 기능과 역할**
㉠ 보건의료인 및 「보건의료기본법」 제3조 제4호에 따른 보건의료기관 등에 대한 지도·관리·육성과 국민보건 향상을 위한 지도·관리
　　• 의료인 및 의료기관에 대한 지도 등에 관한 사항
　　• 의료기사·보건의료정보관리사 및 안경사에 대한 지도 등에 관한 사항
　　• 응급의료에 관한 사항
　　• 「농어촌 등 보건의료를 위한 특별조치법」에 따른 공중보건의사·보건진료 전담공무원 및 보건진료소에 대한 지도 등에 관한 사항
　　• 약사에 관한 사항과 마약·향정신성의약품의 관리에 관한 사항
　　• 공중위생 및 식품위생에 관한 사항
㉡ 지역주민의 건강증진 및 질병예방·관리를 위한 지역보건 의료서비스의 제공
　　• 국민건강증진·구강건강·영양관리사업 및 보건교육
　　• 감염병의 예방 및 관리
　　• 모성과 영유아의 건강유지·증진
　　• 여성·노인·장애인의 건강유지·증진
　　• 정신건강증진 및 생명존중에 관한 사항
　　• 지역주민에 대한 진료, 건강검진 및 만성질환 등의 질병관리에 관한 사항

정답 ①

17. 06. 서울시 9급

74 다음 중 건강보험제도의 특성에 대한 설명으로 옳지 <u>않은</u> 것은?

① 일정한 법적 요건이 충족되면 본인 의사에 관계없이 강제 적용된다.

② 소득수준 등 보험료 부담능력에 따라 차등적으로 부담한다.

③ 부과수준에 따라 관계법령에 의해 차등적으로 보험급여를 받는다.

④ 피보험자에게는 보험료 납부의무가 주어지며, 보험자에게는 보험료 징수의 강제성이 부여된다.

해설 건강보험은 강제가입 제도로 보험료를 소득능력에 따라 차등 부과하며 균등 급여한다.

정답 ③

15. 05. 경기 의료기술직

75 다음 중 진료보수 지불제도에 대한 설명으로 가장 옳지 <u>않은</u> 것은?

① 포괄수가제 – 질병별로 단일 수가를 적용하는 방식으로 과잉진료행위를 없앨 수 있는 장점이 있으나 의료인의 자율성이 감소된다.

② 인두제 – 의료인이 맡고 있는 일정지역의 주민 수에 일정금액을 곱하여 이에 상응하는 보수를 의료인 측에 지급하는 방식이다.

③ 행위별 수가제 – 진료행위가 타당했다면 비용을 보상받는 관계로 의료발전을 들 수 있으며 일본에서 실시되고 있다.

④ 총액계약제 – 보험자 측과 의사단체 간의 계약을 사전에 체결하는 방식으로 총진료비의 억제가 가능하며 대표적 시행 국가는 영국과 이탈리아이다.

해설 총액계약제 : 지불자와 진료자의 사전 의료비 계약으로 대표적 시행 국가는 프랑스, 독일이다.

정답 ④

15. 05. 경기 의료기술직

76 지역사회 보건사업평가의 기본원칙으로 옳지 않은 것은?

① 보건사업의 전 과정에 걸쳐 지속적으로 행해져야 한다.

② 미래지향적이며 활동중심적으로 진행되어야 한다.

③ 사업의 기획 단계부터 최종 결과까지를 포괄하여야 한다.

④ 계획에 관련된 사람, 사업에 참여한 사람, 평가에 영향을 받게 될 사람은 제외시켜야 한다.

해설 **보건사업평가의 기본원칙**
- 평가는 명확한 목적 하에 이루어져야 한다.
- 평가에 영향을 받게 될 사람에 의해 행해져야 한다.
- 평가는 보건사업의 전 과정에 걸쳐 지속적으로 행해져야 한다.
- 평가는 측정기준이 명확하고, 객관적이어야 한다.
- 평가는 사업의 기획 단계부터 최종 결과까지 포괄하여야 한다.
- 평가는 미래지향적이며 활동중심적으로 시행되어야 한다.
- 평가는 문제점을 찾고 해결하기 위한 방안이 마련되어야 한다.
- 평가는 그 결과가 사업의 향상과 성장을 위하여 환류되어야 한다.

정답 ④

15. 05. 경기 의료기술직

77 부정식품 및 첨가물, 부정의약품 및 부정유독물의 제조나 무면허 의료행위 등의 범죄에 대하여 가중처벌 등을 함으로써 국민보건향상에 이바지함을 목적으로 하는 법률의 명칭으로 옳은 것은?

① 식품위생법 ② 국민건강증진법

③ 보건범죄 단속에 관한 특별조치법 ④ 국민건강보험법

해설 「보건범죄 단속에 관한 특별조치법」은 부정식품 및 첨가물, 부정의약품 및 부정유독물의 제조나 무면허 의료행위 등의 범죄에 대하여 가중처벌 등을 함으로써 국민보건 향상에 이바지함을 목적으로 한다.

정답 ③

15. 06. 서울

78 건강행위 변화를 위한 보건교육이론 중 개인 차원의 교육이론이 아닌 것은?

① 건강신념모형(Health Belief Model)

② 프리시드-프로시드 모형(PRECEDE-PROCEED Model)

③ 귀인이론(Attribution Theory)

④ 범이론적 모형(Transtheoretical Model)

해설 프리시드-프로시드 모형(PRECEDE-PROCEED Model)은 보건교육, 건강증진에서 사용되는 가장 대표적인 모델로 프로그램 개발, 실행, 평가와 관련된 일련의 단계를 제시하는 모형이다.

정답 ②

15. 05. 경기 의료기술직

79 보건교육사업의 평가방법 중 결과에 대한 평가방법에 해당되지 않는 것은?

① 건강에 대한 의식변화 유도 평가   ② 건강에 대한 지식변화 측정

③ 동료로부터의 평가   ④ 사회 변화의 측정

해설 **결과평가(사업결과에 대한 평가)**

- 건강에 대한 의식변화 유도평가 : 대상자가 보여준 흥미의 정도를 측정한다.
- 건강에 대한 지식변화 측정 : 보건교육자와 대상자 간의 질의응답, 새로 습득한 지식의 활용 정도 관찰 및 대상자의 지식을 평가하는 시험이나 질문을 통해 건강에 대한 지식을 측정한다.
- 건강에 대한 자각과 태도 변화 평가교육 : 보건교육 활동 중 또는 활동 후에 대상자의 행동이나 말의 변화 관찰한다.
- 건강에 대한 올바른 결정 여부 평가 : 대상자의 말 또는 설문지 응답 내용으로 평가한다.
- 건강행동 변화의 평가 : 면접이나 토론 중 관찰된 개인 또는 단체의 행동 변화, 대상자의 새로운 행동 시범 및 대상자의 행동기록표 등을 교육을 받지 않은 대조군의 결과나 전국 평균치와 비교한다.
- 사회 변화의 측정 : 정책 변화, 법률의 변화와 건강 서비스의 증가 여부를 평가한다.

정답 ③

15. 05. 경기 의료기술직

80 우리나라의 의료보장제도에 대한 설명으로 옳은 것은?

① 「재해구조법」에 의한 이재민은 의료급여의 수급권자가 될 수 있다.

② 우리나라 국민이면 누구나 의료급여 대상자가 된다.

③ 국민건강보험 대상자에 대한 보험급여는 부담능력에 따라 다르게 적용된다.

④ 의료급여 관련 재원은 국민건강보험공단에서 보험료 수입으로 충당한다.

해설 「재해구호법」에 따른 이재민으로서 보건복지부장관이 의료급여가 필요하다고 인정한 사람은 「의료급여법」의 수급권자에 해당한다(「의료급여법」 제3조).

정답 ①

15. 06. 서울

81 보건의료체계의 운영을 위한 것으로 기획, 행정, 규제, 법률 제정으로 분류할 수 있는 것은?

① 관리　　　　　　　　　　② 경제적 지원

③ 의료서비스 제공　　　　　④ 자원의 조직화

해설 관리는 의료체계의 운영을 위해 통상 기획, 행정, 규제, 법률 제정으로 분류된다.

정답 ①

15. 06. 경기

82 행동변화단계 이론에서 설명하는 행동변화단계 중 6개월 안의 행동변화에 대해 생각하지 않는 단계로 자신의 문제에 대한 인식을 하지 못하는 단계를 무엇이라고 하는가?

① 고려 전 단계　　　　　　② 고려 단계

③ 준비 단계　　　　　　　④ 실천 단계

해설 횡이론적 모델은 5단계를 통하여 진행되는 과정으로서 행동변화를 제시하며 계획 전 단계, 계획 단계, 준비 단계, 행동 단계, 유지 단계로 이루어진다. 이중 계획 전 단계에서는 인식을 갖도록 하기 위해 문제점에 대한 정보를 주어야 한다.

정답 ①

15. 06. 경기

83 의료가 제공되는 인력, 시설 등 자원과 환경에 대한 정비를 통해 구조적 측면의 질 개선을 기대하고 운영하는 제도로 옳은 것은?

① 의료감사   ② 임상진료지침 개발

③ 의료이용도 조사   ④ 의료기관 인증제도

해설   의료기관 인증제도 : 의료기관이 환자의 안전과 의료의 질 향상을 위해 자발적·지속적으로 노력할 수 있도록 유도하며 국민이 신뢰할 수 있는 의료기관에서 양질의 의료서비스를 제공한다.

정답   ④

15. 08. 전남

84 국가 보건의료서비스의 특징에 대한 설명으로 옳지 <u>않은</u> 것은?

① 재원은 주로 조세수입이 된다.

② 정부나 지자체가 공공보건 의료자원을 통하여 간접 전달한다.

③ 효율적인 보건의료자원의 배분과 예방 서비스가 강조된다.

④ 대상인구가 전체 국민이다.

해설   • 국가보건서비스(NHS) 방식은 "국민의 의료문제는 국가가 책임져야 한다"는 관점에서 정부가 일반조세로 재원을 마련하여 모든 국민에게 무상으로 의료를 제공(Universal Type)하는 국가의 직접적인 의료관장 방식으로 일명 조세방식 또는 비버리지 방식이라고 한다.
      • NHS 방식을 채택하고 있는 나라에서는 소득수준에 관계없이 모든 국민에게 포괄적이고 균등한 의료를 보장하며 정부가 관리주체로서 의료공급이 공공화되어 의료비 증가에 대한 통제가 강하게 나타난다. 이 경우 의료기관의 상당부분이 사회화 내지 국유화되어 있으며, 영국의 비버리지가 제안한 이래 영국, 스웨덴, 이탈리아 등이 대표적인 국가이다.

정답   ②

14. 04. 경북 보건진료직

85 노인장기요양보험 신청절차로 옳은 것은?

① 등급판정 → 장기요양 인정 신청 → 방문조사 → 표준장기요양 이용계획서 발부 → 장기요양급
　여 시작

② 접수 → 방문확인 → 계획서 발부 → 등록완료

③ 장기요양 인정 신청→ 방문조사 → 표준장기요양 이용계획서 발부 → 등급판정 → 장기요양급
　여 시작

④ 장기요양 인정 신청 → 방문조사 → 등급판정 → 표준장기요양 이용계획서 발부 → 장기요양급
　여 시작

해설 노인장기요양보험 신청절차 : 장기요양 인정 신청 및 방문 신청(국민건강보험공단) → 장기요양 인정 및 장기요양 등
급판정(등급판정위원회) → 장기요양인증서, 표준장기요양 이용계획서 송부(국민건강보험공단) → 장기요양급여 이용
계약 및 장기요양 급여 제공

정답 ④

14. 06. 인천

86 공공보건의료의 특성 및 역할에 대한 설명으로 옳지 않은 것은?

① 민간부문이 하지 않는 예방, 보건교육, 국가보건관리사업 등을 담당한다.

② 영리성보다는 지역주민의 기본적인 보건의료서비스의 제공에 주안점을 둔다.

③ 공중보건의료의 경쟁력 향상을 위해 첨단의료서비스를 지역주민에게 제공한다.

④ 공공보건의료는 그 재정의 일부 또는 전체를 국가나 지방자치단체가 지원한다.

해설 공중보건의료는 재정을 국가나 지방자치단체가 지원하며 영리성보다는 주민의 기본적인 의료에 치중하고, 민간부분
이 하기 힘든 공공의 사업을 지원한다.

정답 ③

14. 06. 인천

87 **우리나라 보건행정의 역사에 대한 내용으로 옳지 않은 것은?**

① 고구려에는 왕실의 진료를 담당하는 시의(侍醫)제도가 있었다.

② 고려 후기에 서민의료를 대비해 혜민국이 있었다.

③ 조선시대 전의감은 일반의료 행정 및 의과고시를 담당하였다.

④ 조선시대 전향사는 전염병(감염병)을 담당 운영하였다.

해설 조선시대 전향사는 향연 · 제사 · 생두 · 음선 · 의약 등에 관한 일을 담당하였다.

구분	고려시대	조선시대
의료행정	태의감	전의감
왕실의료	상약국	내의원
서민의료	혜민국	혜민서
빈민구호	재위보	제생원
감염병 환자	동서대비원	동서활인원

정답 ④

14. 06. 서울

88 **일차 보건의료(primary health care)의 접근 방법이라고 하기 어려운 것은?**

① 예방을 중시

② 여러 부문 사이의 협조와 조정 강조

③ 1차 진료의사의 역할이 핵심적임

④ 지역 특성에 맞는 사업

⑤ 지역사회 참여를 강조

해설 일차 보건의료라고 해서 1차 진료의사의 역할을 강조하는 것은 아니다.

정답 ③

14. 06. 서울

89 바람직한 보건의료가 갖추어야 할 조건으로 가장 거리가 먼 것은?

① 전문성   ② 효과성

③ 효율성   ④ 환자중심성

⑤ 형평성

해설 ㉠ 보건의료가 갖추어야 할 조건
- 접근성과 형평성(accessibility and equity)
- 포괄성(comprehensiveness)
- 질적 효과(quality and effectiveness)
- 지속성(연속성, continuity)
- 효율성(경제적 합리성, efficiency)

㉡ 보건복지부 산하 한국보건사회연구원이 2008년 11월에 발표한 보건의료 선진화를 위한 제도개선방안 보고서에 보면 응급의료의 단계별 질적 수준 개선 부문에 응급환자 진료 의사의 '전문성'을 강화해야 한다는 언급이 있지만 전문성이 필요 조건으로 우선시되는 것은 아니다.

정답 ①

14. 06. 서울

90 한국의 지방보건행정조직을 설명한 것으로 적절한 것은?

① 시, 군, 구 보건행정조직으로 보건소가 설치되어 있다.

② 인구규모에 따라 둘 이상의 보건소가 설치된 시, 군, 구도 있다.

③ 보건소는 보건복지부의 직접적인 지휘, 감독을 받는다.

④ 특별시에도 보건소의 하부조직으로 보건지소와 보건진료소가 설치되어 있다.

⑤ 보건소는 취약계층에 대한 보건의료서비스 제공을 주된 기능으로 한다.

해설 ㉠ 조직 구성 : 행정안전부 소속 → 시 · 군 · 구 지방 단체장의 지휘와 감독을 받는다.
㉡ 보건소 설치 기준
- 시 · 군 · 구에 1개소씩 설치
- 읍 · 면에 보건지소 설치(보건소가 설치된 읍 · 면은 제외)
- 리 · 동에는 보건진료소 설치(「농어촌 등 보건의료를 위한 특별조치법」 시행규칙 제17조)

정답 ① · ②

14. 06. 인천

91 다음 중 일차 보건의료 내용으로 옳은 것으로만 묶인 것은?

가. 예방접종	나. 식수위생관리
다. 모자보건사업	라. 노인건강관리

① 가, 나　　　　　　　　　　② 다, 라

③ 가, 나, 다　　　　　　　　④ 가, 나, 다, 라

해설　일차 보건의료 : 현안에 관한 보건교육, 보건과제를 예방하고 통제하는 방법으로, 식품공급과 적절한 영양증진, 적절한 상수 공급과 기본위생, 모자보건, 가족계획, 예방접종, 감염병 예방과 방역, 흔한 질병과 상해에 대한 적절한 치료서비스, 필수의약품을 제공한다.

정답　③

14. 10. 대전 의료기술직

92 우리나라 「사회보장기본법」에서 규정하고 있는 사회보장으로 옳지 않은 것은?

① 질병　　　　　　　　　　② 소득

③ 사망　　　　　　　　　　④ 실업

해설　
• 사회보장 : 출산, 양육, 실업, 노령, 장애, 질병, 빈곤 및 사망 등의 사회적 위험으로부터 모든 국민을 보호하고 국민 삶의 질을 향상시키는 데 필요한 소득·서비스를 보장하는 사회보험, 공공부조, 사회서비스
• 사회보험 : 국민에게 발생하는 사회적 위험을 보험의 방식으로 대처함으로써 국민의 건강과 소득을 보장하는 제도

정답　②

14. 10. 대전 의료기술직

93 건강증진을 위한 부분사업을 효과적으로 수행하기 위한 지역사회 접근방법으로 가장 중요한 것이 아닌 것은?

① 보건행정 시스템의 강화　　　② 관계법의 강력한 적용

③ 보건교육활동의 강화　　　　④ 의료서비스의 확충

해설　보건·의료·복지의 연계, 지역사회의 자원 확보·활용, 협력과 파트너십 구축, 지역사회의 건강관리 참여 등은 건강증진을 위한 효과적인 지역사회 접근법이다. 관계법의 강력한 적용은 보건사업활동에 역효과를 나타낸다.

정답　②

14. 10. 대전 의료기술직

94 진료비 산정 및 보수 지불방식 중에서 포괄수가제에 대한 설명으로 옳지 <u>않은</u> 것은?

① 의학기술의 발달을 기대할 수 있다.

② 의료비용의 사전 예측이 가능하다.

③ 의료서비스의 남용을 억제할 수 있다.

④ 질병군별로 미리 책정된 일정액의 진료비를 지급하는 제도이다.

해설 포괄수가제는 환자가 병 · 의원에 입원해서 퇴원할 때까지 진료받은 진찰 · 검사 · 수술 · 주사 · 투약 등 진료의 종류나 양과 관계없이 미리 정해진 일정액의 진료비를 부담하는 제도를 말한다. 치료에 소비되는 한정된 예산으로 인해 의학 기술의 발달은 기대하기 어렵다.

정답 ①

14. 10. 대전 의료기술직

95 보건의료의 사회 · 경제적 특성에 대한 설명으로 옳지 <u>않은</u> 것은?

① 보건의료는 타 재화에 비해 외부효과가 크다.

② 보건의료에 대한 수요발생은 예측이 불가능하다.

③ 의료인력 및 시설의 증가로 의료공급은 탄력적이다.

④ 보건의료서비스는 소비자의 무지로 공급이 수요를 창출한다.

해설 **보건의료서비스의 특성**
- 외부효과(감염병 예방) → 국가 개입 근거
- 정보 비대칭성(소비자의 의료무지) → 의료인의 가수요 창출(Say's Law)
- 의료공급 비탄력성 → 응급의료 등
- 질병 불예측성 → 의료보험 근거
- 생명의 응급성
- 저장, 측정 불가능성
- 독점적 경쟁 시장
- 노동 · 자본 집약적인 산업

정답 ③

13. 04. 서울

96 보건의료사업의 특성이 <u>아닌</u> 것을 고르시오.

① 접근용이성 ② 포괄성
③ 적정성 ④ 지속성
⑤ 전달성

해설 **보건의료사업의 특성**
• Accessibility(접근용이성)
• Comprehensiveness(포괄성)
• Quality(적정성)
• Continuity(지속성)
• Efficiency(효율성)

정답 ⑤

13. 04. 서울

97 Anderson의 보건의료정책의 순서로 맞는 것은?

① 문제정의 → 정책형성 → 채택 → 집행 → 평가
② 정책의제 형성 → 문제정의 → 집행 → 평가
③ 정책의제 형성 → 문제정의 → 채택 → 집행 → 평가
④ 문제정의 → 정책의제 형성 → 집행 → 평가
⑤ 문제정의 → 정책형성 → 집행 → 평가 → 채택

해설 **앤더슨(Anderson)의 정책과정에서 제시하는 다섯 단계**
• 문제정의와 정책의제 형성(problem identification and agenda formation) 단계
• 정책형성(formulation) 단계
• 정책채택(adoption) 단계
• 정책집행(implementation) 단계
• 정책평가(evaluation) 단계

정답 ①

13. 08. 인천

98 우리나라 보건소의 설치와 업무를 정하고 있는 현행법은?

① 보건소법   ② 지역보건법

③ 전염병예방법   ④ 국민건강증진법

해설   지역의료보건계획의 수립과 보건소, 보건지소 설치 및 그 업무를 정한 법은 「지역보건법」이다.

정답 ②

13. 04. 서울

99 다음은 우리나라 건강보험의 주요 역사 사건이다. 이를 시기 순으로 바르게 나열한 것은?

> 가. 의료보호 실시
> 나. 전국민의료보험 실시
> 다. 「국민건강보험법」 제정
> 라. 국민건강보험 실시

① 가 → 나 → 다 → 라   ② 가 → 다 → 라 → 나

③ 다 → 가 → 나 → 라   ④ 다 → 라 → 나 → 가

⑤ 다 → 라 → 가 → 나

해설   의료보호 실시(1977) → 전국민의료보험 실시(1989) → 「국민건강보험법」 제정(1999) → 국민건강보험 실시(2000)

정답 ①

13. 09. 서울

100 우리나라 건강보험에 대한 설명으로 옳지 않은 것은?

① 진료비 지불방식은 3자 지불방식이다.

② 진료비 지불형태는 총액예산제를 원칙으로 한다.

③ 본인비용부담의 유형은 본인일부 부담금제이다.

④ 일부 질병군에 대해 포괄수가제를 적용한다.

⑤ 정상분만의 경우 포괄수가제 대상질병군이 아니다.

해설 **총액예산제(총액계약제, Global budget)**
• 보험자 측이 1년 치 의료비를 예상해서 의사단체에게 주면, 이를 의사단체가 각각의 의료공급자에게 배분하는 방식이다.
• 총액예산제는 개별 의약품에 대해 가격과 사용량 각각을 관리하기보다 개별의약품의 건강보험지출총액에 상한을 두고 관리하는 개념이다. 기존의 약품비 관리정책들은 주로 개별 의약품의 가격을 통제하는 방식으로 진행돼왔으나 가격을 통제하면 사용량이 증가하는 소위 '풍선효과'가 발생해 여전히 약품비는 증가하고 있는 상황이다.

정답 ②

13. 08. 인천

101 세계보건기구(WHO)의 보건행정의 범위가 아닌 것은?

① 보건검사실 운영　　　　　　　② 보건교육

③ 환경위생　　　　　　　　　　④ 모자보건

해설 보건검사실 운영은 미국공중보건협회의 보건행정의 범위이다.

정답 ①

기출문제_
학교보건, 보건교육

22. 06. 서울 지방직 9급

01 가치-기대 모형으로 건강행동을 예측하기 위한 건강신념모형(Health Belief Model)에 대한 내용으로 가장 옳지 <u>않은</u> 것은?

① 인지된 이익(Perceived Benefit)이란 금연할 경우 가족이 좋아하는 모습을 떠올리는 것이다.

② 인지된 장애(Perceived Barriers)란 특정질병에 걸릴 위험이 있다고 지각하는 것이다.

③ 인지된 민감성(Perceived Susceptibility)은 개인의 경험에 영향을 받을 수 있다.

④ 조절요인에는 연령, 성별, 성격, 지식과 같은 집단 또는 개인의 특성이 해당된다.

해설 **인지된 장애요인**
- 제안된 건강행동을 하는 데 나타나는 부정적인 측면, 즉 장애요인에 대한 인식
- 유익성이 장애요인에 비해 더 크다고 인식될 때, 건강행동의 실천 가능성은 높아짐

정답 ②

22. 02. 서울시 9급 공중보건 A형

02 다음 〈보기〉에서 설명하는 교육 기법은?

| 보기 |

지역사회 노인들의 치매 예방 및 관리를 위해 건강증진 전문가, 신경과 전문의, 정신과 전문의 등 3명의 전문가가 발표를 한 후 청중이 공개토론 형식으로 참여하였다.

① 집단토론

② 심포지엄

③ 버즈세션

④ 패널토의

해설 심포지엄(Symposium) : 전문가 몇 명을 선정하여 10~15분 정도로 발표하게 한 후 사회자의 진행에 청중과 질의 및 토의하는 형식으로 청중을 공개토론의 형식으로 참여시키는 방법이다.

정답 ②

03 평소 학생들의 안전사고에 관심이 많은 초등학교 보건교사가 「초등학교 안전사고 예방방안」을 주제로 열린 학술대회에 참석하여 전문가들의 발표 후, 공개토론 방식으로 정보를 획득하였다. 이와 같은 방법으로 실시하는 보건교육으로 옳은 것은?

① 심포지엄(symposium)
② 패널토의(panel discussion)
③ 버즈세션(buzz session)
④ 브레인스토밍(brainstorming)

해설 ① 심포지엄(Symposium) : 전문가 몇 명을 선정하여 10~15분 정도로 발표하게 한 후 사회자의 진행에 청중과 질의 및 토의하는 형식으로 청중을 공개토론의 형식으로 참여시키는 방법이다.
② 패널토의(배심토의, Panel Discussion) : 사전에 충분한 지식을 가진 소수의 전문가들이 다수의 청중 앞에서 그룹토의를 하는 방법으로 청중의 참여가 없다.
③ 버즈세션(분단토의, 와글와글학습법, Buzz Session) : 교육 참여자 수가 많을 때 전체를 여러 개 분단으로 나누어 토의시키고 다시 전체 회의에서 종합하는 방법이다.
④ 브레인스토밍(자유연상법, 팝콘회의, 묘안착상법, Brainstorming) : 6~18명 크기의 단체에서 어떤 비판도 없이 자유롭게 의견을 제시하는 방법이다.

정답 ①

04 학교보건의 중요성에 관한 내용으로 옳지 <u>않은</u> 것은?

① 학생은 학습에 대한 의지가 강해지고, 보건교육이 학생의 부모에게 간접적으로 전달되는 효과가 있다.
② 학교보건사업의 대상자는 협의로는 학생과 교직원이며, 광의의 개념으로는 지역사회 주민이 포함된다.
③ 교직원은 그 지역사회에서 지도자적 입장에 있으며, 교직원의 보건에 관한 지식은 파급효과가 크다.
④ 우리나라 전체 인구의 약 60~70%가 학교보건사업의 대상자이다.

해설 **학교보건의 중요성**
- 학생은 보건교육에 대한 수용성이 크므로 교육효과가 크다. 비용 대비 효과가 크다.
- 학교 인구는 전체인구의 1/4을 차지한다.
- 학교는 집단생활을 하므로 보건사업 추진에 유리하다.
- 학생은 학습능력이 뛰어난 시기로 효율적인 보건교육 가능하다.
- 학생시기의 건강습관은 성인기 건강의 밑거름이 되어 궁극적으로 국민건강 향상에 기여, 가정과 지역사회가 연계된 효율적인 보건사업 추진가능하다.
- 학교는 지역사회의 중심체 역할을 수행하며, 보건교육 효과가 빠르다.
- 교직원은 지역사회의 지도적 입장과 역할을 하여야 한다. 학령기는 감염병 발생률이 높기 때문이다. 질병을 조기에 발견하고 학생들의 건강을 유지하는 데 노력해야 한다.
- 학생들은 보건교육 대상으로서 가장 능률적이고 그들 학부모에까지 교육 파급효과가 가능하다.

정답 ④

20. 12. 광주 보건 9급 공중보건

05 학교보건의 중요성에 대한 설명으로 가장 옳은 것은?

① 질병에 대한 감수성이 낮은 취약집단이기 때문이다.
② 학령기 기간 동안은 가정의 영향력이 가장 적기 때문이다.
③ 대상자의 범위가 적은데 비해 영향력이 크기 때문이다.
④ 지역사회 중심조직이므로 파급효과가 크기 때문이다.

해설
- 학생은 보건교육에 대한 수용성이 크므로 교육효과가 크다. 비용 대비 효과가 크다.
- 학교는 지역사회의 중심체 역할을 수행하며, 보건교육 효과가 빠르다.
- 교직원은 지역사회의 지도적 입장과 역할을 하여야 한다. 학령기는 감염병 발생률이 높기 때문이다. 질병을 조기에 발견하고 학생들의 건강을 유지하는 데 노력해야 한다.
- 학생들은 보건교육 대상으로서 가장 능률적이고 그들 학부모에까지 교육 파급효과가 가능하다.

정답 ④

19. 10. 서울시 제3회 경력경쟁 고졸

06 보건교육 방법에 대한 설명으로 가장 옳지 <u>않은</u> 것은?

① 패널토의에 참여하는 발표자와 청중 모두가 주제에 대해 전문지식이나 경험을 가진 학자 또는 전문가여야 한다.

② 브레인스토밍이란 아이디어의 자유로운 흐름으로 창의성을 활용할 수 있는 방법이다.

③ 심포지엄의 사회자는 전문가로서 발표자의 내용을 요약 발표할 수 있는 능력을 가진 사람이 선택되어야 한다.

④ 강의는 어떤 내용을 교육자가 피교육자에게 직접 가르치며 설명하는 일방식 전달 방법이다.

해설 패널토의(배심토의, Panel Discussion) : 사전에 충분한 지식을 가진 소수의 전문가들이 다수의 청중 앞에서 그룹토의를 하는 방법으로, 청중의 참여가 적다.

정답 ①

19. 10. 서울시 제3회 경력경쟁 고졸

07 학교보건의 목적으로 가장 옳지 <u>않은</u> 것은?

① 보건교육을 통한 건강생활 실천력 향상

② 난치병 학생의 질병 치료

③ 학습 능률의 향상

④ 건강한 환경 조성을 통한 심신의 안전 확보

해설 **학교보건**

학교를 중심으로 지역사회의 공동노력을 통해 학생 및 교직원의 건강을 보호, 증진하는 학문

「학교보건법」 제1조

> "이 법은 학교의 보건관리에 필요한 사항을 규정하여 학생과 교직원의 건강을 보호 · 증진함을 목적으로 한다."
> → 학생과 교직원의 건강증진을 유지시키고 나아가서 국민으로서 건강생활의 실천력을 기르는 데 그 목적이 있다.

정답 ②

19. 06. 서울시 경력경쟁 의료기술직

08 개인 수준의 건강행태 모형에 해당하지 <u>않는</u> 것은?

① 건강믿음모형(Health Belief Model)

② 범이론적 모형(Transtheoretical Model)

③ 계획된 행동이론(Theory of Planned Behavior)

④ 의사소통이론(Communication Theory)

해설

개인 건강행태 이론	사회적, 문화적, 환경적 건강행태 이론	
	개인 간 건강행태 이론	건강행태 변화의 지역사회 및 집단 중재모형
• 건강믿음모형 • 합리적 행동이론 및 계획된 행태이론 • 범이론적 모형 • 예방책 채택과정 모형 • 보호동기이론 • 보건서비스이용모형	• 사회인지이론 • 사회연결망 및 사회적 지지 • 스트레스 대처와 건강행태	• 혁신확산이론 • 지역사회 및 조직변화 이론 • 커뮤니케이션이론 • PRECEDE-PROCEED 모형 • 사회마케팅

정답 ④

18. 10. 서울시 경력경쟁 의료기술직 9급

09 보건교육 방법 중, 여러 명의 전문가가 사회자의 안내에 따라 주제에 대한 자신의 의견을 발표하고, 청중은 질문이나 토론의 형식으로 함께 참여할 수 있으며, 일반적으로 강연자와 청중이 모두 관련 전문지식을 가지고 있어야 하는 방법은?

① 심포지엄

② 패널토의

③ 분단토의

④ 문제중심학습

해설 **집단접촉교육**

비교적 적은 경비로 다수의 행동 변화를 유도할 수 있다.

㉠ 강의(Lecture) : 일방적인 전달방법으로 지식을 직접 가르치며 설명하는 것이다.

㉡ 심포지엄(Symposium) : 전문가 몇 명을 선정하여 10~15분 동안 발표하게 한 후 사회자의 진행에 따라 청중과 질의토의를 하는 형식으로, 청중을 공개토론의 형식으로 참여시키는 방법이다. 청중들 역시 전문가의 발표 주제와 관련 있는 전문지식을 소유한 경우가 대부분이다.

㉢ 패널토의(배심토의, Panel Discussion) : 사전에 충분한 지식을 가진 소수의 전문가들이 다수의 청중 앞에서 그룹토의를 하는 방법으로, 청중의 참여가 없다.

㉣ 버즈세션(분단토의, 와글와글학습법, Buzz Session) : 교육 참여자 수가 많을 때 전체를 여러 개의 분단으로 나누어 토의시키고 다시 전체회의에서 종합하는 방법이다.

㉤ 브레인스토밍(자유연상법, 팝콘회의, 묘안착상법, Brainstorming) : 6~18명 크기의 단체에서 어떤 비판도 없이 자유롭게 의견을 제시하는 방법이다.

㉥ 역할극(실연, 시범교육, Role Playing) : 시청각 효과를 강조하며 청중 앞에서 실연하는 역할극이다.

정답 ①

18. 10. 서울시 경력경쟁 의료기술직 9급

10 보건교육 계획안 작성 내용 중 학습목표를 기술할 때 유의해야 할 사항에 대한 설명으로 가장 옳지 않은 것은?

① 행동용어(행위동사)로 기술한다.

② 최종행동(도착점행동)을 기술한다.

③ 교수자가 교육하고자 하는 것을 중심으로 기술한다.

④ 성취 가능한 목표를 기술한다.

해설 **보건교육 학습목표 작성요령**
- 행동용어로 기술한다.
  - 암시적 행동용어 : 안다, 토의한다, 이해한다, 인식한다, 파악한다.
  - 명시적 행동용어 : 설명한다, 말한다, 구별한다, 푼다, 시범한다.
- 학습자 위주로 작성한다.
- 학습 후의 결과로 최종행위를 기술한다.
- 한 문장 안에는 단일 성과만 기술한다.
- 구체적 학습목표는 일반적 학습목표의 범위 내에서 일관성 있게 기술한다.

정답 ③

18. 06. 전남 보건직

11 특정 건강행동의 실천에 있어서 질병의 걸릴 가능성, 심각성 및 건강행동의 이익과 실천에 따른 장애요인에 대한 기대 수준이 행동에 영향을 준다는 건강행태 모형은?

① 지식 태도 및 실천모형(KAP) ② 건강믿음(Health Belief)모형

③ 사회인지(Social-cognitive)모형 ④ 자기효능(Self-efficiency)모형

해설
- 건강믿음모형(Health Belief Model ; HBM) : 가치–기대 모형으로, 건강행동의 실천여부는 특정 행동이 특정한 결과를 가져올 것이라는 가능성에 대한 인식과 특정한 결과에 부여한 개인의 주관적 가치에 의해 결정된다.
- 지식–태도–기술모형(KAP) : 대부분 습득된 지식이 식생활 행동 변화로 연결된다.
- 사회인지이론(Social Cognitive Theory, Bandura) : 인간에게 건강과 관련된 행동을 하게 하는 저변의 사회 심리적 요소들의 역동적 관계와 행동변화를 촉진하는 방법을 설명하는 이론이다.
- 자기효능이론 : 행동에 영향을 미치는 가장 중요한 개인의 인지활동 – 자기효능감(Self-efficacy), 결과에 대한 기대(Outcome Expectation)

정답 ②

18. 06. 전남 보건직

12 보건교육의 집단접촉방법 중 다음과 같은 형식의 방식은 무엇인가?

> 설정된 목적도달에 적합한 전문가 2~3명을 선정하여 10~15분 발표하게 한 후 사회자의 진행에 따라 청중들과의 질의응답을 통하여 공개토론을 하면서 목적에 접근하는 방법으로 발표자, 사회자, 청중 모두가 주제에 관한 전문지식이나 경험을 가진 학자 또는 전문가들이다.

① 집단토론 ② 심포지엄
③ 패널토의 ④ 분단토의

해설 ㉠ 심포지엄
 • 전문가 2~3명을 선정하여 10~15분간 발표하게 한 후에 사회자의 진행에 따라 청중들과의 질의, 응답을 통해서 공개토론을 하면서 목표에 접근하는 교육방법이다.
 • 패널토의와 다른 점은 심포지엄에서는 발표하는 발표자나 사회자 및 청중 모두가 주제에 대한 전문지식이나 경험을 가진 학자 또는 전문가들이라는 것이다.
㉡ 패널토의 : 선정된 4~6명의 전문분야 대표자가 어떤 주제에 대하여 각각 자신의 의견을 정해진 시간만큼 발표하고 나서 사회자의 진행에 따라 단상 토론을 실시하는 것이다(청중의 참여가 없다).

정답 ②

18. 05. 경기 보건직

13 학교 환경조건에 대해 틀린 것은?

① 환기는 1인당 환기량이 시간당 21.6m³ 이상
② 교실의 조명도는 책상면 기준 조도 200lux 이상
③ 실내온도는 18~28℃ 사이로 한다.
④ 채광 최대조도와 최소조도의 비율이 10 : 1을 넘지 않도록 한다.

해설 「학교보건법」 시행규칙 [별표 2]

> 환기 · 채광 · 조명 · 온습도의 조절기준과 환기설비의 구조 및 설치기준
> 1. 환기
> 가. 환기의 조절기준
>   환기용 창 등을 수시로 개방하거나 기계식 환기설비를 수시로 가동하여 1인당 환기량이 시간당 21.6m³ 이상이 되도록 할 것
> 2. 채광(자연조명)
> 최대조도와 최소조도의 비율이 10대 1을 넘지 아니하도록 할 것
> 3. 조도(인공조명)
> 교실의 조명도는 책상면을 기준으로 300lux 이상이 되도록 할 것
> 4. 실내온도 및 습도
> 가. 실내온도는 18℃ 이상 28℃ 이하로 하되, 난방온도는 18℃ 이상 20℃ 이하, 냉방온도는 26℃ 이상 28℃ 이하로 할 것
> 나. 비교습도는 30% 이상 80% 이하로 할 것

정답 ②

18. 05. 경기 보건직

14 2~5명의 전문가가 발표하고 10~15분 후 사회자가 질의응답을 진행하여 참여자 모두가 전문적인 지식을 가진 보건교육방법은?

① 컨퍼런스 ② 버즈세션

③ 심포지엄 ④ 패널토의

해설 ③ 심포지엄(Symposium) : 전문가 몇 명을 선정하여 10~15분 발표하게 한 후 사회자의 진행에 청중과 질의 토의하
는 형식으로 (전문지식을 가진) 청중을 공개토론의 형식으로 참여시키는 방법
① 컨벤션(컨퍼런스) : 회의＋전시
② 버즈세션(분단토의, 와글와글학습법, Buzz Session) : 교육 참여자 수가 많을 때 전체를 여러 개 분단으로 나누어
토의시키고 다시 전체회의에서 종합하는 방법

정답 ③

18. 05. 경기 보건직

15 건강결정요인 중 사회생태학적 모델에 대한 설명으로 가장 거리가 먼 것은?

① 질병 양상이 급성질환에서 만성질환으로 변한다.

② 병리적 소인보다는 비병리적 소인에 의한 질병 발생이 증가하는 경향을 보인다.

③ 사회적, 심리적, 행태적 요인을 중시하는 모델

④ 외부환경요인으로 음주, 흡연, 운동, 스트레스 등이 있다.

해설 **사회생태학적 모델(Social Ecological Model)**
개인의 사회적, 심리적, 행태적 요인을 중시하는 모델로, 일명 사회행태적 모델이라고도 한다. 특히 개인의 행태적 측
면을 강조하는 모델로 질병 양상이 급성질환에서 만성질환으로 변하고, 이들 만성질병 발생이 병리적 소인보다는 비
병리적 소인(음주, 흡연, 운동, 식생활 등)에 의해 증가하는 경향을 보이는 것이 모델의 발전배경이다.
• 숙주요인 : 숙주 자신이 갖고 있는 내적 요인을 말하는 것으로, 선천적 및 유전적 요인과 후천적, 경험적 요인이 있음
• 외부환경요인 : 생물학적 요인(병원소, 매개곤충, 중간숙주), 사회경제적 환경(인구밀도, 관습, 직업, 교육 정도, 경제
적 상태), 물리화학적 환경(기후, 온도, 습도, 환경오염, 공해)
• 개인 행태적 요인 : 음주, 흡연, 운동, 식생활, 스트레스 등 개인의 생활습관이나 생활양식과 관련된 요인

정답 ④

18. 04. 경기 의료기술직

16 건강증진모형 중 개인 행동 환경의 상호작용으로 이루어진다는 개인 간 이론, 개인요소와 행동 및 환경의 세 요소가 서로 영향을 미치는 결과로 만들어진 역동적이고 상호적인 개인 간 이론으로 옳은 것은?

① 건강믿음모형 ② 계획된 행동이론
③ 사회인지이론 ④ 의사소통이론

해설 **사회인지이론(Social Cognitive Theory)**
사회학습이론의 기본적인 전제로 개인(Person), 행동(Behavior), 그 행동이 수행되는 환경(Environment)이 끊임없이 동적인 상호작용을 한다는 이론이다. 행동은 단순히 환경 영향의 결과나 개인적 요인의 결과가 아니며, 환경은 개인적 요인이나 행동의 결과가 아니다. 환경은 개인이 특정기능을 수행해야 하는 사회적, 물리적 상황을 제시하며 행동을 장려하거나 억제하게 하는 것들을 제공한다.

정답 ③

17. 10. 경기 경력경쟁 의료기술직

17 보건교육에 대한 설명으로 옳은 것은?

① 건강에 유익한 행위를 자발적으로 수행하도록 유도
② 우연한 경험에 의한 지식 획득
③ 수동적 참여에 의한 건강에의 실천
④ 변화를 위해 가장 중요한 한 가지 전략 적용

해설 **보건교육의 정의**
Green and Kreuter(1999)는 보건교육을 건강에 도움이 되는 자발적인 행동을 촉진시키기 위해 계획된 학습경험의 조합이라고 하였다.

정답 ①

17. 06. 광주 보건직

18 다음 〈보기〉의 설명으로 가장 잘 맞는 보건교육 방법은?

┤ 보기 ├

- 10~15분 발표
- 하나의 주제, 다른 생각
- 2~3명
- 사회자 & 발표자 & 청중
- 발표자 모두 전문가
- 청중과 질의응답

① 집단토론   ② 심포지엄
③ 패널토의   ④ 분단토론

해설 • '심포지엄'이란 어떤 문제에 대하여 서로 다른 입장을 대표할 수 있는 전문가 3~6명이 나와 발표를 하고, 청중의 질문에 응답하는 형식으로 이루어지는 토의를 말한다. 예를 들면 "지금부터 '학교 폭력 추방'에 대해서 토의를 시작하겠습니다. 첫 번째로 청소년 보호협회 회장이신 아무개 씨께서 '학교 폭력의 실태'라는 주제로 발표하시겠습니다." 와 같은 식으로 진행이 된다. 이 토의는 특정한 결론을 이끌어내기 위한 것이 아니라 하나의 주제에 대하여 다양한 생각을 말할 때 적절한 토의 방식이며, 주로 학술 토론에서 많이 쓰인다. 사회자는 한 사람씩 나와서 말할 때마다 그 사람에 대해서 소개하고 말한 내용을 정리해 주며, 토의하는 사람들끼리는 거의 의사 교환을 하지 않는다.
- '패널토의'란 주로 사건이나 전문적인 문제에 대하여 서로 다른 의견을 가진 배심원 4~6명이 모여서 문제 해결을 위한 의견을 나누고 청중으로부터 질문을 받는 형식의 토의를 말한다. '배심토의', '대표토의'라고 하기도 한다. 이 토의 방식은 하나의 문제에 대하여 개인이나 단체의 입장이 각각 다를 때 그 각각을 대표할 수 있는 전문가나 권위자가 배심원으로 나와서 각자 자신의 입장에서 의견을 이야기하는 것이다. 주로 배심원들의 토의가 중심이 되며, 청중의 질문은 1인 1회로 제한되어 있다. 패널토의는 각자 자신의 경험이나 지식, 의견을 나누고 서로 다른 의견을 조정하여 최선의 해결 방법을 찾는 것을 목적으로 한다.

정답 ②

17. 04. 경기 의료기술직 경력경쟁

19 몇 사람의 전문가가 청중 앞 단상에서 자유롭게 토론하는 형식으로 사회자가 이야기를 진행, 정리해 나가는 보건교육방법은?

① 패널디스커션   ② 버즈세션
③ 심포지엄   ④ 강연회

해설
- 패널토의(배심토의, panel discussion) : 사전에 충분한 지식을 가진 소수의 전문가들이 다수의 청중 앞에서 그룹토의를 하는 방법으로 청중의 참여가 없다.
- 버즈세션(분단토의, 와글와글학습법, buzz session) : 교육 참여자 수가 많을 때 전체를 여러 개 분단으로 나누어 토의시키고 다시 전체회의에서 종합하는 방법이다.
- 심포지엄(symposium) : 전문가 몇 명을 선정하여 10~15분 정도 발표하게 한 후 사회자의 진행에 청중과 질의 토의하는 형식으로 청중을 공개토론의 형식으로 참여시키는 방법이다.
- 브레인스토밍(자유연상법, 팝콘회의, 묘안착상법, brainstorming) : 6~18명 크기의 단체에서 어떤 비판도 없이 자유롭게 의견을 제시하는 방법이다.

정답 ①

17. 09. 서울 경력 2회

20 인간의 건강행동을 예측하기 위해 개발된 모델로 보건교육 대상집단의 요구도 진단 시 유용한 모델은?

① 건강신념모델   ② 범이론적 모델

③ 행위변화 단계모델   ④ 생태학적 모델

해설 **건강신념모형(Health Belief Model, HBM)**
- 건강행동을 예측하기 위한 모델이다.
- 인간이 건강행동을 취하도록 하는 데는 몇 가지 신념이 있어야 한다.
- 인간의 건강행동을 예측하기 위해 개발된 모델로 보건교육 대상집단의 요구도 진단 시 유용한 모델이다.

정답 ①

17. 09. 서울 경력 2회

21 **건강증진사업을 통해 건강 행태를 바꾸고자 할 때 가장 강조되는 것은?**

① 소인요인   ② 가능요인

③ 강화요인   ④ 인지요인

해설 **보건교육 내용을 설정하기 위한 단계**

개인이나 집단의 행위에 영향을 주는 요인을 ① 소인성(성향)요인, ② 촉진(가능)요인, ③ 강화요인으로 분류할 수 있다.
㉠ 소인요인 : 개인의 건강문제에 대한 내재된 요인으로 지식, 태도, 신념, 가치관, 자기 효능 등
㉡ 강화요인 : 보상, 칭찬, 처벌 등과 같이 건강행위가 지속되거나 없어지게 하는 요인
㉢ 촉진요인 : 건강행위 수행을 가능하게 도와주는 요인
  • 자원 : 보건의료시설, 인력, 학교, 비용, 거리, 이용가능한 교통수단, 사용가능한 시간
  • 기술 : 신체운동, 휴식요법, 의료기기를 사용

정답 ①

17. 09. 서울 경력 2회

22 **다음 〈보기〉에서 설명하는 공중보건의 특성으로 가장 적절한 것은?**

┤ 보기 ├

ㄱ. 세금으로 재원 운영
ㄴ. 정부조직망 이용
ㄷ. 일반국민 대상 예방 중심 보건사업 제공

① 효율성   ② 공공성

③ 포괄성   ④ 공공재화

해설 능동성(能動性)이란 행정에서 사용된 여러 비용과 결과로 얻어진 효과성 간의 비율을 말한다. 결국 능동성이란 효과성에 대한 효율성을 의미한다. 효율성이란 경제성의 원리에 의한 투입(input)보다는 산출(output)이 커야 된다는 것이다. 행정에 있어서의 효율성이 강조되는 이유는 행정의 근본적인 자원이 국민의 세금이기 때문이다. 국민 세금(자원)의 효용의 극대화가 바로 효과성의 극대화를 가져다 줄 수 있다.

보건사업을 중앙정부의 책임 하에 수행하여야 하는 이유들로는 다음과 같은 것들이 있다.

첫째, 감염병 관리와 같이 지역단위만으로는 목적달성을 할 수 없거나 효율성이 없는 사업이 있다.

둘째, 정부 각 부처 간의 조직이나 기술, 인력의 협력이 없이는 어려운 보건사업들이 있다.

셋째, 보건사업의 일관성을 유지하여 업무의 중복을 피할 수 있다.

넷째, 법적 규제만으로는 사업수행이 어렵고 정부의 예산지원 등이 필요한 사업들이 있다.

※ 보건의료서비스는 공공재로서 산출의 가치를 정하는 것이 매우 어려울 뿐만 아니라 산출의 추상성으로 인해 산출물의 측정 자체가 곤란한 경우도 많기 때문에 보건의료서비스의 능률성을 측정하기란 상당히 곤란한 경우가 많다.

정답 ①

16. 04. 경기 의료기술직

23 창의적인 아이디어가 필요할 때 구성원들의 의견을 끌어내는 보건교육방법은?

① 패널토의
② 심포지엄
③ 분임토의
④ 브레인스토밍

해설 | 브레인스토밍(brainstorming) : 자유연상법, 팝콘회의, 묘안착상법이라고도 하며, 6~18명의 단체에서 어떤 비판도 없이 자유롭게 의견을 제시하는 방법이다.

정답 | ④

16. 06. 경기 의료기술직

24 전문지식을 가진 몇 명의 대표자들이 다수의 청중 앞에서 하나의 주제를 가지고 자유롭게 대화하며 그룹토의를 하는 방법으로 사회자가 연사들의 의견을 정리하면서 토의를 진행하는 방식은?

① 버즈세션
② 포럼
③ 패널디스커션
④ 심포지엄

해설 | • 패널토의(배심토의, panel discussion) : 사전에 충분한 지식을 가진 소수의 전문가들이 다수의 청중 앞에서 그룹토의를 하는 방법으로 청중의 참여가 없다.
• 버즈세션(분단토의, 와글와글학습법, buzz session) : 교육 참여자 수가 많을 때 전체를 여러 개 분단으로 나누어 토의시키고 다시 전체 회의에서 종합하는 방법이다.
• 포럼(forum) : 공개토론, 소수의 발표자가 의견을 발표하고 청중과 질의응답을 통해 의견을 종합하는 방식으로, 시종 청중의 참여가 있다.
• 심포지엄(symposium) : 전문가 몇 명을 선정하여 10~15분 발표하게 한 후 사회자의 진행에 청중과 질의 토의하는 형식으로 청중을 공개토론의 형식으로 참여시키는 방법이다.

정답 | ③

16. 06. 서울 지방직

25 보건교육방법 중 참가자가 많을 때 여러 개 분단으로 나누어 토의한 후 다시 전체 회의를 통해 종합하는 방법으로 진행하는 것은?

① 집단토의(group discussion)
② 패널토의(panel discussion)
③ 버즈세션(buzz session)
④ 심포지엄(symposium)

해설 버즈세션(분단토의, 와글와글학습법, buzz session) : 교육 참여자 수가 많을 때 전체를 여러 개의 분단으로 나누어 토의시키고 다시 전체 회의에서 종합하는 방법이다.

정답 ③

16. 06. 서울 지방직

26 「학교보건법」 시행령상 보건교사의 직무 내용으로 보기 어려운 것은?

① 학교보건계획의 수립
② 학교 환경위생의 유지, 관리 및 개선에 관한 사항
③ 학교 및 교직원의 건강진단과 건강평가
④ 각종 질병의 예방처치 및 보건지도

해설 **보건교사의 직무**
가. 학교보건계획의 수립
나. 학교 환경위생의 유지 · 관리 및 개선에 관한 사항
다. 학생과 교직원에 대한 건강진단의 준비와 실시에 관한 협조
라. 각종 질병의 예방처치 및 보건지도
마. 학생과 교직원의 건강관찰과 학교의사의 건강상담, 건강평가 등의 실시에 관한 협조
바. 신체가 허약한 학생에 대한 보건지도
사. 보건지도를 위한 학생가정 방문
아. 교사의 보건교육 협조와 필요시의 보건교육
자. 보건실의 시설 · 설비 및 약품 등의 관리
차. 보건교육자료의 수집 · 관리
카. 학생건강기록부의 관리
타. 다음의 의료행위(간호사 면허를 가진 사람만 해당한다)
　1) 외상 등 흔히 볼 수 있는 환자의 치료
　2) 응급을 요하는 자에 대한 응급처치
　3) 부상과 질병의 악화를 방지하기 위한 처치
　4) 건강진단결과 발견된 질병자의 요양지도 및 관리
　5) 1)부터 4)까지의 의료행위에 따르는 의약품 투여
파. 그 밖에 학교의 보건관리

정답 ③

16. 06. 서울 지방직

27 「학교보건법」 시행규칙상 교실 내 환경요건에 적합하지 <u>않은</u> 것은?

① 조도 – 책상면 기준으로 200lux

② 1인당 환기량 – 시간당 25m³

③ 습도 – 비교습도 50%

④ 온도 – 난방온도 20℃

해설   **환기 · 채광 · 조명 · 온습도의 조절기준과 환기설비의 구조 및 설치기준(「학교보건법」 시행규칙 별표 2)**
    ㉠ 환기의 조절기준 : 환기용 창 등을 수시로 개방하거나 기계식 환기설비를 수시로 가동하여 1인당 환기량이 시간당
       21.6m³ 이상이 되도록 할 것
    ㉡ 조도(인공조명) : 교실의 조명도는 책상면을 기준으로 300lux 이상이 되도록 할 것
    ㉢ 실내온도 및 습도
       • 실내온도는 18℃ 이상 28℃ 이하로 하되, 난방온도는 18℃ 이상 20℃ 이하, 냉방온도는 26℃ 이상 28℃ 이하로
         할 것
       • 비교습도는 30% 이상 80% 이하로 할 것

정답   ①

16. 07. 전남 3차 지방직

28 선정된 4~6명의 전문가가 어떤 주제에 대하여 각각 자신의 의견을 정해진 시간만큼 발표하고 사회자의 진행에 따라 단상토론을 실시함으로써 이에 참여한 청중들이 전문가들의 토론을 들으면서 필요한 지식을 얻는 보건교육방법은?

① symposium
② buzz session
③ role playing
④ panel discussion

해설   • 패널토의(배심토의, panel discussion) : 사전에 충분한 지식을 가진 소수의 전문가들이 다수의 청중 앞에서 그룹토
       의를 하는 방법으로 청중의 참여가 없다. 토론 주제와 토론자가 미리 정하여진 공개 토론회로, 어떤 문제에 대하여
       풍부한 지식 · 경험 · 흥미를 가진 4~6명의 대표자가 청중 앞에서 자유롭게 토론한 후에 청중들이 참여하여 질문을
       하거나 의견을 말한다. 주어진 문제에 대하여 서로 다른 각각의 입장을 대표하는 4~8명의 전문가나 책임자가 청중
       앞에서 토론하는 방식으로 진행된다[패널의 입장설명 (3인×2분)].
    • 심포지엄(symposium) : 전문가 몇 명을 선정하여 10~15분 정도 발표하게 한 후 사회자의 진행에 청중과 질의 토
       의하는 형식으로 청중을 공개토론의 형식으로 참여시키는 방법으로 특정한 문제에 대하여 두 사람 이상의 전문가
       가 서로 다른 각도에서 의견을 발표하고 참석자의 질문에 답하는 형식의 토론회를 말한다.
    • 버즈세션(분단토의, 와글와글학습법, buzz session) : 교육 참여자 수가 많을 때 전체를 여러 개 분단으로 나누어 토
       의시키고 다시 전체회의에서 종합하는 방법이다.
    • 역할극(실연, 시범교육, role playing) : 시청각 효과를 강조하며 청중 앞에서 실연하는 역할극이다.

정답   ④

16. 10. 제3회 경기도 경력경쟁

29 학교보건사업의 내용과 거리가 <u>먼</u> 것은?

① 학생과 교직원에 대한 건강평가 ② 질병예방과 안전교육

③ 보건교육사에 의한 보건사업 ④ 통상질환자에 대한 일차의료수준의 치료

해설 ㉠ 학교보건사업은 학교보건서비스, 학교보건교육, 학교환경관리, 지역사회 연계와 같이 4가지로 분류된다.

첫째, 학교보건서비스는 건강평가와 예방사업이 있다. 건강평가란 신체검사, 구강검진, 신체계측, 위생상태점검, 교직자의 건강에 대한 사업을 말하며 예방사업에는 각종검사, 감염병 예방사업, 응급처치, 구강보건, 학교급식에 관한 것이 포함된다.

둘째, 학교보건교육은 정규적인 또는 계획적인 보건교육과 관련 교과목과의 연계된 보건교육, 실제 학교의 행사 또는 개인의 경험, 교실생활과 관련한 보건교육, 그리고 학생활동과 지역사회 활동을 통해 교육의 기회를 갖게 된다.

셋째, 학교환경관리는 교내외 환경오염, 교지 선정, 교실크기, 정화구역 선정 등을 규정하고 있으며,

넷째, 지역사회와의 긴밀한 관계 속에서 자원의 활용이 필요하다.

㉡ 보건교육사 역할 및 진로

- 요구도 진단
- 보건교육, 건강증진 프로그램 기획
- 보건교육, 건강증진 프로그램 수행
- 보건교육, 건강증진 프로그램 평가
- 보건교육, 건강증진 프로그램 관리
- 보건교육 방법 및 교육자료 개발
- 건강증진 환경 조성
- 의사소통 및 애드보커시(advocacy)
- 건강정보 생성과 확산
- 연구수행
- 보건교육의 전문성 개발 : 국가 및 지방자치단체는 대통령령이 정하는 국민건강증진사업 관련 법인 또는 단체 등에 대하여 보건교육사를 그 종사자로 채용하도록 권장해야 함

정답 ③

16. 10. 제3회 경기도 경력경쟁

30 다음 중 가장 효과적인 보건교육방법은?

① 역할극(role playing) ② 패널 디스커션(pannel discussion)

③ 버즈세션(buzz session) ④ 심포지엄(symposium)

해설 • 실연(demonstration)은 청중들 앞에서 실제 상황을 연출하기 때문에 보건교육방법 중에서 가장 효과적인 방법이라고 할 수 있다.
• 보건교육 중 학교보건은 가장 능률적이며 효과적이다.
• 개별교육은 보건교육방법 중 가장 효과적이며 개별지도를 위해 사용되는 수단은 면접이다.
• 시범은 이론적인 설명만으로 교육이 부족한 경우 실물이나 실제 장면을 만들어 지도하는 교육방법으로 실무에 적용이 가능하며 현실적으로 교육내용을 실천 가능하게 하는 효과적인 방법이다.
• 홍보활동은 국가차원에서 보건문제를 효과적으로 해결하고 단기간 내에 국민지지를 얻기 위한 가장 효율적인 방법이다.
• 급성 감염병이 발생했을 경우 대중매체는 가장 효과적으로 일반 대중에게 알릴 수 있다.

정답 ①

17. 06. 서울시 9급

31 보건교육계획의 수립과정 중 제일 먼저 이루어져야 할 것은?

① 보건교육 평가 계획의 수립
② 보건교육 평가 유형의 결정
③ 보건교육 실시 방법들의 결정
④ 보건교육 요구 및 실상의 파악

해설 ㉠ 요구 조사 및 분석
㉡ 보건교육 계획
• 교육 목표 설정 – 교육 방법 계획 – 교육 수행 계획 – 교육 평가 계획 – 보건교육계획서 작성 – 교육 계획의 평가
㉢ 보건교육의 수행
㉣ 보건교육의 평가
㉤ 보건교육사업의 우선순위 선정 시 체크리스트
• 가장 주요한 보건교육 문제는 무엇인가?(사망, 질병, 노동력 상실, 재활비용, 가족해체 등)
• 어떤 인구 구조의 문제인가?(소아, 모성, 노인 등에서 발생하는 특수한 위험)
• 중재가 가능한 보건문제인가?(특정 질병이 유전적 문제라면?)
• 다른 지역이나 다른 나라에서 요구되지 않는 보건문제인가?
• 건강상태, 경제적 절약, 편익이 달성되는 매력적인 분야로서 높은 잠재력 보유로 보충이 요구되는 보건문제인가?
• 지역적 또는 국가적으로 우선순위가 높은 보건문제인가?

정답 ④

15. 06. 경기

32 **학교의 환경위생과 관련한 설명으로 옳은 것은?**

① 학교의 음용수는 수질기준에 적합한지를 3개월에 한 번씩 검사하여야 한다.

② 실내온도는 18℃ 이상 28℃ 이하로 하되, 난방온도는 18℃ 이상 20℃ 이하, 냉방온도는 26℃ 이상 28℃ 이하로 하고 비교습도는 50% 이상 70% 이하로 한다.

③ 교실의 조명도는 책상면을 기준으로 150lux 이상이 되도록 하고 최대조도와 최소조도의 비율이 1/3을 넘지 않아야 한다.

④ 학교 내 작업실, 실험실, 조리실 등의 환기 횟수는 한 시간 3회 이상, 환기량은 CO_2 0.1% 이하를 표준으로 한다.

해설 ② 통상적인 실내온도는 18~28℃이며 난방온도는 18~20℃, 냉방온도는 26~28℃, 비교습도는 30~80%이다.
③ 교실의 조명은 300lux 이상이어야 한다. 만약 조명도가 50lux 이하가 될 때에는 반드시 인공조명이 필요하다. 최대조도와 최소조도의 비율은 10 : 1이 넘지 아니하도록 한다.
④ 1인당 환기량이 시간당 21.6m³ 이상이 되도록 한다.

정답 ①

15. 08. 전남

33 **학교보건의 중요성으로 옳지 않은 것은?**

① 학생은 지역사회의 중심체 역할을 수행한다.

② 질병의 조기발견으로 경제 효과가 증대될 수 있다.

③ 학생인구는 총인구의 25% 정도로 대상인구가 많다.

④ 학생은 보건교육에 대한 수용성이 크므로 교육 효과가 크다.

해설 학교인구는 총인구의 25% 정도(학생, 교직원은 18%)이다.

정답 ③

15. 08. 전남

34 학교보건교사의 주요 직무에 해당되지 <u>않는</u> 것은?

① 학교보건계획의 수립

② 각종 질병의 예방처치 및 보건지도

③ 반 학생들의 건강증진, 사고방지의 책임

④ 신체 허약학생에 대한 보건지도

해설 **보건교사의 직무**

- 학교보건계획의 수립
- 학교 환경위생의 유지 · 관리 및 개선에 관한 사항
- 학생과 교직원에 대한 건강진단의 준비와 실시에 관한 협조
- 각종 질병의 예방처치 및 보건지도
- 학생과 교직원의 건강관찰과 학교의사의 건강상담, 건강평가 등의 실시에 관한 협조
- 신체가 허약한 학생에 대한 보건지도
- 보건지도를 위한 학생가정 방문
- 교사의 보건교육 협조와 필요시의 보건교육
- 보건실의 시설 · 설비 및 약품 등의 관리
- 보건교육자료의 수집 · 관리
- 학생건강기록부의 관리 등

정답 ③

14. 06. 인천

35 학교환경위생정화구역(교육환경보호구역) 중 절대정화구역에 대한 설명으로 옳은 것은?

① 학교출입문으로부터 직선거리로 50m까지인 지역

② 학교출입문으로부터 직선거리로 200m까지인 지역

③ 학교경계선으로부터 직선거리로 50m까지인 지역

④ 학교경계선으로부터 직선거리로 200m까지인 지역

해설
- 절대정화구역 : 학교출입문 50m 이내
- 상대정화구역 : 학교경계선 200m 이내

정답 ①

더 알아보기

교육환경보호구역의 설정 등(「교육환경 보호에 관한 법률」 제8조, 〈개정 2021.12.28〉 [시행 2022.6.29] 현행법 기준)

교육감은 학교경계 또는 학교설립예정지 경계(이하 "학교경계 등"이라 한다)로부터 직선거리 200m의 범위 안의 지역을 다음 각 호의 구분에 따라 교육환경보호구역으로 설정·고시하여야 한다.
- 절대보호구역 : 학교출입문으로부터 직선거리로 50m까지인 지역(학교설립예정지의 경우 학교경계로부터 직선거리 50m까지인 지역)
- 상대보호구역 : 학교경계등으로부터 직선거리로 200m까지인 지역 중 절대보호구역을 제외한 지역

14. 10. 대전

36 학교보건의 중요성에 대한 설명으로 옳지 <u>않은</u> 것은?

① 학교보건 대상의 규모가 크다.

② 질병에 대한 저항력이 크므로 예방교육의 효과도 크다.

③ 학생을 통해 가족 및 지역사회 보건교육의 파급 효과를 기대할 수 있다.

④ 학생은 보건교육의 최적기이며 장래 그들의 건강생활을 습관화할 수 있도록 유도할 수 있다.

해설 학생은 보건교육에 대한 수용성이 크므로 비용 대비 교육효과가 크다.

정답 ②

13. 08. 인천

37 보건교육 중에서 가장 중요하고 능률적인 보건교육방법은?

① 지역사회보건교육   ② 직장보건교육

③ 개별건강교육   ④ 학교보건교육

해설 학생은 보건교육에 대한 수용성이 크므로 비용 대비 교육효과가 크다. 학교는 지역사회의 중심체 역할을 수행하며 학생들은 보건교육 대상으로서 가장 능률적이고 그들의 학부모에까지 교육 파급효과를 기대할 수 있다.

정답 ④

13. 04. 인천 보건직

38 다음의 보건교육방법 중 참여자 수가 많을 때, 전체를 몇 개의 분단으로 나누어 토의하고, 다시 전체 회의에서 종합하는 집단접촉 교육방법은?

가. 심포지엄	나. 패널토의
다. 버즈세션	라. 건강상담

① 가, 다　　　　　　　　　　　② 나, 라

③ 다　　　　　　　　　　　　　④ 가, 나, 다, 라

해설 버즈세션은 전체구성원을 4~6명의 소그룹으로 나누고 각각의 소그룹이 개별적인 토의를 벌인 뒤 각 그룹의 결론을 패널 형식으로 토론하고 최후의 리더가 전체적인 결론을 내리는 토의법이다. 최고 50명 정도가 이 회의에 참가할 수 있다. 전체 사회자, 서기가 필요하며 참가자 전원이 발언할 수 있는 점이 특징으로, 각 그룹의 사회자를 빨리 정할 것, 시간 내에 각자의 의견을 빨리 취합할 것 등이 요구된다.

정답 ③

22. 02. 세종시 공중보건 9급

01 **다음 설명에 해당하는 영양 섭취기준은?**

> • 인체 건강에 유해영향이 나타나지 않는 최대 영양소 섭취 수준이다.
> • 과량 섭취 시 유해영향이 나타날 수 있다는 과학적 근거가 있을 때 설정할 수 있다.
> • 최저유해용량/불확실계수로 계산할 수 있다.

① 평균필요량   ② 권장섭취량

③ 충분섭취량   ④ 상한섭취량

해설 상한섭취량(UL ; Tolerable Upper Intake Level) : 인체 건강에 유해영향이 나타나지 않는 최대 영양소 섭취수준을 말한다.

정답 ④

20. 06. 경기 교육청 공중보건

02 **보건영양에 관한 내용으로 옳지 <u>않은</u> 것은?**

① 주요 영양소는 인간이 성장하고 생활을 영위할 수 있는 물질로 탄수화물, 지방, 단백질, 무기질, 비타민, 물을 의미한다.

② 신체 구성요소는 물(60~70%), 단백질(16%), 지방(14%), 무기질(5%), 탄수화물(0.5~1%) 등이다.

③ 보건영양의 주요 사업 대상자는 비건강인이며, 주요 목적은 환자의 회복이나 재활 혹은 치료이다.

④ 생리기능 작용을 하는 조절소로는 주로 무기질, 비타민 등이 있다.

해설 • 보건영양 : 지역사회 전 주민의 건강을 위해서 주민의 식생활에서 결함을 제거하고 개선하여 영양부족이나 결핍이 없도록 영양섭취를 할 수 있게 하는 데 그 의의가 있다.
• 신체구성영양소 : 수분(66%), 단백질(16%), 지방(13%), 무기질(4%), 탄수화물(1%)

정답 ③

03 **학령기 이후의 소아에 대한 영양상태 판정 기준으로 신장이 150cm 이상인 경우 160 이상이면 비만으로 판정하는 지수는?**

① 로렐 지수(Rohrer Index)

② 카우프 지수(Kaup Index)

③ 베르벡 지수(Vervaek Index)

④ 체질량 지수(Body Mass Index)

해설 ㉠ 카우프(Kaup) 지수
- 영유아기부터 학령기 전반기까지 많이 적용되는 지표이다.
- 카우프지수 : 체중(kg)/[신장(cm)×신장(cm)]×10^4
- 비만 판정 : 13 미만은 아주 마름, 13~15 미만은 마른 편, 15~18 미만은 정상, 18~20 미만은 약간 과체중, 20 이상은 비만

㉡ 뢰러(Rohrer)지수
- 학령기 이후의 어린이의 비만판정에 이용되는 지표이다.
- 뢰러지수 : 체중(kg)/[신장(cm)]^3×10^7
- 비만 판정 : 신장 110~129cm는 180 이상을, 신장 130~149cm는 170 이상, 신장 150cm 이상은 160 이상을 비만으로 판정

㉢ 베르벡(Vervaek) 지수
- Vervaek지수 : [(체중(kg)+흉위(cm)]/신장(cm)×10^2
- 비만 판정 : 92 이상은 비만으로, 82 이하는 야윈 체중

서구인과 한국인의 비만기준 비교(체질량지수 : BMI)

서구인 비만기준		한국인 비만기준	
저체중	18.5 미만	저체중	18.5 미만
정상체중	18.5~24.9	정상체중	18.5~22.9
과체중	25.0~29.9	과체중	23.0~24.9
경도비만	30.0~34.9	경도비만	25.0~29.9
중등도비만	35.0~39.9	중등도비만	30.0~34.9
고도비만	40.0 이상	고도비만	35.0 이상

정답 ①

19. 04. 경북 경력경쟁 연구사 보건학

04 한국인 영양섭취 기준의 구성과 특성에 대한 설명으로 옳지 않은 것은?

① 평균필요량 : 건강한 사람들의 일일 영양필요량의 중앙값
② 권장섭취량 : 평균필요량에 표준편차의 2배를 더하여 정한 값
③ 충분섭취량 : 평균필요량에 대한 정보가 부족한 경우, 건강인의 영양섭취량을 토대로 설정한 값
④ 상한섭취량 : 인체 건강에 유해영향이 나타나지 않는 최소 영양소 섭취수준

해설 ④ 상한섭취량(UL ; Tolerable Upper Intake Level) : 인체 건강에 유해영향이 나타나지 않는 최대 영양소 섭취수준을 말한다.
① 평균필요량(EAR ; Estimated Average Requirements) : 건강한 사람들의 일일 영양필요량의 중앙값을 말한다.
② 권장섭취량(RI ; Recommended Intake) : 평균필요량에 표준편차의 2배를 더하여 정한 값으로 RI＝EAR＋2SD이다.
③ 충분섭취량(AI ; Adequate Intake) : 평균필요량에 대한 정보가 부족한 경우, 건강인의 영양섭취량을 토대로 설정한 값을 말한다.

정답 ④

19. 04. 경북 경력경쟁 연구사 보건학

05 기초대사량이 2,000kcal인 성인이 하루 10시간 작업 시 작업에너지 소비량이 7kcal/min이고, 안정 시 대사량이 2kcal/min일 경우 근로강도는?

① 경노동 ② 중등노동
③ 강노동 ④ 중노동

해설 **에너지 대사율(RMR, R)**

1 이하	1~2	2~4	4~7	7 이상
경노동	중등노동	강노동	중노동	격노동

근로(작업) 대사량＝작업 시 소비에너지－동시간의 안정 시 소비에너지
RMR＝근로대사량/기초대사량

$$R = \frac{작업\ 시\ 소요열량 - 안정\ 시\ 소요열량}{기초대사량} = \frac{작업대사량}{기초대사량}$$

• 작업 시 소요열량 : 7kcal/min×60분×10시간＝4,200kcal
• 안정 시 소요열량 : 2kcal/min×60분×10시간＝1,200kcal
∴ R＝(4,200－1,200)/2,000＝3,000/2,000＝1.5 → 중등노동

정답 ②

더 알아보기

㉠ 에너지 대사율(RMR ; Relative Metabolic Rate)
  = 근로대사량(작업 시 필요 칼로리)/기초 대사량(생명유지 필요 칼로리)
  = (작업 시 소비열량 − 휴식 시 소비열량)/기초 대사량
㉡ 에너지 대사율(RMR)에 따른 작업강도
  • 경노동(0~1) : 의자에 앉아서 손으로 하는 작업
  • 중등노동(1~2) : 지속작업, 6시간 이상 쉬지 않고 하는 작업
  • 강노동(2~4) : 전형적인 지속작업
  • 중노동(4~7) : 휴식의 필요가 있는 작업
  • 격노동(7 이상) : 중도적 작업

18. 06. 전남 보건직

06 키가 2m, 몸무게가 116kg일 때 WHO 기준으로 체질량지수(BMI)를 측정한 경우 그 결과로 알 수 있는 것은?

① 저체중 　　　　　　　　　　② 정상

③ 과체중 　　　　　　　　　　④ 비만

해설　• 체질량지수(BMI) : 체중(kg)/[신장(m)×신장(m)] = 116/(2×2) = 116/4 = 29
　　　• 비만 판정(WHO 기준) : 일반적으로 18.5 미만은 저체중, 18.5~25 미만이면 정상체중, 25~30 미만은 과체중(경도비만), 30 이상이면 비만, 40 이상은 고도비만으로 판정한다.
　　　∴ 체질량지수가 29이므로 과체중에 해당한다.
　　　서구인 비만기준
　　　• 저체중 18.5 미만　　　　• 정상체중 18.5~24.9　　　　• 과체중 25.0~29.9
　　　• 경도비만 30.0~34.9　　　• 중등도비만 35.0~39.9　　　• 고도비만 40.0 이상

정답　③

18. 05. 경기 보건직

07 지용성 비타민의 특징 중 맞는 것은?

① 매일 섭취해야 한다.

② 결핍일 경우 증상이 늦게 나타난다.

③ 소변으로의 배출이 많이 된다.

④ 비타민 D, 구루병을 유발한다.

해설 지용성 비타민은 지방조직에 흡수되어 축적되는 형태로, 소변으로의 배출이 적으며 매일매일 필요량을 섭취할 필요는 없다. 결핍 시에도 즉각적인 증상이 나타나는 것은 아니다.

정답 ②

17. 12. 영양사

08 다음 비만판정 방법의 설명으로 올바른 것은?

① 브로카 변법은 신장이 작은 비만자를 정상인으로 판정하는 경향이 있다.

② 카우프 지수는 체중[g]/신장[cm]^2×100으로 구하고, 소아에게 적합한 영양지수로 사용한다.

③ 비만의 판정은 표준체중이나 체격 지수를 이용하여 행하나 체지방량, 체지방비율로는 측정하지 않는다.

④ BMI는 체격 지수로서 국제적으로 널리 이용되고 체중[g]/신장[m]^{2}으로 구한다.

해설 ㉠ 카우프(Kaup) 지수
- 영유아기부터 학령기 전반기까지 많이 적용되는 지표이다.
- 카우프(Kaup) 지수 : 체중(kg)/[신장(cm)×신장(cm)]×10^4
- 비만판정 : 13 미만은 아주 마름, 13~15 미만은 마른 편, 15~18 미만은 정상, 18~20 미만은 약간 과체중, 20 이상은 비만

㉡ 한국인의 비만기준(체질량지수 : BMI)

저체중	18.5 미만
정상체중	18.5~22.9
과체중	23.0~24.9
경도비만	25.0~29.9
중등도비만	30.0~34.9
고도비만	35.0 이상

정답 ③

17. 02. 영양사

09 다음 〈보기〉 중 BMI(체질량지수)에 대한 설명으로 옳은 것은?

| 보기 |

가. BMI는 체중(kg)/신장(m)^{2}으로 계산한다.
나. BMI 값이 작을수록 건강지수는 높아진다.
다. Quetelet index라고 하며 성인에 주로 적용한다.
라. 우리나라에서 비만은 BMI가 30 이상인 경우이다.

① 가, 나, 다
② 가, 다
③ 나, 라
④ 가, 나, 다, 라

해설 비만을 평가하는 방법 중 Quetelet가 제안한 체질량지수는 체지방량과 높은 상관관계를 보이며, 여러 문헌에서 체질량지수가 높을수록 대사성 질환의 이환율과 그로 인한 사망률이 높다고 밝혀져 있다.

정답 ②

17. 02. 영양사

10 실제 체지방률을 측정할 수 있는 방법은?

가. 수중체중 측정	나. 체중 측정
다. 피하지방 두께 측정	라. 신체질량지수 측정

① 가, 나, 다
② 가, 다
③ 나, 라
④ 가, 나, 다, 라

해설 실제 체지방률을 측정할 수 있는 방법에는 수중체중 방법, 피하지방 두께 측정 등이 있다.

정답 ②

16. 10. 경기도

11 새로운 영양섭취기준(DRIs)의 4가지 구성이 아닌 것은?

① 평균필요량
② 권장섭취량
③ 충분섭취량
④ 하한섭취량

해설 영양섭취기준(DRIs)은 평균필요량, 권장섭취량, 충분섭취량, 상한섭취량 등 4가지로 구성되어 있다.

정답 ④

17. 02. 영양사

12 단백질-열량 영양불량(protein energy malnutrition, PEM)의 하나로 기존의 질병과 복합적으로 작용하는 쿼시오커(Kwashiorkor)라는 영양불량 상태의 증세가 <u>아닌</u> 것은?

① 피부의 각질화 현상　　　　　　　　② 근육위축 및 전신경련

③ 머리털의 변색과 성장 저지　　　　　④ 간의 지방침윤

해설　• 콰시오커는 극심한 단백질-에너지 영양실조의 한 형태이며 부종이나 수종, 과민성, 식욕부진, 피부 궤양, 그리고 지방간을 유발시키며 설사, 무감각(apathy), 성장부진, 체중감소, 감염, 무기력함, 환경에 대한 부적응 등의 증상이 나타난다.
　　　• 또 다른 증상으로는 머리카락의 변화, 비늘 모양의 피부, 지방간, 근육량 감소, 배와 다리의 심한 부종 등이 있다. 쿼시오커는 피하지방을 어느 정도 가지고 있으며 부종이 특징이다. 또한 이들 어린이는 거의 움직이지 않는다.

정답　②

17. 10. 경기

13 다음 중 비타민 D 결핍증에 가장 걸리기 쉬운 직업을 가지고 있는 사람은?

① 건축노동자　　　　　　　　　　　　② 광부

③ 사무원　　　　　　　　　　　　　　④ 농부

해설　햇빛 노출이 부족하면 비타민 D 결핍증에 걸리기 쉽다.

정답　②

17. 06. 조리직

14 식이섭취 조사방법 중 회상법에 대한 것으로 옳은 것은?

① 장기간의 식이섭취 형태를 알 수 있다.

② 식품 모형, 사진, 계량기구를 사용하는 것이 도움이 된다.

③ 조사기간 동안 섭취한 식품의 종류와 양은 일상식이 아니어도 된다.

④ 개인의 기억력에 의해 식이섭취량이 달라지지 않는다.

해설　회상법은 식품 모형, 사진, 계량기구 등을 보조도구로 사용하는 것이 필요하다.

정답　②

16. 12. 위생사

15 영양상태 평가방법 중 다른 방법에 비해 비교적 정확하고 객관적인 자료를 제공하는 방법은?

① 식품섭취 조사　　　　　　　　　② 신체계측 조사

③ 생활환경 조사　　　　　　　　　④ 생화학 조사

해설　생화학 조사는 혈액, 소변 등을 이화학적으로 분석하는 방법이므로 다른 방법에 비해 비교적 정확하고 객관적인 자료를 제공하는 영양상태 평가방법이다.

정답　④

16. 02. 영양사

16 옥수수를 주식으로 하면 생기는 펠라그라병은 다음 중 어떤 아미노산이 결핍되어 생기는가?

① 발린　　　　　　　　　　　　　② 아르기닌

③ 페닐알라닌　　　　　　　　　　④ 트립토판

해설　옥수수의 주단백질은 제인(zein)으로 필수 아미노산(amino acid)인 트립토판이 부족하다.

정답　④

17. 06. 조리직

17 국민건강·영양조사의 목적으로 가장 잘 조합된 것은?

가. 가족의 식품섭취량 파악	나. 국민의 건강상태 파악
다. 지역별 식생활상태의 추세 파악	라. 식량 정책에 필요한 자료 확보

① 가, 나, 다　　　　　　　　　　② 가, 다

③ 나, 라　　　　　　　　　　　　④ 가, 나, 다, 라

해설　국민건강·영양조사의 조사목적은 국민의 건강수준, 건강행태, 식품 및 영양섭취 실태에 대한 국가 및 시도 단위의 대표성과 신뢰성을 갖춘 통계를 산출하는 것이며, 이를 통해 국민건강증진 종합계획의 목표 설정 및 평가, 건강증진 프로그램의 개발 등 보건정책 기초자료로 활용되고 있다.

정답　③

더 알아보기

「국민건강증진법」

제16조(국민영양조사 등)
① 질병관리청장은 보건복지부장관과 협의하여 국민의 건강상태ㆍ식품섭취ㆍ식생활조사 등 국민의 영양에 관한 조사(이하 "국민영양조사"라 한다)를 정기적으로 실시한다.

시행령 제20조(조사대상)
① 질병관리청장은 보건복지부장관과 협의하여 매년 구역과 기준을 정하여 선정한 가구 및 그 가구원에 대하여 영양조사를 실시한다.

시행령 제21조(조사항목)
① 영양조사는 건강상태조사ㆍ식품섭취조사 및 식생활조사로 구분하여 행한다.

---

16. 07. 전남 3차 지방직

18 조절소의 작용 중 결핍 시에 생식기능 장애로 불임증 및 유산의 원인이 되는 것은 무엇인가?

① 비타민 F ② 아이오딘(I)
③ 비타민 E ④ 식염(NaCl)

해설 ① 필수지방산(성장, 피부)
② 갑상선 호르몬(대사)
④ 신경전달, 삼투압, 소화

정답 ③

---

16. 10. 제3회 경기도 경력경쟁

19 수은 중독의 주요 증상은?

① 뼈의 통증, 골연화증, 골소공증
② 신장장애 및 과뇨증, 비중격 천공
③ 구내염, 근육진전 및 정신증상
④ 피부 창백, 위장장애, 급성복부산통

해설 ㉠ 수은(Hg) 중독 : 미나마타병, 구내염과 피로감 등
　　• 3대 증상 : 구내염, 근육진전, 정신증상(불면 근심 흥분)
　　㉡ 카드뮴(Cd) 중독 : 이타이이타이병
　　• 3대 만성중독 증상 : 폐기종, 신장장애, 단백뇨
　　㉢ 납(Pb)
　　• 급성 : 식욕감퇴, 구토, 구역, 두통, 변비
　　• 만성 : 기억력 감퇴, 경련, 난청, 망상, 혼수 등 사망
　　㉣ 크롬(Cr) 중독 : 비중격 천공, 위장장애, 폐렴 등
　　㉤ 망간(Mn) 중독 : 무력증, 식욕감퇴, 두통, 현기증, 흥분성 발작
　　㉥ 벤젠(BZ) 중독 : 조혈기능 장애 및 빈혈 증상 등
　　㉦ 이황화탄소(CS_2) 중독 : 두통, 체중감소, 권태감의 전신 증상

정답 ③

20 영양상태의 평가방법 중 간접적 방법에 해당하는 것은?

① 임상적 검사　　　　　　　　② 식품섭취 조사

③ 신체계측 조사　　　　　　　④ 생화학적 검사

해설 **식사섭취 조사**
　• 개인 : 24시간 회상법, 식사기록법, 식품섭취빈도법, 식사력조사법, 실측법, 직접분석법(duplicate portion)
　• 집단 : 식품수급표, 가구단위조사, 국민건강 영양조사
　• 임상적 검사 : 임상증상 – 피부, 눈, 머리카락, 점막
　• 생화학적 검사 : 혈액, 소변, 대변, 영양소별 검사법(단백질, 철, 칼슘, 아연, 비타민 등)
　• 신체계측 : 신장, 체중, 허리둘레, 피부 두께, 상완둘레, 체질량지수 등

정답 ②

21 첨가물 중 식품을 유기적으로 강화시키기 위한 것이 아닌 것은?

① 강화제　　　　　　　　　　② 유화제

③ 접착제　　　　　　　　　　④ 호료

해설 유화제는 물과 기름처럼 서로 혼합이 잘 되지 않는 두 종류의 액체 또는 고체를 액체에 분산시키는 기능을 하는 물질이다.

정답 ②

15. 05. 경기 의료기술직

22 수용성 비타민과 결핍증의 연결이 옳지 <u>않은</u> 것은?

① 티아민 – 각기병

② 리보플라빈 – 구각염

③ 니아신 – 펠라그라

④ 엽산 – 크레틴병

해설 엽산이 부족하면 거대적 아구성 빈혈이 나타난다.

정답 ④

15. 06. 서울

23 다음 중 한국인 영양섭취기준에 대한 설명으로 옳지 <u>않은</u> 것은?

① 평균필요량은 건강한 사람들의 50%에 해당하는 사람들의 1일 필요량을 충족시키는 값이다.

② 권장섭취량은 대다수 사람의 필요 영양섭취량을 말하는 것으로 평균필요량에 2배의 표준편차를 더해서 계산된 수치이다.

③ 충분섭취량은 권장섭취량에 안전한 양을 더한 값이다.

④ 상한섭취량은 인체 건강에 독성이 나타나지 않는 최대 섭취량이다.

해설 충분섭취량(AI ; Adequate Intake)은 영양소 필요량에 대한 정확한 자료 등이 부족하여 권장섭취량을 정할 수 없는 경우 제시되며 보통 역학조사에서 관찰된 건강한 사람들의 영양소 섭취량의 중앙값으로 정한다.

정답 ③

15. 06. 경기

24 영양소의 부족으로 인한 인체 피해 현상의 연결이 가장 옳은 것은?

① 비타민 F – 생식기능 장애로 불임증 및 유산
② 인(P) – 뼈 및 신경 작용의 장애
③ 비타민 E – 지방대사 장애 및 피부 건조
④ 철(Fe) – 갑상선 기능 장애

해설

종류	기능	결핍증
인(P)	• 칼슘과 함께 뼈의 구성성분 • 산 · 염기 평형을 유지	골연화증, 골절
철(Fe)	• 헤모글로빈의 구성성분 • 비타민 C가 철의 흡수를 증가시킴	허약, 빈혈, 두통
아이오딘(I)	• 갑상선 호르몬인 티록신이 주성분	크레틴병(아동), 점액수종(성인)
비타민 E	• 항산화 작용 • 불포화지방산, 특히 리놀레산 보호	동물의 불임증

정답 ②

15. 08. 전남

25 단백질에 대한 설명으로 옳지 않은 것은?

① 열량공급 작용을 한다.
② 신체조직의 구성성분이다.
③ 신경자극의 전달물질이다.
④ 효소, 호르몬, 면역체의 주성분이 된다.

정답 ③

14. 04. 경북

26 음식물을 섭취하고 나서 소화시키는 데 사용되는 대사량 중 단백질을 소화시키는 데 사용하는 것으로 식품섭취에 따른 대사항진은?

① 작업대사 작용　　　　　　　　　　② 기초에너지 대사작용

③ 특이동적 작용　　　　　　　　　　④ 비교에너지 대사작용

해설　특이동적 작용(SDA) : 음식물이 소화흡수과정에 이용되는 칼로리 소모현상(단백질 30%, 지방 12%, 탄수화물 7%로 평균 10%)

정답　③

14. 04. 경북

27 비타민 F의 작용으로 맞는 것은?

① 혈액응고 지연　　　　　　　　　　② 갑상선 기능 조절

③ 불임, 유산 등의 결핍증　　　　　　④ 지방산의 일종으로 발육과 유지에 중요

해설　비타민 F는 필수지방산으로 동물의 정상적인 발육과 유지에 필수적이고 체내에서 합성할 수 없는 다가불포화지방산을 말한다.

정답　④

14. 06. 인천

28 불임 및 생식기능과 관련 있는 영양소는?

① 비타민 E　　　　　　　　　　　　② 비타민 C

③ 비타민 B　　　　　　　　　　　　④ 비타민 A

해설　비타민 E(tocoferol)는 항불임인자, 항산화제이다.

정답　①

13. 09. 서울 의료기술직

29 다음 중 비만으로 판정할 수 없는 경우는?

① Broca 지수 - 150　　　　　　② Rohrer 지수 - 200

③ Kaup 지수 - 15　　　　　　　④ BMI 지수 - 33

⑤ 비만도 - 30%

해설　③은 정상이다. 베르벡(Vervaek) 지수가 92 이상일 때 비만으로 판정한다.

정답　③

13. 04. 인천 보건직

30 다음은 영양소의 인체활용의 예이다. 올바른 것은?

가. 인체의 에너지 발생에 쓰인다.	나. 인체의 구성소로 쓰인다.
다. 인체의 단백질 합성에 쓰인다.	라. 인체의 삼투압 조절에 쓰인다.

① 가, 나, 다　　　　　　　　　② 가, 다

③ 가, 나　　　　　　　　　　　④ 라

해설　• 영양소 : 탄수화물, 지방, 단백질(열량원), 지방, 단백질, 당질 등의 재합성
　　　• 삼투압 조절 : 무기질

정답　①

13. 04. 인천 보건직

31 기초대사량에 대한 설명으로 옳지 않은 것은?

① 체표면적이 크면 증가한다.

② 날씨가 추우면 증가한다.

③ 근육량이 많으면 증가한다.

④ 연령이 높아질수록 기초대사량은 증가한다.

해설　기초대사량의 항진 조건 : 면적, 추운 날씨, 근육량, 성장기

정답　④

MEMO

PART

03

22. 06. 서울 지방직 9급

01 **산업재해 지표 중 재해에 의한 손상 정도를 나타내는 재해지표로 강도율 4가 의미하는 것은?**

① 1,000 근로시간당 4명의 재해자

② 근로자 1,000명당 4명의 재해자

③ 근로자 1,000명당 연 4일의 근로손실

④ 1,000 근로시간당 연 4일의 근로손실

해설 • 건수율(Incidence Rate)=재해 건수/평균 실근로자 수×1,000
• 도수율(빈도율, Frequency Rate)=재해 건수/연 근로시간 수×1,000,000
• 강도율(Severity Rate)=근로손실일수/연 근로시간 수×1,000
• 평균손실일수(중독률)=근로손실일수/재해 건수×1,000

정답 ④

22. 06. 서울 지방직 9급

02 **산업재해를 예방하고 쾌적한 작업환경을 조성하기 위한 목적으로 제정된 「산업안전보건법 시행규칙」 상 중대재해에 해당하지 않는 것은?**

① 사망자가 1명 발생한 재해

② 부상자가 동시에 10명 발생한 재해

③ 3개월 이상의 요양이 필요한 부상자가 동시에 2명 발생한 재해

④ 직업성 질병자가 동시에 5명 발생한 재해

해설 **중대재해의 범위(「산업안전보건법 시행규칙」 제3조)**
• 사망자가 1명 이상 발생한 재해
• 3개월 이상의 요양이 필요한 부상자가 동시에 2명 이상 발생한 재해
• 부상자 또는 직업성 질병자가 동시에 10명 이상 발생한 재해

정답 ④

03 다음 설명에 해당하는 산업재해지표는?

> • 조사 기간 중의 산업체 종사원 1,000명당 재해발생건수를 표시한다.
> • 천인율 또는 발생률이라고 한다.
> • 산업재해의 발생상황을 총괄적으로 파악하는 데 적합하다.

① 건수율　　　　　　　　　　　② 강도율

③ 도수율　　　　　　　　　　　④ 재해율

해설 • 도수율(빈도율, Frequency Rate)=재해 건수/연 근로시간 수×1,000,000
　　• 건수율(발생률, Incidence Rate)=재해 건수/평균 실근로자 수×1,000
　　• 강도율(Severity Rate)=근로손실일수/연 근로시간 수×1,000
　　• 평균손실일수=근로손실일수/재해 건수×1,000

정답 ①

04 산업장의 작업환경관리 중 격리에 해당하는 것은?

① 개인용 위생보호구를 착용한다.

② 위험한 시설을 안전한 시설로 변경한다.

③ 유해물질을 독성이 적은 안전한 물질로 교체한다.

④ 분진이 많을 때 국소배기장치를 통해 배출한다.

해설 ㉠ 대치 : 공정, 시설, 물질의 변경, 제거 또는 대치(대체) : 공정을 철저히 조사(석면 → 인공광물섬유, 프레온 → HCFC, CCl_4 → 1,1,1-trichloroethylene)
　　• 가장 효과적이며 가장 우수한 관리대책
　　• 이 방법은 공정 기술과 제조공정의 관리자들에게 민감한 문제임
　　• 제거 및 대치를 언급하기 전에 공정을 철저하게 조사
　　• 문제가 되는 화학물질이 특별한 이유로 사용될 수 있기 때문에 이런 경우에 그 물질의 제거방법은 실제적인 해결
　　　방법이 될 수 없음
　　㉡ 격리 : 격리 저장, 위험시설 격리, 공정과정, 차열, 개인보호구 착용
　　㉢ 환기(국소, 전체) : 직업병 예방대책의 1차 예방

정답 ①

21. 07. 전남 보건직 공중보건 A형

05 산업재해지표에서 연근로시간당 근로손실일수를 의미하는 것으로 재해로 인한 피해 정도를 나타내는 것은?

① 도수율　　　　　　　　　　　　　② 건수율

③ 강도율　　　　　　　　　　　　　④ 재해율

해설

지표	내용	계산식
건수율(발생률)	재해발생건수를 표시	재해건수/실근로자 수×1,000
도수율	위험에 노출된 단위시간당 재해발생 상황을 파악하기 위한 지표	재해건수/연 근로시간 수×1,000,000
강도율	연 근로시간당 손실노동일수로서 재해에 의한 손상 정도를 나타냄	손실근로일수/연 근로시간 수×1,000
평균손실일수 (중독률)	재해건수당 평균작업 손실 규모가 어느 정도인지를 나타내는 지표	손실근로일수/재해건수×1,000 (강도율/도수율)

정답 ③

21. 07. 전남 보건직 공중보건 A형

06 그로스(Grose)의 다수이론은 4M을 사용하여 사고의 원인을 설명했다. 다음 〈보기〉 중 그로스의 다수요인 이론 가운데 4M에 해당되지 않는 것만을 골라 놓은 것은?

─┤ 보 기 ├─

가. 기계(Machine)　　　　　　　나. 수단(Means)
다. 관리(Management)　　　　　라. 매체(Media)
마. 사람(Man)　　　　　　　　　바. 유지(Maintenance)

① 가, 나　　　　　　　　　　　　② 나, 바

③ 나, 바　　　　　　　　　　　　④ 마, 바

해설 **다수요인 이론(Multiple Factor Theory)**

Grose가 주장한 이론으로 4M을 사용하여 사고의 원인을 설명했다. 여기서 4M은 사람(Man), 기계(Machine), 매체(Media), 관리(Management)를 의미한다.

- 사람 : 사람의 심리적 상태, 성별, 나이, 생리적 차이(신장, 체중, 건강상태), 인지요인 등
- 기계 : 기계의 형태, 유형, 크기, 안전장치, 기계 운전 등
- 매체 : 기상조건, 바닥의 물기, 건물의 온도 등
- 관리 : 다른 세 가지 요인을 관리하는 것

정답 ②

알아보기

산업재해의 이론적 특성

㉠ 하인리히 법칙

하인리히(Heinrich)는 1931년 산업재해의 예방이라는 저서에서 산업재해에 의한 피해 정도를 분석하여 큰 재해와 작은 재해 그리고 사소한 재해의 발생 비율을 발표하였다. 하인리히 법칙이라고 불리는 이 비율은 1:29:300이었다.

이 법칙에 따르면 산업재해는 어떤 우연한 사건에 의해 발생하는 것이 아니라, 충분히 그러할 개연성이 있었던 경미한 재해가 반복되는 과정 속에서 발생하는 것임을 보여준다. 따라서 큰 재해는 항상 사소한 것들을 방치할 때 발생한다는 것을 의미한다. 하인리히 법칙은 사고의 확산과정을 양적으로 보여준다면, 사고확산의 연쇄성을 설명하기 위해 하인리히는 또 하나의 이론 '도미노 이론'을 주장한다.

㉡ 하인리히의 도미노 이론

도미노 이론은 사고가 발생하기 이전의 보다 근본적인 요인을 강조한다.

제1요인은 인간의 유전적인 원인 또는 사회적으로 바람직하지 못한 현상들을 말하며, 제2요인은 제1요인에 의해 생기는 인간의 결함, 제3요인은 제2요인에 따른 불안전한 행동 및 기계적·물리적 위험이다.

이러한 요인들이 연쇄적으로 반응을 일으킬 때 사고가 발생하고 이 사고는 인적·물적 재해를 초래하게 된다. 하인리히의 주장에 따르면 근본적 요소인 사회환경이나 인간의 결함을 고치면 사고의 위험이 낮아지겠지면 그것은 쉽지 않으며, 반면 인간의 불안전한 행동이나 기계적·물리적 위험요인은 상대적으로 관리·제거가 용이하기 때문에 제3요인을 적극적으로 관리하면 연쇄반응의 고리를 끊을 수 있다는 산업재해 예방책을 제시하였다.

㉢ 다수요인 이론(Multiple Factor Theory)

Manuele이라는 학자는 도미노 이론이 너무 단순하다고 생각했다. 그래서 안전과 관련된 '적절하지 못한' 정책, 표준 및 공정이 사고의 가장 중요한 원인이라고 하였다. 이러한 다양한 접근은 다양한 원인들을 이끌어 내는 다수요인 이론이 만들어지는 토대가 되었다.

그리고 Grose가 다수요인 이론을 주장하고 4M을 사용하여 사고의 원인을 설명한다. 여기서 4M은 사람(Man), 기계(Machine), 매체(Media), 관리(Management)를 의미한다.

- 사람 : 사람의 심리적 상태, 성별, 나이, 생리적 차이(신장, 체중, 건강상태), 인지요인 등
- 기계 : 기계의 형태, 유형, 크기, 안전장치, 기계 운전 등
- 매체 : 기상조건, 바닥의 물기, 건물의 온도 등
- 관리 : 다른 세 가지 요인을 관리하는 것

다수요인 이론은 정해진 작업장의 잠재적이거나 숨겨진 사고의 원인을 다양한 측면에서 밝혀내는 데 유용하다.

㉣ 인간요인 이론(Human Factor Theory)

인간요인 이론은 산업재해 사고가 인간의 실수의 결과로 나타난다는 개념에 근거하고 있으며 사람의 실수를 유발하는 요인은 과부하, 부적절한 행동, 부적절한 반응의 세 가지로 요약된다. 이러한 과부하, 부적절한 행동·반응이 사람의 실수를 유발하고, 궁극적으로 사고를 유발하게 된다.

- 과부하 : 근로자가 맡은 업무 또는 책임이 과중한 것을 의미한다.
- 부적절한 행동 : 근로자의 실수와 같은 의미라고 보면 된다.
- 부적절한 반응 : 근로자가 위험한 상황을 인지했지만 그 상황에 적절한 대처를 하지 못했거나, 생산성 향상을 위하여 기계의 안전장치를 제거하는 등의 행위를 의미한다.

21. 07. 전남 보건직 공중보건 A형

07 다음 〈보기〉에 해당되는 공업중독의 원인물질로 옳은 것은?

┤ 보기 ├

- 태반을 통해 이동하여 태아의 기형 유발
- 청력, 시력, 언어장애 및 보행장애
- 구내염, 근육경련, 홍독성 흥분

① 벤젠중독

② 수은중독

③ 크롬중독

④ 카드뮴중독

해설 **수은중독의 증상**

홍독성 흥분(공포, 격노의 상태가 혼입되어, 사소한 일에도 흥분, 걱정과 두려움이 크고 당황하는 상태), 구내염, 치은의 발적, 치은괴사

정답 ②

21. 06. 서울 공중보건 공개

08 〈보기〉에서 설명하는 물질로 가장 옳은 것은?

┤ 보기 ├

은백색 중금속으로 합금제조, 합성수지, 도금작업, 도료, 비료제조 등의 작업장에서 발생되어 체내로 들어가면 혈액을 거쳐 간과 신장에 축적된 후 만성중독 시 신장 기능장애, 폐기종, 단백뇨 증상을 일으킨다.

① 비소

② 수은

③ 크롬

④ 카드뮴

해설 카드뮴(Cd)은 청백색의 무른 금속(모스 굳기 2.0)이다. 전성, 연성이 풍부하기 때문에 가공성이 좋고 내식성(부식에 잘견딤)이 강하다. 카드뮴(Cd) 분진이나 연무를 흡입하면 목구멍 건조, 기침, 두통, 구토, 흉통, 과민성, 폐렴, 기관지 폐렴이 발생할 수 있다. 카드뮴(Cd) 연무와 분진을 과도하게 흡입하면 잔류 폐용적이 증가해 환기능력이 낮아진다. 섭취시 타액 분비, 질식, 심한 구역증, 지속적 구토, 설사, 복통, 시력 불선명, 어지럼증 등이 나타나 간, 신장이 손상되며 사망할 수도 있다. 카드뮴(Cd)은 칼슘 대신 뼈 속으로 흡수되고 뼈 속의 칼슘, 인산 등의 염류가 유출되어 뼈가 약해지고쉽게 부서질 수 있어 관절이 손상되는 이타이이타이병의 증세를 나타낸다.

정답 ④

20. 05. 경기 보건연구사 보건학

09 방사선의 단위 중 시버트(sievert, SV)를 사용하고 방사선의 유형에 따라 효력의 차이를 고려한 것으로 옳은 것은?

① 흡수선량

② 조사선량

③ 등가선량

④ 유효선량

해설 ② 조사선량(Exposure) : 방사선 동위원소에서 방출된 방사선의 자유공기 중에서 공기분자를 이온화할 수 있는 방사선의 세기를 표현하는 양으로, 공기의 단위질량당 생성되는 (+) 또는 (−)이온의 전하량으로 정의된다.

① 흡수선량(Absorbed Dose) : 피폭받은 물질의 단위질량당 흡수되는 방사선의 평균 에너지로서 방사선과 물질 간의 상호작용과 그 영향을 정량적으로 나타내는 수단이다.

③ 등가선량(Equivalent Dose) : 조직 또는 장기에 흡수되는 방사선의 종류와 에너지에 따라 다르게 나타나는 생물학적 영향을 동일한 선량값으로 나타내기 위해 방사선가중치를 고려하여 보정한 흡수선량이다.

④ 유효선량(Effective Dose) : 각 피폭조직과 장기의 방사선감수성에 따른 위험도를 전신에 대한 위험의 상대적 가중치(조직가중치)로 보정한 가중등가선량의 합으로 방사선피폭에 의한 인체의 위험을 사회적 용인 수준까지 제한하는 데 활용하기 위해 도입된 개념이다.
  • 조사선량(X) : 쿨롱/킬로그램(C/kg)
  • 흡수선량(D) : 그레이(Gy)
  • 등가선량(H) : 시버트(Sv)
  • 유효선량(E) : 시버트(Sv)

정답 ③

20. 05. 경기 보건연구사 보건학

10 동일부서에 근무하는 근로자 또는 동일한 유해인자에 노출되는 근로자에게 유사한 질병의 자각 및 타각증상이 발생한 경우, 혹은 직업병 유소견자가 발생하거나 다수 발생할 우려가 있는 경우, 기타 지방노동관서의 장이 필요하다고 판단하는 경우에 지방노동관서 장의 명령에 의해 사업주가 실시하도록 하는 건강진단은?

① 임시건강진단

② 수시건강진단

③ 특수건강진단

④ 건강관리수첩 건강진단

해설 「산업안전보건법」 시행규칙 제207조(임시건강진단 명령 등)

① 법 제131조 제1항에서 "고용노동부령으로 정하는 경우"란 특수건강진단 대상 유해인자 또는 그 밖의 유해인자에 의한 중독 여부, 질병에 걸렸는지 여부 또는 질병의 발생원인 등을 확인하기 위하여 필요하다고 인정되는 경우로서 다음 각 호에 어느 하나에 해당하는 경우를 말한다.

1. 같은 부서에 근무하는 근로자 또는 같은 유해인자에 노출되는 근로자에게 유사한 질병의 자각·타각 증상이 발생한 경우
2. 직업병 유소견자가 발생하거나 여러 명이 발생할 우려가 있는 경우
3. 그 밖에 지방고용노동관서의 장이 필요하다고 판단하는 경우

② 임시건강진단의 검사항목은 별표 24에 따른 특수건강진단의 검사항목 중 전부 또는 일부와 건강진단 담당 의사가 필요하다고 인정하는 검사항목으로 한다.

③ 제2항에서 정한 사항 외에 임시건강진단의 검사방법, 실시방법, 그 밖에 필요한 사항은 고용노동부장관이 정한다.

정답 ①

---

20. 05. 경기 보건연구사 보건학

11 올 한해 A현장에서 연평균 근로자 수는 500명, 재해건수는 24건, 의사진단에 의한 휴업 총 일수는 3,650일이었다. 올해 A현장의 도수율로 옳은 것은?(단, 1인당 하루 8시간, 1년에 총 300일 근무한다)

① 2.0

② 2.5

③ 20

④ 25

해설 $\{24/(500 \times 8 \times 300)\} \times 1,000,000 = 20$

㉠ 건수율(발생률 Incidence Rate) = 재해 건수/평균 실근로자 수 × 1,000
㉡ 도수율(빈도율, Frequency Rate) = 재해 건수/연 근로시간 수 × 1,000,000
㉢ 강도율(Severity Rate) = 근로손실일 수/연 근로시간 수 × 1,000
㉣ 중독률 = 손실근로일수/재해건수 × 1,000(강도율/도수율)

정답 ③

20. 05. 경기 보건연구사 환경보건

12 다음의 석면들 중 건축자재로 우리나라에서 가장 많이 사용된 것은?

① 갈석면(amosite)

② 백석면(chrysolite)

③ 청석면(crocidolite)

④ 투각섬석(tremolite)

해설 가장 흔하게 사용되는 석면은 백석면 · 갈석면 · 청석면이다. 우리나라에서 사용된 석면의 약 90% 이상은 백석면이며 갈석면, 청석면은 사용량이 적다. 6가지의 석면 중 백석면, 청석면, 갈석면이 많이 사용되었다. 사람의 몸에 해로운 정도는 청석면이 가장 크고, 다음으로 갈석면, 백석면 순이다.

정답 ②

20. 06. 경기 교육청 공중보건

13 산업재해와 관련된 직업병 및 지표에 대한 설명으로 옳은 것은?

① 레이노드(Raynaud)병의 주된 원인은 소음이다.

② 열경련은 체온조절 중추신경의 기능장애로 발생한다.

③ 규폐증은 주로 광산, 도자기 작업, 유리제조업 등에서 발생한다.

④ 건수율은 산업재해 발생상황을 파악하기 위해 근로시간을 기준으로 한다.

해설 • 건수율(발생률) : 재해발생 건수를 표시, 재해 건수/실근로자 수×1,000
• 도수율 : 위험에 노출된 단위 시간당 재해발생 상황을 파악하기 위한 지표, 재해 건수/연 근로시간 수×1,000,000
• 강도율 : 연 근로시간당 손실 노동일수로 재해에 의한 손상 정도를 나타냄, 손실 근로일 수/연 근로시간 수×1,000
• 평균손실일수(중독률) : 재해 건수당 평균작업 손실 규모가 어느 정도인지를 나타내는 지표, 손실 근로일 수/재해 건수×1,000(강도율/도수율)

정답 ③

20. 07. 전남 보건직 환경보건 C형

14 유해물질 관리 방법 중 가장 기본적이며 우선적으로 선택하는 관리 대책은?

① 대치

② 격리

③ 밀폐

④ 환기

해설
- 대치 : 공정, 시설, 물질의 변경 – 가장 효과적이며 우수한 관리 대책
- 격리 : 격리저장, 위험시설격리, 공정과정, 격리, 차열, 개인보호구 착용
- 환기(국소, 전체) : 직업병 예방대책의 1차 예방

정답 ①

20. 08. 환경부 환경직 9급 환경보건

15 전리방사선의 생물학적 영향 정도를 평가할 수 있는 방사선량과 국제단위로 옳은 것은?

① 방사능, 그레이(Gy)

② 조사선량, 시버트(Sv)

③ 흡수선량, 그레이(Gy)

④ 흡수선량, 베크렐(Bq)

⑤ 등가선량, 시버트(Sv)

해설 **등가선량(Equivalent Dose)**
조직 또는 장기에 흡수되는 방사선의 종류와 에너지에 따라 다르게 나타나는 생물학적 영향을 동일한 선량값으로 나타내기 위해 방사선가중치를 고려하여 보정한 흡수선량이다. 단위는 시버트(Sv)이다.

정답 ⑤

20. 08. 환경부 환경직 9급 환경보건

16 국제암연구소(IARC)에서 무선주파수를 사용하는 휴대전화의 장기사용에 따른 역학조사 결과를 고려하여 분류한 무선주파수 전자기장의 발암등급으로 옳은 것은?

① Group 1

② Group 2A

③ Group 2B

④ Group 3

⑤ Group 4

해설 2011년 5월 국제암연구소(IARC)에서 휴대폰의 전자기장(RF 대역 전자파)을 Group 2B(인체발암가능물질)로 지정

정답 ③

20. 12. 광주 보건 9급 공중보건

17 연근로시간 1,000시간당 발생한 근로손실일수를 나타내는 것으로 산업재해로 인한 근로손실을 나타내는 통계는?

① 도수율 ② 강도율

③ 건수율 ④ 천인율

해설 • 건수율(발생률) : 재해발생 건수를 표시

재해 건수/실근로자 수×1,000

• 도수율 : 위험에 노출된 단위 시간당 재해발생 상황을 파악하기 위한 지표

재해 건수/연 근로시간 수×1,000,000

• 강도율 : 연 근로시간당 손실 노동일수로 재해에 의한 손상 정도를 나타냄

손실 근로일 수/연 근로시간 수×1,000

• 평균손실일수(중독률) : 재해 건수당 평균작업 손실 규모가 어느 정도인지를 나타내는 지표

손실 근로일 수/재해 건수×1,000 (강도율/도수율)

정답 ②

19. 10. 서울시 제3회 경력경쟁 고졸

18 「산업재해보상보험법」 시행령상 업무상 질병의 인정 기준 요건으로 가장 옳지 <u>않은</u> 것은?

① 근로자가 업무수행 과정에서 유해·위험요인을 취급하거나 유해·위험요인에 노출된 경력이 있을 것

② 업무상 부상과 질병 사이의 인과관계가 의학적으로 인정될 것

③ 기초질환 또는 기존 질병이 자연 발생으로 나타난 증상일 것

④ 근로자가 유해·위험요인에 노출되거나 유해·위험 요인을 취급한 것이 원인이 되어 그 질병이 발생하였다고 의학적으로 인정될 것

해설 「산업재해보상보험법」 시행령

> 제34조(업무상 질병의 인정기준) ① 근로자가 「근로기준법」 시행령 제44조 제1항 및 같은 법 시행령 별표 5의 업무상 질병의 범위에 속하는 질병에 걸린 경우(임신 중인 근로자가 유산·사산 또는 조산한 경우를 포함한다. 이하 이 조에서 같다) 다음 각 호의 요건 모두에 해당하면 법 제37조 제1항 제2호 가목에 따른 업무상 질병으로 본다. 〈개정 2018.12.11〉
> 1. 근로자가 업무수행 과정에서 유해·위험요인을 취급하거나 유해·위험요인에 노출된 경력이 있을 것
> 2. 유해·위험요인을 취급하거나 유해·위험요인에 노출되는 업무시간, 그 업무에 종사한 기간 및 업무 환경 등에 비추어 볼 때 근로자의 질병을 유발할 수 있다고 인정될 것
> 3. 근로자가 유해·위험요인에 노출되거나 유해·위험요인을 취급한 것이 원인이 되어 그 질병이 발생하였다고 의학적으로 인정될 것

정답 ③

19. 06. 서울시 경력경쟁 의료기술직

19 산업재해상보험의 원리가 <u>아닌</u> 것은?

① 사회보험방식   ② 무과실책임주의

③ 현실우선주의   ④ 정액보상방식

해설 산업재해보상보험은 정률제이다.

산재보험제도의 주요 원리
- 산재보험제도 : 「근로기준법」 제78조~제82조 산재사고에 대한 사용주의 보상책임을 "연대성의 원리와 사회보험의 원리를 바탕으로 운영되는 별도의 제도적 형태로 해결하기 위한 목적. 이를 통하여 ① 보상권의 안정성 확보 ② 산재사고와 상관없이 사업운영의 안정성 보장 ③ 「근로기준법」에서 정하는 것보다 높은 수준의 보상 및 급여 보장
- 업무수행성 : 업무수행 중 발생한 사고에 대한 사용주의 보상책임(주로 산재사고)
- 업무기인성 : 업무와 관련성을 가진 사고에 대한 사용주의 보상책임(직업병, 통근재해 등)
- 무과실책임주의 : 근로자의 과실 여부에 상관없이 산재사고에 대한 사용주의 무조건적 보상책임

「근로기준법」 제8장 재해보상

제78조(요양보상)
① 근로자가 업무상 부상 또는 질병에 걸리면 사용자는 그 비용으로 필요한 요양을 행하거나 필요한 요양비를 부담하여야 한다.
② 제1항에 따른 업무상 질병과 요양의 범위 및 요양보상의 시기는 대통령령으로 정한다. 〈개정 2008.03.21〉

제79조(휴업보상)
① 사용자는 제78조에 따라 요양 중에 있는 근로자에게 그 근로자의 요양 중 평균임금의 100분의 60의 휴업보상을 하여야 한다.
② 제1항에 따른 휴업보상을 받을 기간에 그 보상을 받을 사람이 임금의 일부를 지급받은 경우에는 사용자는 평균임금에서 그 지급받은 금액을 뺀 금액의 100분의 60의 휴업보상을 하여야 한다. 〈개정 2020.05.26〉
③ 휴업보상의 시기는 대통령령으로 정한다. 〈신설 2008.03.21〉

정답 ④

19. 06. 서울시 경력경쟁 의료기술직

20 손상(Injury)을 발생시키는 역학적 인자 3가지에 해당하지 <u>않는</u> 것은?

① 인적 요인
② 장애 요인
③ 환경적 요인
④ 매개체 요인

해설 손상의 원인분석에 있어 어떠한 경우든 단일 원인은 거의 없으며 일반적으로 여러 원인이 복합적으로 작용한다. 1970년대 초 Haddon은 손상의 원인분석에 대한 두 차원의 접근 방법을 제시하였는데, 손상의 역학적 세 인자인 인적 요소(Host)와 매개체(Agent), 환경(물리적 환경, 사회적 환경)을 시간적 흐름에 따라 사고 전 단계(Pre-Event Phase), 사고 단계(Event Phase), 사고 후 단계(Post-Event Phase)로 나누어 손상을 분석하였다. 사고 전 단계에서는 사고로 인하여 손상이 발생될 것인지를 결정하는 모든 결정요소가 포함되고, 사고 단계에서는 사고로 인한 손상의 정도를 결정하는 위험 인자들이 포함되며, 사고 후 단계에서는 이미 받은 손상의 정도를 최소화하기 위한 인자들이 포함된다(Haddon W, 1974). 이러한 Haddon's Matrix는 손상을 예방하는 수단의 개발을 위한 체크리스트로 사용되며, 각각의 칸은 개별적인 전략들로 개발되어 활용될 수 있다.

정답 ②

19. 04. 해양경찰 환경보건

21 **가청음역과 난청 범위에 대한 설명이다. 가장 거리가 먼 것은?**

① 노인성 난청은 일반적으로 고음역에 대한 청력 손실이 현저하며 9,000Hz에서부터 난청이 시작된다.

② 소음성 난청이 발생하기 시작하는 주파수는 4,000Hz이다.

③ 사람이 들을 수 있는 음압은 0.00002~60N/m²의 범위이며, 이것을 dB로 표시하면 0~130dB이다.

④ 건강인이 들을 수 있는 음의 범위인 가청음역은 20~20,000Hz이다.

해설 노인성 난청은 일반적으로 양측성의 고주파 영역의 청력 역치 증가로 시작되며, 어음분별력의 저하 및 소음 환경에서의 청력 장애 증상을 보인다. 또한 노인성 난청 환자들의 경우 고음역의 이명을 같이 호소하는 경우가 있으며 난청뿐만 아니라 이명 또한 환자를 힘들게 하는 매우 중요한 증상인 경우가 많다. 청력의 감소는 30대부터 시작되나, 1,000Hz 부근의 회화영역에 청력 감소가 생겨 실제로 잘 안 들린다고 느끼게 되는 때는 40~60세이고, 60대가 되면 질병, 외상, 퇴행성 변화 등의 요인에 의하여 저주파 영역도 떨어지게 된다.

정답 ①

19. 04. 해양경찰 환경보건

22 **「화학물질 및 물리적 인자의 노출기준」에 따른 다음 설명 중 (   ) 안에 들어갈 내용을 올바르게 나열한 것은?**

"단시간 노출기준(STEL)"이란 근로자가 1회에 (㉠)간 유해인자에 노출되는 경우의 기준으로 이 기준 이하에서는 (㉡) 노출간격이 (㉢) 이상인 경우에 1일 작업시간 동안 (㉣)까지 노출이 허용될 수 있는 기준을 말한다.

① ㉠ 5분   ㉡ 1회   ㉢ 30분   ㉣ 6회

② ㉠ 15분   ㉡ 2회   ㉢ 60분   ㉣ 6회

③ ㉠ 15분   ㉡ 2회   ㉢ 30분   ㉣ 4회

④ ㉠ 15분   ㉡ 1회   ㉢ 60분   ㉣ 4회

해설 **미국 산업위생전문가 협의회(ACGIH ; American Conference of Governmental Industrial Hygienists)**
㉠ 노출기준 TLVs(Treshhold Limit Values) : 권고사항 허용기준
㉡ 시간가중 평균노출기준(TWA ; Time Weighted Average) : 8h/day
㉢ 단시간 노출기준(STEL ; Short Term Exposure Limit) : 15분/회, 4회 이하/day
㉣ 최고노출기준(천정값 노출기준, C ; Ceiling) : 잠시 노출도 안 됨, 변별력 저하, 최고치

정답 ④

19. 04. 해양경찰 환경보건

23 다음 설명은 납이 발생되는 환경에서 납 노출에 대한 평가활동이다. 가장 올바른 순서로 나열된 것은?

> ㉠ 납에 대한 독성과 노출기준 등을 MSDS를 통해 찾아본다.
> ㉡ 납에 대한 노출 정도를 노출기준과 비교한다.
> ㉢ 납에 대한 노출을 측정하고 분석한다.
> ㉣ 납이 어떻게 발생되는지 조사한다.
> ㉤ 납에 대한 노출 정도가 기준을 초과할 경우 시설을 개선해야 한다.

① ㉣-㉢-㉠-㉡-㉤
② ㉣-㉠-㉢-㉡-㉤
③ ㉣-㉠-㉡-㉢-㉤
④ ㉣-㉠-㉡-㉤-㉢

해설 MSDS(Material Safety Data Sheets, 물질안전보건자료)란 화학물질 및 화학물질을 함유한 제제(대상 화학물질)의 명칭, 구성성분의 명칭 및 함유량, 안전·보건상의 취급주의 사항, 건강유해성 및 물리적 위험성 등을 설명한 자료를 말한다.

정답 ②

19. 04. 해양경찰 환경보건

24 다음 중 사업장에서의 중독발생에 관한 설명으로 가장 거리가 먼 것은?

① 유해물질의 농도 상승률보다 유해도 증대율이 중독 발생에 더 큰 영향을 미친다.
② 대체로 간·심장·신장 질환이 있는 경우는 중독에 대한 감수성이 높다.
③ 습도가 높거나 공기가 안정된 상태에서는 유해가스가 확산되지 않고, 농도가 높아져 중독을 더 잘 일으킨다.
④ 동일한 농도의 경우에는 일정시간 동안 계속 노출되는 편이 간헐적으로 같은 시간에 노출되는 것보다 피해가 적다.

해설 ④ 동일한 농도의 경우에는 일정시간 계속적 노출보다 간헐적 노출이 피해가 적다.

정답 ④

19. 04. 해양경찰 환경보건

25 다음 중 「환경보건법」상 "위해성평가"에 대한 정의로 가장 적절한 것은?

① 환경유해인자가 사람의 건강이나 생태계에 미치는 영향을 예측하기 위하여 환경유해인자에의 노출과 환경유해인자의 독성 정보를 체계적으로 검토 · 평가하는 것

② 환경오염과 유해화학물질 등이 사람의 건강과 생태계에 미치는 영향을 조사 · 평가하고 이를 예방 · 관리하는 것

③ 역학조사 등을 통하여 환경유해인자와 상관성이 있다고 인정되는 활동에 대해 환경보건위원회 심의를 거쳐 환경부령으로 정하여 평가하는 것

④ 특정 인구집단이나 특정 지역에서 환경유해인자로 인한 건강피해가 발생할 우려가 있는 경우에 질환과 사망 등 건강피해의 발생 규모를 파악하고 환경유해인자와 질환 사이의 상관관계를 확인하여 그 원인을 규명하기 위해 평가하는 것

해설 "위해성평가"란 환경유해인자가 사람의 건강이나 생태계에 미치는 영향을 예측하기 위하여 환경유해인자에의 노출과 환경유해인자의 독성(毒性) 정보를 체계적으로 검토 · 평가하는 것을 말한다.

정답 ①

19. 04. 해양경찰 환경보건

26 화학방제함에는 선박 화재사고에 대비하여 방열복이 비치되어 있다. 다음 중 최근에 가장 많이 사용되는 방열복의 재료는 어느 것인가?

① 고무   ② 석면
③ 알루미늄   ④ 폴리에틸렌

해설 최근 가증 많이 사용되는 방열복의 재료는 해양수산부 형식 승인을 받은 알루미늄 코팅 원단이다.

정답 ③

19. 04. 경북 경력경쟁 연구사 보건학

27 「산업안전보건법」에서 규정하는 사업주 등의 의무에 해당하는 내용으로 옳은 것은?

① 근로자의 신체적 피로와 정신적 스트레스 등을 줄일 수 있는 쾌적한 작업환경을 조성하고 근로 조건을 개선한다.

② 산업안전, 보건정책을 수립해 집행, 통제한다.

③ 유해 기계설비 및 방호장치, 보호구 등의 안전성을 평가 및 개선한다.

④ 산업재해에 관한 조사 및 통계를 유지 관리한다.

해설 「산업안전보건법」〈개정 2020.05.26〉 [시행 2020.05.26]

제5조(사업주 등의 의무)
① 사업주(제77조에 따른 특수형태근로종사자로부터 노무를 제공받는 자와 제78조에 따른 물건의 수거 · 배달 등을 중개하는 자를 포함한다. 이하 이 조 및 제6조에서 같다)는 다음 각 호의 사항을 이행함으로써 근로자(제77조에 따른 특수형태근로종사자와 제78조에 따른 물건의 수거 · 배달 등을 하는 사람을 포함한다. 이하 이 조 및 제6조에서 같다)의 안전 및 건강을 유지 · 증진시키고 국가의 산업재해 예방정책을 따라야 한다. 〈개정 2020.05.26〉
  1. 이 법과 이 법에 따른 명령으로 정하는 산업재해 예방을 위한 기준
  2. 근로자의 신체적 피로와 정신적 스트레스 등을 줄일 수 있는 쾌적한 작업환경의 조성 및 근로조건 개선
  3. 해당 사업장의 안전 및 보건에 관한 정보를 근로자에게 제공

제4조(정부의 책무)
① 정부는 이 법의 목적을 달성하기 위하여 다음 각 호의 사항을 성실히 이행할 책무를 진다. 〈개정 2020.05.26〉
  1. 산업 안전 및 보건 정책의 수립 및 집행
  2. 산업재해 예방 지원 및 지도
  3. 「근로기준법」 제76조의2에 따른 직장 내 괴롭힘 예방을 위한 조치기준 마련, 지도 및 지원
  4. 사업주의 자율적인 산업 안전 및 보건 경영체제 확립을 위한 지원
  5. 산업 안전 및 보건에 관한 의식을 북돋우기 위한 홍보 · 교육 등 안전문화 확산 추진
  6. 산업 안전 및 보건에 관한 기술의 연구 · 개발 및 시설의 설치 · 운영
  7. 산업재해에 관한 조사 및 통계의 유지 · 관리
  8. 산업 안전 및 보건 관련 단체 등에 대한 지원 및 지도 · 감독
  9. 그 밖에 노무를 제공하는 사람의 안전 및 건강의 보호 · 증진

정답 ①

18. 10. 서울시 경력경쟁 환경위생학(연구사)

28 고온작업에 의해 발생하는 열중증에 대한 설명으로 가장 옳은 것은?

① 열허탈증은 체내 수분과 염분의 손실로 발생하는 것으로 이명, 동공 확대, 맥박 상승, 혈중 NaCl 감소 등이 나타난다.

② 열사병은 고온·다습한 환경에서 작업 시 발생하는 것으로 구토증, 두통, 현기증 등이 있으며 땀을 많이 흘린다.

③ 열경련은 체온조절의 부조화로 뇌의 온도가 상승하여 중추신경 장애가 일어나는 것으로 동공 반응 소실, 혼수 등이 나타난다.

④ 열쇠약증은 만성적 체열 소모로 발생하는 것으로 위장장애, 식욕부진, 빈혈 등이 나타난다.

해설

구분	열사병 (울열증 / Heat Stroke)	열쇠약증 (Heat Prostration)	열경련증 (Heat Cramp)	열피로(열허탈증, 열실사, 일사병 / Collapse, Heat Exhaustion)
주원인	고온다습한 환경에 폭로 시 중추성 체온 조절의 기능장애로 체온조절의 부조화	고온작업 시 비타민 B₁의 결핍으로 발생하는 만성적인 열 소모	고온환경에서 심한 육체적 노동 시 지나친 발한에 의한 체내 수분 및 염분의 손실(NaCl)	고온환경에 오랫동안 폭로, 말초혈관 운동신경의 조절장애, 심박출량의 부족 → 순환부전
주증상	체온의 이상상승, 두통, 현기증, 귀울림(이명), 의식혼미, 무력감, 구토, 동공반응 손실	전신권태, 식욕부진 위장장애, 불면, 빈혈	현기증, 사지경련, 이명, 두통, 구토, 맥박 상승, 동공 산대	전신권태, 두통, 현기증, 탈력감, 의식상실, 이명, 구기
구급치료	두부를 냉각, 생리식염수 정맥주사, 찬 음료(물) 공급	비타민 B₁의 투여, 충분한 휴식과 영양섭취	바람이 잘 통하는 서늘한 곳에 옮기고, 1~2L의 생리식염수 정맥주사나 0.1% 식염수 마심	포도당 및 생리식염수 주사

정답 ④

18. 10. 서울시 경력경쟁 환경위생학(연구사)

29 전리방사선의 단위 중 방사선량에 대한 단위로 가장 옳지 **않은** 것은?

① 쿨롱/킬로그램(C/kg)   ② 그레이(Gy)

③ 베크렐(Bq)   ④ 시버트(Sv)

해설	구분		단위	종래 단위
	방사능		베크렐(Bq)	퀴리(C)
방사선량	조사선량(X)		쿨롱/킬로그램(C/kg)	뢴트겐(R)
	흡수선량(D)		그레이(Gy)	라드(rad)
	등가선량(H)		시버트(Sv)	렘(rem)
	유효선량(E)		시버트(Sv)	렘(rem)

정답 ③

18. 10. 서울시 경력경쟁 환경위생학(연구사)

30 팝콘에 버터향을 내기 위하여 많이 사용되는 식품첨가제로, 팝콘 공장 근로자에게 팝콘 폐 (popcorn lung)라는 폐 손상을 초래하는 물질은?

① PHMG   ② Acrylamide

③ CMIT   ④ Diacetyl

해설 '팝콘 폐'의 원인물질 중 하나는 다이아세틸이다.

"Popcorn lung"may sound strange, but it got that name for a good reason. Workers in a popcorn factory became sick after breathing in harmful chemicals.

One of those chemicals is diacetyl. It's an artificial butter-flavored ingredient found in:

popcorn fruit drinks caramel some dairy products

정답 ④

18. 10. 서울시 경력경쟁 의료기술직 9급

31 작업자에게 건강장애를 일으킬 수 있는 유해 작업환경에 대한 관리대책으로 가장 근본적인 방법에 해당하는 것은?

① 개인보호구   ② 격리(isolation)

③ 대치(substitution)   ④ 환기(ventilation)

해설 ㉠ 작업환경관리
- 대치 : 공정, 시설, 물질의 변경
- 격리 : 격리저장, 위험시설 격리, 공정과정, 격리, 차열, 개인보호구 착용
- 환기(국소, 전체) : 직업병 예방대책의 1차 예방
㉡ 작업환경 개선대책
- 공학적 대책(Engineering Controls) - 대치, 격리, 환기
- 관리적 대책(Administrative Controls) - 근로시간 변경, 순환근무, 이중배치, 교육, 훈련
- 개인보호구(Personal Protective Equipment) - 호흡보호구, 청력보호구, 장갑, 보호의 등 각종 보호구
㉢ 대책에 대한 고찰
- 공학적 대책 - 가장 선호되는 방법이나 비용이 많이 듦
- 관리적 대책 - 시행이 어렵고 지속적이지 못함
- 개인보호구 - 개인의 사용에 의존, 시행이 비지속적
  ⇨ 개인보호구는 공학적 대책 마련 중, 긴급상황 시, 또는 최후의 수단으로만 사용해야 한다.
㉣ 제거 또는 대치(대체)
- 가장 효과적이며 가장 우수한 관리대책
- 이 방법은 공정 기술과 제조 공정의 관리자들에게 민감한 문제임
- 제거 및 대치를 언급하기 전에 공정을 철저하게 조사
- 문제가 되는 화학물질이 특별한 이유로 사용될 수 있기 때문에
  ⇨ 이런 경우에 그 물질의 제거방법은 실제적인 해결방법이 될 수 없다.
㉤ 대치(대체)의 분류
- 일반적으로 물질대체, 공정대체, 설비대체(예 수동 → 자동)로 구분
- 일부에서는 물질대체, 공정대체, 작업방법대체로 구분

정답 ③

18. 10. 서울시 경력경쟁 의료기술직 9급

32 〈보기〉에 해당하는 유해물질로 가장 옳은 것은?

┤ 보기 ├

- 기름, 지방 등을 녹이고 휘발성이 강하다.
- 다양한 생활용품 제조에 사용되고 있으며 근로자뿐 아니라 일반인들도 일상생활에서 빈번하게 노출되는 물질이다.
- 노출되는 경우 일반적으로 신경계 독성이 많이 나타나며 물질에 따라 간독성, 신장독성, 발암성 등을 나타내기도 한다.

① 유기용제　　　　　　　　② 유기인제
③ 중금속　　　　　　　　　④ 유해가스

해설 유기용매(용제) : 유기물(지방 등)을 녹인다. 벤젠, 클로로폼, 에테르, 핵산, 아세톤, 알코올 등이 있으며 흡입 혹은 피부 노출 시 신경계 장애와 발암성 등을 나타낸다.

정답 ①

33 일광에 장시간 노출된 후 일사병 증상이 나타났다면 주로 영향을 미친 광선은?

① 자외선   ② 가시광선

③ 적외선   ④ X-선

해설 **적외선(Infrared Ray)**

- 생물학적 작용 : 피부온도의 상승(온열작용), 혈관 확장, 피부홍반, 출혈, 두통, 현기증, 열경련, 열사병 등
- 1,400nm 이상의 장파장 적외선은 각막 손상을 일으키고, 1,400nm 이하의 적외선에 10~15년간 만성폭로되면 적외선 백내장(초자공 백내장)을 일으킨다.

정답 ③

34 직업성 질환을 원인별로 분류할 때 가장 옳은 설명은?

① 의사, 간호사, 방사선사의 전리방사선으로 인한 백혈병 발생은 화학적 원인이다.

② 축전지, 납전지, 인쇄 관련 업종의 납으로 인한 빈혈 및 소화기 장해의 발생은 물리적 원인이다.

③ 사무관리자의 스트레스로 인한 뇌졸중 발생은 사회심리적 원인이다.

④ 컴퓨터 프로그래머의 어깨 통증 및 손목굴증후군은 물리적 원인이다.

해설 ① 전리방사선으로 인한 것은 물리적 요인이다.

② 납 중독에 의한 것은 유해금속에 의한 생화학적 요인이다.

- 납 : 납 중독의 임상증상은 크게 ㉠ 납 산통(lead colic)을 포함하는 위장계통 장해, ㉡ 말초신경염이나 손 처짐 등을 포함한 신경근육계통의 장해, ㉢ 중추신경계통의 장해로 구분할 수 있다. 잇몸에 특징적인 납선(lead line)이 나타나는 수가 많은데 이는 단순히 납의 흡수상태만을 나타내줄 뿐 실제 납중독의 증거가 되는 것은 아니며, 구강상태가 나쁜 사람에서 잘 나타난다. 납에 노출되면 헴 합성에 장해가 와서 혈색소량이 감소하고, 말초혈액도말 시 호염기반점(Basophilic Stiffling)을 관찰할 수 있는 경우가 있다.

④ 컴퓨터 프로그래머의 어깨 통증 및 손목굴증후군은 개체요인(연령, 소인, 체력 등)이나 일상생활 요인(가사노동, 육아, 스포츠 등)이다.

정답 ③

더 알아보기

직업성 질환의 원인과 분류

㉠ 물리적 원인
- 온도, 복사열, 소음과 진동, 유해광선, 작업자세 : 열사병, 동상, 소음성 난청, 진동신경염, 백내장, 각종 근골격계질환

㉡ 화학적 원인
- 중금속, 유기용제, 가스 등 화학적 유해물질, 분진
- 중금속 중독 : 납, 수은, 카드뮴, 망간, 니켈, 금속열
- 유기용제 중독 : 벤젠, 톨루엔, 이황화탄소, 노말헥산, 아크릴아마이드
- 진폐증 : 탄광부폐증, 규폐증, 석면폐증, 면폐증, 용접공폐증

㉢ 생물학적 원인
- 세균·곰팡이·바이러스 등 생물학적 요인 : B형 간염·쯔쯔가무시병, 렙토스피라증, 실내 공기오염에 의한 기관지 질환

㉣ 정신적 요인 : 스트레스, 과로

---

18. 06. 전남 보건직

35 작업장에서 생기는 질환과 원인으로 옳은 것은?

① 안구진탕증 : 용접작업 　　　　　　② 석면폐증 : 금속 제련소

③ 레이노병 : 굴착기의 진동 　　　　　④ 열허탈증 : 액체공기취급소

해설
- 안구진탕증 : 탄광부의 갱내작업 시 조명 부족 및 산소 결핍, CO, CO_2, 메탄 흡입으로 인한 안구운동중추의 장애
- 석면폐증 : 발화, 내열재를 다루는 근로자
- 규폐증 : 탄광, 금속 제련소, 금속광산업, 채석장, 도자기 공장, 암석분쇄, 채광, 선광, 금속과 암석의 연마
- 열피로(열허탈증, 열실사, Collapse, Heat Exhaustion) : 고온환경에 오랫동안 폭로, 말초혈관 운동신경의 조절장애, 심박출량의 부족 → 순환부전. 전신권태, 두통, 현기증, 탈력감, 의식상실, 이명, 구기
- 자외선 장애 : 백내장(전기용접 시), 설안염 등

정답 ③

---

18. 06. 전남 보건직 환경보건

36 고온다습해서 작업 열발산이 적고 격심한 근육노동을 하는 결과, 체온조절 중추의 기능 장애로 인한 체온조절 부조화로 뇌온 상승, 현기증, 이명, 두통 등의 증상이 나타나게 되는 장애는?

① 열허탈증 　　　　　　　　　　　② 열쇠약증

③ 열경련 　　　　　　　　　　　　④ 열사병

구분	열사병 (울열증 / Heat Stroke)	열쇠약증 (Heat Prostration)	열경련증 (Heat Cramp)	열피로(열허탈증, 열실사, 일사병 / Collapse, Heat Exhaustion)
주원인	고온다습한 환경에 폭로 시 중추성 체온 조절의 기능장애로 체온조절의 부조화	고온작업 시 비타민 B_1의 결핍으로 발생하는 만성적인 열소모	고온환경에서 심한 육체적 노동 시 지나친 발한에 의한 체내 수분 및 염분의 손실(NaCl)	고온환경에 오랫동안 폭로, 말초혈관 운동신경의 조절장애, 심박출량의 부족 → 순환부전
주증상	체온의 이상상승, 두통, 현기증, 귀울림(이명), 의식혼미, 무력감, 구토, 동공반응 손실	전신권태, 식욕부진 위장장애, 불면, 빈혈	현기증, 사지경련, 이명, 두통, 구토, 맥박 상승, 동공산대	전신권태, 두통, 현기증, 탈력감, 의식상실, 이명, 구기
구급치료	두부를 냉각, 생리식염수 정맥주사, 찬 음료(물) 공급	비타민 B_1의 투여, 충분한 휴식과 영양섭취	바람이 잘 통하는 서늘한 곳에 옮기고, 1~2L의 생리식염수 정맥주사나 0.1% 식염수 마심	포도당 및 생리식염수 주사

정답 ④

---

18. 06. 전남 보건직 환경보건

37 산업재해의 발생비율을 나타내는 하인리히(Heinrich) 법칙에 대한 설명으로 맞는 것은?

① 1 : 29 : 300의 비율로 사망 : 경상 : 무상해의 재해가 발생하는 것을 의미한다.

② 1 : 10 : 30 : 600의 비율로 중상(사망) : 경상 : 무상해사고(재산피해) : 무상해(무고장) 재해가 발생하는 것을 의미한다.

③ 무상해 사고가 900건이라면 사망 또는 중상이 4건이다.

④ 경상과 중상에 대한 구분이 없다.

해설 **재해 발생빈도(Heinrich 법칙)**
- 330건의 사고 중 '현성재해(휴업재해)' : '현성 재해 : 불현성 재해 : 잠재성 재해＝1 : 29 : 300'이라고 하여 현성재해는 1/330이라고 하였다.
- 불가항력적인 2% 외의 98% 사고 : 불안전한 행동 88%, 불안전한 상태 10%
- 하인리히(Heinrich)의 사고예방 5단계 : 안전조직 → 사실의 발견 → 평가분석 → 시정책의 선정 → 시정책의 적용
  참 버드이론 1 : 10 : 30 : 600의 법칙

정답 ①

18. 05. 경기 보건직

38 직업병과 발생원인이 잘못 연결된 것은?

① 잠함병 – 잠수부 ② 소음성 난청 – 착암

③ VDT – 금속가공 및 통신 ④ 레이노드병 – 분쇄 가공

해설 VDT 증후군 : 경견완 증후군, 정신신경장애, 불임증, 안정피로 등 오랜 시간 컴퓨터 작업을 하는 사람들에게서 나타나는 직업병의 총칭으로, 거북목 증후군이 포함된다.

정답 ③

18. 05. 경기 보건직

39 산업의학의 아버지, 『일하는 사람들의 질병』의 저자는 다음 중 누구인가?

① 채드윅 ② 비스마르크

③ 파스퇴르 ④ 라마치니

해설 **근세(여명기, 요람기, 1500~1850년)**
- 문예부흥(르네상스)으로 근대과학기술이 태동
- 이탈리아 라마치니(B. Ramazzini)는 직업병에 관한 서적 저술, 산업의학의 아버지
- 스웨덴은 세계 최초로 국세조사(1749) 실시
- 영국 제너(E. Jenner) 1798년 천연두 접종법의 개발
- 채드윅(E. Chadwick) 영국 노동인구의 위생상태 보고로 보건행정의 기틀 마련
- 1848년 세계에서 최초로 공중보건법을 제정, 중앙 및 지방에 보건국 설치
- 프랭크(Frank) 전의사 경찰체계(12권) 출간 – 최초의 공중보건학 저서
- 그라운트(J. Graunt) 출생사망통계(사망표에 관한 자연적, 정치적 재관찰)

정답 ④

18. 04. 경기 의료기술직

40 공업중독물질과 발생원의 연결이 옳은 것은?

① 크롬 – 도금업

② 납 – 체온계 제조업

③ 카드뮴 – 농약제조업

④ 수은 – 축전지업

해설 • 공업중독 : 소화, 호흡(빨리), 경피 침입

납	무기납(조혈기능 영향) 유기납(지방조직 축적–신경장애) 소화, 호흡기, 경피 침입	연연 및 소변 중 corproporphyrin 검출, 미성숙적혈구(염기성 과립적혈구) 수의 증가, 빈혈, 구강치은부 암청회색	도료(페인트), 축전지, 납땜, 용접, 인쇄, 활자작업
크롬	호흡기, 경피 침입 6가 크롬	국소적 궤양, 급성신장애 → 과뇨 → 무뇨, 비중격천공(만성)	크롬 도금(이용)
수은	무색, 휘발성, 시야협착, 지각, 운동, 언어, 보행장애(메틸수은), 중추신경장애, 헌터–러셀증후군, 재생불량성 빈혈(유기수은), 미나마타병		농약제조, 전기분해, 체온계(증기)
카드뮴	경구, 호흡기, 경피	폐기종, 신장애, 단백뇨(만성 3대), 골연화증, 이타이이타이병	도금, 도료, 안료 등의 제조공정
망간	호흡기	파킨슨병 유사	제련 및 건전지 제조업
벤젠류	호흡기, 경피, 유기용제1 지용성, 투과성, 증발성↑	• 급성 : 두통, 귀울림, 오심, 근육경련 • 만성 : 전신쇠약, 조혈, 간기능 장애, 재생불량성 빈혈	분무 도료작업, 고무공장 안료작업
아황산가스	경구, 호흡기	만성염증, 산혈증	굴착지업, 황산 제조작업
이황화탄소	휘발성 액체로 흡입	정신장애, 신경장애, 부신피질 기능장애	인조격 제조, 피혁, 고무 및 지방추출
유기인제제	호흡, 피부, 점막(농약)	오심, 폐부종, 호흡곤란, 안면근육의 연축 등	처치 : atropine, PAM 사용
청산	• 0.3mg/L – 즉사 • 처치 : 산소 공급, 위세척(과망간산칼리), 포도당주사		
비소	• 체중 감소, 혈압 강하(급성), 피부암 • 농약공장		

• 라듐 취급 : 백혈병

NO₃ 아질산염 : 어린이 음용 – Blue Baby증

아연 : 금속증기독

• 3대 직업병 : 납중독, 벤젠중독, 규폐증

정답 ①

17. 12. 경기 4회 보건직 9급

41 근로자의 직업병 예방을 위해 적절한 사후관리 조치가 필요하다는 것을 의미하는 건강관리 구분은?

① A

② C_1

③ C_2

④ D_1

해설 **판정 구분**
- A(건강자) : 사후관리가 필요 없는 근로자
- C_1(직업성 요관찰자) : 직업성 질병으로 진전될 우려가 있어 추적검사 등 관찰이 필요한 근로자
- C_2(일반질병 요관찰자) : 일반질병으로 진전될 우려가 있어 추적관찰이 필요한 근로자
- D_1(직업병 유소견자) : 직업성 질병의 소견을 보여 사후관리가 필요한 근로자
- D_2(일반질병 유소견자) : 일반질병의 소견을 보여 사후관리가 필요한 근로자
- R(2차 검진 대상자) : 1차 검사 결과 판정이 곤란하거나 질병이 의심되는 근로자
- U(판정불가) : 2차 건강진단 대상 통보 후 10일 이내 해당 검사 미실시로 건강관리 구분을 판정할 수 없는 근로자

정답 ②

17. 12. 경기 4회 보건직 9급

42 골격계 장애가 대표적인 증상으로 나타나며 이타이이타이병을 일으키는 원인 성분은?

① 납

② 수은

③ 카드뮴

④ 크롬

해설
- 카드뮴(Cd) 중독 : 이타이이타이병, 3대 만성중독 증상(폐기종, 신장장애, 단백뇨)
- 수은(Hg) 중독 : 미나마타병, 구내염과 피로감 등
- 납(Pb) 급성 : 식욕감퇴, 구토, 구역, 두통, 변비
- 납(Pb) 만성 : 기억력 감퇴, 경련, 난청, 망상, 혼수 등

정답 ③

17. 3회 산업위생관리기사

43 산업보건과 직접적인 관련이 없는 것은?

① OSHA
② ACGIH
③ NIOSH
④ ILO
⑤ EPA

해설
- 노동안전위생국, 산업보건안전청(OSHA ; Occupational Safety & Health Administration)
- 미국의 산업안전위생전문가회의(ACGIH ; American Conference of Govermental Industrial Hygenists)
- 국립산업안전보건위원회(NIOSH ; National Institute for Occupational Safety and Health)
- 국제노동기구(ILO ; International Labour Organization) : 노동 문제를 다루는 유엔의 전문기구로서 스위스 제네바에 본부를 두고 있다.
- 미국 환경보호국(EPA ; United States Environmental Protection Agency) : 미국 환경에 관련한 모든 입법 제정 및 법안 예산을 책정한다. 환경보호국은 미국민의 건강과 환경 보전을 그 임무로 하고 있으며, 1970년에 설립되었다.

정답 ⑤

17. 09. 서울 경력 2회

44 작업자에게 건강장애를 일으키지 않는 공기 중 유해물질 노출허용기준의 시간가중 평균농도를 나타내는 것은?

① TLV-TWA
② TLV-STEL
③ TLV-C
④ IDLH

해설
- 노출기준(TLVs ; Treshhold Limit Values) : 권고사항 허용기준
- 시간가중 평균노출기준(TWA ; Time Weighted Average) : 8h/day
- 단시간노출기준(STEL ; Short Term Exposure Limit) : 15분/회, 4회 이하/day
- 최고노출기준[천정값(최고치), 노출기준, C ; Ceiling] : 잠시 노출도 안 됨, 변별력 저하

정답 ①

17. 06. 광주 보건직

45 미국 산업위생전문가협의회(ACGIH ; American Conference of Governmental Industrial Hygienists)에서 거의 모든 근로자(Nearly all Workers)가 1일 작업시간 동안 잠시라도 노출되어서는 안 되는 최고 허용농도로 부작용으로 변별력 저하 등을 일으킬 수 있는 노출기준은?

① 천정값 노출기준(Ceiling ; C)

② 단시간노출기준(Short Term Exposure Limit ; STEL)

③ 시간가중 평균노출기준(Time Weighted Average ; TWA)

④ 허용농도 상한치(Excursion Limits ; EL)

해설 최고노출기준(천정값 노출기준, C ; Ceiling) : 잠시 노출도 안 됨, 변별력 저하

정답 ①

17. 06. 광주 보건직

46 바람이나 실내외 온도차에 의해 형성되는 자연적인 압력변화에 의해 이루어지며 기계설비가 필요 없으므로 경제적이기는 하나, 기상조건이나 작업장 내부조건에 따른 환기량의 변화가 심하기 때문에 환기량을 예측하기 힘든 단점이 있는 환기에 해당하는 것은?

① 공기조정법　　　　　　　　　　② 중력환기

③ 배기식 환기　　　　　　　　　　④ 혼합형 환기

해설 **자연환기**
- 중력환기 : 실내외의 온도차에 의해서 이루어지는 환기를 중력환기라 한다.
- 풍력환기 : 환기작용은 풍향 측의 압력 증대로 생기는 양압과 풍향 배측의 압력감소에 기인하는 음압에 의한 압력 차에 의하여 형성되는 환기이다.

인공환기(동력환기) 방법
- 공기조정법
- 배기(흡인식) 환기법
- 송기식 환기법
- 혼합형(하이브리드) 환기 : 자연환기와 기계환기를 조화시켜 쾌적한 실내환경을 제공하는 환기시스템이다.

정답 ②

17. 06. 환경부

47 청력손실에 대한 설명으로 옳지 않은 것은?

① 소음성 난청은 주로 3,000~6,000Hz의 범위에서 발생한다.

② C5-dip 현상이란 4,000Hz 영역에서 청력손실이 현저하게 진행되는 것이다.

③ 청신경의 퇴화에 따른 난청은 노인성 난청이다.

④ 소음성 난청과 노인성 난청은 초기 청력손실의 주파수 영역이 다르다.

⑤ 노인성 난청은 주로 저주파 영역에서부터 발생한다.

해설　노인성 난청은 노화와 관련하여 초기에는 고음의 감음도가 저하되나 점차 중음과 저음의 감음도가 저하되며 서서히 점진적으로, 양측성으로 청력장애가 나타나는 현상이다. 노인성 난청은 대개 와우 내의 신경절세포의 위축이나 기저막의 변화 결과이다. 노인성 난청은 일반적으로 양측성이고, 서서히 진행하며, 처음에는 고주파 영역에 나타나서 점점 저주파 영역에까지 확장된다.
- 3,000~6,000Hz : 영구적 청력손실 발생
- 4,000Hz : 가장 심한 현상 발생 → (C5-dip 현상) 통각 느끼는 정도(140dB 이상)

정답　⑤

16. 07. 환경부

48 독성물질이 인체에 유입하여 일반적으로 저장되는 곳으로 옳지 않은 것은?

① 뇌　　　　　　　　　　　　　② 뼈

③ 간　　　　　　　　　　　　　④ 신장

⑤ 지방조직

해설
- 혈관-뇌 장벽(BBB ; Blood Brain Barrier) : 독성물질이 중추신경계로 이행하는 것을 최대로 억제하는 특별한 해부, 생리학적 구조를 가진다.
- 뼈, 간, 신장, 지방은 독성물질이 잘 축적된다.

정답　①

16. 07. 환경부

49 「석면피해구제법」에서 정한 석면질환으로 옳지 않은 것은?

① 악성중피종　　　　　　　　② 원발성 폐암
③ 석면폐증　　　　　　　　　④ 미만성 흉막비후
⑤ 피부암

해설　「석면피해구제법」[시행 2020.05.26] [법률 제17326호, 2020.05.26, 타법개정]

> 제2조(정의) 이 법에서 사용하는 용어의 뜻은 다음과 같다.
> 1. "석면(石綿)"이란 자연적으로 생성되며 섬유상 형태를 갖는 규산염(硅酸鹽) 광물류로서 환경부령으로 정하는 물질을 말한다.
> 2. "석면질병"이란 석면을 흡입함으로써 발생하는 것으로 원발성(原發性) 악성중피종, 원발성 폐암, 석면폐증 및 그 밖에 대통령령으로 정하는 질병을 말한다.

「석면피해구제법」 시행령 [시행 2021.07.06] [대통령령 제31876호, 2021.07.06, 일부개정]

> 제2조(정의)
> ① 「석면피해구제법」(이하 "법"이라 한다) 제2조 제2호에서 "대통령령으로 정하는 질병"이란 미만성 흉막비후(瀰漫性 胸膜肥厚)를 말한다.

정답　⑤

16. 07. 환경부

50 혈액에 대한 화학물질의 독성 증상으로 옳지 않은 것은?

① 벤젠 – 혈소판 감소증　　　② 일산화탄소 – 무산소증
③ 시아노화합물 – 호흡곤란　　④ 아스코르빈산 – 적혈구 생성장애
⑤ 나프탈렌 – 용혈성 빈혈

해설　나프탈렌은 다환방향족 탄화수소(Polycyclic Aromatic Hydrocarbon, PAHs)류의 흰색 고체 화학물질로써 일상에서는 좀약으로 사용되며 담배가 연소될 때 생성된다(CDC, 2005). 급성 노출 시 용혈성 빈혈, 간 및 신경 손상이 유발되며, 만성 노출 시 백내장과 망막 손상, 호흡곤란, 호흡부전, 폐부종 등이 유발된다.

정답　④

16. 07. 환경부

51 흡입독성 실험에서 이용하는 방법으로 옳지 <u>않은</u> 것은?

① 비부노출(Nose-only Exposure) 　　② 두부노출(Head-only Exposure)

③ 전신노출(Whole-body Exposure) 　　④ 피부노출(Dermal Exposure)

⑤ 기도 내 점적법(Instillation Method)

해설 　• 생체에 흡입되는 형태는 gas, dust, mist, fine particle, nanoparticle 등이 있으며, 동물(설치류)에 흡입 노출시키는 방법으로 보통 피부노출, 전신노출, 기도 내 점적 투여를 수행하고 동물시험 대체시험법 연구로 세포에 시험물질 대기를 직접 노출시키기도 한다(안전성평가연구소).

　• 흡입독성시험은 호흡성 물질(예 gas, vapor, dust, mist, fume, smoke, nanoparticle 등)을 전신 및 비부노출 방법을 통해 동물의 호흡기에 노출시키고 흡입된 물질들의 생체작용을 평가하는 것이다.

정답 ②

16. 07. 환경부 경력경쟁 환경보건

52 진폐증에 관련된 내용으로 옳지 <u>않은</u> 것은?

① 석면폐증의 예방법은 비산성 석면에 노출되지 않도록 하는 것이다.

② 솜가루, 담뱃잎 가루, 곡물가루 등은 진폐증을 일으키지 않는다.

③ 이산화규소(SiO_2)는 석공들에게 규폐증을 일으킨다.

④ 갈석면과 청석면이 백석면보다 유해하다.

해설 　• 실리카(이산화규소) 분진은 발적 및 통증을 동반한 자극을 유발할 수 있다. 분진은 기도 자극 및 기침을 유발할 수 있다. 장기간 노출되면 규폐증 및 폐암이 발생할 수 있다.

　• 미국 산업안전보건연구원(NIOSH)과 산업안전보건청(OSHA)에서 석면섬유를 길이 $5\mu m$ 이상 길이 대 직경의 비(aspect ratio)가 3 : 1 이상인 경우로 정의한다.

　• 백석면(chrysotile)은 사문석 계열(serpentine family)에 해당되며 나머지 형태는 각섬석 계열(amphibole family)에 속한다.

　• 모든 형태의 석면은 인체에 유해하며 암을 유발할 수 있다. 그러나 청석면(crocidolite), 갈석면(amosite)과 같은 각섬석 계열은 사문석 계열인 백석면보다 건강에 더 유해한 것으로 알려져 있다.

　• 각섬석계 석면섬유는 일반적으로 부서지기 쉬우며 종종 길고 가느다란 막대나 바늘과 같은 모양을 가지고 있다. 반면 백석면은 유연성이 있고 구부러진 형태를 가지고 있다. 백석면은 상업적으로 가장 일반화된 형태의 석면이다. 석면입자는 보통 0.1~10μm 정도의 길이를 가지고 있는 것으로 알려져 있는데 호흡기계 질환과 주로 관련 있는 것은 길이 8μm 이상, 직경 0.25μm 이하의 크기를 가진 입자이다.

　• 석면은 용도에 따라 비산성과 비비산성으로 분류한다. 분무석면, 석면보온재 등은 비산성이며, 석면함유 건자재 등은 비비산성이다. 공기 중에 비산한 석면섬유의 흡입은 8~40년의 잠복기 후에 악성 중피종, 폐선유종, 폐암을 유발하므로 큰 사회 문제가 된다.

정답 ②

16. 07. 환경부

53 다음의 증상을 나타내는 질환으로 옳은 것은?

> 고온다습한 환경에서 심한 육체적 활동을 하는 경우, 체온조절 중추신경에 이상이 생겨 땀 배출이 제대로 이루어지지 않아, 심부온도가 40℃까지 상승하여 뇌의 손상이 초래된다.

① 열경련

② 열피로

③ 열쇠약증

④ 열사병

해설

구분	열사병 (울열증 / Heat Stroke)	열쇠약증 (Heat Prostration)	열경련증 (Heat Cramp)	열피로(열허탈증, 열실사, 일사병 / Collapse, Heat Exhaustion)
주원인	고온다습한 환경에 폭로 시 중추성 체온 조절의 기능장애로 체온조절의 부조화	고온작업 시 비타민 B_1의 결핍으로 발생하는 만성적인 열소모	고온환경에서 심한 육체적 노동 시 지나친 발한에 의한 체내 수분 및 염분의 손실(NaCl)	고온환경에 오랫동안 폭로, 말초혈관 운동신경의 조절장애, 심박출량의 부족 → 순환부전
주증상	체온의 이상상승, 두통, 현기증, 귀울림(이명), 의식혼미, 무력감, 구토, 동공반응 손실	전신권태, 식욕부진 위장장애, 불면, 빈혈	현기증, 사지경련, 이명, 두통, 구토, 맥박상승, 동공산대	전신권태, 두통, 현기증, 탈력감, 의식상실, 이명, 구기
구급치료	두부를 냉각, 생리식염수 정맥주사, 찬 음료(물) 공급	비타민 B_1의 투여, 충분한 휴식과 영양섭취	바람이 잘 통하는 서늘한 곳에 옮기고, 1~2L의 생리식염수 정맥주사나 0.1% 식염수 공급	포도당 및 생리식염수 주사

정답 ④

16. 04. 경기 의료기술직

54 「산업안전보건법」에서 규정하는 사업주 등의 의무에 해당되는 내용으로 옳은 것은?

① 유해하거나 위험한 기계기구 설비 및 방호장치(防護裝置), 보호구(保護具) 등의 안전성 평가 및 개선

② 산업체에 관한 조사 및 통계의 유지관리

③ 근로자의 신체적 피로와 정신적 스트레스 등을 줄일 수 있는 쾌적한 작업환경을 조성하고 근로 조건을 개선

④ 산업안전 보건정책의 수립 집행 조정 및 통제

해설 **사업주 등의 의무(「산업안전보건법」 제5조)**

> 사업주(제77조에 따른 특수형태근로종사자로부터 노무를 제공받는 자와 제78조에 따른 물건의 수거 · 배달 등을 중개하는 자를 포함한다. 이하 이 조 및 제6조에서 같다)는 다음 각 호의 사항을 이행함으로써 근로자(제77조에 따른 특수형태근로종사자와 제78조에 따른 물건의 수거 · 배달 등을 하는 사람을 포함한다. 이하 이 조 및 제6조에서 같다)의 안전 및 건강을 유지 · 증진시키고 국가의 산업재해 예방정책을 따라야 한다. 〈개정 2020.05.26〉
> 1. 이 법과 이 법에 따른 명령으로 정하는 산업재해 예방을 위한 기준
> 2. 근로자의 신체적 피로와 정신적 스트레스 등을 줄일 수 있는 쾌적한 작업환경의 조성 및 근로조건 개선
> 3. 해당 사업장의 안전 및 보건에 관한 정보를 근로자에게 제공

정답 ③

16. 04. 경기 의료기술직

55 다음에 해당하는 고온에 의한 신체장애는?

> • 원인 : 말초혈관 운동신경의 조절장애, 심박출량 부족
> • 증상 : 맥박이 약하고 빠름. 두통, 현기증, 혼수, 실신, 구토
> • 대책 : 강심제, 포도당 및 생리적 식염수 주사

① 열사병
② 열허탈증
③ 열경련
④ 열쇠약증

해설

구분	열사병 (울열증 / Heat Stroke)	열쇠약증 (Heat Prostration)	열경련증 (Heat Cramp)	열피로(열허탈증, 열실사, 일사병 / Collapse, Heat Exhaustion)
주원인	고온다습한 환경에 폭로 시 중추성 체온 조절의 기능장애로 체온조절의 부조화	고온작업 시 비타민 B₁의 결핍으로 발생하는 만성적인 열소모	고온환경에서 심한 육체적 노동 시 지나친 발한에 의한 체내 수분 및 염분의 손실(NaCl)	고온환경에 오랫동안 폭로, 말초혈관 운동신경의 조절장애, 심박출량의 부족 → 순환부전
주증상	체온의 이상상승, 두통, 현기증, 귀울림(이명), 의식혼미, 무력감, 구토, 동공반응 손실	전신권태, 식욕부진 위장장애, 불면, 빈혈	현기증, 사지경련, 이명, 두통, 구토, 맥박상승, 동공산대	전신권태, 두통, 현기증, 탈력감, 의식상실, 이명, 구기
구급치료	두부를 냉각, 생리식염수 정맥주사, 찬 음료(물) 공급	비타민 B₁의 투여, 충분한 휴식과 영양섭취	바람이 잘 통하는 서늘한 곳에 옮기고, 1~2L의 생리식염수 정맥주사나 0.1% 식염수 공급	포도당 및 생리식염수 주사

정답 ②

16. 06. 경기 의료기술직

56 소음성 난청에 대한 설명으로 옳지 않은 것은?

① 속귀 코르티기관 유모세포 손상이 원인

② C5-Dip 현상으로 4kHz에서 청력손실 시작

③ 난청 유발소음의 크기는 140dB 이상

④ 3~6kHz에서 영구 청력손실 발생

해설 **내이 와우각 내의 유모세포(청각신경) 손상으로 소음성 난청 발생**
- 3,000~6,000Hz : 영구적 청력손실 발생
- 4,000Hz : 가장 심한 현상 발생 → (C5-dip 현상) 통각 느끼는 정도(140dB 이상)
- 수면방해 : 40dB 이상 작업성 난청 유발[90(최저)~120dB(최고, 귀마개 착용)]

정답 ③

16. 06. 서울 지방직

57 강도율에 대한 설명 중 옳지 않은 것은?

① 산업재해의 경중을 알기 위해 사용

② 근로시간 1,000시간당 발생한 근로손실일수

③ 인적 요인보다는 환경적 요인으로 발생되는 재해를 측정

④ 근로손실일수를 계산할 때, 사망 및 영구 전노동불능은 7,500일로 계산

해설 **강도율**
- 연 근로시간 1,000시간당 발생한 근로손실일수로 재해에 의한 손상 정도를 나타낸다.
- 강도율(SR)=근로손실일수/연 근로시간수×1,000

정답 ③

 알아보기

근로손실일수의 산정기준(국제기구 ILO 기준)

㉠ 사망 및 영구 전노동불능(신체장애등급 1~3급) : 7,500일
㉡ 7,500일 산정 기준은 다음과 같다.
- 재해로 인한 사망자의 평균수명 : 30세
- 노동이 가능한 연령 : 55세
- 1년의 노동일수 : 300일
- 손실근로연수 : 55-30=25세
- 사망으로 인한 근로손실일수 : 300×25=7,500일

16. 06. 서울 지방직

58 근로자에 대한 건강진단 결과의 건강관리구분 판정기준에 대한 설명으로 옳지 않은 것은?

① A : 정상자
② R : 질환의심자
③ D₁ : 직업병 유소견자
④ C₂ : 직업병 요관찰자

해설 **판정구분**

- A(건강자) : 사후관리가 필요 없는 근로자
- C_1(직업성 요관찰자) : 직업성 질병으로 진전될 우려가 있어 추적검사 등 관찰이 필요한 근로자
- C_2(일반질병 요관찰자) : 일반질병으로 진전될 우려가 있어 추적관찰이 필요한 근로자
- D_1(직업병 유소견자) : 직업성 질병의 소견을 보여 사후관리가 필요한 근로자
- D_2(일반질병 유소견자) : 일반질병의 소견을 보여 사후관리가 필요한 근로자
- R(2차 검진 대상자) : 1차 검사 결과 판정이 곤란하거나 질병이 의심되는 근로자
- U(판정불가) : 2차 건강진단 대상 통보 후 10일 이내 해당 검사 미실시로 건강관리 구분을 판정할 수 없는 근로자

정답 ④

16. 07. 전남 3차 지방직

59 산업재해지표 중 강도율에 해당하는 것으로 옳은 것은?

① 연 재해일수/시간수×100
② 재해건수/연 근로시간 수×1,000
③ 재해건수/평균 실근로자 수×1,000
④ 근로손실일수/시간수×1,000

해설

지표	내용	계산식
건수율(발생률)	재해발생건수를 표시	재해건수/실근로자 수×1,000
도수율	위험에 노출된 단위시간당 재해발생 상황을 파악하기 위한 지표	재해건수/연 근로시간 수×1,000,000
강도율	연 근로시간당 손실노동일수로서 재해에 의한 손상 정도를 나타냄	손실근로일수/연 근로시간 수×1,000
평균손실일수 (중독률)	재해건수당 평균작업 손실 규모가 어느 정도인지를 나타내는 지표	손실근로일수/재해건수×1,000 (강도율/도수율)

정답 ④

16. 10. 제3회 경기도 경력경쟁

60 여성 근로자를 고용한 경우 「근로기준법」에 의한 보상으로 옳지 않은 것은?

① 서서 하는 작업의 시간과 휴식시간이 조정되어야 한다.

② 생리 · 산전 · 산후 휴가가 고려되어야 한다.

③ 주작업의 근로강도는 에너지대사율(RMR)이 5.0 이하여야 한다.

④ 중량물 취급 작업은 총량을 제한하여야 한다.

해설 **여성 근로자를 고용한 경우 「근로기준법」에 의한 보상**
- 작업 근로강도는 RMR 2.0 이하로 제한한다.
- 중량물 취급 작업 중량을 제한(연속작업 20kg, 단속 작업 30kg)한다.
- 사용자는 여성 근로자가 청구하면 월 1일의 생리휴가를 주어야 한다(「근로기준법」 제73조).
- 서서 하는 작업(방직, 백화점)의 시간 조정과 휴식 시간을 조정 · 고려한다.

정답 ③

17. 03. 서울 지방직

61 산업재해의 정도를 분석하는 여러 지표 중 연근로시간 100만 시간당 몇 건의 재해가 발생하였는가를 나타내는 지표는?

① 강도율   ② 도수율

③ 평균손실일수   ④ 건수율

해설
- 도수율은 100만 근로시간당 재해발생건수를 나타낸다.
- 도수율(발생률) $= \dfrac{\text{재해건수}}{\text{연 근로시간 수}} \times 1,000,000$

정답 ②

17. 03. 서울 지방직

62 다음 전리방사선 중 인체의 투과력이 가장 약한 것은?

① 알파선 ② 베타선

③ 감마선 ④ 엑스선

해설 **방사선의 투과력**
알파선(α-ray)은 종이 한 장으로도 멈추게 할 수 있지만 감마선(γ-ray)은 납(Pb)판으로 막아도 어느 정도의 두께까지 지나간다. 베타선(β-ray)의 투과력은 중간 정도이며 얇은 금속판으로 멈추게 할 수 있다. 또 엑스선(X-ray)은 몸 안의 병을 진단하는 데 사용되는데 그것은 엑스선(X-ray)이 감마선(γ-ray)처럼 투과력이 큰 사실을 이용하는 것이다.
방사성 물질에서 나오는 알파선(α-ray), 베타선(β-ray), 감마선(γ-ray), 엑스선(X-ray), 중성자선 등을 총칭해 방사선이라 한다. 방사선은 원자를 이온화시키고(전리작용), 사진필름을 감광시키며(감광작용), 독특한 파장의 빛(형광 또는 섬광)을 내게 하고(형광작용), 물질을 투과하는 힘(투과력) 등이 있다. 이러한 작용은 방사선의 종류에 따라 다르다. 예를 들어 알파선(α-ray)은 공기 중에서 4~5cm, 피부 표면에서는 0.05mm 정도에서 힘을 잃고, 베타선(β-ray)은 공기 중 3~4m 이내에서 흡수되며 인체 피부에서는 3~5mm 정도의 투과력이 있다.

정답 ①

17. 06. 서울시 9급

63 특수건강진단을 받아야 하는 근로자는?

① 1달에 7~8일간 야간작업에 종사할 예정인 간호사

② 장시간 컴퓨터 작업을 하는 기획실 과장

③ 하루에 6시간 이상 감정노동에 종사하는 텔레마케터

④ 당뇨 진단으로 인해 작업전환이 필요한 제지공장 사무직 근로자

해설 • 상시근로자 1명 이상 사업장으로 「산업안전보건법」 시행규칙 [별표 22] '특수건강진단 대상 유해인자'에 노출되는 업무에 종사하는 근로자
　1. 화학적 인자[벤젠, 톨루엔 등 유기화합물 109종+금속류 20종+산 및 알칼리류 8종+가스 상태 물질류 14종+영 제88조에 따른 허가 대상 유해물질 12종+금속가공유(미네랄 오일 미스트)] 164종
　2. 분진(곡물분진, 광물성분진, 면분진, 목재분진, 용접흄, 유리섬유 분진, 석면분진) 7종
　3. 물리적 인자(소음, 방사선 등) 8종
　4. 야간작업 2종
　　- 6개월간 밤 12시부터 오전 5시까지의 시간을 포함하여 계속되는 8시간 작업을 월 평균 4회 이상 수행하는 경우
　　- 6개월간 오후 10시부터 다음날 오전 6시 사이의 시간 중 작업을 월 평균 60시간 이상 수행하는 경우
• 야간작업은 신체적 피로 및 스트레스에 의해 수면장애, 심혈관 질환 등 다양한 건강 문제를 야기한다.
• ④의 당뇨는 「산업안전보건법」 제130조 제1항 제2호의 "직업병 유소견자"가 아니므로 정답에 해당되지 않는다.

정답 ①

💧 더 **알아보기**

「산업안전보건법」 〈전부개정 2019.01.15〉 [시행 2020.01.16]

제129조(일반건강진단)

① 사업주는 상시 사용하는 근로자의 건강관리를 위하여 건강진단(이하 "일반건강진단"이라 한다)을 실시하여야 한다. 다만, 사업주가 고용노동부령으로 정하는 건강진단을 실시한 경우에는 그 건강진단을 받은 근로자에 대하여 일반건강진단을 실시한 것으로 본다.

② 사업주는 제135조 제1항에 따른 특수건강진단기관 또는 「건강검진기본법」 제3조 제2호에 따른 건강검진기관(이하 "건강진단기관"이라 한다)에서 일반건강진단을 실시하여야 한다.

③ 일반건강진단의 주기·항목·방법 및 비용, 그 밖에 필요한 사항은 고용노동부령으로 정한다.

제130조(특수건강진단 등)

① 사업주는 다음 각 호의 어느 하나에 해당하는 근로자의 건강관리를 위하여 건강진단(이하 "특수건강진단"이라 한다)을 실시하여야 한다. 다만, 사업주가 고용노동부령으로 정하는 건강진단을 실시한 경우에는 그 건강진단을 받은 근로자에 대하여 해당 유해인자에 대한 특수건강진단을 실시한 것으로 본다.

  1. 고용노동부령으로 정하는 유해인자에 노출되는 업무(이하 "특수건강진단대상업무"라 한다)에 종사하는 근로자

  2. 제1호, 제3항 및 제131조에 따른 건강진단 실시 결과 직업병 소견이 있는 근로자로 판정받아 작업 전환을 하거나 작업 장소를 변경하여 해당 판정의 원인이 된 특수건강진단대상업무에 종사하지 아니하는 사람으로서 해당 유해인자에 대한 건강진단이 필요하다는 「의료법」 제2조에 따른 의사의 소견이 있는 근로자

② 사업주는 특수건강진단대상업무에 종사할 근로자의 배치 예정 업무에 대한 적합성 평가를 위하여 건강진단(이하 "배치전건강진단"이라 한다)을 실시하여야 한다. 다만, 고용노동부령으로 정하는 근로자에 대해서는 배치전건강진단을 실시하지 아니할 수 있다.

③ 사업주는 특수건강진단대상업무에 따른 유해인자로 인한 것이라고 의심되는 건강장해 증상을 보이거나 의학적 소견이 있는 근로자 중 보건관리자 등이 사업주에게 건강진단 실시를 건의하는 등 고용노동부령으로 정하는 근로자에 대하여 건강진단(이하 "수시건강진단"이라 한다)을 실시하여야 한다.

④ 사업주는 제135조 제1항에 따른 특수건강진단기관에서 제1항부터 제3항까지의 규정에 따른 건강진단을 실시하여야 한다.

⑤ 제1항부터 제3항까지의 규정에 따른 건강진단의 시기·주기·항목·방법 및 비용, 그 밖에 필요한 사항은 고용노동부령으로 정한다.

---

17. 06. 서울시 9급

64 산업장에서 발생할 수 있는 중독과 관련된 질환에 대한 설명으로 가장 옳은 것은?

① 수은 중독은 연빈혈, 연선, 파킨슨증후군과 비슷하게 사지에 이상이 생겨 보행 장애를 일으킨다.

② 납 중독은 빈혈, 염기성 과립적혈구 수의 증가, 소변 중의 코프로폴피린(corproporphyrin)이 검출된다.

③ 크롬 중독은 흡입 시 위장관계통 증상, 복통, 설사 등을 일으키고, 만성중독 시 폐기종, 콩팥 장애, 단백뇨 등을 일으킨다.

④ 카드뮴 중독은 호흡기 장애, 비염, 비중격의 천공, 적혈구와 백혈구 수의 감소(조혈장애) 등을 가져온다.

해설 **공업중독**
- 카드뮴(Cd) 중독 : 이타이이타이병
- 3대 만성중독 증상 : 폐기종, 신장장애, 단백뇨
- 수은(Hg) 중독 : 미나마타병, 구내염과 피로감 등
- 납(Pb)
  - 급성 : 식욕감퇴, 구토, 구역, 두통, 변비
  - 만성 : 기억력 감퇴, 경련, 난청, 망상, 혼수 등 사망
- 크롬(Cr) 중독 : 비중격 천공, 위장장애, 폐렴 등
- 망간(Mn) 중독 : 무력증, 식욕감퇴, 두통, 현기증, 흥분성 발작
- 벤젠(BZ) 중독 : 조혈기능 장애 및 빈혈 증상 등
- 이황화탄소(CS_2) 중독 : 두통, 체중감소, 권태감의 전신증상
- 연연(잇몸에 납(Pb)이 침착) : 잇몸의 가장자리의 납(Pb) 황화물 침전에 의해 청흑색 선이 발생한다(Aly et al, 1993). 청소년과 성인에게 발생하고, 드물게 5세 미만의 아이들에게도 구강 내 박테리아로 인한 황화물이 생성되어 발생한다. 사람은 태어날 때부터 명확한 납(Pb) 균형 상태에 있는데, 평균 혈중 납(Pb) 농도는 1세는 0.03mg/L, 5세는 0.11mg/L, 성인은 0.22mg/L로 보고되었다. 또한 60세에 체내 전체 납(Pb)의 양은 50~350mg 정도라고 보고되었다(Baselt & Cravey, 1995).

정답 ②

15. 08. 전남

65 진동에 의한 국소장애 중 하나인 레이노 증후군(raynaud phenomenon)에 대한 설명으로 옳지 **않은** 것은?

① 손가락에 있는 말초혈관을 통한 장애로 인해 발생한다.

② 심하면 손가락이 창백해지고 통증을 동반한다.

③ 봄, 여름에 증상이 심해진다.

④ 영어로 데드 핑거 또는 화이트 핑거라고 부른다.

해설 레이노병은 손가락의 말초혈관 운동장애로 인해 창백해지며 동통 증상이 나타나는 질병을 말한다. 한랭 환경에서의 진동작업 시 발생하며 일명 데드 핑거 또는 화이트 핑거라 한다. 추위에 손이나 발이 노출된 경우에만 레이노 증후군이 나타나는 것이 아니라, 신체 어느 부위가 노출되어도 반사반응에 의해 손과 발의 혈관수축이 올 수 있다.

정답 ③

15. 05. 경기 의료기술직

66 다음 중 산업재해지표 공식으로 옳은 것은?

① 재해일수율＝연 재해일수/평균 근로시간×1,000

② 건수율＝재해건수/평균 근로시간×1,000

③ 도수율＝재해건수/연 근로시간 수×1,000,000

④ 강도율＝근로손실일 수/평균 실근로자 수×1,000

해설 ③ 도수율(빈도율, frequency rate)＝재해건수/연 근로시간 수×1,000,000
① 재해일수율＝연 재해일수/연 근로시간 수×100
② 건수율(incidence rate)＝재해건수/평균 실근로자 수×1,000
④ 강도율(severity rate)＝근로손실일 수/연 근로시간 수×1,000

정답 ③

15. 05. 경기 의료기술직

67 직업병 중 국소 진동으로 인해 수지의 감각 마비와 청색증을 주요 증상으로 하는 장애의 이름으로 옳은 것은?

① 안정피로

② 레이노 현상(Raynaud phenomenon)

③ VDT 증후군(VDT syndrome)

④ 참호족

해설 ② 레이노 현상(Raynaud phenomenon) : 진동에 의한 국소장애
③ VDT 증후군(VDT syndrome) : 컴퓨터의 스크린에서 방사되는 X선·전리방사선 등의 해로운 전자기파가 유발하는 두통·시각장애 등의 증세이다.
④ 참호족 : 습하거나 꼭 끼는 신발을 신을 때 일어난다.

정답 ②

68 인체의 고온순화(acclimatization) 현상으로 옳지 <u>않은</u> 것은?

① 땀 분비 감소

② 맥박수의 감소

③ 땀의 염분농도 감소

④ 심박출량 증가

해설 고온순화가 되었을 때는 알도스테론(aldosteron)이라는 호르몬의 분비 증가에 의하여 땀 속의 염분 농도가 감소하게 된다. 즉, 같은 양의 땀을 흘리더라도 고온에 순화된 사람은 염분 손실이 적다. 맥박수가 감소해도 심박출량은 증가할 수 있다.

정답 ①

69 유해물질의 최고치 허용농도(TLV-C ; Threshold Limit Value Ceiling)의 정의로 옳은 것은?

① 1일 24시간 호흡기로 흡입되어서는 안 되는 농도

② 1일 8시간, 주 40시간 동안 반복되어 폭로되어서는 안 되는 농도

③ 15분 동안 계속적으로 폭로되어서는 안 되는 농도

④ 어떤 경우에도 초과되어서는 안 되는 농도

해설
- 유해물질의 허용농도 : 근로자가 유해요인에 연일 노출되는 경우에도 근로자에게 건강상 나쁜영향을 미치지 아니하는 농도이다.
- 시간가중 평균농도(TWA ; Time Weighted Average) : 1일 8시간 작업기준 유해요인 측정농도에 발생시간을 곱하여 8시간으로 나눈 농도이다.
- 단시간노출 허용농도(STEL ; Short Term Exposure Limit) : 1회 15분간 유해요인에 노출되는 경우의 허용농도, 1일 4회까지 허용한다.
- 최고 허용농도(C ; Ceiling) : 근로자가 1일 작업시간 중 잠시라도 노출되어서는 안 되는 최고 허용농도이다.

정답 ④

15. 06. 경기

70 다음은 우리나라의 산업재해와 관련된 역사이다. 표기가 시기 순서대로 올바르게 나열된 것은?

> 가. 국제노동기구 창립
> 나. 우리나라의 「근로기준법」 제정
> 다. 우리나라의 「산업재해보상법」 제정
> 라. 우리나라의 500인 이상 사업장의 직장의료보험 실시

① 가 → 나 → 다 → 라　　　　　② 가 → 다 → 나 → 라

③ 나 → 가 → 다 → 라　　　　　④ 나 → 다 → 라 → 가

해설　국제노동기구 창립(1919) → 우리나라의 「근로기준법」 제정(1953) → 우리나라의 「산업재해보상법」 제정(1963) → 우리나라의 500인 이상 사업장의 직장의료보험 실시(1977)

정답　①

15. 06. 경기

71 다음에 해당하는 류의 금속 물질은?

> • 은백색 연질의 독성 금속물질로서 부식에 강함
> • 인체에 미치는 영향으로 급성증상으로는 구토, 복통, 간손상, 신부전 등이 있으며, 만성 지단백뇨, 당뇨 등이 나타남
> • 토양이 오염된 금속광산이나 공업지역 또는 오염된 물이 공급되는 지역에서 재배된 식물과 인근의 어패류 및 동물에서 축적됨
> • 폐금속 광산과 과거 제련소 등의 인근 지역주민들에게서 노출될 가능성이 높음

① 카드뮴　　　　　　　　　　② 수은

③ 납　　　　　　　　　　　　④ 크롬

해설　카드뮴(Cd)은 청백색의 무른 금속(모스 굳기 2.0)이다. 전성, 연성이 풍부하기 때문에 가공성이 좋고 내식성(부식에 잘 견딤)이 강하다. 카드뮴(Cd) 분진이나 연무를 흡입하면 목구멍 건조, 기침, 두통, 구토, 흉통, 과민성, 폐렴, 기관지 폐렴이 발생할 수 있다. 카드뮴(Cd) 연무와 분진을 과도하게 흡입하면 잔류 폐용적이 증가해 환기능력이 낮아진다. 섭취 시 타액 분비, 질식, 심한 구역증, 지속적 구토, 설사, 복통, 시력 불선명, 어지럼증 등이 나타나 간, 신장이 손상되며 사망할 수도 있다. 카드뮴(Cd)은 칼슘 대신 뼈 속으로 흡수되고 뼈 속의 칼슘, 인산 등의 염류가 유출되어 뼈가 약해지고 쉽게 부서질 수 있어 관절이 손상되는 이타이이타이병의 증세를 나타낸다.

정답　①

15. 08. 전남

72 열중증 중 말초혈관 운동신경의 조절장애와 심박출량의 부족으로 인한 순환부전이 나타나는 질환은 무엇인가?

① 열경련   ② 열허탈

③ 열사병   ④ 열쇠약

해설 **열피로(열허탈증, 열실사, 일사병 / Heat Exhaustion, collapse)**
- 주원인 : 고온환경에 오랫동안 폭로, 말초혈관 운동신경의 조절장애, 심박출량의 부족 → 순환부전
- 주증상 : 전신권태, 두통, 현기증, 탈력감, 의식상실, 이명, 구기
- 구급치료 : 포도당 및 생리식염 주사

정답 ②

15. 08. 전남

73 이상저온 현상 시 인체에 미치는 영향은?

① 열경련   ② 열피로

③ 일사병   ④ 급성 일과성 염증

해설 대표적 급성 카타르성 염증(일과성으로 낫기 쉬운 염증)인 감기는 호흡기 감염 중 가장 흔한 급성 바이러스성 질환으로 급성 비인두염, 상기도염이라고도 하며, 비강, 인두, 후두, 기관, 기관지, 폐와 같은 호흡기에 일어나는 병이다.

정답 ④

15. 08. 전남

74 유해폐기물(hazardous waste)의 특성으로 옳지 않은 것은?

① 용출특성   ② 불연성

③ 부식성   ④ 반응성

해설 유해폐기물(hazardous waste)이란 방사성 폐기물 및 감염성 폐기물을 제외한 고형물, 슬러지, 액상폐액, 용기에 담긴 폐가스들로 화학적인 반응성, 독성, 폭발성, 부식성, 그 밖의 특성으로 인해 단독으로 혹은 다른 폐기물과 혼합되었을 때 인간의 건강이나 환경에 위해를 야기하거나, 야기할 수 있는 폐기물을 말한다(UNEP).

정답 ②

14. 04. 경북 / 13. 04. 인천 보건직 / 11. 08. 전남

75 손실일수로 구할 수 있는 산업재해지표는?

① 건수율
② 도수율
③ 재해일수율
④ 강도율

해설

지표	내용	계산식
건수율(발생률)	재해발생건수를 표시	재해건수/실근로자 수×1,000
도수율	위험에 노출된 단위시간당 재해발생 상황을 파악하기 위한 지표	재해건수/연 근로시간 수×1,000,000
강도율	연 근로시간당 손실노동일 수로서 재해에 의한 손상 정도를 나타냄	손실근로일 수/연 근로시간 수×1,000
평균손실일수 (중독률)	재해건수당 평균작업 손실 규모가 어느 정도인지를 나타내는 지표	손실근로일 수/재해건수×1,000 (강도율/도수율)

정답 ④

14. 04 경북 / 10. 05. 지방직

76 근로자 특수건강진단 시 개인건강관리 구분의 하나로 직업병의 소견이 있어 적절한 사후관리조치가 필요함을 나타내는 구분 코드는?

① A
② C_1
③ C_2
④ D_1

해설 **판정 구분**
- A(건강자) : 사후관리가 필요 없는 근로자
- C_1(직업성 요관찰자) : 직업성 질병으로 진전 우려가 있어 추적검사 등 관찰이 필요한 근로자
- C_2(일반질병 요관찰자) : 일반질병으로 진전될 우려가 있어 추적관찰이 필요한 근로자
- D_1(직업병 유소견자) : 직업성 질병의 소견을 보여 사후관리가 필요한 근로자
- D_2(일반질병 유소견자) : 일반질병의 소견을 보여 사후관리가 필요한 근로자
- R(2차 검진 대상자) : 1차 검사 결과 판정이 곤란하거나 질병이 의심되는 근로자
- U(판정불가) : 2차 건강진단 대상 통보 후 10일 이내 해당 검사 미실시로 건강관리 구분을 판정할 수 없는 근로자

정답 ④

77 직업병에서 체내 염분과 수분 소실이 일어나는 직업병은?

① 열사병　　　　　　　　　　　　② 열쇠약증

③ 열경련　　　　　　　　　　　　④ 열허탈증

해설 열경련증은 고온환경에서의 심한 육체적 노동 시 지나친 발한에 의해 체내 수분 및 염분의 손실이 일어나는 질병이다.

정답 ③

78 산업재해보상보험 급여의 종류에 대한 설명으로 옳은 것은?

① 요양급여는 업무상 사유로 부상을 당하거나 질병에 걸린 근로자에게 요양으로 취업하지 못한 기간에 대하여 지급한다.

② 장해급여는 근로자가 업무상의 부상 또는 질병으로 진료, 요양을 요하는 경우에 진료비와 요양비를 지급한다.

③ 유족급여는 근로자가 업무상의 사유로 사망했을 경우 유가족에게 연금 또는 일시금 지급

④ 상병보상연금은 근로자가 업무상의 사유로 부상을 당하거나 질병에 걸려 치유된 후 신체 등에 장해가 있는 경우 지급한다.

⑤ 직업재활급여는 요양급여를 받은 자가 치유 이후에도 의학적으로 상시 또는 수시로 간병이 필요한 경우 재활 급여비를 지급한다.

해설 ① 요양급여는 산재를 당한 근로자의 치료를 위해 근로복지공단이 부담하는 비용이다.

② 장해급여는 근로자가 업무상의 사유로 부상을 당하거나 질병에 걸려 치유된 후 신체 등에 장해가 있는 경우에 그 근로자에게 지급한다(「산업재해보상보험법」 제57조 제1항).

④ 요양급여를 받는 근로자가 요양 개시 후 2년이 경과된 날 이후에 당해 부상 또는 질병이 치유되지 아니한 상태에 있고 그 부상 또는 질병에 따른 중증요양상태의 정도가 중증요양상태등급 기준에 해당하는 상태가 계속되어 취업하지 못한 경우에는 당해 근로자에게 휴업급여 대신 상병보상연금을 지급한다(「산업재해보상보험법」 제66조 제1항).

⑤ 장해급여 또는 진폐보상연금을 받은 사람이나 장해급여를 받을 것이 명백한 사람으로서 대통령령으로 정하는 사람(장해급여자) 중 취업을 위하여 직업훈련이 필요한 사람(훈련대상자)에 대하여 실시하는 직업훈련에 드는 비용 및 직업훈련수당과 업무상의 재해가 발생할 당시의 사업에 복귀한 장해급여자에 대하여 사업주가 고용을 유지하거나 직장적응훈련 또는 재활운동을 실시하는 경우(직장적응훈련의 경우에는 직장 복귀 전에 실시한 경우도 포함)에 각각 지급하는 직장복귀지원금, 직장적응훈련비 및 재활운동비를 지원하는 제도이다(「산업재해보상보험법」 제72조 제1항).

정답 ③

14. 10. 대전 의료기술직

79 업무상 질병을 예방하기 위하여 시행하는 근로자 건강진단 가운데 수시건강진단에 대한 설명으로 옳지 않은 것은?

① 근로자의 건강평가 및 유해업무에 대한 의학적 적합성을 평가하기 위해 실시한다.

② 수시건강 평가는 반드시 특수건강진단 기관을 통해서 받아야 하는 것은 아니다.

③ 특수건강진단 대상업무로 인하여 건강장해를 심하게 의심하게 하는 증상을 보이는 근로자가 대상이다.

④ 직업성 천식, 직업성 피부염 및 기타 건강장해가 의심되는 증상을 대상으로 한다.

해설
- 수시건강진단 : 특수건강진단 대상 업무에 따른 유해인자로 인한 것이라고 의심되는 건강장해 증상을 보이거나 의학적 소견이 있는 근로자 중 보건관리자 등이 사업주에게 건강진단 실시를 건의하는 등 고용노동부령으로 정하는 근로자에 대하여 실시하는 건강진단이다(「산업안전보건법」 제130조 제3항).
- 실시기관 : 특수건강진단기관(「산업안전보건법」 제135조 제1항)
- 수시건강진단 대상 근로자 등 : 법 제130조 제3항에서 "고용노동부령으로 정하는 근로자"란 특수건강진단대상업무로 인하여 해당 유해인자로 인한 것이라고 의심되는 직업성 천식, 직업성 피부염, 그 밖에 건강장해 증상을 보이거나 의학적 소견이 있는 근로자로서 다음 각 호의 어느 하나에 해당하는 근로자를 말한다. 다만, 사업주가 직전 특수건강진단을 실시한 특수건강진단기관의 의사로부터 수시건강진단이 필요하지 않다는 소견을 받은 경우는 제외한다(「산업안전보건법」 시행규칙 제205조 제1항).
  1. 산업보건의, 보건관리자, 보건관리 업무를 위탁받은 기관이 필요하다고 판단하여 사업주에게 수시건강진단을 건의한 근로자
  2. 해당 근로자나 근로자대표 또는 법 제23조에 따라 위촉된 명예산업안전감독관이 사업주에게 수시건강진단을 요청한 근로자

정답 ②

13. 04. 서울

80 강노동의 RMR은?

① 0~1
② 1~2
③ 2~4
④ 4~7
⑤ 7

해설 경노동은 0~1, 중등노동은 1~2, 강노동은 2~4, 중노동은 4~7, 격노동은 7 이상이다.

정답 ③

13. 08. 인천

81 고온환경에서 육체노동에 종사할 때 순환기계 기능 이상으로 발생하는 열중증 현상은?

① 열경련(heat cramps) ② 열피로(heat exhaustion)
③ 열사병(heat stroke) ④ 열쇠약(heat prostration)

해설 열피로(열허탈증, 열실사, 일사병)의 주원인 : 고온 환경에 오랫동안 폭로, 말초혈관 운동신경의 조절장애, 심박출량의 부족 → 순환부전

정답 ②

13. 09. 서울 의료기술직

82 다음 중 산업재해의 지표에 대한 설명으로 옳은 것은?

① 도수율은 연 근로시간 1,000,000시간당 재해발생건수이다.
② 건수율은 연 근로시간 1,000시간당 근로손실일 수이다.
③ 강도율은 평균 근로자 수에 대한 재해건수의 비율이다.
④ 도수율은 재해자 수나 발생빈도에 관계없이 그 재해 내용을 측정하는 척도이다.
⑤ 강도율은 연 근로시간을 파악하기 어려울 때 사용한다.

해설 ② 건수율은 근로자당 재해건수를 말한다.
③ 강도율은 근로시간당 손실일수를 말한다.
④ 도수율은 재해발생건수를 말한다.
⑤ 강도율은 시간 대 시간의 비를 말한다.

정답 ①

22. 06. 서울 지방직 9급

01 정신보건의 목표 및 정신보건사업의 목적으로 옳지 <u>않은</u> 것은?

① 정신질환자의 격리

② 치료자의 사회복귀

③ 정신장애의 예방

④ 건전한 정신기능의 유지 증진

해설 **정신보건의 목표**
- 정신장애 예방
- 정신질환 치료
- 건전한 정신기능 유지와 증진
- 진료 후 사회복귀

정답 ①

22. 02. 서울시 9급 공중보건 A형

02 지역사회 주민을 대상으로 한 정신보건 예방관리사업에서 3차 예방 수준의 사업 내용은?

① 우울증 예방에 대한 홍보책자 배포

② 우울증 위험군을 대상으로 정기적 선별검사 시행

③ 지역 내 사업장의 직무 스트레스 관리 프로그램 운영·지원

④ 정신병원 퇴원 예정자를 대상으로 사회생활 적응 프로그램 운영

해설 지역사회정신보건의 목적은 1차, 2차 그리고 3차 예방이며(Kaplan & Sadock, 1988), 삶의 질 증진이다. 즉, 1차 예방은 정신질환의 발생을 저지하는 것으로 새로운 정신질환 발생사례를 감소시키는 것에 그 목적이 있으며, 2차 예방은 정신질환의 총 사례수와 유병기간을 줄이기 위하여 정신질환의 조속한 발견 및 신속한 치료를 목적으로 한다. 이에 반해 3차 예방은 정신질환으로 인해 부차적으로 갖게 되는 정신적 결함이나 사회적 장애를 줄이는 데 목적이 있다. 즉, 예방, 치료 그리고 재활이다.

정답 ④

21. 06. 서울 공중보건 공개

03 정신건강과 관련된 내용에 대한 설명으로 가장 옳지 <u>않은</u> 것은?

① 세계보건기구는 정신건강증진을 긍정적 정서를 함양하고 질병을 예방하며 역경을 이겨내는 회복력(resilience)을 향상시키는 것이라고 정의하였다.

②「정신건강증진 및 정신질환자 복지서비스 지원에 관한 법률」에서 정신건강증진사업을 규정하고 있다.

③ 정부는 정신건강을 위한 다양한 정책, 제도, 법률 서비스 개발을 강화하고 실행하여야 한다.

④ 지역사회 기반의 정신건강 서비스는 입원을 강화하도록 하고, 병원이 중심이 되어야 한다.

해설 **지역정신보건사업의 원칙(Caplan, 1967)**
㉠ 지역주민에 대한 책임
㉡ 환자의 가정과 가까운 곳에서 치료
㉢ 포괄적인 서비스
㉣ 여러 전문직 간의 팀적 접근
㉤ 진료의 지속성
㉥ 지역 주민 참여

정답 ④

21. 04. 울산 보건연구사 보건학

04 기질성 정신질환은 뇌조직의 손상에 의하여 발생하는데 다음 중 이에 속하지 <u>않는</u> 것은?

① 인격장애
② 만성 알코올중독
③ 노인성 치매
④ 뇌매독

해설 ㉠ 기질성 정신장애
• 뇌조직의 기질성 또는 기능적 이상으로 초래된 정신기능의 장애
• 영구적 손상이나 일시적 뇌기능장애에 의해 야기되는 정신기능장애나 행동장애
• 현재 기질성 장애는 노인환자의 증가, 약물 남용의 증가, 각종 사고 및 이로 인한 후유증으로 인해 급증 추세
• 특히 섬망은 수술환자나 관상동맥 환자에게서 30%가 경험
㉡ 임상증상
• 인지 및 지적 장애 - 인지능력의 영역 : 추론, 기억, 판단, 지남력, 지각, 주의력 등
㉢ 정신상태 사정(MSE; mental status exam)
• 감정 변화 및 충동성
• 의식장애 - 의식의 혼탁, 감소, 변화 및 협소

정답 ①

🔵 알아보기

원인 및 역동

㉠ 중독(intoxication)

중추신경계 중독효과를 일으키는 약물의 과다 복용으로 진정제, 최면제, 항우울제, 정신 자극제, 일산화탄소, 화공물질, 납, 살충제 등

㉡ 혈관성 질환

뇌색전증, 고혈압, 심인성 심장질환, 심부전증, 뇌동맥경화증 등

㉢ 감염

유행성 뇌염, 홍역, 이하선염, 뇌막염, 전신감염으로 인한 열성질환, 진행마비, 매독으로 인한 뇌막뇌염 등

㉣ 뇌외상(head trauma)

㉤ 대사장애, 내분비장애 및 영양장애

뇨독증(uremia), 당뇨 산중독(diabetic acidosis), 저혈당, cushing 증후군, 수술 후 정신반응, 출혈이나 심한 피로 후 섬망, 비타민 B 결핍증(주로 알코올 중독, 악성빈혈, 위암 및 임신중독에서)

㉥ 두개강 종양 : 특히 뇌량(corpus) 부위

㉦ 뇌변성 cerebral degenerative disease Alzheimer, pick disease, multiple sclerosis, Huntington's disease 등

㉧ 간질 epilepsy

㉨ 알코올 및 약물중독

---

19. 10. 서울시 제3회 경력경쟁 고졸

05 금지된 충동을 억제하기 위해서 그 반대의 경향을 강조해 스스로 수용하기 어려운 충동을 제어하려는 방어기제는?

① 부정 　　　　　　　　　　　② 억제

③ 반동형성 　　　　　　　　　④ 억압

해설 ③ 반동형성 : 자아는 때때로 반대행동을 함으로써 오히려 금지된 충동이 표출되는 것으로부터 자신을 조절하거나 방어하는데 이를 반동형성이라고 한다. 반동형성은 첫째, 받아들일 수 없는 충동을 억압하고 둘째, 그 반대적인 행동이 의식적 차원에서 표현되는 두 가지 단계를 거친다.

　① 부정 : 가장 원시적인 방어 기제로서 아동과 심한 정서 장애인들이 주로 사용한다. 위협적인 현실에 눈을 감아 버림으로써 불안을 방어해 보려는 수단이다.

　②·④ 억압과 억제 : 억압은 의식하기에는 너무나 고통스럽고 충격적이어서, 무의식적으로 억눌러버리는 것을 말한다. 억압이 다른 방어 기제나 신경증적 증상의 기초가 되는 반면, 억제는 의식적으로 생각과 느낌을 눌러버리는 것을 말한다. 즉, '욕구불만'에 의해서 긴장을 해소하기 위하여 자기의 감정이나 또는 부당하다고 생각하고 있는 원망 등을 억제시켜 의식의 세계에서 말살하려고 하며, 생각조차 하지 않으려 하는 기제이다. 억제가 바탕이 된 극단적인 경우가 억압이다.

정답 ③

19. 06. 서울시 경력경쟁 의료기술직

06 「정신건강증진 및 정신질환자 복지서비스 지원에 관한 법률」상 정신건강증진의 기본이념으로 가장 옳지 않은 것은?

① 모든 정신질환자는 인간으로서의 존엄과 가치를 보장받고, 최적의 치료를 받을 권리를 가진다.

② 정신질환자의 입원 또는 입소가 최소화되도록 지역사회 중심의 치료가 우선적으로 고려되어야 한다.

③ 정신질환자는 원칙적으로 자신의 신체와 재산에 관한 사항에 대하여 보호자의 동의가 필요하다.

④ 정신질환자는 자신과 관련된 정책의 결정과정에 참여할 권리를 가진다.

해설 「정신건강증진 및 정신질환자 복지서비스 지원에 관한 법률」

제2조(기본이념)
① 모든 국민은 정신질환으로부터 보호받을 권리를 가진다.
② 모든 정신질환자는 인간으로서의 존엄과 가치를 보장받고, 최적의 치료를 받을 권리를 가진다.
③ 모든 정신질환자는 정신질환이 있다는 이유로 부당한 차별대우를 받지 아니한다.
④ 미성년자인 정신질환자는 특별히 치료, 보호 및 교육을 받을 권리를 가진다.
⑤ 정신질환자에 대해서는 입원 또는 입소(이하 "입원 등"이라 한다)가 최소화되도록 지역 사회 중심의 치료가 우선적으로 고려되어야 하며, 정신건강증진시설에 자신의 의지에 따른 입원 또는 입소(이하 "자의입원 등"이라 한다)가 권장되어야 한다.
⑥ 정신건강증진시설에 입원 등을 하고 있는 모든 사람은 가능한 한 자유로운 환경을 누릴 권리와 다른 사람들과 자유로이 의견교환을 할 수 있는 권리를 가진다.
⑦ 정신질환자는 원칙적으로 자신의 신체와 재산에 관한 사항에 대하여 스스로 판단하고 결정할 권리를 가진다. 특히 주거지, 의료행위에 대한 동의나 거부, 타인과의 교류, 복지서비스의 이용 여부와 복지서비스 종류의 선택 등을 스스로 결정할 수 있도록 자기결정권을 존중받는다.
⑧ 정신질환자는 자신에게 법률적·사실적 영향을 미치는 사안에 대하여 스스로 이해하여 자신의 자유로운 의사를 표현할 수 있도록 필요한 도움을 받을 권리를 가진다.
⑨ 정신질환자는 자신과 관련된 정책의 결정과정에 참여할 권리를 가진다.

정답 ③

17. 04. 경기

07 정신분열증(schizophrenia)은 세계 인구의 약 1%가 겪고 있는 심각한 정신 장애로 '지각과 지적 사고 과정의 장애'를 보인다. 다음의 A에 공통적으로 들어갈 가장 알맞은 용어는 어떤 것인가?

정신분열병의 대표적인 증상 중 하나는 A(으)로 현실에 존재하지 않는 것에 대해 지각하는 것이다. A(는)은 오감각과 신체감각을 포함하는데, 그것들은 대상자에게 위협적이고 놀랄 만한 것일 수 있으며, 드물게는 A(를)을 즐거운 것으로 말하기도 한다. 처음에는 대상자가 A(를)을 사실로 지각하지만, 나중에는 인식할 수 있다. A(는)은 실제적인 환경자극을 잘못 해석하는 착각과는 다르다.

① 사고장애(thought disorder) ② 망상(delusion)

③ 조울증(manic-depressive psychosis) ④ 환각(hallucination)

해설 • 환각(hallucination)은 실제로 존재하지 않는 자극을 지각하는 증상으로 환청이 가장 흔하게 나타난다. 가끔씩 후각에 대해 환각이 일어나기도 한다.
• 사고장애(thought disorder)는 정신분열증의 증상 중 가장 중요한 것으로, 체계적이지 않고 비논리적인 사고를 하는 것이다.
• 망상(delusion)은 사실이 아닌 것에 대해 믿는 것으로 피해망상(delusion of persecution)이 대표적인 예이다. 과대망상(delusion of grandeur)은 자기의 권력이나 중요성에 대한 잘못된 믿음으로 다른 사람에 비해 특출한 능력이나 권위를 가지고 있다고 생각하는 것이고, 조정망상(delusion of control)은 주변의 누군가가 어떤 수단을 사용해서 자기의 행동을 조종하고 있다고 생각하는 것이다.

정답 ④

17. 06. 서울시 9급

08 다음의 정신장애에 대한 설명에 해당하는 것은?

> • 현실에 대한 왜곡된 지각
> • 망상, 환각, 비조직적 언어와 행동
> • 20~40세 인구에서 호발하며, 만성적으로 진행
> • 부모 중 한 명이 이환된 경우 자녀의 9~10%에서 발병

① 조울병(manic depressive psychosis)
② 신경증(neurosis)
③ 인격장애(personality disorder)
④ 정신분열증(schizophrenia)

해설 ④ 조현병(調絃病, Schizophrenia)
• 정신병환자 중에서 가장 많으며(우리나라 정신병원 전체 입원환자의 70% 이상), 대개는 청년기에 발생하여 만성적으로 진행되는데, 20~40세 인구에 다발하는 정신질환이다.
• 환각, 망상이 나타나고 정서변화가 심하며, 행동은 퇴행적이고 비정상적이다.
• 단순형(Simple type), 파괴형(Hebephrenic type), 긴장형(Catatonic type), 편집형(Paranoid type) 등 네 가지 형태가 있다.
• 양친 중 한쪽이 조현병인 경우 자녀의 9~10%가 발병되고, 양친이 전부 조현병인 경우 50%가 발병된다고 한다.
① 조울병(Manic-depressive psychosis)
• 감정장애가 주 증상이며 양친 중 한쪽이 조울병인 경우 자녀의 30% 전후에서 발병되고, 양친이 전부 조울병인 경우 60% 가까이 발병한다고 한다.
• 조현병과 조울병이 2대 내인성 정신병이다.
② 신경증(神經症, neurosis) 또는 노이로제(독일어 ; Neurose)는 기능성 장애 중 하나로, 심리적으로 불안한 상태이다.
③ 인격장애(人格障碍, personality disorder) 또는 성격장애(性格障碍)는 습관, 성격, 사고방식 등이 사회적 기준에서 극단적으로 벗어나서 사회생활에 문제를 일으키는 경우이다.

정답 ④

21. 06. 서울시 교육청 보건 9급

01 노인보건의료의 특징으로 옳지 않은 것은?

① 노인의 질병이나 장애는 만성적이고 복잡하며, 3차 보건의료에 해당한다.

② 노인의 의료비 부담능력은 일반적으로 높고, 의료요구는 낮다.

③ 노인은 신체적으로 폐의 잔기량이 증가하여 호흡장애가 문제될 수 있다.

④ 노인성 질병은 노인인구의 증가에 따라 유병률과 발생률이 증가하는 추세이다.

해설 노년기는 심리적·사회적·경제적 상황의 급격한 변화와 더불어 신체적 측면에서도 다양한 변화가 일어나는 시기이며, 만성질환 등의 질병으로부터 건강한 노후생활을 위하여 의료서비스 이용을 더 필요로 하는 시기이기도 하다.

노년기에는 정년퇴직 및 경제활동 제한으로 수입이 현저히 감소하기 때문에 미충족 의료(unmmet medical need)가 발생할 가능성이 높다.

- 1차 보건의료서비스
  - 건강검진, 예방적 활동, 건강증진 서비스
  - 질병 발생 빈도가 높으며, 국민 의료수요의 80~90% 차지
  - 주로 의원급 의료기관에서 담당
- 2차 보건의료서비스
  - 경증 입원 환자나 간단한 수술적 치료
  - 주로 상급종합병원을 제외한 병원급 의료기관에서 담당
- 3차 보건의료서비스
  - 중증 질환, 희귀 난치성 질환 등
  - 특정 영역에 보다 전문화된 분과 전문의 중심
  - 보건의료서비스에서 차지하는 비중 큼
  - 주로 대학병원이나 상급종합병원에서 담당

정답 ②

20. 06. 경기 교육청 공중보건

02 **만성 퇴행성 질환(chronic degenerative disease)의 역학적 특성으로 옳은 것만을 모두 고르면?**

> ㄱ. 질병 발생 시점이 불분명하다
> ㄴ. 직접적인 원인을 규명하기 어렵다.
> ㄷ. 연령증가와 비례하여 질환의 유병률이 증가한다.
> ㄹ. 질병의 발생과 경과가 질환자마다 비교적 일치하며, 치료가 가능하다.

① ㄱ

② ㄱ, ㄴ

③ ㄱ, ㄴ, ㄷ

④ ㄱ, ㄴ, ㄷ, ㄹ

해설 ㉠ 만성퇴행성질환의 특징
  • 일단 발병하면 3개월 이상 오랜 기간의 경과를 보인다.
  • 호전과 악화를 반복하면서 결국 점점 나빠지는 방향으로 진행된다.
  • 연령증가와 비례하여 그 유병률이 증가한다.
  • 여러 개의 위험요인은 파악되었으나 그 원인이 명확하게 알려진 것은 드물다.
㉡ 만성퇴행성질환의 역학적인 특성
  • 직접적인 원인이 존재하지 않는다(원인규명이 어렵다).
  • 원인이 복합적이다.
  • 잠재기간이 길다.
  • 질병발생의 시점이 불분명하다.
  • 질병의 발생과 경과가 일치하지 않는다.

정답 ③

20. 10. 서울 연구사 역학

03 **만성질환의 일반적인 역학적 특성으로 가장 옳은 것은?**

① 만성질환은 예방할 수 없다.

② 주로 여성보다 남성에게 영향을 준다.

③ 만성질환 사망자는 주로 고소득 국가에서 발생한다.

④ 다수의 위험요인이 복합적으로 작용하여 발생한다.

해설 **WHO의 만성질환보고서 2005**
- 만성질환의 4/5는 저·중소득 국가에서 발생한다.
- 저·중소득 국가에선 감염성 질환도 문제이지만 급증하는 만성질환이 미래의 큰 문제이다.
- 가난한 사람에게 영향이 크다. 더 가난해진다(만성질환의 경제적 부담).
- 주로 노인들에게 영향을 준다. 만성질환의 절반 정도가 70세 이전 조기 사망한다.
- 심장병 포함 남녀 비슷하게 영향을 준다.
- 의료자원의 배분이 적절하고 건강교육이 충분한 경우가 아니라면 개인에게 책임을 물 수 없다.
- 알려진 주요 위험요인이 제거 된다면 심장병, 뇌졸중, 당뇨병의 80%와 암의 40%를 예방할 수 있다.
- 만성질환에 대한 중재는 비용−효과적이며 값싸게 실행할 수 있다.
- 대다수 만성질환은 공통적 위험요인이 있으며 이들을 제거하면 예방할 수 있다.
- 죽음은 피할 수 없으나 서서히 고통스럽게 일찍 죽을 필요는 없다.

정답 ④

---

19. 06. 서울시 경력경쟁 의료기술직

04 **만성질환의 역학적 특성으로 가장 옳지 <u>않은</u> 것은?**

① 악화와 호전을 반복하며 결과적으로 나쁜 방향으로 진행한다.

② 원인이 대체로 명확하지 않고, 다요인 질병이다.

③ 완치가 어려우며 단계적으로 기능이 저하된다.

④ 위험요인에 노출되면, 빠른 시일 내에 발병한다.

해설 ㉠ 만성퇴행성질환의 특징
- 일단 발병하면 3개월 이상 오랜 기간의 경과를 보인다.
- 호전과 악화를 반복하면서 결국 점점 나빠지는 방향으로 진행된다.
- 연령증가와 비례하여 그 유병률이 증가한다.
- 여러 개의 위험요인은 파악되었으나 그 원인이 명확하게 알려진 것은 드물다.

㉡ 미국의 만성질환위원회에서는 만성질환을 다음 열거한 특징 중 한 개 이상의 손상이나 이상을 포함하고 있다.
- 질병 자체가 영구적인 것
- 후유증으로 불능을 동반하는 것
- 회복 불가능한 병리적 병변을 가지는 질병
- 재활에 특수한 훈련을 요하는 질병
- 장기간에 걸친 보호, 감시 및 치료를 요하는 질병이나 기능장애

㉢ 만성퇴행성질환의 역학적인 특성
- 직접적인 원인이 존재하지 않는다(원인규명이 어렵다).
- 원인이 복합적이다.
- 잠재기간이 길다.
- 질병발생의 시점이 불분명하다.
- 질병의 발생과 경과가 일치하지 않는다.

정답 ④

05 만성 감염병에 대한 설명으로 옳지 <u>않은</u> 것은?

① 결핵은 신체의 모든 장기에 감염되는 감염병이다.

② 한센병은 lepromin 반응검사로 감염여부를 판정한다.

③ 매독은 수직 감염이 가능하다.

④ B형 간염은 면역이 형성되지 않으므로 반복 감염된다.

해설 ④ • B형 간염 예방접종대상 : 모든 영유아 및 B형 간염 고위험군*

　　*B형 간염 고위험군 : B형 간염 바이러스 보유자의 가족, 혈액제제를 자주 수혈받아야 하는 환자, 혈액투석을 받는 환자, 주사용 약물 중독자, 의료기관 종사자, 수용시설의 수용자 및 근무자, 성매개질환의 노출 위험이 큰 집단

　• 접종시기 : 영아는 생후 0, 1, 6개월 일정, 소아 및 성인은 0, 1, 6개월 일정으로 3회 접종

　　– 어머니가 HBsAg 양성 : 출생 직후(12시간 이내) B형 간염 면역글로불린(HBIG 0.5mL)과 함께 주사 부위를 달리하여 B형 간염 백신을 접종

　　– 어머니가 HBsAg 상태를 모를 때 : 출생 직후(12시간 이내) 백신을 접종. 어머니가 HBsAg 양성으로 판명되면 HBIG를 가능하면 빨리(늦어도 생후 7일 이내) 주사

① 결핵의 약 85%는 폐에서 발병하는 폐결핵이지만, 우리 몸 어디에서나 발생할 수 있으며 발생 위치에 따라 병명이 달라진다. 림프절에서 발생하면 림프절결핵, 척추에서 발생하면 척추결핵, 장에서 발생하면 장결핵, 이처럼 폐 이외의 장기에서 발생하는 결핵을 통틀어 폐외결핵이라고 하며 타인에 전염되지 않는다.

② 한센병의 진단은 환자의 피부병변, 운동신경검사, 감각신경검사, 신경촉진 등의 이학적 검사와 한센균을 관찰하는 피부도말검사, 피부조직 병리검사로 기본적인 진단을 한다. 그밖에도 레프로민 검사(Lepromin Test), 항 PGL-1 항체검사, 분자생물학적 검사 등의 다양한 방법이 보조적으로 사용된다. 한센병의 임상증상을 주로 하여 병리조직 소견, 세균검출 소견, Lepromin 반응 소견을 종합적으로 평가한 기존의 병력지에 기록된 병형으로 분류한다.

③ 매독은 매독균(Treponema pallidum) 감염에 의해 발생하는 성기 및 전신 질환으로 성접촉, 수직 감염, 혈액을 통한 감염으로 전파된다. 1기 또는 2기 매독환자의 성 접촉 시에 약 50%가 감염된다.

정답 ④

06 대사증후군에 해당하는 사람은?

구분	허리둘레 (cm)	혈액 중 중성지방 (mg/dL)	혈액 중 HDL-콜레스테롤 (mg/dL)	혈압 (mmHg)	공복혈당 (mg/dL)
① 남자	94	145	35	120/80	120
② 남자	88	140	45	120/90	120
③ 여자	80	155	48	110/80	90
④ 여자	82	150	52	140/90	95

해설 다음의 기준 중 세 가지 이상이 해당되면 대사증후군으로 정의할 수 있다.

[진단표]

구성 요소	기준
허리둘레	남자 90cm 이상, 여자 85cm 이상
혈압	130/85mmHg 이상, 또는 고혈압약 복용하는 경우
중성지방	150mg/dL 이상
HDL 콜레스테롤	남자 40mg/dL 미만, 여자 50mg/dL 미만, 또는 고지혈증약을 복용하는 경우
공복혈당	공복혈당 100mg/dL 이상, 또는 당뇨병 약이나 인슐린 주사 치료를 받는 경우

∴ 허리둘레 94cm, HDL-콜레스테롤 35mg/dL, 공복혈당 120mg/dL의 세 가지가 기준에 부합하여 ①은 남자가 대사증후군에 해당한다.

구분	허리둘레 (cm)	혈액 중 중성지방 (mg/dL)	혈액 중 HDL-콜레스테롤 (mg/dL)	혈압 (mmHg)	공복혈당 (mg/dL)
① 남자	94	145	35	120/80	120
② 남자	88	140	45	120/90	120
③ 여자	80	155	48	110/80	90
④ 여자	82	150	52	140/90	95

정답 ①

---

18. 06. 전남 보건직

07 만성질환에 대한 설명으로 가장 옳지 <u>않은</u> 것은?

① 만성질환은 주로 고소득 국가의 부유한 사람들에게서 발생한다.

② 만성질환은 다수의 위험요인이 복합적으로 작용하여 발생한다.

③ 질병 발생의 시점을 명확하게 알기 어렵고 위험요인 노출시점으로부터 발병까지의 유도기간이 길다.

④ 대부분의 만성질환은 비감염성 또는 비전염성 질환으로 접촉 등 매개체에 의해 전파되지 않는다.

해설 비감염성 질환(Non-Communicable Diseases, NCD) 시대가 도래하고 있다. NCD는 Low-income과 Middle-income 국가에서는 덜 중요하게 고려되는 질환이었다. NCD 질환 중 하나인 만성폐쇄성폐질환(Chronic Obstructive Pulmonary Disease, COPD)은 High-income 국가에서 질병 부담이 큰 질환으로서 여겨졌었으나, 최근 Low-income 과 Middle-income 국가에서도 질병 부담이 큰 질환으로 부각되고 있다. 낮은 사회경제적 상태의 사람들이 높은 사회경제적 상태의 사람들보다 사망률이 높거나, COPD의 발생률 및 유병률이 높은 역의 상관관계를 보인다.

정답 ①

17. 10. 경기 의료기술직

08 만성질환 등 성인병의 특성에 대한 설명으로 옳지 <u>않은</u> 것은?

① 고혈압, 심장질환, 암 등이 주로 해당된다.
② 질병발생요인과 추후 경과가 당사자의 사회 경제적 수준에 의해 영향을 받는다.
③ 질환이 발생하기 전 잠재기간이 길다.
④ 음주, 흡연 등 직접적인 원인을 파악하여 조기진단만 하면 완치할 수 있다.

해설 ⊙ 만성퇴행성질환의 특징
• 일단 발병하면 3개월 이상 오랜 기간의 경과를 보인다.
• 호전과 악화를 반복하면서 결국 점점 나빠지는 방향으로 진행된다.
• 연령증가와 비례하여 그 유병률이 증가한다.
• 여러 개의 위험요인은 파악되었으나 그 원인이 명확하게 알려진 것은 드물다.
ⓒ 암, 뇌졸중, 심장병, 당뇨병 등이 만성질환을 의미한다.

정답 ④

17. 12. 경기 4회 보건직 9급

09 UN이 분류한 "고령사회"의 개념으로 옳은 것은?

① 65세 이상의 인구가 총인구의 14%를 초과
② 60세 이상의 인구가 총인구의 14%를 초과
③ 60세 이상의 인구가 총인구의 7%를 초과
④ 65세 이상의 인구가 총인구의 20%를 초과

해설 UN의 규정에 따른 분류에 의하면 65세 이상 노인이 전체 인구의 7%를 넘으면 고령화 사회, 14%를 넘으면 고령사회, 20%를 넘으면 초고령사회라 한다.

정답 ①

17. 12. 경기 4회 보건직 9급

10 대사증후군의 진단항목(ATP Ⅲ)에 포함되지 <u>않는</u> 것은?

① 체중
② 고혈당
③ 허리둘레
④ 중성지방

해설 ⊙ 2001년 US National Cholesterol Education Program(NCEP)의 Adult Treatment Panel(ATP) Ⅲ 보고서에서는 대사증
후군을 LDL-콜레스테롤과 더불어 심혈관 질환에 대한 중요한 위험요인으로 규정하고 새로운 진단기준을 제시하
였다. NCEP의 진단기준은 임상에서 간편하게 적용할 수 있어 대규모 역학적 연구에 적용하기 쉬운 장점이 있다.
ⓒ 대사증후군의 임상적 진단은 특징들 중 세 가지를 만족하는 것으로 하였다.
• 복부 비만은 남자 허리둘레가 102cm(40inch), 여자 88cm(35inch) 이상일 경우이다.
• 혈청 triglyceride≥150mg/dL(1.7mmol/L)
• 혈청 HDL cholesterol<40mg/dL(1mmol/L) in men,
　　　　　　　　　　<50mg/dL(1.3mmol/L) in women
• 혈압≥130/85mmHg
• 공복 혈당≥110mg/dL(6.1mmol/L).
ⓒ NCEP ATP Ⅲ의 대사증후군의 진단기준 항목 : 허리둘레, 공복혈당, 혈압, 중성지방, HDL-콜레스테롤

정답 ①

16. 영양사

11 노인에게 있어서 항악성 빈혈증의 외적인자로 보기 중 가장 알맞은 것은?

① 비타민 B_1
② 비타민 B_{12}
③ 비타민 B_6
④ 니아신(niacin)

해설 노인들의 위벽세포는 비타민 B_{12}의 흡수에 필요한 내적인자의 합성이 되지 않아 결핍되기 쉽고, 유전적인 소인이 있거
나 위절제 수술을 받은 환자도 악성빈혈의 내적인자가 결핍되며, 외적인자는 비타민 B_{12}이다.

정답 ②

16. 07. 환경부 경력경쟁 환경보건

12 본태성(1차성) 고혈압의 치료법에 해당하는 것은?

> 가. 체중 감소
> 나. 소금 섭취량 감소
> 다. 알코올 섭취량 감소
> 라. 단백질 섭취량 증가

① 가, 나, 다　　　　　　　　　　　② 가, 다
③ 나, 라　　　　　　　　　　　　　④ 가, 나, 다, 라

해설　본태성 고혈압에서 체중 감소, 소금 섭취량 감소, 알코올 섭취량 감소는 혈압을 저하시키는 데 도움이 되는 반면, 양질의 단백질은 충분히 섭취해야 혈관을 튼튼하게 한다.

정답　④

17. 08. 전남

13 당뇨병에 대한 설명으로 옳지 <u>않은</u> 것은?

① 혈당치가 170mg/dL의 경우 당뇨가 나타난다.
② 대부분 환자는 인슐린 분비 부족을 보인다.
③ 급성 합병증으로 저혈당증 등이 유발된다.
④ 만성 합병증으로 백내장 등이 유발된다.

해설　당뇨병은 췌장 호르몬인 인슐린의 분비가 부족하거나 체내조직에서 인슐린을 적절하게 이용하지 못함으로써 발생되는 만성적인 당대사이상 질환으로, 혈당치가 170mg/dL 이상의 경우 소변으로 병이 나오는 당뇨증상을 나타낸다. 혈당치의 상승에 의해 다음, 다뇨, 다식의 3多 증상이 나타나고 급성 합병증으로는 당뇨병성 케톤산증, 고삼투압 고혈당 비케톤성 흡수, 저혈당증이 나타나고 만성 합병증으로는 망막증, 신장질환, 신경병증, 심혈관계 질환 및 피부질환 등이 발생한다. 당뇨병 환자의 대부분은 체내에서 인슐린을 적절히 이용하지 못하여 증상을 나타내는 인슐린 비의존형(Type II)이다.

정답　②

17. 영양사

14 당뇨병의 발생 원인에 대한 설명으로 옳은 것은?

> 가. 운동부족 및 과식에 의한 비만은 당뇨병의 원인이 된다.
> 나. 유전적인 요인이 크므로 부모가 당뇨이면 자녀에서 발생률이 높다.
> 다. 임신이나 스트레스에 의한 호르몬 변화는 당뇨병 발생률을 높인다.
> 라. 내분비 이상, 세균이나 바이러스 감염 등의 환경적 발병인자가 영향을 미친다.

① 가, 나, 다, 라   ② 가, 다
③ 나, 라   ④ 라

해설   당뇨병은 유전적 요인을 가지고 있는 사람에게 비만, 스트레스, 내분비 이상, 세균이나 바이러스 감염 및 약물 남용 등의 환경적 발병인자가 영향을 미침으로써 발병되는데, 소아 및 청소년기에 발생하는 Type I 당뇨보다는 중년 이후에 발병하는 Type II 당뇨병이 대부분을 차지한다.

정답   ①

17. 03. 서울 지방직

15 서울특별시는 대사증후군 오락(5樂) 프로젝트를 통해 건강생활 실천과 질병을 예방하고자 하는 사업을 추진 중이다. 다음 중 대사증후군의 진단기준으로 옳지 <u>않은</u> 것은?

① 허리둘레   ② 지방간
③ 고혈당   ④ 중성지방

해설   30세 이상 서울시민 1/3이 대사증후군이며, 원인은 식습관, 흡연, 음주, 운동부족, 스트레스이다.
- 대사증후군 오락(5樂) 프로젝트
- 5가지 즐거운 건강체크 항목 : 허리둘레, 혈압, 혈당, 중성지방, 좋은 콜레스테롤(HDL)
- 예약-내원-접수-체크-등록-상담-교육-사후관리
- 지방간은 진단기준이 아닌 병적 상태이다.

정답   ②

15. 06. 서울

16 다음 중 만성질환의 특징으로 올바르게 기술한 것을 모두 고르면?

> 가. 만성질환은 일반적으로 다양한 위험요인이 복잡하게 작용하여 발생한다.
> 나. 제2형 당뇨병은 성인형 당뇨병으로 불리며, 주로 인슐린 저항성이 생겨 발생한다.
> 다. 본태성 고혈압 환자보다 속발성 고혈압 환자가 더 많다.
> 라. 2010년 기준 우리나라 10대 사망원인 1위는 암이다.

① 가, 다   ② 가, 나, 다

③ 가, 나, 라   ④ 가, 나, 다, 라

해설 고혈압 환자의 10명 중 약 9.5명은 고혈압의 발생 원인을 정확히 규명할 수가 없어 이를 본태성 고혈압, 원인 불명성 고혈압 또는 1차성 고혈압이라고 하며 hypertension 또는 idiopathic hypertension이라 한다. 나머지 0.5명은 신체적인 질환에 의해 2차적으로 혈압이 상승할 수 있는데, 이러한 경우를 2차성 고혈압이라 한다.

정답 ③

15. 05. 경기 의료기술직

17 시 · 군 지역은 다음과 같은 내부 인구 구조를 가지고 있다. 부양비로 옳은 것은?

> • 0~7세 100명   • 8~14세 150명
> • 15~64세 1,000명   • 65~70세 70명
> • 71세 이상 30명

① 10.0%   ② 25.0%

③ 32.0%   ④ 35.0%

해설 총부양비 = 14세 이하+65세 이상 인구수/15~64세 인구(경제활동인구)×100
= (100+150+70+30)/1,000×100 = 35.0%

정답 ④

15. 06. 경기

18 당뇨병에 관한 설명으로 옳은 것은?

① 당뇨병은 신장의 인슐린 분비 저하나 기능 저하로 발생한다.
② 성인 당뇨병은 인슐린 보충 치료가 가장 효과적이다.
③ 소아 당뇨병은 인슐린 생성 장애가 가장 큰 원인이다.
④ 당뇨병 환자는 다량의 식사습관으로 인해 비만으로 이어진다.

해설 • 제1형 당뇨병(인슐린 의존형) : 소아, 선천적, 서양
　　 • 제2형 당뇨병(인슐린 비의존형) : 성인, 후천적, 동양

정답 ③

15. 08. 전남

19 당뇨병에 대한 설명으로 옳지 <u>않은</u> 것은?

① 당뇨병은 인슐린의 분비 저하, 기능 이상으로 발병한다.
② 제1형 당뇨병은 제2형 당뇨병에 비해 발병연령대가 낮다.
③ 당뇨병의 3대 증상은 심한 갈증(다갈), 배뇨횟수의 증가(다뇨), 쉽게 배가 고파 많이 먹는 것(다식)이다.
④ 제2형 당뇨병의 기본적인 치료방법은 인슐린 투여이다.

해설 당뇨병의 치료에는 식사요법, 운동요법, 경구혈당강하제, 인슐린 투여 등이 있으며 제2형 당뇨병의 기본적인 치료방법은 식사요법, 운동요법, 경구혈당강하제 등이다.

정답 ④

14. 06. 인천

20 우리나라의 만성퇴행성질환에 대한 설명으로 옳은 것은?

① 뇌혈관 질환에 의한 사망률은 악성신생물(암)에 이어 2위에 해당한다.
② 신체질량지수(BMI)가 20 이상일 경우 비만으로 분류한다.
③ 성인의 당뇨병은 인슐린 의존형이 많다.
④ 만성퇴행성질환의 주요 원인은 감염병이며 급성적으로 발생한다.

해설 ② BMI 지수가 25 이상일 경우 비만이다.
③ 성인의 당뇨는 인슐린 비의존형이다.
④ 만성퇴행성질환은 비감염병이며 만성적으로 발생한다.

정답 ①

13. 04. 인천 보건직

21 인체의 노화현상에 대한 설명으로 옳지 않은 것은?

① 혈관벽의 경화 및 노후화로 순환기능이 저하된다.
② 폐 기능의 저하와 잔유공기량의 증가로 폐활량이 감소한다.
③ 소화효소의 분비 저하 및 위장관 운동의 감소로 인해 소화기능이 저하된다.
④ 신경세포의 노화와 신경전달물질의 감소로 신경계통의 기능이 감퇴된다.

해설 노화현상으로 순환기능, 폐활량 및 소화기능이 저하된다. 또한 내분비기능이 감퇴되며 신경세포의 사멸로 기억력, 감각기능이 저하된다.

정답 ④

13. 04. 인천 보건직

22 다음 중 부양비의 설명으로 틀린 것은?

① 선진국이 개발도상국보다 노년부양비가 작다.

② 개발도상국이 선진국에 비해 총부양비가 크다.

③ 부양연령은 15~64세까지의 생산연령인구를 말한다.

④ 노령화 지수의 상승은 부양비를 증가시킨다.

해설 ① 선진국의 노년부양비 부담이 개도국에 비해 크다.
③ 부양비는 부양연령인구와 피부양연령인구의 비율이다. 여기에서 부양인구는 15세부터 64세까지의 생산연령인구
를 말하며, 피부양인구는 15세 미만의 유소년인구와 65세 이상의 노년인구를 말한다.

정답 ①

13. 04. 서울

23 만성퇴행성질환의 예방 대책으로 가장 적합한 것은?

① 1차적 예방 - 질병발견, 억제 　　　　② 2차적 예방 - 질병의 조기발견

③ 3차적 예방 - 조기치료 　　　　　　　④ 2차적 예방 - 환경개선

⑤ 3차적 예방 - 집단건강검진

해설 2차 예방은 1차 예방에 실패하여 질병이 발생한 후 가능한 한 조기에 진단하고 치료 및 관리를 실시하여 조숙사망 및
불구, 심각한 합병증으로의 진행을 막는 것이다. 평생건강관리프로그램이 다루는 내용 중 선별검사 항목의 대부분이
이에 속하며 2차 예방의 핵심 대상 분야가 암을 포함한 만성퇴행성질환군이다.

정답 ②

22. 04. 경북 경력 공중보건학

01 표준편차(SD)를 평균치(M)로 나누어 계산하며 둘 이상 산포도를 비교할 때 주로 쓰이는 것은 다음 중 어느 것인가?

① 중앙값

② 평균편차

③ 변이계수

④ 분산

해설 **변동계수(변이계수, Coefficient of Variation ; CV)**
• 평균이 크게 다른 두 개 이상의 집단이 있을 때 각 집단의 상대적 동질성을 감안한 산포도의 척도
• 어떤 표본의 표준편차를 평균값으로 나누어서 백분율로 나타낸 수치
• 자료의 평균치를 x 표준편차를 σ라고 할 때 σ/x 또는 $\sigma/x \times 100(\%)$를 변이계수라고 함
• 변이계수를 이용하면 평균치가 다른 집단이나 단위가 다른 집단의 산포도(散布度)를 비교할 수 있음

정답 ③

22. 04. 경북 경력 공중보건학

02 합계출산율에 대한 설명으로 맞는 것은?

① 가임여성 1명이 평생 동안 낳을 것으로 예상되는 평균 출생아 수

② 어느 지역에서 특정 연령의 여성 1,000명에 대한 같은 연령의 여성이 출산한 정상 출생아의 수

③ 가임연령의 여자 1명당 출산한 딸의 총 수

④ 15~49세 사이의 가임여성 인구 1,000명당 출생률

해설 **합계출산율(TFR ; Total Fertility Rate)**
한 여자가 평생 동안 평균 몇 명의 자녀를 낳는 지를 나타낸다. 특히 출산력 수준을 비교하기 위해 대표적으로 활용되는 지표이다. 일반적으로 연령별 출산율의 합으로 계산하며, 5세 계급으로 계산된 연령별 출산율인 경우는 5를 곱한다.

정답 ①

03 연구의 조사대상을 설정할 때 표본집단을 사용하는 장점으로 옳지 <u>않은</u> 것은?

① 경제적 이득이 있다.

② 단시간 내에 특성을 파악할 수 있다.

③ 모집단이 작을 때 사용이 가능하다.

④ 혈액검사와 같이 전수조사가 불가능한 경우에 적당하다.

해설   표본집단 또는 표집으로도 불리우며 표본은 여러 통계 자료를 포함하는 집단 속에서 그 일부를 뽑아내어 조사한 결과로써 본디의 집단의 성질을 추측할 수 있는 통계 자료이다. 전형적으로, 모집단은 매우 크며, 모집단의 모든 값에 대해 전수조사(Census)나 전부 조사(Complete Enumeration)을 하는 것은 실용적이지 않거나 불가능하다. 표본은 다룰 수 있을 만한 크기의 부분 집합을 나타낸다.

전수조사에 비하여 표본조사가 지닌 장점

• 경제성 : 실제조사, 조사결과 집계, 자료처리 등의 비용과 노력이 적게 소요된다.

• 신속성 : 전수조사에 비해 자료수집과 처리가 훨씬 빠르다.

• 심도 있는 조사 가능 : 경제적 · 시간적 제약으로 전수조사에서 불가능한 복잡한 조사가 가능하다.

• 조사의 정확성 : 전수조사에 비해 자료 규모가 작아 자료의 입력, 처리과정 등에서 오류를 줄일 수 있다.

• 숙명적 필요성 : 제품의 파괴검사, 혈액검사처럼 전수조사가 불가능한 경우에 적당하다.

정답   ③

04 보건 통계지표 중 분모가 <u>다른</u> 것은?

① 주산기사망률

② 영아사망률

③ 조사망률

④ 신생아사망률

해설   ③ 조사망률(CDR)=[특정 1년간의 총 사망자 수/당해연도의 연앙인구]×1,000

     ① 주산기사망률 = [그 해의 임신 28주 이후 사산아 수+생후 1주 이내의 신생아 사망 수 / 어떤 연도의 출생아 수(임신 28주 이후 사산아 수 포함)]×1,000

     ② 영아사망률=[그 연도의 생후 1년 미만의 사망자 수(=연간 영아사망 수)/어떤 연도의 출생아 수(=연간 출생아 수)]×1,000

     ④ 신생아사망률=[그 연도 중 생후 28일 미만의 사망자 수/어떤 연도의 출생아 수]×1,000

정답   ③

21. 07. 전남 보건직 공중보건 A형

05 사망률의 연령표준화에 대한 다음 설명 중 옳지 <u>않은</u> 것은?

① 표준화율은 실제로 측정된 값으로서 율의 상대적 규모 비교를 위해 사용된다.

② 표준인구가 달라지면 연령보정사망률의 값은 변한다.

③ 직접법은 보정하려는 집단의 연령별 특수사망률과 표준인구의 연령별 인구구성을 이용한다.

④ 간접법은 표준인구의 연령별 특수사망률을 대상집단의 인구구성에 곱하여 기대사망자수를 산출한다.

해설 **간접 표준화를 사용하는 경우**

간접 표준화는 연령별 사망률을 모를 때 사용한다. 이 방법의 경우 하나의 인구집단을 표준으로 삼아 그 인구집단에 우리가 아는 비율을 대입하는 것이 아니라 표준인구집단의 비율을 이용한다. 또한 주로 작은 인구 집단(마을, 도시, 공장 인부 집단)을 큰 집단(국가)에 비교할 때 사용한다.

정답 ④

 더 알아보기

- 율의 표준화(직접·간접 표준화) : 한 인구 집단의 사망률(Mortality)에 영향을 주는 요소는 매우 많다. 나이, 성별, 거주지역, 교육 수준, 가족 상태, 경제적 위치 등이 사망률에 직접 혹은 간접적으로 영향을 미친다.
- Standardization : 표준화는 어떠한 변수들을 비교할 때 관심 밖의 변수들(교란 변수, Confounding Variables)의 영향을 최대한 제거하기 위한 방법으로 직접 표준화와 간접 표준화 두 가지 방법이 존재한다.
  - Direct Standardization : 표준화된 인구 분포를 이용
  - Indirect Standardization : 표준화된 특정 비율을 이용
- ※ 두 방법 모두 실제값과 비교할 수 있는 기댓값(Expected Events)을 구하는 것이 목적이다.

21. 06. 서울 공중보건 공개

06 지역주민의 건강문제에 대한 조사결과가 정규분포를 따른다고 할 때 이 곡선에 대한 설명으로 가장 옳은 것은?

① 평균 근처에서 낮고 양측으로 갈수록 높아진다.

② 평균에 따라 곡선의 높낮이가 달라진다.

③ 표준편차에 따라 곡선의 위치가 달라진다.

④ 표준편차가 작으면 곡선의 모양이 좁고 높아진다.

해설 정규분포(Normal distribution)는 연속확률분포(즉, 정수뿐만 아니라 연속된 값을 취할 수 있는 분포)의 하나로써, 가우스 분포(Gaussian distribution)라고도 한다. 정규분포는 일상적인 자료에서 흔히 볼 수 있는 분포이다. 가령 전체 부서 남자 직원의 키를 조사했을 때 보통 평균값 주변에 많이 분포되어 있고, 평균값에서 멀어질수록 더 적은 수가 분포되어 있는 것을 생각해보면 된다. 특히 모집단의 수가 클 경우 정규분포를 근사적으로 따를 것으로 가정하고 통계적 분석을 할 수 있다.

- 분포는 좌우 대칭의 형태를 띠며, 평균치에서 확률값이 가장 높다.
- 곡선 아래의 전체 면적은 1이다.
- 곡선은 평균으로부터 멀어질수록 x축에 가까워지나, 결코 x축에 닿지 않는다. 즉, 확률 값은 절대 0을 가지지 않는다.
- 정규분포는 평균과 분산 값에 따라 다른 형태를 띤다.

평균(μ)은 동일하고 표준편차(σ)만
다른 경우의 정규분포 모양 비교

표준편차(σ)는 동일하고 평균(μ)만
다른 경우의 정규분포 모양 비교

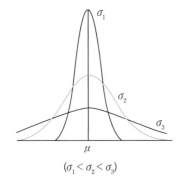

$(\sigma_1 < \sigma_2 < \sigma_3)$

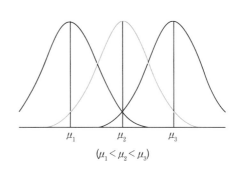

$(\mu_1 < \mu_2 < \mu_3)$

정답 ④

20. 06. 경기 교육청 공중보건

07 **특정지역의 노인에 대한 운동과 삶의 질의 관계를 알아보기 위하여 노인을 규칙적인 운동군과 불규칙적인 운동군으로 구분하여 삶의 질의 평균 차이를 분석하고자 한다. 이러한 통계분석 방법으로 옳은 것은?**

① T-검정
② 분산분석
③ 회귀분석
④ 교차분석

해설
- T-test : 두 집단 간의 평균값의 차이가 통계적으로 의미가 있는지를 검정하는 방법
- ANOVA(ANalysis Of Variance), 분산 분석 : 세 집단 이상의 평균 비교분석
- 회귀분석(回歸分析) : 여러 자료들 간의 관계성을 수학적으로 추정 · 설명
- 교차분석(카이제곱 검정) : '질적인 독립변수와 질적인 종속변수'의 '관계'를 보기위한 분석
  예 연구자가 표본의 '거주지역'과 '성별' 간의 관계가 있는지 알고 싶을 때 사용하는 분석

정답 ①

20. 06. 경기 교육청 공중보건

08 보건지표에서 영아사망률과 보통사망률(조사망률)을 비교하여 설명한 것으로 옳지 않은 것은?

① 보통사망률은 연령구성에 영향을 받는다.

② 보통사망률은 총사망자 수가 많아 정확한 통계를 알 수 없다.

③ 영아사망률이 보통사망률보다 통계적 유의성이 크다.

④ 영아사망률은 환경위생 등 보건상태와 연관이 있다.

해설 조사망률(Crude Death Rate, 보통사망률) : 사망수준을 나타내는 가장 기본적인 지표로 인구 1,000명당 몇 명이 그 기간 동안 사망했는지를 나타낸다.

조(보통)사망률＝(특정 1년간의 총사망자 수/당해연도의 연앙인구)×1,000

- 대표적인 보건지표로 영아사망률을 이용하는 이유
  - 대상이 생후 12개월 미만의 일정 연령군으로 연령구성비에 따라 크게 영향을 받지 않는다.
  - 영아의 기간은 성인에 비해 환경악화에 예민한 영향을 받는 기간이므로 보건상태를 평가하는 지표로 중시된다.

정답 ②

19. 06. 서울시 경력경쟁 의료기술직

09 모집단의 모든 대상이 동일한 확률로 추출될 기회를 갖게 하도록 난수표를 이용하여 표본을 추출하는 방법은?

① 단순무작위표본추출(Simple Random Sampling)

② 계통무작위표본추출(Systematic Random Sampling)

③ 편의표본추출(Convenience Sampling)

④ 할당표본추출(Quota Sampling)

해설
- 단순임의추출법(Simple Random Sampling ; SRS) : 모집단 전체의 일련번호를 부여해서 표본조사 틀을 만든 후, 난수표 등을 이용하여 각 개체가 뽑힐 가능성이 동일하게 되게끔 표본을 추출하는 방법
- 계통추출법(Systematic Sampling) : 추출 틀에서 처음 k개 단위들 중에서 랜덤하게 하나의 단위를 추출하고 그 이후 매 k번째 간격마다 하나씩의 단위를 표본으로 추출하는 표본추출방법

비확률 표본추출 방법
- 편의표본추출(Convenience Sampling ; 대표적) : 조사자나 면접원이 편리한 장소와 시간에 접촉하기 편리한 대상들을 표본으로 추출하는 것으로, 표적모집단 구성원들은 동질적(homogeneous)이어서 어떤 구성원을 대상으로 조사하더라도 마찬가지라는 것을 가정하고 진행한다.
- 할당표본추출(Quota Sampling) : 인구통계적 특성(나이, 성별, 소득수준 등), 거주지 등의 측면에서 사전에 정해진 비율에 따라 모집단 구성원들을 할당하는 방법이다. 사전에 그룹화 정보 없이 모집단을 구분한다(← 층화표본추출과 구별 필요).
- 층화표본추출 : 조사하고자 하는 특성 면에서 모집이 여러 가지 다른 집단들로 구성된 경우 각 집단에서 일부씩 추출하는 방식이다(사전에 그룹화 가능).

정답 ①

19. 04. 경북 경력경쟁 연구사 보건학

10 정규분포에 대한 설명으로 옳지 않은 것은?

① 도수분포곡선이 평균값을 중심으로 좌우대칭인 종의 모양이다.

② 평균값, 중앙값, 최빈값이 모두 같다.

③ 정규분포의 모양과 위치는 평균과 평균편차에 의해 결정된다.

④ X축과 곡선 밑의 면적은 1이다.

해설 정규분포 : 좌우대칭이며 종 모양이다. 평균값, 중앙값, 최빈값이 일치하며, 전체 면적의 합은 1이다. 정규분포는 2개의 매개변수 평균 mu(μ)와 표준편차 sigma(σ)에 대해 모양이 결정되고, 이때의 분포를 N(μ, σ^2)으로 표기한다. 특히, 평균이 0이고 표준편차가 1인 정규분포 N(0, 1)을 표준정규분포(Standard Normal Distribution)라고 한다. 곡선의 전체 넓이는 1이다.

정답 ③

🔷 더 알아보기

확률에서는 1이 전체를 뜻한다.
따라서 그래프의 볼록한 전체 넓이는 1이다.

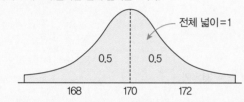

전체 넓이=1

그리고 가운데 170을 기준으로 해서 오른쪽, 왼쪽 넓이가 각각 0.5씩 된다.
여기까지 정리해보면,
첫째, 정규분포에서는 가운데가 평균값이다.
둘째, 정규분포는 좌우대칭형이다.
셋째, 범위 정해서 넓이를 구하면 그 범위에 해당하는 비율이 나온다.

18. 10. 서울시 경력경쟁 의료기술직 9급

11 비례사망지수(Proportional Mortality Indicator, PMI)에 대한 설명으로 가장 옳지 않은 것은?

① 주어진 기간의 평균 인구에서 50세 이상의 사망자 수가 차지하는 분율이다.

② 비례사망지수 값이 클수록 건강수준이 높다.

③ 연령별 사망자 수가 파악이 되면 산출이 가능하다.

④ 국가 간 건강수준을 비교할 때 흔히 사용하는 대표적인 지표이다.

해설 비례사망지수(PMI ; Proportional Mortality Indicator)

$$비례사망지수 = \frac{50세\ 이상의\ 사망자\ 수}{연간\ 총사망자\ 수} \times 100$$

- 연간 총사망자 수에 대한 50세 이상의 사망자 수를 백분율(%)로 표시한 지수이다.
- PMI가 크다는 것은 건강수준이 높고 장수인구가 많음을 의미한다.

공중보건학의 궁극적 목표 달성도를 파악하기 위한 지표

WHO 국가수준 평가지표인 보통사망률, 평균수명, 비례사망지수 외 ㉠ 신생아 사망률, ㉡ 모성사망률, ㉢ 영아사망률, ㉣ 질병이환율 등이 있다.

정답 ①

18. 05. 경기 보건직

12 보건통계지표 중 분모에 출생아가 들어가지 <u>않는</u> 것은?

① 보통사망률
② 신생아사망률
③ 영아사망률
④ 모성사망비

해설
- 조사망률(보통사망률, Crude Death Rate)

$$조사망률(CDR) = \frac{특정\ 1년간의\ 총사망자\ 수}{당해연도의\ 연앙인구} \times 1,000$$

- 신생아사망률

$$신생아사망률 = \frac{그\ 연도\ 중\ 생후\ 28일\ 미만의\ 사망자\ 수}{어떤\ 연도의\ 출생아\ 수} \times 1,000$$

- 영아사망률 = 1년간의 영아사망자의 수/연간 총출생 수 × 1,000

$$모성사망률 = \frac{연간\ 임신,\ 분만,\ 산욕합병증으로\ 인한\ 모성사망\ 수}{가임기\ 여성\ 인구(15 \sim 49세)} \times 100,000$$

- 모성사망비

$$모성사망비 = \frac{연간\ 임신,\ 분만,\ 산욕합병증으로\ 인한\ 모성사망\ 수}{연간\ 출생아\ 수} \times 100,000$$

정답 ①

18. 04. 경기 의료기술직

13 우리나라가 계속 증가할 것으로 예상되는 것은?

ㄱ. 기대수명	ㄴ. 성비	ㄷ. 노령화인구	ㄹ. 합계출산율

① ㄱ, ㄴ, ㄷ   ② ㄱ, ㄷ

③ ㄴ, ㄹ   ④ ㄱ, ㄴ, ㄷ, ㄹ

해설   KOSIS 100대 지표에 따르면,

ㄱ. 기대수명 증가 중, 2016년 82.36세

ㄷ. 노령화인구 증가 중, 2018. 4. 고령인구비율 14.3%(65세 이상)

ㄴ. 출생 및 연령별 성비 감소 중, 2016년 100.5

ㄹ. 합계출산율 : 2016년 (가임여성 1명당) 1.172명

• 합계출산율(TFR ; Total Fertility Rate) : 여성 1명이 평생 동안 낳을 것으로 예상되는 평균 출생아 수를 나타낸 지표로서, 연령별 출산율(ASFR)의 총합이며 출산력 수준을 나타내는 대표적 지표이다.

정답 ②

17. 06. 광주 보건직

14 비례사망률(PMR)에 대한 설명으로 가장 가까운 것은?

① 인구 집단의 조사망률에 크게 영향을 받는다.

② 주어진 기간의 평균 인구에서 특정원인에 의해 사망한 사람의 분율이다.

③ 특정원인 사망위험을 비교하려는 목적으로 사용해서는 안 된다.

④ 동일집단에서 사망원인 분포의 경시적 차이를 보는 목적으로 사용될 수 있다.

해설   • 비례사망률(Proportionate Mortality Rate, PMR) : 일정 기간 동안의 연간 총 사망자 중 특정 질병으로 인한 사망자 수를 백분율로 나타낸 지표로써 사인별 사망 분포를 나타내는 지표이다. 직업역학에서는 일반인구집단의 특정 질병 비례사망률에 대해 산업장 근로자들의 특정 질병 비례사망률에 대한 비(비례사망비, PMR)로 비교위험도를 추정한다.

$$비례사망률 = \frac{그\ 연도의\ 특정\ 원인에\ 의한\ 사망자\ 수}{어떤\ 연도의\ 사망자\ 수} \times 1,000$$

• 비례사망률(PMR)은 일정 기간 동안 사망자 수 100명 혹은 1,000명당 특정 질병으로 사망한 사람의 수를 의미한다.

• 비례사망률이란 특정 질병에 걸릴 혹은 특정 질병으로 죽을 확률을 의미하지는 않는다. 비례사망률을 서로 다른 집단 간에 비교하는 것이 의미있는 차이를 보여주는 경우도 있지만, 대상 집단의 조사망률 혹은 특수사망률을 알지 못한다면 차이가 분모의 차이에 의해서 오는 것인지 혹은 분자의 차이에 의해서 오는 것인지 명확히 알 수가 없다. 예를 들어 비록 실제 일생 동안 암에 걸릴 확률은 두 지역 간 똑같다 하더라도 노령인구가 많은 선진국에서의 암에 의한 비례사망은 노령인구의 수가 상대적으로 적은 개발도상국가에서의 비례사망률에 비해 매우 크게 나타난다.

• 경시적이란 시간의 흐름을 두고서 관찰한다는 뜻이다. 영어로 'longitudinal'으로 특정 한 해의 상황을 보는 비례사망률과는 맞지 않고, 어떤 특정 인구집단에서의 사망은 간혹, 비례사망률(Proportionate Mortality Rate) 형태로 기술되기도 하는데 이 지표의 계측형태는 근본적으로 비(ratio)이다.

정답 ①

17. 09. 서울 경력 2회

15 모집단의 구성요소 어느 것도 표본으로 추출될 수 있도록 모집단에 일련번호를 부여하여 똑같은 방법으로 무작위 추출하는 방법은?

① 단순임의추출법

② 층화임의추출법

③ 계통추출법

④ 집락추출법

해설 ㉠ 단순임의추출법(simple random sampling) : 단순확률추출법 또는 단순무작위추출법이라고도 하며, 모집단에 일련번호를 부여한 후 보통 확률수표(난수표, random number)를 이용한다.

㉡ 층화임의추출법(stratified random sampling) : 모집단에 대하여 이미 알고 있는 정보에 따라 모집단을 구분한 후 단순임의추출법에 의하여 표본을 뽑는 방법이다. 이때 구분된 층(stratum)에서 일률적으로 같은 수의 표본을 뽑는 동수할당법과 층의 크기에 따라 비례적으로 뽑는 비례할당법이 있다.

㉢ 계통추출법(체계표집, systematic sampling) : 모집단에 일련번호를 부여한 후 표본추출간격을 정하고 첫 번째 표본은 단순임의추출법으로 뽑은 후, 이미 정한 표본추출간격으로 표본을 뽑는 방법을 말한다. 전화번호부 등을 이용하여 표본을 추출하며 근래에 여론조사 등에 가장 많이 사용하는 방법이다.

㉣ 집락추출법(cluster sampling) : 모집단의 구성단위를 자연적 또는 인위적으로 몇 개의 집락으로 구분해 무작위로 추출하여 추출된 집락을 전수조사하는 것을 1단 집락(one-stage cluster)추출법이라 하며, 1단 집락추출된 집락에서 하위집락을 또 추출하여 전수조사하는 것을 다단계 집락(two-stage cluster)추출법이라 한다. 주로 행정구역 단위에 많이 이용한다.

정답 ③

16. 04. 경기 의료기술직

16 노령화 지수를 산출하는 공식은?

① (유년인구+노년인구)/경제활동인구×100

② (노년인구/유년인구)×100

③ (노년인구/경제활동인구)×100

④ (유년인구/노년인구)×100

해설 노령화 지수(Index of Aging) = $\dfrac{65세\ 이상\ 인구(노년인구)}{0\sim14세\ 인구(유년인구)} \times 100$

정답 ②

16. 06. 서울 지방직

17 다음과 같은 인구구조를 가진 지역사회의 노년부양비는?

연령별 인구수	
• 0~14세 : 300명	• 15~44세 : 600명
• 45~64세 : 400명	• 65~74세 : 90명
• 75세 이상 : 30명	

① 20.0%

② 13.3%

③ 12.0%

④ 9.23%

해설 노년부양비(Old D. R.) $= \dfrac{65세\ 이상\ 인구}{15~64세\ 인구} \times 100$

$= (90+30)/(600+400) \times 100 = 120/1,000 \times 100 = 12\%$

정답 ③

16. 04. 경기 의료기술직

18 다음 중 구간척도에 해당하는 것은?

① 성별

② 석차

③ 온도

④ 몸무게

해설 • 명목척도 : 서로 다름을 보이기 위해 숫자를 부여, 측정대상을 상호 배타적인 집단으로 분류
• 서열척도 : 높고 낮음, 빈도, 중앙치, 우수함, 선호됨 등을 앎
• 등간척도 : 승, 제는 안 됨, 측정척도, 크다, 작다를 앎(= 구간척도)
• 비율척도 : 절대원점 존재, 가감승제 가능

정답 ③

16. 06. 경기 의료기술직

19 보건통계에서 산포도(Dispersion)로 옳은 것은?

① 중위수

② 기하평균

③ 최빈치

④ 분산

해설 산포도(散布度, statistical dispersion)는 자료의 수치가 얼마나 떨어져 있는지를 나타내는 값이다. 분산, 표준편차, 평균편차 등이 있다.

정답 ④

16. 06. 서울 지방직

20 비례사망지수(Proportional Mortality Indicator, PMI)에 대한 설명으로 옳지 않은 것은?

① 보건환경이 양호한 선진국에서는 비례사망지수가 높다.

② 연간 총 사망자 수에 대한 그 해 50세 이상의 사망자 수의 비율이다.

③ 국가 간 보건수준을 비교하는 지표로 사용된다.

④ 비례사망지수가 높은 것은 평균수명이 낮은 것을 의미한다.

해설 비례사망지수(Proportional Mortality Indicator ; PMI)

$$비례사망지수 = \frac{50세 이상의 사망자 수}{연간 총 사망자 수} \times 100$$

연간 총 사망자 수에 대한 50세 이상의 사망자 수를 백분율(%)로 표시한 지수이다. PMI가 크다는 것은 건강수준이 높고 장수인구가 많다는 것을 의미한다.

정답 ④

16. 07. 전남 지방직

21 표본추출법 중 층화확률추출법(stratified random sampling)에 대한 설명으로 가장 옳은 것은?

① 모집단 구성요소를 성별, 연령별, 지역별 등 개체의 특성에 따라 구분하고 부분집단별로 무작위 추출하는 방법

② 모집단 구성요소에 일련번호를 부여한 후 최초 표본을 단순 확률 추출한 다음에 일정한 간격으로 2차로 표본을 추출하는 방법

③ 모집단에 일련번호를 부여하여 똑같은 방법으로 무작위 추출하는 방법

④ 모집단의 구성단위를 우선 자연적 또는 인위적으로 몇몇 개의 집락으로 나눈 다음에 무작위로 필요한 집락을 추출하는 방법

해설 ① 층화임의추출법(stratified random sampling) : 모집단에 대하여 이미 알고 있는 정보에 따라 모집단을 구분한 후 단순임의추출법에 의하여 표본을 뽑는 방법이다. 이때 구분된 층(stratum)에서 일률적으로 같은 수의 표본을 뽑는 동수할당법과 층의 크기에 따라 비례적으로 뽑는 비례할당법이 있다.

③ 계통추출법(체계표집, systematic sampling) : 모집단에 일련번호를 부여한 후 표본추출간격을 정하고 첫 번째 표본은 단순임의추출법으로 뽑은 후, 이미 정한 표본추출간격으로 표본을 뽑는 방법을 말한다. 전화번호부 등을 이용하여 표본을 추출하며 근래에 여론조사 등에 가장 많이 사용하는 방법이다.

② 참고-단순임의 추출법(simple random sampling) : 단순확률추출법 또는 단순무작위추출법이라고도 하며, 모집단에 일련번호를 부여한 후 보통 확률수표(난수표, random number)를 이용한다.

④ 집락추출법(cluster sampling) : 모집단의 구성단위를 자연적 또는 인위적으로 몇 개의 집락으로 구분해 무작위로 추출하여 추출된 집락을 전수조사하는 것을 1단 집락(one-stage cluster)추출법이라 하며, 1단 집락추출된 집락에서 하위집락을 또 추출하여 전수조사하는 것을 다단계 집락(two-stage cluster)추출법이라 한다. 주로 행정구역 단위에 많이 이용한다.

정답 ①

17. 03. 서울 지방직

22 보건지표(health indicator)에 대한 설명으로 옳지 않은 것은?

① 일반 출산율은 가임여성인구 1,000명당 출산율을 의미한다.

② 주산기 사망률은 생후 4개월까지의 신생아 사망률을 의미한다.

③ 영아사망률은 한 국가의 보건 수준을 나타내는 가장 대표적인 지표이다.

④ α-index는 1에 가까워질수록 해당 국가의 보건 수준이 높다고 할 수 있다.

해설 주산기사망률(PMR ; Perinatal Mortality Rate) : 출산 직후의 신생아는 모체의 임신과 분만 시의 영향을 강하게 받는다. 따라서 조기 신생아 사망과 임신 후기의 사산과는 공통의 원인이라 볼 수 있다. 임신 후기, 즉 임신 만 28주 이후의 사산과 출생 직후, 즉 생후 1주 미만의 신생아 사망을 합한 것을 주산기사망이라고 하여 모자보건의 주요한 지표로 삼고 있다.

정답 ②

 알아보기

주산기사망률

출생 1,000명당 임신 만 28주 이후의 사산 비와 조기신생아사망률(출생 1주 이내)의 합

$$주산기사망률 = \frac{그\ 해의\ 임신\ 28주\ 이후\ 사산아\ 수 + 후생\ 1주\ 이내의\ 신생아\ 사망\ 수}{어떤\ 연도의\ 출생아\ 수(임신\ 28주\ 이후\ 사산아\ 수\ 포함)} \times 1,000$$

출산율

$$일반출산율 = \frac{특정\ 1년간의\ 총\ 출생아\ 수}{당해\ 연도의\ 15\sim49세\ 또는\ (15\sim44세)\ 여자인구} \times 1,000$$

영아사망률(Infant Mortality Rate)

• 국가나 지역사회의 보건 수준을 나타내는 대표적인 지표이다.

• 알파인덱스(α-index) 값이 1.0에 가까울 때 보건 수준이 가장 높다.

17. 06. 서울시 9급

23 다음의 보건통계 자료 마련을 위한 추출방법에 해당하는 것은?

> 모집단이 가진 특성을 파악하여 성별, 연령, 지역, 사회적, 경제적 특성을 고려하여 계층을 나눠서 각 부분집단에서 표본을 무작위로 추출하는 방법

① 층화표본추출법   ② 계통적 표본추출법

③ 단순무작위 추출법   ④ 집락표본추출법

해설   층화임의추출법(stratified random sampling) : 모집단에 대하여 이미 알고 있는 정보에 따라 모집단을 구분한 후 단순 임의추출법에 의하여 표본을 뽑는 방법이다. 이때 구분된 층(stratum)에서 일률적으로 같은 수의 표본을 뽑는 동수할 당법과 층의 크기에 따라 비례적으로 뽑는 비례할당법이 있다.

정답 ①

 알아보기

층화

교란변수(혼란변수)가 동일한 것들끼리만 묶은 후에 이들 사이의 데이터를 비교 분석하는 것을 말한다. 층화분석은 효과에 영향을 줄 수 있는 교란변수(혼란변수)를 다양한 수준별로 자료를 나누어서 동일한 분석을 시행하는 것이다. 이는 교란변 수의 각 수준별로 다르게 나타나는 제 양상을 파악함으로써 올바른 인과관계 추정에 도움을 준다.

15. 06. 서울

24 상관계수(r)에 관하여 옳지 않은 것은?

① 상관계수는 변수의 선형관계를 나타내는 지표이다.

② $r=-1$인 때는 역상관이라 하고, 2개의 변수가 관계없음을 의미한다.

③ 상관계수의 범위는 $-1 \leq r \leq 1$이다.

④ $r=1$인 경우는 순상관 또는 완전상관이라 한다.

해설   상관계수는 두 변수 간 선형관계의 방향과 강도를 측정한다. 가로든 세로든 평균과 표준편차가 동일해도 두 변수의 관계는 상이하다.

정답 ②

25 표본을 추출할 때 일정한 간격(class interval)을 두고 표본을 추출하는 방법은?

① 계통추출법   ② 층화추출법

③ 집락추출법   ④ 단순추출법

해설 • 체계적 추출(systematic sampling) : 리스트에서 매 i번째의 요소를 추출한다. 그러나 리스트의 요소들이 어떤 체계에 의하여 나열되어 있는 경우 체계추출을 사용하면 대표성과 무작위성이 상실된다.
• 층별추출(stratified sampling) : 모집단을 보다 동질적인 몇 개의 층(strata)으로 나누고 각 층으로부터 단순무작위방법으로 표본을 추출한다. 이때 각 층간은 이질적이다.
• 군집추출(집락추출, cluster sampling) : 광범위한 지역 전체에서 표본을 추출하는 것이 아니라 몇 개의 지역을 추출, 이 지역 내에서만 표본을 추출하는 방법이다.
• 단순무작위추출 : 표본의 준모집단을 설정한 후 모든 요소에 일련번호를 부여한다. 난수표를 사용하여 표집추출한다.

정답 ①

26 다음 보기 중 합계출산율의 개념을 바르게 설명한 것은?

① 해당 지역인구 1,000명당 출생률

② 가임 여성인구(15~49세) 1,000명당 출생률

③ 여성 1명이 가임기간(15~49세) 동안 낳은 평균 여아 수

④ 여성 1명이 가임기간(15~49세) 동안 낳은 평균 자녀 수

해설 ① 조출생률
② 일반출산율
③ 총재생산율

정답 ④

15. 08. 전남

27 산포도에 해당하는 것은?

① 중앙값   ② 평균값

③ 최빈치   ④ 표준편차

해설   산포도(statistical dispersion)는 자료의 수치가 얼마나 떨어져 있는지를 나타내는 값이다. 분산, 표준편차, 평균편차 등
이 있다.

정답 ④

14. 04. 경북 보건진료직

28 다음 중 수치가 높을수록 보건영향이 좋은 것은?

① 표준화사망률   ② 영아사망률

③ 비례사망지수   ④ 신생아사망률

해설   비례사망지수(Proportional Motality Indeicator) = 50세 이상의 사망자 수/연간 총 사망자 수×100

정답 ③

14. 06. 인천

29 보건지표 중 인구증가율로 옳은 것은?

① [(연말인구 − 연초인구)/연초인구]×100

② [(자연증가+사회증가)/인구]×100

③ [(자연증가+사회증가)/인구]×1,000

④ [(연말인구 − 연초인구)/연초인구]×1,000

해설   인구증가율(Population Growth Rate) = (자연증가인구+사회증가인구)/연앙인구×1,000

정답 ③

14. 06. 서울

30 한 여성이 일생동안 여아를 몇 명이나 낳는지를 나타내는 출산력 지표는?

① 보통출생률 ② 일반출산율

③ 연령별출산율 ④ 합계출산율

⑤ 총재생산율

정답 ⑤

14. 10. 대전 의료기술직

31 국가나 지역사회의 보건수준을 나타내는 지표로서 가치가 가장 큰 것은?

① 출생률 ② 영아사망률

③ 사망률 ④ 비례사망지수

해설 **대표적인 보건지표로 영아사망률을 이용하는 이유**
• 대상이 생후 12개월 미만의 일정 연령군으로 연령구성비에 따라 크게 영향을 받지 않는다.
• 영아의 기간은 성인에 비해 환경 악화에 예민한 영향을 받는 기간이므로 보건상태를 평가하는 지표로 중시된다.

정답 ②

14. 06. 서울

32 다음 중 병원관리에서 병상이용의 효율성을 높이기 위해 숫자를 낮추는 것이 유리한 지표는?

① 병상이용률 ② 병상점유율

③ 병상회전율 ④ 평균재원일수

⑤ 100병상당 일평균 재원환자 수

해설 ④ 평균재원일수 = 기간 중 재원일수/기간 중 퇴원환자 수
① 병상이용률(병상가동률) = 1일 평균 재원환자 수/병상 수
② 병상점유율 = 1일 평균 병상 점유 수/인구
③ 병상회전율 = 평균 퇴원환자 수/평균 가동 병상 수

정답 ④

13. 08. 인천

33 보건통계자료의 흩어진 정도를 알아보기 위해 필요한 척도는?

① 최빈수   ② 기하평균

③ 조화평균   ④ 표준편차

해설   측정값의 흩어진 정도를 산포도라고 하며 산포도에는 표준편차, 평균편차, 변이계수 등이 있다.
       ④ 표준편차 : 통계집단의 단위의 계량적 특성값에 관한 산포도를 나타내는 도수특성 값
       ① 최빈수 : 통계집단(統計集團)에서 가장 많이 나타나는 변량(變量)의 값
       ② 기하평균 : n개의 양수가 있을 때, 이들 수의 곱의 n제곱근의 값
       ③ 조화평균 : n개의 양수에 대하여 그 역수들을 산술평균한 것의 역수

정답   ④

13. 09. 서울 의료기술직

34 만성 감염병의 발생률과 유병률의 관계로 옳은 것은?

① 발생률과 유병률이 모두 낮다.

② 발생률과 유병률이 모두 높다.

③ 발생률은 높고 유병률이 낮다.

④ 발생률과 유병률이 같다.

⑤ 발생률은 낮고 유병률이 높다.

해설   급성 감염병은 발생률이 높고 유병률이 낮으며, 만성 감염병은 발생률이 낮고 유병률이 높다.

정답   ⑤

13. 08. 인천

35 국가 간 또는 지역사회 간의 보건수준을 비교하는 3대 지표로 옳은 것은?

① 영아사망률, 평균수명, 조사망률

② 비례사망지수, 모성사망률, 평균수명

③ 영아사망률, 비례사망지수, 평균수명

④ 영아사망률, 비례사망지수, 모성사망률

해설 국가 간(지역 간) 3대 보건지표 : 영아사망률, 비례사망지수(PMI), 평균수명

정답 ③

13. 04. 서울

36 표본조사에 대한 설명으로 옳지 <u>않은</u> 것은?

① 표본오차는 수학적으로 추정이 가능하다.

② 비용, 시간, 노력 등의 경제적 효과가 있다.

③ 자료처리와 분석이 어렵다.

④ 적절히 추출된 표본은 모집단을 대표할 수 있다.

⑤ 전수조사가 불가능한 경우에 적당하다.

해설 표본조사는 자료처리와 분석이 전수조사에 비해 쉽다.

정답 ③

13. 04. 서울

37 사망지표로 맞는 것은?

① α-index ② 치명률

③ 조사망률 ④ 표준화 사망률

⑤ 생명표

해설 • 조사망률 : 보통사망률이라고도 하며 인구 1,000명당 1년간 발생한 총 사망자의 수로 표시하는 비율

• 영아사망률 : 국가별 보건지표 및 지역사회의 건강상태나 보건사업 수준을 평가할 때 가장 많이 사용

정답 ③

13. 04. 서울

38 WHO의 만성질환 지표가 <u>아닌</u> 것은?

① 허리둘레   ② 엉덩이둘레

③ 체지방량   ④ 고혈압

⑤ 고혈당

해설   WHO의 만성질환 지표 : 허리둘레, 체질량지수, 혈압, LDL-콜레스테롤, 당화혈색소(혈당＋Hb), ALT(간질환진단)

정답 ②

13. 09. 서울 의료기술직 / 13. 08. 인천 / 08. 05. 경북

39 세계보건기구에서는 한 나라의 건강수준을 예시하여 다른 나라와 비교할 수 있는 세 가지 지표를 제시하고 있다. 세 가지 지표로 모두 옳은 것은?

① 비례사망지수, 평균수명, 영아사망률   ② 비례사망지수, 질병이환율, 조사망률

③ 기생충 감염률, 평균수명, 조사망률   ④ 비례사망지수, 평균수명, 조사망률

⑤ 평균수명, 조사망률, 영아사망률

해설   • WHO의 종합건강지표 : 조사망률(보통사망률), 비례사망지수(PMI), 평균수명
       • 국가 간(지역 간) 3대 보건지표 : 영아사망률, 비례사망지수(PMI), 평균수명

정답 ④

13. 09. 서울 의료기술직 / 06. 10. 경남 보건직

40 순재생산율 1.0이 의미하는 것은?

① 인구의 증감이 없다.   ② 사망자가 증가한다.

③ 인구가 증가한다.   ④ 인구가 감소한다.

해설   순재생산율이 1.0이라면 인구의 증감이 없고, 1.0 이하이면 인구의 감소를, 1.0 이상이면 인구의 증가를 뜻한다.

정답 ①

기출문제_
집합소 위생

20. 12. 광주 보건 9급 공중보건

01 의복의 단열수준(CLO)에서 보통 작업복의 방한력으로 가장 옳은 것은?

① 1CLO

② 2CLO

③ 3CLO

④ 4CLO

해설 ① 열차단 단위로 기온 21℃, 기습 50%, 기류 0.1m/sec에서 신진대사율이 50kcal/m²/hr로 피부온도가 92℉(33℃)로
유지될 때의 의복의 방한력을 1CLO로 하고 있다.
② 12.4℃에서 쾌적한 방한력은 2CLO, 3.6℃에서는 3CLO이다.
③ 방한력이 가장 좋은 것은 4.5CLO이다.
→ 방한화 : 2.5CLO, 방한장갑 : 2CLO, 보통 작업복 : 1CLO

정답 ①

19. 04. 해양경찰 환경보건

02 다음 중 수영장 욕수의 수질기준이 나와 있는 법령으로 가장 옳은 것은?(단, 하위법령 포함)

① 수도법

② 공중위생관리법

③ 체육시설의 설치 · 이용에 관한 법률

④ 물환경보전법

해설 「체육시설의 설치 · 이용에 관한 법률」 시행규칙(약칭 : 「체육시설법」 시행규칙) [별표 6] 안전 · 위생기준 제2호 사목
에 수영조 욕수의 수질기준(유리잔류염소, 수소이온농도, 탁도, 과망간산칼륨, 총대장균군, 비소, 수은, 알루미늄, 결합
잔류염소 등)을 명시하고 있다.

제2호 사목

(7) 수영조의 욕수는 다음의 수질기준을 유지해야 하며, 욕수의 수질검사방법은 「먹는물 수질기준 및 검사 등에 관한 규칙」에 따른 수질검사방법에 따른다. 이 경우 해수를 이용하는 수영장의 욕수 수질기준은 「환경정책기본법」 시행령 제2조 및 [별표 1] 제3호 라목의 Ⅱ등급 기준을 적용한다.

㉮ 유리잔류염소는 0.4mg/L부터 1.0mg/L까지의 범위 내이어야 한다.

㉯ 수소이온농도는 5.8부터 8.6까지 되도록 해야 한다.

㉰ 탁도는 1.5NTU 이하이어야 한다.

㉱ 과망간산칼륨의 소비량은 12mg/L 이하로 해야 한다.

㉲ 총대장균군은 10mL들이 시험대상 욕수 5개 중 양성이 2개 이하이어야 한다.

㉳ 비소는 0.05mg/L 이하이고, 수은은 0.007mg/L 이하이며, 알루미늄은 0.5mg/L 이하이어야 한다.

㉴ 결합잔류염소는 최대 0.5mg/L 이하이어야 한다.

정답 ③

18. 10. 서울시 경력경쟁 환경위생학(연구사)

03 주택의 실내환기에 대한 설명으로 가장 옳지 <u>않은</u> 것은?

① 시간당 환기 횟수(Air Change Rate, ACR)는 실내용적을 환기량으로 나누어 산출한다.

② 실내외의 온도 차에 의해서 발생하는 자연적인 힘을 이용하여 환기하는 방식은 자연환기이다.

③ 실내에 교환되는 소요 환기량은 CO_2를 기준으로 측정 시 실내 CO_2량을 CO_2 서한량에서 CO_2 실외 정상 농도를 뺀 값으로 나누어 준 값이다.

④ 중력환기 시에 환기량이 최대가 되기 위해서는 중성대가 천정 가까이에서 형성되어야 한다.

해설 ① 환기량(m^3/h)＝방의 용적(m^3)×매시 필요한 환기 횟수

∴ 매시 필요한 환기 횟수＝환기량(m^3/h)/방의 용적(m^3)

② 자연환기는 건물의 내부와 외부의 온도차에 의한 정압차이나 풍압에 의해 건물의 외벽체에 위치하는 개구부를 통하여 기류이동이 발생되는 현상이다.

③ 실내의 필요 환기량은 인체에서 발생하는 이산화탄소 발생량을 이용하여 산정한다.

④ 중성대 : 실내로 들어오는 공기는 하부로, 나가는 공기는 상부로 이동하는데, 그 중간에 압력이 0인 지대를 말한다. 환기가 잘되기 위해서는 중성대가 천장 가까이에 형성되는 것이 좋으며, 낮으면 환기량이 적다.

정답 ①

18. 06. 전남 보건직 환경보건

04 다음 중 실내의 보건적 환경조건으로 적당한 것은?

① 적당한 습도 : 40~70%

② 거실 온도 : 20~25℃

③ 기류 : 2m/sec

④ 중성대 : 발코니 주변

해설 ① 쾌적기습(보건학적 습도) : 40~70%이고, 습도가 높으면 피부질환, 낮으면 호흡기질환에 잘 걸린다. 쾌적기습은
　　　기온이 높을수록 낮아지고, 기온이 낮을수록 높아진다.
　　② 거실, 사무실, 학교, 작업장의 실내온도 : 18~20℃가 적당하다.
　　③ 쾌적기류 : 실내는 0.2~0.3m/s, 실외는 1m/s 전후
　　④ 중성대 : 실내로 들어오는 공기는 하부로, 나가는 공기는 상부로 이동하는데, 그 중간에 압력이 0인 지대를 말한다.
　　　환기가 잘되기 위해서는 중성대가 천장 가까이에 형성되는 것이 좋으며 낮으면 환기량이 적다.

정답 ①

16. 07. 환경부 9급 경력경쟁 환경보건

05 일반적으로 1인당 필요 공기량(m^3/O)이 많은 장소를 순서대로 나열한 것으로 옳은 것은?

① 유해작업공장 > 주택 > 학교

② 학교 > 주택 > 유해작업공장

③ 주택 > 유해작업공장 > 학교

④ 유해작업공장 > 극장 > 주택

해설 **시간당 환기 횟수**
- 도장공장, 주조, 압연 공장 : 30~100회
- 극장 : 관람실 6회, 영사실 20회
- 학교 : 체육관 5~10회, 강당 6~10회
- 거실 : 2~5회

실내 장소별 매 시간당 필요한 환기 횟수
- 주택(거실) : 1~3회, 주택(침실) : 1~2회
- 학교(교실) : 6회, 학교(도서실) : 8회
- 극장 : 5~8회, 사무실 : 6~10회, 병원 : 2회
- 상점(점포) : 6~10회, 레스토랑(식당) : 6~10회, 무도회장(카바레) : 7~20회
- 호텔(연회장) : 6~12회, 호텔(조리실) : 20~60회, 호텔(객실) : 1~2회
- 호텔(화장실) : 5회

정답 ④

15. 05. 경기 의료기술직

06 의복의 방한력에서 1CLO에 대한 설명으로 가장 옳은 것은?

① 기온 20℃, 기습 50% 이하, 기류 15cm/sec, 피부온도 31℃
② 기온 21℃, 기습 50% 이하, 기류 10cm/sec, 피부온도 33℃
③ 기온 20℃, 기습 40% 이하, 기류 10cm/sec, 피부온도 31℃
④ 기온 21℃, 기습 40% 이하, 기류 15cm/sec, 피부온도 33℃

해설 CLO는 열차단력 단위로서 기온 21℃, 기습 50% 이하, 기류 0.1m/sec에서 피부온도가 33℃로 유지될 때 의복의 방한
력을 1CLO라 한다. 방한력이 가장 좋은 것은 4CLO로 방한화는 2.5CLO, 방한장갑은 2CLO이며, 보통 작업복은
1CLO이다.

정답 ②

13. 04. 인천 보건직

07 다음 중 실내의 자연 채광 효과를 높이는 조건이 아닌 것은?

① 창의 면적은 바닥 면적의 1/5~1/7 이상 되는 것이 좋다.
② 가시각과 입사각은 각각 4~5°, 27~28° 정도가 좋다.
③ 거실의 안쪽 길이는 바닥에서 창틀 윗부분의 1.5배 이하인 것이 좋다.
④ 창문은 바닥면적의 1/10 이상이어야 환기가 잘된다.

해설 창문은 바닥 면적의 1/20 이상이어야 환기가 잘된다.

정답 ④

13. 04. 인천 보건직

08 침실 및 실내의 적정온도가 맞게 짝지어진 것은?

① 15℃±1, 18℃±2   ② 16℃±2, 21℃±1
③ 17℃±2, 21℃±1   ④ 18℃±2, 22℃±1

해설 • 실내의 적정온도 : 18±2℃
• 침실의 적정온도 : 15±1℃

정답 ①

13. 04. 인천 보건직

09 다음 중 실내온도가 18℃이고 상대습도가 60%이고 같은 온도에서 포화 수증기량이 40g일 때 절대습도의 수증기량을 구하면?

① 10g   ② 20g

③ 12g   ④ 24g

해설   기습이란 일정온도의 공기 중에 수증기가 포함될 정도로서, 일반적으로 상대습도이다.
- 절대습도 : 현재 공기 1m³ 중에 함유된 수증기량 또는 수증기 장력으로 포화습도에 포함된다.
- 상대습도(비교습도) : 현재 공기 1m³가 포화상태에서 함유할 수 있는 수증기량(F)과 현재 그 공기 중에 함유된 수증기량과의 비를 %로 나타낸 것이다. 일반적으로 습도라 함은 비교습도를 말한다.
- 상대습도(%) = 절대습도/포화습도 × 100

$$60\% = \frac{x\text{g/m}^3}{40\text{g/m}^3} \times 100 \qquad 0.6 = \frac{x}{40} \qquad \therefore x = 24\text{g}$$

정답 ④

부록
실전모의고사

01 급성독성물질의 평가에 적용되는 노출기준으로 가장 옳은 것은?

① STEL, Ceiling

② Skin, STEL

③ TWA, Ceiling

④ TWA, STEL

해설 급성은 STEL과 C이다.

> 화학물질 및 물리적 인자의 노출기준 제2조(정의) [시행 2020.1.16.]
> 1. "노출기준"이란 근로자가 유해인자에 노출되는 경우 노출기준 이하 수준에서는 거의 모든 근로자에게 건강상 나쁜 영향을 미치지 아니하는 기준을 말하며, 1일 작업시간 동안의 시간가중평균노출기준(Time Weighted Average, TWA), 단시간노출기준(Short Term Exposure Limit, STEL) 또는 최고노출기준(Ceiling, C)으로 표시한다.
> 2. "시간가중평균노출기준(TWA)"이란 1일 8시간 작업을 기준으로 하여 유해인자의 측정치에 발생시간을 곱하여 8시간으로 나눈 값.
> 3. "단시간노출기준(STEL)"이란 15분간의 시간가중평균노출값으로서 노출농도가 시간가중평균노출기준(TWA)을 초과하고 단시간노출기준(STEL) 이하인 경우에는 1회 노출 지속시간이 15분 미만이어야 하고, 이러한 상태가 1일 4회 이하로 발생하여야 하며, 각 노출의 간격은 60분 이상이어야 한다.
> 4. "최고노출기준(C)"이란 근로자가 1일 작업시간 동안 잠시라도 노출되어서는 아니되는 기준을 말하며, 노출기준 앞에 "C"를 붙여 표시한다.

정답 ①

02 다음 중 전신진동이 인체에 미치는 영향으로 가장 옳지 <u>않은</u> 것은?

① Raynaud 현상이 일어난다.

② 맥박이 증가하고 피부의 전기저항도 일어난다.

③ 말초혈관이 수축되고 혈압이 상승한다.

④ 자율신경 특히 순환기에 크게 나타난다.

해설
- Raynaud 현상의 원인은 국소진동이다.
- 트럭과 버스, 중장비 운전자, 광부, 기타 장기간의 전신진동(Whole-Body Vibration)에 노출되는 근로자들에게 골격계 신경계 및 소화기계 장해가 일반인에 비해 훨씬 많이 발생하는 것으로 보고되었다.

정답 ①

03 다음 중 방진마스크에 관한 설명으로 가장 옳지 <u>않은</u> 것은?

① 배기저항은 낮은 것이 좋다.

② 흡기저항 상승률은 높은 것이 좋다.

③ 무게중심은 안면에 강한 압박감을 주지 않는 위치에 있어야 한다.

④ 안면의 밀착성이 커야 하며, 중량은 가벼운 것이 좋다.

해설 **방진마스크 선정방법**
- 가볍고 시야를 가리지 않을 것
- 분진 포집효율이 높고 흡·배기저항이 낮을 것
- 얼굴에 밀착성이 좋아 기밀이 잘 유지될 것
- 얼굴 크기에 맞게 잘 조일 수 있을 것
- 호흡에 따른 습기를 잘 배출할 것
- 얼굴과 접촉되는 부분은 땀 흡수가 좋을 것

정답 ②

04 해양경찰구조대가 수심 40m인 곳에서 인명구조 작업을 하는 경우, 이 구조대원에게 작용하는 절대 압은?

① 5기압

② 4기압

③ 3기압

④ 2기압

해설 대기압(1atm)+1기압/수심10m이므로, (수면=1기압)+(수심 40m=4기압)=5기압이다.

정답 ①

05 유기용제 중독을 스크린한 다음 검사법의 민감도(sensitivity)는 얼마인가?

구분		실제값(질병)		합계
		양성	음성	
검사법	양성	15	25	40
	음성	5	15	20
합 계		20	40	60

① 25.0%

② 37.5%

③ 62.5%

④ 75.0%

해설

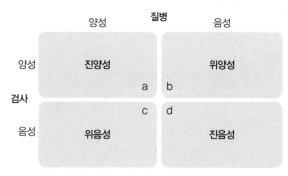

$$민감도 = \frac{a}{a+c}$$

$$특이도 = \frac{d}{b+d}$$

$$양성예측도 = \frac{a}{a+b}$$

$$음성예측도 = \frac{d}{c+d}$$

{15/(15+5)}×100=75.0%

정답 ④

06 사염화탄소 0.5%에서 60분간 사용이 가능한 방독면을 보유하고 있다. 공기 중의 사염화탄소 농도가 0.2%일 때, 이 방독면의 사용 가능시간은?

① 24분

② 30분

③ 60분

④ 150분

해설 **방독마스크 정화통의 파과시간**

정화통의 제독능력은 한계가 있으며, 정화통의 약제 능력이 떨어질 때 투과한 유독 가스의 농도는 증가한다. 투과한 유독가스농도가 최대 투과 허용한도를 초과한 상태를 파과라고 부른다. 파과시간과 환경농도와의 관계는 일반적으로 거의 반비례 관계에 있으며, 사용할 수 있는 시간은 고농도에는 짧고 저농도에서는 길다.

> 환경 중의 사염화탄소 농도가 0.2%, 사용하는 정화통의 제독능력이 사염화탄소 0.5%에 대하여 100분이라면?
>
> $$유효시간 = \frac{시험가스 농도의 유효시간 \times 시험가스 농도}{환경 중의 유독가스 농도} = \frac{60 \times 0.5}{0.2} = 150(분)$$

정답 ④

07 다음 중 유기용제에 의한 중독을 예방하기 위한 대책으로 가장 옳지 <u>않은</u> 것은?

① 작업환경 상태의 정확한 파악을 위하여 작업환경 측정을 실시하고 불량 작업장에 대해서는 환경을 개선한다.

② 사업주가 작업환경개선을 위해 생산공정의 변경, 설비의 밀폐 등의 방법으로 유해요인을 근원적으로 차단한다.

③ 유기용제를 취급하는 작업에 종사하는 근로자에 대하여 정기적으로 일반건강진단을 실시한다.

④ 유기용제 취급자에게는 유기용제의 유해성에 관하여 정기적으로 교육시킨다.

해설 「산업안전보건법 시행규칙」 [별표 22]

> 특수건강진단 대상 유해인자(제201조 관련)
> 1. 화학적 인자
>   가. 유기화합물(109종)
>   나. 금속류(20종)
>   다. 산 및 알카리류(8종)
>   라. 가스 상태 물질류(14종)
>   마. 영 제88조에 따른 허가 대상 유해물질(12종)
> 2. 분진(7종)
>   가. 곡물 분진(Grain dusts)
>   나. 광물성 분진(Mineral dusts)
>   다. 면 분진(Cotton dusts)
>   라. 목재 분진(Wood dusts)
>   마. 용접 퓸(Welding fume)
>   바. 유리 섬유(Glass fiber dusts)
>   사. 석면 분진(Asbestos dusts ; 1332-21-4 등)
> 3. 물리적 인자(8종)
>   가. 안전보건규칙 제512조 제1호부터 제3호까지의 규정의 소음작업, 강렬한 소음작업 및 충격소음작업에서 발생하는 소음
>   나. 안전보건규칙 제512조 제4호의 진동 작업에서 발생하는 진동
>   다. 안전보건규칙 제573조 제1호의 방사선
>   라. 고기압
>   마. 저기압
>   바. 유해광선
>   1) 자외선
>   2) 적외선
>   3) 마이크로파 및 라디오파
> 4. 야간작업(2종)
>   가. 6개월간 밤 12시부터 오전 5시까지의 시간을 포함하여 계속되는 8시간 작업을 월 평균 4회 이상 수행하는 경우
>   나. 6개월간 오후 10시부터 다음날 오전 6시 사이의 시간 중 작업을 월 평균 60시간 이상 수행하는 경우

정답 ③

08 다음 중 '해수'를 목욕물로 사용하는 경우의 수질기준 항목으로 가장 옳지 않은 것은?

① pH
② COD
③ BOD
④ 총대장균군

해설 「공중위생관리법 시행규칙」 [별표 2] 〈개정 2019. 12. 31.〉
목욕장 목욕물의 수질기준과 수질검사방법 등(제4조 관련)

3. 해수를 목욕물로 하는 경우

화학적 산소 요구량(COD)(mg/L)		수소이온농도(pH)	총대장균군 (총대장균군수/100mL)
원수	욕조수		
2 이하	4 이하	7.8~8.3	1,000 이하

정답 ③

---

09 질병의 원인이 무엇인지를 알기 위해서 가설을 설정하고 그 가설이 옳은지 그른지를 판정하는 역학의 분류로 가장 옳은 것은?

① 기술역학
② 분석역학
③ 이론역학
④ 실험역학

해설 기술역학을 토대로 발생원인을 규명하는 방법으로 질병원인에 대한 가설을 설정하고 실제 관측·분석함으로써 해답을 구하는 2단계 역학이다. 가설을 검증하기 위한 역학적 연구방법에는 단면조사 연구, 환자-대조군 연구, 코호트 연구의 3가지 조사방법이 있다.

정답 ②

---

10 「환경보건법」상 환경부령으로 정하는 환경성 질환에 대한 설명으로 가장 옳지 않은 것은?

① 석면으로 인한 폐질환
② 환경오염사고로 인한 건강장해
③ 특정지역이나 인구집단에서 다발하는 감염질환
④ 「화학물질관리법」에 따른 유해화학물질로 인한 중독증 및 신경계, 생식계 질환

해설 환경성 질환 : 역학조사 등을 통하여 환경유해인자와 상관성이 있다고 인정되는 질환으로서 환경보건위원회 심의를 거쳐 정하는 질환으로 감염질환은 제외

환경성 질환의 종류(「환경보건법 시행규칙」 제2조)

㉠ 수질오염물질로 인한 질환
㉡ 유해화학물질로 인한 중독증, 신경계 및 생식계 질환
㉢ 석면으로 인한 폐질환
㉣ 환경오염사고로 인한 건강장해
㉤ 실내공간의 공기오염의 원인이 되는 오염물질
㉥ 대기오염물질과 관련된 호흡기 및 알레르기 질환
㉦ 가습기살균제(미생물 번식과 물때 발생을 예방할 목적으로 가습기 내의 물에 첨가하여 사용하는 제제 또는 물질)에 포함된 유해화학물질로 인한 폐질환

정답 ③

11 다음의 주요 대기오염사고에 대한 설명 중 가장 옳지 <u>않은</u> 것은?

① 1930년 12월 벨기에 뮤즈계곡의 오염사고는 이산화황, 먼지 등으로 인하여 분지 내 무풍상태에서 발생했다.

② 1954년 미국 LA 스모그는 이산화황, 먼지, 매연 등의 물질이 기온역전의 영향을 받아 발생했다.

③ 1950년 11월 멕시코 포자리카의 오염사고는 황화수소 누출에 따른 호흡곤란, 점막자극 등의 피해가 발생했다.

④ 1948년 10월 미국 도노라 오염사고는 황산공장, 제철소 등에서 배출한 이산화황, 황산미스트 등으로 인하여 피해가 발생했다.

해설
- 뮤즈계곡(Meuse Valley, 벨기에)의 대기오염 사고 : 1930년 12월, 계곡, 무풍지대, 기온역전, 연무발생, 공장지대(철동, 금속, 초자, 아연) 공장으로부터 아황산가스(SO), 황산, 불소화합물, CO, 미세입자
- 로스앤젤레스(Los Angeles, 미국)의 대기오염 사고 : 1954년 이후, 해안분지, 연중 해양성, 침강형 기온역전, 백색연무, 차량급증으로 연료소비 증가, 석유계 연료, 산, 염화물성 HC, 폼알데하이드, O_3
- 포자리카(Poza Rica, 멕시코)의 대기오염 사고 : 1950년 11월, 가스공장의 조작사고로 대량의 유황가스 도시에 유입, 기온역전, 황화수소(H_2S)
- 도노라(Donora, 미국)의 대기오염 사고 : 1948년 10월, 계곡, 무풍지대, 기온역전, 연무발생, 공장지대(철동, 금속, 아연, 황산) 공장으로부터 SO 및 황산과 미세 Aerosol과의 혼합

정답 ②

12 소음의 영향에 대한 설명 중 가장 옳지 <u>않은</u> 것은?

① 소음성 난청은 직업병에 포함되며, 혈압상승과 호흡수 증가의 원인이다.

② 국제표준화기구(ISO)에서는 평균 청력손실이 25 이상일 때 난청으로 간주한다.

③ 노인성 난청은 고주파음인 8,000Hz부터 난청이 시작된다.

④ 영구적 청력손실은 와우각 내의 감각세포가 파괴되기 때문이다.

해설
- 소음은 두통, 불안, 긴장 등의 정신·신경계 증세와 호흡이 가빠지고 맥박이 빨라지는 등 순환기 증세 및 소화 불량과 같은 소화기 증세 등이 있을 수 있다. 또한, 고혈압을 일으킬 수 있다는 보고도 있다.
- 소음성 난청은 우리나라 직업병 중 진폐증 다음으로 많은 직업병이다. 매년 특수 건강 검진에서 3,500명 정도의 소음성 난청 직업병자가 나타나고 있다.
- 소음성 난청 발생 위험률 : 평균 80dB(A)에 40년간 폭로되었을 때 평균청력이 25dB 이상의 소음성 난청이 발생할 위험률을 추정(ISO ; 국제표준기구, EPA ; 미국 환경청, NIOSH ; 미국 산업안전보건연구원)
- 노인성 난청은 일반적으로 양측성의 고주파 영역의 청력 역치 증가로 시작되며, 어음 분별력의 저하 및 소음환경에서의 청력장애 증상을 보인다. 청력의 감소는 30대부터 시작되나, 1,000Hz 부근의 회화영역에 청력 감소가 생겨 실제로 잘 안 들린다고 느끼게 되는 때는 40~60세이고, 60대가 되면 질병, 외상, 퇴행성변화 등의 요인에 의하여 저주파 영역도 떨어지게 된다.
- 소음성 난청은 달팽이관 내에 있는 청신경이 소음으로 인해 피로해지고 퇴화하여 발생한다.

정답 ③

13 국제표준화기구(ISO)의 전신진동폭로 평가지침에 표시된 허용 한계에 관해서 인체에 주는 영향을 결정하는 물리적인 인자를 나열한 것은?

① 주파수, 진동가속도, 지속시간(폭로시간), 1일 폭로횟수
② 주파수, 진동가속도, 진동원과의 거리, 진동의 방향
③ 주파수, 진동가속도, 1일 폭로횟수, 진동원과의 거리
④ 주파수, 진동가속도, 진동의 방향, 지속시간(폭로시간)

해설 전신진동평가와 관련된 기준 중 핵심을 이루는 것은 ISO2631 : Mechanical Vibration and Shock – Evaluation of Human Exposure to Whole – body Vibration이다.

정답 ④

 더 알아보기

ISO2631에서는 주기(periodic), 랜덤(random), 과도(transient) 진동에 노출된 인체에 대해 건강(health), 안락감(comfort), 지각(perception) 그리고 멀미(motion sickness)라는 4가지 관점의 영향들을 평가하기 위한 진동 측정 방법과 평가 방법을 규정하고 있다.
측정요소 : 전달의 축(X, Y, Z 방향), 강도(가속도), 주파수(Frequency), 지속시간(Duration), 가속도계(Accelerometer)

14 인간이 환경적 위험에 노출되었을 경우에 발생할 수 있는 건강장해를 예측하는 위해성 평가과정의 순서로 가장 올바른 것은?

① 위험성 확인 → 노출평가 → 용량 · 반응평가 → 위해도 규정
② 노출평가 → 위험성 확인 → 용량 · 반응평가 → 위해도 규정
③ 노출평가 → 용량 · 반응평가 → 위험성 확인 → 위해도 규정
④ 위험성 확인 → 용량 · 반응평가 → 노출평가 → 위해도 규정

해설 유해성 확인(Hazard Identification) – 유해성 결정(용량 · 반응평가) – 노출평가(Exposure Assessment) – 위해도 결정(Risk Characterization)

정답 ④

15 **실내오염 관련 질환에 대한 설명 중 가장 옳지 않은 것은?**

① 레지오넬라균은 공기순환장치 또는 냉각탑 등에 주로 기생한다.

② 군집독은 제한된 실내에 많은 사람이 모일 때 발생하는 생리적 현상이다.

③ 베이크아웃(Bake out) 환기법은 새집증후군보다 헌집증후군 대책에 이용한다.

④ 가습기 발열은 일반세균 또는 곰팡이가 가습기 내 물에 번성하여 발생한다.

해설　새집증후군의 주원인은 환기 및 냉난방(HVAC, Heating, Ventilation, and Air Conditioning) 시스템의 결함과 건축 자재의 폼알데하이드, 휘발성 유기화합물(VOC, Volatile Organic Compound), 곰팡이에서 배출되는 오염 물질과 부적절한 배기·환기 시설에서 찾을 수 있다. 새집증후군을 막기 위해서는 바깥의 비교적 상쾌한 공기와 실내 공기를 자주 바꿔주어야 하는데 베이크아웃과 환기가 필요하다.

정답　③

16 **일반적인 호흡기계 감염병의 주요 특징으로 가장 옳지 않은 것은?**

① 연령, 성별에 따른 발생에 큰 차이가 없다.

② 호흡기계 감염병의 주요 관리 대책은 예방접종이다.

③ 대체로 감염 초기에 다량의 분비물을 배출한다.

④ 호흡기계 감염병은 계절적으로 많은 변화 양상을 나타낸다.

해설　㉠ 호흡기계 감염병의 일반적인 특징
- 대체로 초기에 다량의 분비물을 배출한다.
- 대부분 보균자에게서 감수성자에게 직접 전파된다.
- 연령, 성, 사회경제적 상태에 따라 그 발생에 많은 차이를 나타낸다.
- 계절적으로 많은 변화 양상을 나타낸다.

㉡ 호흡기계 질환의 이상적인 관리방법 : 예방접종 실시

㉢ 인구밀도가 높은 도시지역은 호흡기계 감염병이 많다.

정답　①

17 대기오염물질 중 입자상물질에 의해 폐포 침착률이 높아 '진폐증(pneumoconiosis)'과 관련된 입자
크기(입경범위)는?

① 50μm 이하

② 5~10μm

③ 0.5~5μm

④ 0.1~0.5μm

해설 인체에 가장 유해한 입경 : 0.5~5.0μm

정답 ③

18 다음 내용과 가장 관계가 있는 대기오염물질은?

- 인체에 미치는 독성은 강하나 식물에 미치는 영향은 적음
- 만성노출 시 기관지염 → 폐쇄성 질환 → 폐렴 → 폐수종 유발
- 산성비, 광화학스모그 원인물질로 작용
- 이 물질 중에는 '웃음가스'로 알려진 것도 포함됨

① 탄화수소류

② 질소산화물(NO$_x$)

③ 황산화물(SO$_x$)

④ 휘발성유기화합물(VOCs)

해설 이산화질소(NO$_2$) 등 질소산화물은 대개 연소과정에서 공기 속에 포함된 질소나 연료 중에 함유된 질소성분이 산화되
어 생기며, 일산화탄소 등과 달리 연소 온도가 높을수록 많이 발생한다. 질소산화물은 자동차 배기가스에 포함되어 있
기도 하고 연료의 고온연소 시 공기 중 질소와 산소가 결합하여 생성되기도 하는데, 코와 목을 자극하며 호흡기에 나
쁜 영향을 미치는 한편, 탄화수소와 함께 광화학스모그를 발생시키는 원인이 되기도 한다. 아산화질소(N$_2$O)는 소취,
웃음가스로 알려져 있다.

정답 ②

19 다음 전염병에 대한 설명 중 가장 옳지 <u>않은</u> 것은?

① 콜레라 : 세균성 유형이고 식음료를 통한 전염으로 구토, 설사, 탈수 증상 발현
② 간염(A형) : 세균성 유형이고 음식물을 통한 전염으로 황달 증상 발현
③ 아메바성 이질 : 원생동물 유형으로 조개류 등의 음식물을 통해 전염
④ 파라티푸스 : 세균성 유형이고 배설물을 통한 전염으로 구토, 설사 증상 발현

해설 간염은 대표적인 바이러스성 질환 중의 하나이다.

정답 ②

20 물의 염소요구량이 9mg/L이고, 잔류염소 농도를 0.4mg/L로 유지하기 위해 1일 30,000m³의 물을 정수하는 데 주입되는 염소의 양(kg/day)은 얼마인가?

① 282
② 270
③ 258
④ 108

해설 염소주입량＝염소요구량＋잔류염소량＝9mg/L＋0.4mg/L＝9.4mg/L
리터당 9.4mg이니까 30,000m³의 물에는 얼마를 넣는지 계산하면, 30,000m³＝30,000,000L
∴ 30,000,000L×9.4mg＝282,000,000mg＝282kg이 된다.

정답 ①

제2회 실전모의고사

01 공중보건의 역사적 사건 중 가장 먼저 발생한 사건은?

① 제너(E. Jenner)가 우두 종두법을 개발하였다.

② 로버트 코흐(R. Koch)가 결핵균을 발견하였다.

③ 베니스에서는 페스트 유행지역에서 온 여행자를 격리하였다.

④ 독일의 비스마르크(Bismarck)에 의하여 세계 최초로 「질병보험법」이 제정되었다.

해설 ③ 검역은 영어로 Quarantine으로 '(선박·승객을) 검역하다, 격리하다'로 해석. 그 기원은 1374년 이탈리아 정부가 베니스 항에서 페스트(흑사병 − 쥐에 기생하는 벼룩에 의해 사람에게 전파)에 감염된 것으로 의심되는 여행객을 40일간 입국금지 했던 것이 시작

① 제너(Jenner) : 1798년 종두법을 개발(근대의학의 신기원)

② 1882년 3월 24일 독일의 세균학자 로베르트 코흐가 베를린의 생리학회에서 결핵균의 분리·배양에 성공했다고 발표

④ 1883년 독일의 비스마르크(Bismarck) : 세계 최초로 근로자를 위한 질병보험법 제정, 현대적 사회보장제도를 만드는 데 공헌함

정답 ③

 알아보기

검역(quarantine)

검역은 14세기 이탈리아에서 흑사병(페스트)으로부터 해안가 도시를 보호하고자 하여 도입하였다. 감염병 유행지역으로부터 출발하여 베니스로 입항하는 모든 배는 항구에 접안하기 전 40일 동안 억류조치하고, 40일 이후 감염되지 않았다고 인정된 후 항구로 들어올 수 있었다. 검역(quarantine)이라는 용어는 라틴어로 억류기간 40일을 의미하는 quaresma에서 유래하였으며, 1383년 마르세유에서는 새로 들어온 배 중 전염의 의심이 있는 배, 승객 및 화물을 40일 동안 억류해서 깨끗한 공기와 햇볕 쬐기 등의 방법으로 소독하는 최초의 검역소가 설치되었다.

02 **자연독에 의한 식중독의 원인이 되는 독성분이 아닌 것은?**

① 테트로도톡신(tetrodotoxin)

② 엔테로톡신(enterotoxin)

③ 베네루핀(venerupin)

④ 무스카린(muscarine)

해설 ② Enterotoxin(장 독소) : 포도상구균 등이 생산하는 독소, 식중독 원인균 – *Staphylococcus aureus*(황색포도상구균)
① 테트로도톡신 – 복어독
③ 베네루핀 – 굴, 모시조개, 바지락
④ 무스카린 – 버섯

정답 ②

03 **「교육환경 보호에 관한 법률」상 교육환경보호구역 중 절대보호구역의 기준으로 가장 옳은 것은?**

① 학교 출입문으로부터 직선거리로 50m까지인 지역

② 학교 출입문으로부터 직선거리로 100m까지인 지역

③ 학교 출입문으로부터 직선거리로 150m까지인 지역

④ 학교 출입문으로부터 직선거리로 200m까지인 지역

해설 **교육환경보호구역의 설정 등(「교육환경 보호에 관한 법률」 제8조 제1항)**
㉠ 절대보호구역 : 학교 출입문으로부터 직선거리로 50m까지인 지역(학교설립예정지의 경우 학교경계로부터 직선거리 50m까지인 지역)
㉡ 상대보호구역 : 학교경계 등으로부터 직선거리로 200m까지인 지역 중 절대보호구역을 제외한 지역

정답 ①

04 카드뮴(Cd) 중독으로 인한 일본의 환경오염 문제를 사회적으로 크게 부각시킨 것으로 가장 옳은 것은?

① 욧카이치 천식
② 미나마타병
③ 후쿠시마 사건
④ 이타이이타이병

정답 ④

 알아보기

• 1960~1970년대에 석유화학 공장에서 발생한 이산화황 등으로 도시 주민들이 심각한 건강문제를 겪었고 이는 나중에 일본 4대 공해병[(미나마타병(수은), 니가타 미나마타병(수은), 이타이이타이병(카드뮴), 욧카이치 천식)] 중 하나 욧카이치 천식으로 불리게 되었다.
• 1956년 일본의 구마모토현 미나마타시에서, 메틸수은이 포함된 조개 및 어류로 인해 이후 주민들에게서 이 질환이 집단적으로 발병하면서 사회적으로 큰 문제가 되었다. 당시 문제가 되었던 메틸수은은 인근에 있던 신일본질소비료(新日本窒素肥料), 현 칫소(チッソ)社에서 운영하는 공장이 바다에 방류한 것으로 밝혀졌고, 2001년까지 공식적으로 환자 2,265명이 확인되었다. 1965년에는 니가타현에서도 대규모 수은 중독이 발견(형광등 제조공장이 메틸수은 방류)되었고, '니가타 미나마타병'이라고 명명되었다.

05 '(근로손실일수/연 근로시간 수)×1,000'으로 산출하는 산업재해 지표는?

① 건수율
② 강도율
③ 도수율
④ 평균손실일수

해설 ② 강도율 : 연 근로시간당 손실 노동일수로 재해에 의한 손상 정도를 나타냄
손실 근로일 수/연 근로시간 수×1,000
① 건수율(발생률) : 재해발생 건수를 표시
재해 건수/실근로자 수×1,000
③ 도수율 : 위험에 노출된 단위 시간당 재해발생 상황을 파악하기 위한 지표
재해 건수/연 근로시간 수×1,000,000
④ 평균손실일수(중독률) : 재해 건수당 평균작업 손실 규모가 어느 정도인지를 나타내는 지표
손실 근로일 수/재해 건수×1,000(강도율/도수율)

정답 ②

06 사회보험(social insurance)에 대한 설명으로 가장 옳은 것은?

① 보험료는 지불능력에 따라 부과한다.

② 주로 저소득층을 대상으로 한다.

③ 가입은 개인이 선택하는 임의가입 방식이다.

④ 급여는 보험료 부담수준에 따라 차등적으로 제공한다.

해설 강제 가입 제도로, 보험료를 소득능력에 따라 차등 부과하며 균등 급여한다.

정답 ①

07 수질오염평가에서 오염도가 낮을수록 결과치가 커지는 지표는?

① 화학적 산소요구량(COD)

② 과망가니즈산칼륨 소비량($KMnO_4$ demand)

③ 용존산소(DO)

④ 생화학적 산소요구량(BOD)

해설 과망가니즈산칼륨($KMnO_4$) 소비량, BOD, COD : 수중에 오염된 유기성 물질이 많을수록 수치가 커진다.

정답 ③

08 식품의 보존방법 중 화학적 보존방법에 해당하는 것은?

① 절임법

② 가열법

③ 건조법

④ 조사살균법

해설 • 물리적 저장 : 가열, 냉장, 냉동, 건조, 밀봉(통조림), 움 등
• 화학적 저장 : 염장, 당장, 산저장
• 물리 · 화학적(화학적으로도 분류) : 훈연, 가스저장
• Radura-식품의 방사선 조사 효과 : 생장 조절, 해충 제어, 유해미생물 제어 등. Co-60, Cs-137 사용

정답 ①

09 제4차 국민건강증진종합계획(Health Plan 2020)의 주요사업 분야의 내용으로 가장 옳지 <u>않은</u> 것은?

① 안전환경보건 – 식품안전, 손상예방

② 만성퇴행성질환과 발병위험 요인관리 – 구강보건, 정신보건

③ 인구집단 건강관리 – 근로자건강증진, 학교보건

④ 건강생활 실천확산 – 신체활동, 비만관리

___
해설 건강생활 실천 : 금연, 절주, 신체활동, 영양

___
정답 ④

🔵 알아보기

국민건강증진종합계획(Health Plan 2020) 개요

1. 질병의 사전예방 및 건강증진을 위한 중장기 종합계획 : 「국민건강증진법」 제4조에 따라 매 5년마다 수립하는 중장기 종합계획으로 6개 분야 27개 중점과제, 140개 세부사업으로 구성됨

2. 목표 : 건강수명 연장(2007년 71세 → 2020년 75세) 및 건강형평성 제고

| 제4차 국민건강증진종합계획 기본 틀 |

비전	온 국민이 함께 만들고 누리는 건강세상
목표	건강수명 연장과 건강형평성 제고

⇧

	건강생활 실천	만성퇴행성 질환과 발병 위험요인관리	감염질환관리	안전환경보건	인구집단 건강관리
사업 분야	• 금연 • 절주 • 신체활동 • 영양	• 암 • 건강검진 • 관절염 • 심뇌혈관질환 • 비만 • 정신건강 • 구강건강	• 예방접종 • 비상방역체계 • 의료관련감염 • 결핵 • 에이즈	• 식품안전 • 손상예방	• 모성건강 • 영유아건강 • 노인건강 • 근로자건강증진 • 군인건강증진 • 학교보건 • 취약가정건강 • 장애인건강

⇧

사업체계 관리

10 〈보기〉에서 설명하는 표본추출방법으로 가장 옳은 것은?

┤ 보기 ├

모집단에서 일련의 번호를 부여한 후 표본추출간격을 정하고 첫 번째 표본은 단순임의추출법으로 뽑은 후 이미 정한 표본추출간격으로 표본을 뽑는 방법이다.

① 집락추출법(cluster sampling)

② 층화임의추출법(stratified random sampling)

③ 계통추출법(systematic sampling)

④ 단순임의추출법(simple random sampling)

해설 **확률표본추출(Probability Sampling)**

　ㄱ 단순임의추출법(Simple Random Sampling) : 단순확률추출법 또는 단순무작위추출법이라고도 하며, 모집단에 일련번호를 부여한 후 보통 확률수표(난수표, random number)를 이용한다.

　ㄴ 층화임의추출법(Stratified Random Sampling) : 모집단에 대하여 이미 알고 있는 정보에 따라 모집단을 구분한 후 단순임의추출법에 의하여 표본을 뽑는 방법이다. 이때 구분된 층(stratum)에서 일률적으로 같은 수의 표본을 뽑는 동수할당법과 층의 크기에 따라 비례적으로 뽑는 비례할당법이 있다.

　ㄷ 계통추출법(체계표집, Systematic Sampling) : 표본추출간격을 정하고 첫 번째 표본은 단순임의추출법으로 뽑은 후, 이미 정한 표본추출간격으로 표본을 뽑는 방법을 말한다. 전화번호부 등을 이용하여 표본을 추출하며, 근래에 여론조사 등에 가장 많이 사용하는 방법이다.

　ㄹ 집락추출법(Cluster Sampling) : 모집단의 구성단위를 자연적 또는 인위적으로 몇 개의 집락으로 구분해 무작위로 추출하여 추출된 집락을 전수조사하는 것을 1단 집락(One-stage Cluster)추출법이라 하며, 1단 집락추출된 집락에서 하위집락을 또 추출하여 전수조사하는 것을 다단계 집락(Two-stage Cluster)추출법이라 한다. 주로 행정구역 단위에 많이 이용한다.

정답 ③

11 기후변화(지구온난화)의 원인이 되는 온실가스 중 배출량이 가장 많은 물질은?

① 일산화탄소(CO)

② 메탄가스(CH_4)

③ 질소(N_2)

④ 이산화탄소(CO_2)

해설 감축대상 온실가스는 배출량 순서대로 이산화탄소(CO_2), 메탄(CH_4), 아산화질소(N_2O), 수소화불화탄소(HFC), 불화탄소(PFC), 불화유황(SF_6) 등 6가지이다.

정답 ④

알아보기

지구온난화지수(GWP ; Global Warming Potential)

이산화탄소가 지구온난화에 미치는 영향을 기준으로 각각의 온실가스가 지구온난화에 기여하는 정도를 수치로 표현한 것이다(단위 질량당 온난화 효과를 지수화). 이산화탄소(CO_2)를 1로 볼 때 메탄(CH_4)은 21, 아산화질소(N_2O)는 310, 수소불화탄소(HFCs)는 1,300, 과불화탄소(PFCs)는 7,000, 그리고 육불화황(SF_6)은 23,900이다.

---

12 「모자보건법」에 따른 모자보건 대상에 대한 정의로 가장 옳지 <u>않은</u> 것은?

① "영유아"란 출생 후 6년 미만인 사람을 말한다.

② "모성"이란 임산부와 가임기(可姙期) 여성을 말한다.

③ "임산부"란 임신 중이거나 분만 후 8개월 미만인 여성을 말한다.

④ "신생아"란 출생 후 28일 이내의 영유아를 말한다.

해설 **「모자보건법」**

> 제2조(정의) 이 법에서 사용하는 용어의 뜻은 다음과 같다.
> 1. "임산부"란 임신 중이거나 분만 후 6개월 미만인 여성을 말한다.
> 2. "모성"이란 임산부와 가임기(可姙期) 여성을 말한다.
> 3. "영유아"란 출생 후 6년 미만인 사람을 말한다.
> 4. "신생아"란 출생 후 28일 이내의 영유아를 말한다.

정답 ③

---

13 PRECEDE－PROCEED 모델에서 유병률, 사망률, 건강문제 등을 규명하는 단계로 가장 옳은 것은?

① 사회적 진단

② 역학적 진단

③ 교육생태학적 진단

④ 행정 및 정책 진단

해설 **9단계 과정**

1. 1단계(사회적 진단) : 지역사회 주민 또는 학습자의 참여를 통해 대상자의 삶의 질을 증진시키는 데 필요하거나 방해가 되는 요인을 규명한다.
2. 2단계(역학적 진단) : 1단계에서 발견된 삶의 질에 영향을 미치는 구체적 건강문제와 건강목표를 규명하고 우선순위를 정하여 제한된 자원을 사용할 가치가 가장 큰 건강문제를 찾아내는 단계이다.

3. 3단계(행동적 · 환경적 진단)
  ㉠ 역학적 사정에서 규명된 건강문제와 관련되는 것으로 보이는 건강 관련 행위와 환경요인, 생활양식을 찾아내는 단계이다.
  ㉡ 보건교육을 통해 변화가 가능한 문제를 우선순위로 정하여 교육내용에 포함하는 것이 바람직하다.
4. 4단계(교육적 · 생태학적 진단) : 보건교육 내용을 설정하기 위한 단계
  ㉠ 소인요인 : 개인의 건강문제에 대한 내재된 요인으로 지식, 태도, 신념, 가치관, 자기 효능 등
  ㉡ 강화요인 : 보상, 칭찬, 처벌 등과 같이 건강행위가 지속되거나 없어지게 하는 요인
  ㉢ 촉진요인 : 건강행위 수행을 가능하게 도와주는 요인
    • 자원 : 보건의료시설, 인력, 학교, 비용, 거리, 이용 가능한 교통수단, 사용 가능한 시간 등
    • 기술 : 신체운동, 휴식요법, 의료기기 사용 등
5. 5단계(행정적 · 정책적 진단) : 건강증진프로그램을 구체적으로 수행하기 위한 행정적 능력과 자원, 정책적 환경 등에 대한 분석이 이루어진다.
6. 6단계(수행) : 진단을 기초로 교육 계획을 수립한 후 실행하는 단계이다.
7. 7단계(과정 평가) : 교육이 잘 수행되고 있는지 그 과정에 대한 평가 단계이다.
8. 8단계(영향 평가) : 성향요인, 강화요인, 촉진요인 및 환경요인이 목표 행동에 미치는 즉각적인 효과를 평가한다.
9. 9단계(결과 평가) : 최종 목표인 건강과 삶의 질에 대한 평가 단계이다.

정답 ②

14 연구시작 시점에서 폐암에 이환되지 않은 사람을 대상으로 흡연자와 비흡연자를 20년간 추적 조사하여 폐암 발생 여부를 규명하는 역학조사 방법은?

① 전향적 코호트 연구
② 환자대조군 연구
③ 단면 연구
④ 후향적 코호트 연구

해설 ① 코호트 연구 : 질병에 이환되지 않은 건강군을 대상으로 질병발생의 원인과 관련되어 있다고 생각되는 어떤 특성을 가진 인구집단과 관련이 없는 인구집단을 장기간 관찰하여 서로 간의 질병발생률의 차이를 비교 · 분석하는 연구방법이다.
  예 담배와 폐암 : 흡연군과 비흡연군(대조군) → 폐암발생 상황 관찰(발병률 조사)
④ 후향적 코호트 연구 : 기존에 수집된 자료를 통해 과거 노출 시점부터 현재까지의 추적을 수행하는 것으로, 자료가 잘 갖추어진 나라들에서 상대적으로 많이 사용되어 왔다.
  비치명적인 질병에 대해서는 자료가 수집되어 있지 못한 경우가 많기 때문에 주로 사망 및 암 발생 등 일부 건강영향에 국한된다. 또한 과거 기록의 정확성과 상세함이 부족하다는 단점이 있으며, 그 기록이 연구목적과 부합되기는 쉽지 않다.
  과거의 기록이 확실한 사람을 대상으로 과거기록에 근거, 질병 발생의 원인이라 생각되는 요소를 가진 사람과(Cohort) 갖지 않은 사람 사이에 현재까지 발생된 질병 발생률의 차이를 검정한다. (과거! → 현재?)
    • 장점 : 표본 선정이 용이하고 짧은 시간, 적은 노력이 든다.
    • 단점 : 이미 선정된 샘플(Sample)이므로 바이어스(Bias)가 크고 위험도의 직접 산출이 불가능하다.

정답 ①

15 고혈압으로 인한 뇌졸중 발생의 상대위험도(relative risk)를 〈보기〉의 표에서 구한 값은?

| 보 기 |

(단위 : 명)

	뇌졸중 발생	뇌졸중 비발생	계
고혈압	90	110	200
정상혈압	60	140	200
계	150	250	400

① (60/200) / (90/200) ② (90/150) / (110/250)

③ (110/250) / (90/150) ④ (90/200) / (60/200)

해설 **비교위험도(Relative Risk, 상대위험도) : 폭로발병/비폭로발병**

㉠ 비교위험도의 측정은 질병발생의 위험요인(Risk Factor)을 갖고 있거나 폭로된 군에서의 질병발생률을 폭로되지 않은 군에서의 질병발생률로 나누어 준 것이다.

㉡ 상대위험도는 기준노출상태에 비하여 "특정 폭로상태에 있는 집단의 질병발생확률이 ○○배 높다."는 의미를 나타내며 관련 정도의 강도를 나타낸다.

㉢ 비교위험도(RR)의 의미
  • RR>1 : 위험요인에 대한 노출이 질병발생의 원인일 가능성이 높고, 이를 통계적으로 보면 위험요인에 대한 노출과 질병발생은 양의 상관관계를 가진다고 볼 수 있다.
  • RR=1 : 위험요인에 대한 노출이 질병발생과 연관이 없음을 뜻한다.
  • RR>1 : 위험요인에 대한 노출이 질병의 예방효과를 가져온다고 볼 수 있고, 이를 통계적으로 보면 위험요인에 대한 노출과 질병발생은 음의 상관관계를 가진다고 볼 수 있다.

정답 ④

16 어느 지역에서 코로나19(COVID-19) 환자가 1,000여 명 발생했을 때, 가장 먼저 실시해야 할 역학연구는?

① 기술역학 ② 분석역학

③ 실험역학 ④ 이론역학

해설 ㉠ 1단계 역학 - 기술역학 : 분포, 경향
  ㉡ 2단계 역학 - 분석역학
    • 단면조사 연구(Cross-Sectional Study)
    • 환자-대조군 연구(Case-Control Study)
    • 코호트 연구(Cohort Study)
  ㉢ 3단계 역학 - 이론역학

정답 ①

17 SWOT 전략 중 외부의 위험을 피하기 위해 사업을 축소 및 폐기하는 방어적 전략은?

① SO 전략   ② WO 전략
③ ST 전략   ④ WT 전략

해설
	helpful	harmful
내부환경 :	S	W
외부환경 :	O	T

㉠ SWOT는 Strength(강점), Weakness(약점), Opportunities(기회), Threats(위협)의 합성어이다.
㉡ SWOT 분석이란 SWOT를 이용하여 문제를 분석하는 것이다.
   • 내부환경 분석 : 나의 상황(경쟁자와 비교하여) - Strength(강점), Weakness(약점)
   • 외부환경 분석 : 자신을 제외한 모든 것 - Opportunities(기회), Threats(위협)
㉢ SWOT 분석의 결과 얻어진 것 중 핵심적인 SWOT을 대상으로 하여 전략을 도출한다.
   • SO : 강점을 가지고 기회를 살리는 전략
   • ST : 강점을 가지고 위협을 회피하거나 최소화하는 전략
   • WO : 약점을 보완하여 기회를 살리는 전략
   • WT : 약점을 보완하면서 동시에 위협을 회피하거나 최소화하는 전략

정답 ④

18 근로자의 건강을 보호하기 위한 조치로 가장 옳지 않은 것은?

① 「근로기준법」 및 동법 시행령에 따라 취직인허증을 지니지 않은 15세 미만인 자는 근로자로 사
   용하지 못한다.
② 「근로기준법」 및 동법 시행령에는 임산부를 위한 사용금지 직종을 규정하고 있다.
③ 근로 의욕과 생산성을 위하여 근로자를 적재적소에 배치한다.
④ 「근로기준법」상 수유시간은 보장되지 않는다.

해설 「근로기준법」

제75조(육아 시간) 생후 1년 미만의 유아(乳兒)를 가진 여성 근로자가 청구하면 1일 2회 각각 30분 이상의 유급
수유 시간을 주어야 한다.

정답 ④

19 리벨과 클라크(Leavell & Clark)의 질병의 자연사에서 불현성 감염기에 취해야 할 예방조치로 가장 옳은 것은?

① 재활 및 사회복귀

② 조기진단과 조기치료

③ 악화방지를 위한 적극적 치료

④ 지역사회 전체에 대한 예방접종

해설

구분	병원성 이전기		병원성기		
질병의 과정	병인 숙주 → 환경	상호 작용 (1) →	병인자극 형성 (2)	병인자극에 대한 숙주의 반응 (3) 조기의 병적 변화	질병 (4) ↓ 회복 또는 사망 (5)
예비적 조치	건강증진	특수예방		조기발견, 조기치료	악화방지, 장애의 제한을 위한 치료	재활
예방차원	1차적 예방		2차적 예방		3차적 예방
증상별	비병원	초기병원		불현성	발현성	회복기
기별 진행	무병기	전병기		증병기	진병기	정병기

정답 ②

20 〈보기〉와 같은 인구구조를 가진 지역사회의 노년부양비는?

┤ 보기 ├

연령(세)	인구(명)
0~14	200
15~44	600
45~64	400
65~79	110
80 이상	40

① 11.1%

② 13.3%

③ 15%

④ 25%

해설 노년부양비(Old D. R.)={65세 이상 인구/15~64세 인구}×100

={(110+40)/(600+400)}×100={150/1,000}×100=0.15×100

=15%

정답 ③

01 공중보건의 특성으로 옳은 것은?

① 공중보건의 진단은 보건통계자료와 지역건강조사를 통해 수행한다.
② 공중보건은 지역사회 진단을 통한 질병의 치료이다.
③ 공중보건은 진료와 투약을 통한 3차 예방이 핵심이다.
④ 공중보건은 개인과 가족의 질병예방 중심이다.

해설 공중보건은 지역사회의 질병예방이 목적이며, 통계와 건강조사를 통해 수행한다.

정답 ①

 알아보기

공중보건의 특성

1. 공공성 : 공공의료의 성격을 가지며 세금을 재원으로 하여 운영
2. 공공재화 : 환경보호와 위생사업의 결과로 지역사회는 맑은 공기와 안전식수, 청정식품 생산, 안전한 도로 유지, 전염병 예방의 철저 등이 요구되는데, 이것은 공공성과 함께 지역사회의 공공재산과도 같다는 것
3. 접근성 : 지역사회 주민들에게 재정적, 지리적, 사회문화적 이유로 인하여 필요한 보건의료 서비스를 제공하는 데 장애를 받아서는 안 됨
4. 포괄성 : 공중보건의 사업내용은 예방, 치료, 재활 및 건강증진사업이 상호 조정되고 연속적으로 운영되어야 함
5. 지속성 : 보건의료는 시간적, 지리적으로 상관을 갖고 적절히 연계되어야 함. 제도적으로 의료제도가 확립되어서 기관 간에 이송이나 정보제공이 협력적으로 이루어져야 함
6. 효율성 : 보건의료의 목적을 달성하는 데 투입되는 자원의 양을 최소화하거나 일정한 자원의 투입으로 최대의 목적을 달성하는 경제원리가 적용되는 것

02 「국민건강증진법」에 따라 수립된 제4차 국민건강증진종합계획(Health Plan 2020)의 주요사업 분야의 내용으로 옳지 <u>않은</u> 것은?

① 안전환경보건 - 손상예방

② 건강생활 실천 - 비만관리

③ 인구집단 건강관리 - 근로자 건강증진

④ 만성퇴행성 질환과 발병 위험요인관리 - 건강검진

해설 **건강생활실천**

• 금연 • 절주

• 신체활동 • 영양

| 제4차 국민건강증진종합계획 기본 틀 |

비전	온 국민이 함께 만들고 누리는 건강세상

목표	건강수명 연장과 건강형평성 제고

⇧

사업분야	건강생활 실천	만성퇴행성 질환과 발병 위험요인관리	감염질환관리	안전환경보건	인구집단 건강관리
	• 금연 • 절주 • 신체활동 • 영양	• 암 • 건강검진 • 관절염 • 심뇌혈관질환 • 비만 • 정신건강 • 구강건강	• 예방접종 • 비상방역체계 • 의료관련감염 • 결핵 • 에이즈	• 식품안전 • 손상예방	• 모성건강 • 영유아건강 • 노인건강 • 근로자건강증진 • 군인건강증진 • 학교보건 • 취약가정건강 • 장애인건강

정답 ②

03 「식품위생법」상 식품위생 대상으로 옳지 <u>않은</u> 것은?

① 기구 ② 포장

③ 영양 ④ 식품첨가물

해설 「**식품위생법**」

제2조(정의) '식품위생'이란 식품, 식품첨가물, 기구 또는 용기·포장을 대상으로 하는 음식에 관한 위생을 말한다.

정답 ③

04 우리나라 사회보험의 특성이 <u>아닌</u> 것은?

    ① 적용대상은 질병, 화재, 자동차 등이다.

    ② 규정은 법에 의해 정해진다.

    ③ 가입은 강제 적용이다.

    ④ 보험료는 소득수준에 따라 차등 부과된다.

해설 사회보험은 국민에게 발생하는 사회적 위험(질병, 상해, 실업, 노령 등)을 보험방식에 의하여 대처함으로써 국민의 건강과 소득을 보장하는 제도로서 가입을 의무적으로 한다.
- 사회보험의 기본원리
  1. 최저생활보장의 원리   2. 소득재분배의 원리
  3. 보편주의 원리   4. 비용분담의 원리
- 종류 : 국민연금, 국민건강보험, 산업재해보상보험, 고용보험, 노인장기요양보험 등

정답 ①

05 「먹는물 수질기준 및 검사 등에 관한 규칙」상 광역상수도의 정수장에서 실시해야 하는 수질검사 항목과 수질검사의 횟수의 연결로 옳은 것은?

    ① 일반세균 – 매일 1회 이상   ② 수소이온농도 – 매주 1회 이상

    ③ 대장균 – 매주 1회 이상   ④ 잔류염소 – 매월 1회 이상

해설 ① 매주 1회 이상, ② · ④ 매일 1회 이상

정답 ③

 알아보기

「먹는물 수질기준 및 검사 등에 관한 규칙」 제4조(수질검사의 횟수)

① 「수도법」 제29조 제1항, 제53조 및 제55조 제1항에 따라 일반수도사업자, 전용상수도 설치자 및 소규모급수시설을 관할하는 시장 · 군수 · 구청장(자치구의 구청장을 말한다. 이하 같다)은 다음 각 호의 구분에 따라 수질검사를 실시하여야 한다. 〈개정 2015. 11. 23., 2018. 12. 26., 2019. 12. 20.〉
1. 광역상수도 및 지방상수도의 경우
  가. 정수장에서의 검사
    (1) [별표 1] 중 냄새, 맛, 색도, 탁도(濁度), 수소이온 농도 및 잔류염소에 관한 검사 : 매일 1회 이상
    (2) [별표 1] 중 일반세균, 총 대장균군, 대장균 또는 분원성 대장균군, 암모니아성 질소, 질산성 질소, 과망간산 칼륨 소비량 및 증발잔류물에 관한 검사 : 매주 1회 이상. 다만, 일반세균, 총 대장균군, 대장균 또는 분원성 대장균군을 제외한 항목에 대하여 지난 1년간 수질검사를 실시한 결과 [별표 1]에 따른 수질기준의 10퍼센트{정량한계치(「환경분야 시험 · 검사 등에 관한 법률」 제6조 제1항 제6호에 따른 환경오염공정시험기준으로 검출할 수 있는 최저농도를 말한다. 이하 같다)가 수질기준의 10퍼센트를 넘는 항목의 경우에는 그 항목의 정량한계치}를 초과한 적이 없는 항목에 대하여는 매월 1회 이상

06 병원소와 병원체의 연결로 옳은 것은?

① 인간 – 광견병

② 흙 – 부르셀라

③ 물 – B형 간염

④ 동물 – 렙토스피라

해설 1. 인간병원소 : 보균자
  ㉠ 건강보균자 : 불현성 감염과 같은 상태로, 증상이 없으면서 균을 보유하고 있는 사람
    • 병원체 : 폴리오, 디프테리아, 일본뇌염, B형 간염 등
  ㉡ 잠복기보균자 : 발병 전 보균자로서, 잠복기간 중에 병원체를 배출하여 감염성을 지닌 사람
    • 병원체 : 디프테리아, 홍역, 백일해, 유행성이하선염, 성홍열 등
  ㉢ 회복기보균자 : 감염병을 경과하고 그 임상증상이 전부 소실되었는데도 병원체를 배출하는 사람
    • 병원체 : 장티푸스, 세균성이질, 디프테리아 등
  ㉣ 만성보균자 : 보균기간이 장시일 계속되는 사람
    • 병원체 : 장티푸스, B형 간염, 결핵, 디프테리아
 2. 동물병원소 : 동물이 감염된 질병 중에서 2차적으로 인간숙주에게 감염되어 질병을 일으킬 수 있는 감염원으로 작용하는 경우를 말하며, 이러한 감염병을 인수공통감염병이라고 한다.
  ㉠ 쥐 : 발진열, 페스트, 렙토스피라증, 살모넬라증, 서교증, 양충병
  ㉡ 소 : 탄저, 우형결핵, 살모넬라증, 브루셀라증(파상열), 보툴리즘, 광우병
  ㉢ 개 : 광견병, 톡소플라스마증
  ㉣ 돼지 : 일본뇌염, 탄저, 살모넬라증, 브루셀라증, 선모충, 유구조충, 돈단독
  ㉤ 양 : Q열, 탄저, 브루셀라증
  ㉥ 새 : 조형결핵, 일본뇌염
  ㉦ 말 : 일본뇌염, 탄저, 살모넬라증
  ㉧ 고양이 : 살모넬라증, 톡소플라스마증
 3. 무생물병원소 : 흙, 먼지 등 토양은 무생물이면서 병원소 역할을 한다.
    • 병원체 : 파상풍 등

정답 ④

07 일정기간 내의 영아사망률과 모성사망비 산출 시 분모는?

① 영아 수

② 분만환자 수

③ 출생아 수

④ 가임여성의 연앙인구

해설 • 영아사망률 $= \dfrac{\text{그 연도의 생후 1년 미만의 사망자 수}(=\text{연간 영아사망 수})}{\text{어떤 연도의 출생아 수}(=\text{연간 출생아 수})} \times 1,000$

  • 모성사망비 $= \dfrac{\text{연간 임신, 분만, 산욕합병증으로 인한 모성사망 수}}{\text{연간 출생아 수}} \times 100,000$

정답 ③

08 지역사회에서 실시한 보건사업의 비용 및 결과를 모두 화폐가치로 측정하는 경제성 평가의 유형은?

① 비용편익분석　　　　　　　　　② 비용효용분석

③ 비용효과분석　　　　　　　　　④ 비용최소화분석

해설　**비용 분석(Cost analysis)** : 상대적으로 수행하기 쉬움. 프로그램의 효과는 고려하지 않음
　　　⊙ 비용효과분석(Cost effectiveness analysis) : 결과물 본연의 단위당 비용으로 표현하며, 동일한 결과를 달성하는 대안 간의 비교가 가능함. 서로 다른 결과를 가져오는 대안 간의 비교는 가능하지 않음
　　　ⓛ 비용효용분석(Cost utility analysis) : 건강과 관련된 삶의 질을 단위당 비용으로 표현하며, 근본적으로 다른 결과물을 달성하는 대안 간의 비교가 가능함. 삶의 질 관련 지표는 어떤 상황에서 잘 정의되지 않을 수 있음
　　　ⓒ 비용편익분석(Cost benefit analysis) : 모든 비용과 결과물을 화폐가치로 표현하며, 완전히 다른 조정 간의 비교가 가능함. 후생 효과(welfare effect)를 화폐가치로 측정하는 것이 어려움

정답　①

09 간접표준화법에 대한 설명으로 옳지 <u>않은</u> 것은?

① 비교하고자 하는 한 군의 연령별 특수사망률을 알 수 없을 때 사용한다.

② 표준화 사망비(Standardized Mortality Ratio, SMR)를 계산하여 산출한다.

③ 표준인구는 참고집단(reference population) 혹은 비교집단(comparison population)이다.

④ 표준화 사망비(SMR)의 값이 1보다 크면 비교인구집단보다 더 적은 사망자가 발생한다는 의미이다.

해설　**Standard Mortality Ratio(표준화 사망비)**
　　　SMR＝어떤 집단에서 관찰된 총사망 수/이 집단에서 예상되는 총기대 사망 수
　　　• 이것이 1 초과이면 표준인구집단에 비해 더 많은 사망자 발생을 의미하고
　　　• 이것이 1 미만이면 표준인구집단에 비해 더 적은 사망자 발생을 의미한다.
　　　간접법
　　　두 군을 비교할 때 그중 한 군의 연령별 특수사망률을 알지 못하거나, 또는 알고 있다고 해도 아주 적은 인구에서 산출하였거나 또는 특정 연령대의 인구가 00이어서 통계적으로 신뢰성이 낮아 믿기 어려운 경우 사용한다.
　　　큰 인구군에 적용함으로써 인구가 적은 집단이 인구가 큰 집단의 연령별 특수사망률을 경험한다고 가정할 때 예상되는 사망 수를 산출하는 것이다.
　　　⊙ 간접표준화를 실시해야 하는 경우
　　　　• 인구구조는 알지만 연령별 발생률(또는 사망률)을 알 수 없는 경우
　　　　• 수가 너무 적어 연령별 특수사망률의 신뢰성이 낮은 경우
　　　ⓛ 필요한 요소
　　　　• 표준인구의 연령별 특수사망률
　　　　• 비교집단의 연령구조

정답　④

알아보기

간접법이 쓰이는 이유

직접법으로는 매년 연령-시간별 특수율을 각 원인질병별로 산출해야 하나, 간접법으로 하면 전체인구 집단의 사망률은 한 번 조사해 놓으면 계속 반복 사용할 수 있고 관찰 사망 수는 기록에서 찾기만 하면 되므로 간단하게 산출할 수 있기 때문이다.

- 직접법 : 연구대상인구의 사망률을 표준인구분포에 곱하기
- 간접법 : 표준인구의 사망률을 대상 인구분포에 곱하기

10 「감염병의 예방 및 관리에 관한 법률」상 세계보건기구 감시대상 감염병에 해당하지 <u>않는</u> 것은?

① 두창
② 중동호흡기증후군(MERS)
③ 폐렴형 페스트
④ 신종인플루엔자

해설 질병관리청장이 지정하는 감염병의 종류 고시

3. 「감염병의 예방 및 관리에 관한 법률」 제2조 제8호에 따른 세계보건기구 감시대상 감염병의 종류는 다음 각 목과 같다.

가. 두창
나. 폴리오
다. 신종인플루엔자
라. 중증급성호흡기증후군(SARS)
마. 콜레라
바. 폐렴형 페스트
사. 황열
아. 바이러스성 출혈열
자. 웨스트나일열

정답 ②

11 조직의 목표를 달성하기 위한 일련의 과정으로 Gulick이 제시한 전통적 행정과정인 POSDCoRB에 포함되지 <u>않는</u> 것은?

① 기획(Planning)
② 인사(Staffing)
③ 지휘(Directing)
④ 협력(Cooperating)

해설 행정의 관리과정은 일반적으로 기획(Planning), 조직(Organizing), 지휘(Directing), 통제(Controlling)로 나타낸다. 반면 귤릭은 'POSDCoRB'으로 나타냈다. 이는 기획(Planning), 조직(Organizing), 인사(Staffing), 지휘(Directing), 조정(Coordinating), 보고(Reporting), 예산(Budgeting) 등을 말한다.

정답 ④

12 급식시설에서 식품이나 식품 용기를 소독할 때 사용할 수 있는 무미·무해한 소독제로 옳은 것은?

① 석탄산(phenol)

② 크레졸(cresol)

③ 알코올(alcohol)

④ 역성비누(invert soap)

해설 ④ 역성비누(Invert Soap, 양성비누)
- 손이나 피부소독에 0.01~0.1%액을 사용한다.
- 조리기구, 식기류, 손의 소독, 점막이나 의료기구 및 실내의 분무소독에 사용한다.
- 특징
  - 무미·무색·무해이므로 식품소독에 사용된다.
  - 살균력이 강하고(석탄산의 200~600배) 값이 싸다.
  - 물과 알코올에 잘 녹고 표면활성 때문에 침투력이 강하다.
  - 살균력이 지속되므로 수지 등의 소독에 이용된다.
  - 약산성, 양이온 계면활성제, 세정력은 없다.
① 석탄산(Phenol)
- 석탄산 농도는 3~5% 수용액의 것을 사용한다.
- 무아포균에 대해서는 1분 이내에 사멸시키지만 아포나 바이러스는 강하게 저항한다. 의류, 실험대, 용기, 기차, 선박, 객담, 오물, 토사물, 배설물 등의 소독에 이용된다.
- 살균력이 비교적 안정적이고 유기물에도 소독력이 약화되지 않는 장점이 있으나, 취기와 독성이 강하고 피부점막에 자극성과 마비성이 있으며, 금속을 부식시키는 단점이 있다.
- 석탄산의 살균기전 : 세균단백 응고작용, 세포용해작용, 효소계의 침투작용
② 크레졸(Cresol, Methyl Phenol)
- 크레졸은 바이러스에는 소독효과가 적으나 세균소독에는 효과가 크다. 피부자극성이 없고 유기물이 있어도 소독력이 약화되지 않는 장점이 있으나, 냄새가 강한 단점이 있다.
- 크레졸비누액 3%는 손, 배설물, 화장실 등의 소독에 이용한다.
- 난용성으로 독성이 약하지만 살균력은 석탄산의 2배 정도이다.
③ 알코올(Alcohol)
- 70% 수용액에서 에틸알코올이 살균력이 강하며, 75% 메틸알코올은 피부나 기구 소독에 사용한다. IPA(아이소프로필알코올 70~100%)
- 눈, 비강, 구강, 음부 등의 점막에는 사용하지 않는 것이 좋다.
- 아포형성균에는 효과가 없으며 무포자균에 유효하다.
- 메틸 또는 에틸알코올이 이용되는데, 유기물이 존재하면 소독력이 떨어진다.

정답 ④

13 공기의 자정(自淨)작용에 해당하지 <u>않는</u> 것은?

① 산소와 오존 및 과산화수소에 의한 환원작용

② 태양광선 중 자외선에 의한 살균작용

③ 녹색식물의 광합성에 의한 CO_2와 O_2의 교환작용

④ 강우나 강설 등에 의한 공기 중 수용성 가스나 분진의 세정작용

해설 **공기의 자정(自淨)작용**

㉠ 공기 자체의 희석작용

㉡ 강우, 강설 등에 의한 공기 중 수용성 가스나 분진의 세정작용

㉢ 산소(O_2), 오존(O_3) 및 과산화수소(H_2O_2)에 의한 산화작용

㉣ 태양광선 중 자외선에 의한 살균작용

㉤ 녹색식물의 광합성에 의한 이산화탄소(CO_2)와 산소(O_2)의 교환작용

㉥ 중력에 의한 침강작용

정답 ①

14 다음 내용에 해당하는 표본추출방법은?

• 모집단의 목록이 잘 정리된 경우 일정한 간격으로 표본을 추출하는 방법이다.

• 선정된 표본들이 고르게 분포되어 있는 경우 표본의 대표성을 확보할 수 있다.

• 모집단의 목록이 무작위가 아니며 일정한 경향성을 지니는 경우, 대표성을 훼손할 수 있으므로 표본을 선정한 뒤 경향성 여부를 검토하여야 한다.

---

① 집락표본추출(cluster sampling)

② 계통표본추출(systematic sampling)

③ 단순무작위표본추출(simple random sampling)

④ 층화무작위표본추출(stratified random sampling)

해설 **확률적 표본추출(probability sampling method)**

1. 개념 : 표본추출에서 가장 중요한 문제는 대표성 있는 표본을 확보하는 것이다. 표본추출이론에서는 표본추출 유형을 크게 두 가지로 나누고 있는데 하나는 확률적 표본추출이고, 다른 하나는 비확률적 표본추출이다. 확률적 표본추출은 표본추출 프레임 내에 있는 단위들이 표본으로 추출될 확률이 알려져 있으면서 무작위적으로 추출되는 방법을 말한다. 확률적 표본추출을 사용하려면 표본을 추출하기 전에 표본추출단위가 표본으로 추출될 확률을 밝혀 줄 수 있는 정보를 가지고 있어야 한다.

2. 유형 : 확률적 표본추출방법에는 대표적으로 단순무작위표본추출, 계통표본추출, 층화표본추출, 집락표본추출이 있다.

㉠ 단순무작위표본추출(simple random sampling) : 확률적 표본추출의 가장 기본적인 유형이다. 이 방법에서는 모집단을 구성하는 각 구성요소가 표본으로 뽑힐 확률이 동등하고, 영이 아니라는 원칙이 적용된다. 모집단의 크기가 N이고 표본의 크기가 n일 때, 각 구성요소가 표본에 뽑힐 확률은 n/N이다.

단순무작위표본추출도 복원표본추출과 비복원표본추출의 두 가지 방법이 있다. 복원표본추출이란 한번 표본으로 뽑힌 요소를 다시 모집단으로 되돌려 보내서 원상으로 복원시켜 놓고 다시 추출하는 방식이고, 비복원표본추출은 한번 뽑히면 다시 모집단으로 돌려보내지 않는 방법이다.

- 장점
  - 첫째, 모집단의 모든 요소가 동일하고 또 독립적인 추출기회를 가지므로 적어도 이론적으로는 추출된 표본이 모집단을 잘 대표하게 된다. 따라서 편견이 들어갈 가능성이 희박하다.
  - 둘째, 다른 표본추출방법에 비해 모집단에 대한 사전지식을 필요로 하지 않는다.
  - 셋째, 표본오차의 계산이 용이하다.
  - 넷째, 층화표본추출과 같은 다른 확률적 표본추출에 비해 모집단의 모수나 특성을 잘못 분류함으로써 나타나는 모든 오차를 줄일 수 있다.
  - 다섯째, 확률적 표본추출 중 가장 적용하기가 용이할 뿐만 아니라, 다른 확률표본추출방법과 결합하여 사용할 수 있다.
- 단점
  - 첫째, 조사자가 모집단에 대하여 가지고 있는 지식을 충분히 활용할 수 없다.
  - 둘째, 보통 동일한 크기의 표본일 경우, 층화표본추출보다 표본오차가 크다. 즉, 표본오차는 어느 정도 표본의 이질성에 의존하는데, 층화표본추출에서의 각 층은 주요 특성에 있어서 단순무작위 표본추출보다 상대적으로 이질적이기 때문이다.
  - 셋째, 모집단에서 그 수가 적은 요소는 표본으로 추출될 보장이 없으며, 따라서 비교적 표본의 규모가 커야 한다는 문제점이 있다.

ⓛ 계통표본추출(systematic sampling) : 모집단을 구성하고 있는 구성요소들이 자연적인 순서 또는 일정한 질서에 따라 배열된 목록에서 매 k번째의 구성요소를 추출하여 형성한 표본을 말한다. 만약 목록에 포함된 구성요소가 1,000개이고 이 중에서 100개의 표본을 뽑는다면 먼저 표본간격인 k를 구해야 한다. k는 표본수를 모집단으로 나눈 값인 N/n이다. 그러므로 위의 사례에서 k의 값은 10이 된다. 먼저 1에서 10 사이에서 무작위수를 하나 뽑고 이 무작위수에 10씩을 더하여 100개를 추출한다. 만약 여기에서 5라는 무작위수를 선정하였다면 표본은 5, 15, 25, …가 될 것이다. 그 목록에서 매 10번째 단위를 선택한다.

- 장점
  - 첫째, 표본추출이 용이하다는 것이다. 표본추출은 중요한 문제인데 이 방법은 비전문가라도 쉽게 이해할 수 있고 또 실시하기가 용이하다.
  - 둘째, 보통 모집단 전체에 걸쳐 보다 공평하게 표본이 추출되므로 모집단을 보다 더 잘 대표할 가능성이 종종 있다.
- 단점
  - 첫째, 모집단의 배열이 일정한 주기성과 특정경향성을 보일 때 편견이 개입되어 대표성이 문제된다. 실제로 2차대전시 군인을 대상으로 한 연구에서 전 부대원의 명부를 가지고 매 10번째 장병을 추출했더니 모두 하사가 추출된 경우가 있었다. 명부 자체가 10명 단위의 분대 순으로 작성되었고, 분대장인 하사가 제일 처음에 기재되었으므로 하사만 표본으로 뽑혔던 것이다.
  - 둘째, 모집단의 구성배열에 지나치게 신경 쓰면 층화표본과 같은 결과가 초래하게 되며, 때문에 오차의 개입가능성이 높아진다.

ⓒ 층화표본추출(stratified sampling) : 모집단을 보다 동질적인 몇 개의 층으로 나누고 이러한 각 층으로부처 단순무작위표본추출을 하는 표본추출방법이다. 예를 들면, 1,000명의 공무원 중에서 100명의 표본을 뽑기로 했는데, 700명은 6급 이하, 200명은 5급, 100명은 4급 이상인 경우, 6급 이하 70명, 5급 20명, 4급 이상 10명을 무작위로 추출하는 방법이다.

층화표본추출 방법의 기본 논리는 모집단에 대한 기존지식을 활용하여 모집단을 몇 개의 소집단으로 구분하고, 각 소집단 내의 구성요소들이 전체로서 모집단의 구성요소들보다 더욱 동질적이 될 수 있도록 구분한다는 것이다. 만약 동질적인 집단에 대하여 무작위추출이 이루어져서 그 결과가 종합되면 전체적으로 표본추출오차를 줄일 수 있고, 표본의 대표성은 높아진다. 확률표본추출 이론에 의하면 표본의 크기와 표본추출오차는 반비례한다. 그리고 이질적인 표본보다는 동질성이 큰 표본에서 표본추출오차가 줄어든다.

층화표본추출은 모집단에서 각 계층이 차지하는 크기에 비례하여 표본크기를 정하는 비례층화표본추출(proportionate stratified sampling)과 표본추출비를 계층마다 다르게 부여하는 비비례층화표본추출(disproportionate stratified sampling)으로 구분된다.

- 장점
  - 첫째, 중요한 집단을 빼지 않고 표본에 포함시킬 수 있다.
  - 둘째, 동질적 대상은 표본의 수를 줄이더라도 정확을 기할 수 있다.
  - 셋째, 면접자가 직접 표본을 뽑을 경우 지역(quarter)만 정해주면 쉽게 뽑을 수 있다.
  - 넷째, 우편조사의 경우에는 회수율이 상당히 높아질 수 있다.
  - 다섯째, 단순무작위표본추출보다 지역적으로 더 좁은 지역에 조사를 집중시킬 수 있으므로 시간, 노력, 경비가 절약된다.
- 단점
  - 첫째, 층화 시 모집단에 대한 지식이 요구되며, 무엇에 초점을 두어 층화하는가 하는 문제가 제기된다.
  - 둘째, 비비례 층화표본추출은 복잡하다.
  - 셋째, 층화 시 근거가 되는 명부가 필요하다.
  - 넷째, 모집단을 층화하여 가중하였을 경우 원형으로 복귀하기가 힘들다.
  - 다섯째, 비비례 층화표본추출에서 모집단의 대표치를 구하려면 특별한 통계적 조작이 필요하다.
- ⓔ 집락표본추출(cluster sampling) : 모집단을 여러 가지 이질적인 구성요소를 포함하는 여러 개의 집락 또는 집단으로 구분한 다음, 구분된 집락 또는 집단을 표본추출단위로 하여 이들 집락들 중에서 무작위적으로 몇 개의 집락을 표본으로 추출한 다음, 이들 표본으로 추출된 집락에 대하여 그 구성단위를 전수조사하는 방법이다. 집락은 주로 지리적 구획과 같이 자연스럽게 나뉘었거나 행정적으로 혹은 조직체제상 구분된 단위들을 의미한다. 가령 특별시, 광역시, 도, 시, 군, 구, 읍, 면, 동 등이 집락의 사례이다.

  예를 들면, 어느 사회조사기관에서 1,000명의 유권자를 표본으로 추출하여 국민들의 투표행위를 예측하려 한다고 가정하자. 1,000명의 표본을 단순무작위표본추출방법으로 추출하기 위해서는 전국의 유권자 명부를 작성하고 이로부터 표본이 무작위적으로 추출되어야 한다. 그러나 사회조사기관에서 유권자 명부를 작성하는 것은 거의 불가능하다. 만일 선거관리위원회에서 그 명부를 구한다 하더라도 단순무작위표본추출에 의하여 1,000명의 유권자를 추출한다면 표본에 뽑힌 구성요소들이 전국적으로 흩어져 있어서 조사비용과 시간이 많이 소모되므로 비능률적인 조사가 될 것이다. 이때 집락표본추출방법을 적용하면 비용, 시간, 그리고 작업의 질 면에서 능률적일 뿐만 아니라 무작위표본추출과 거의 같은 정확성을 갖는 조사를 실시할 수 있다.

  그런데 집락표본추출방법은 모집단을 몇 개의 하위집단으로 나누고 이들 가운데서 표본단위를 추출한다는 점에서는 층화표본추출과 유사하다. 그러나 층화표본추출의 표본추출 대상은 그 계층이 아니라 각 구성요소인 반면, 집락표본추출은 집락이 표본추출단위가 된다. 그리고 층화표본추출은 각 계층의 요소들은 동질적이고 계층과 계층 간에는 이질적인 경우에 적용하는 것이 바람직한데 반해, 집락표본추출은 각 집락이 모집단의 구성요소를 대표할 수 있는 이질적인 요소로 구성되고 집락과 집락들 사이에는 거의 차이가 없는 경우에 적용된다.
  - 장점
    - 첫째, 시간과 비용을 절약할 수 있다.
    - 둘째, 전체 모집단의 목록표를 작성하지 않아도 된다.
    - 셋째, 선정된 각 집락은 다른 조사의 표본으로도 사용될 수 있다.
  - 단점
    - 첫째, 집락의 요소가 동질적이면 오차의 개입가능성이 높다.
    - 둘째, 단순무작위표본보다 특정집락을 과대 또는 과소표현할 위험이 더 많다.

정답 ②

더 알아보기

㉠ 체계적표본추출(Systematic sampling)
- 전체대상자의 수를 뽑고자 하는 대상자의 순으로 나눈 수의 순서마다 대상자를 선정
- 시간이 절약됨
- 1,000명 중 100명 뽑기 → 10명당 1명씩 뽑기

㉡ 단순무작위추출(simple random sampling)
- 선택이 독립적이어서 편향(bias)되지 않는다.
- 무작위 표본은 접근가능 모집단에서 추출
- 난수표 사용
- 컴퓨터 사용(SPSS 이용, 엑셀, 웹사이트)

㉢ 군집추출법(Cluster sampling)
- 모집단이 넓은 지역에 분포할 때 모집단 내에서 군집 단위를 연속적으로 추출
- 전국 시도 중에서 5개 시 혹은 도를 무작위 추출 → 5개 시·도로부터 50개의 병원을 무작위 추출 → 각 병원에서 고용되어 있는 물리치료사 전부를 조사함
- 대규모 모집단을 다룰 때 편리하지만 추출오차를 감수해야 함
- 연구자들은 가구를 무작위로 추출하기 위해 다단계추출법(multistage sampling)을 적용하는 경우도 있음

㉣ 층화추출법(Stratified random sampling)
- 층화과정(stratification)을 통해 표본의 대표성을 향상
- 모집단의 구성원들을 동질적으로 분류하고 계층(strata)으로 나눔
- **예** 1학년 300명, 2학년 300명, 3학년 200명, 4학년 200명으로 구성되어 있을 때 무작위 추출하면 학년별 특성이 반영 안 됨. 모집단의 구성비율에 따라 무작위나 체계적인 비율층화방법을 이용
- 다른 추출법보다 시간이 더 소모되지만 단순 무작위 추출보다 훨씬 대표적인 표본을 제공함

---

15 「지역보건법」상 4년마다 수립하는 지역보건의료계획에 포함되지 <u>않는</u> 것은?

① 보건의료공급의 측정

② 지역보건의료서비스에 관한 장기·단기 공급대책

③ 지역보건의료에 관련된 통계의 수집 및 정리

④ 지역보건의료서비스의 제공을 위한 전달체계 구성방안

해설 **「지역보건법」**

> 제7조(지역보건의료계획의 수립 등)
> ① 특별시장·광역시장·도지사(이하 "시·도지사"라 한다) 또는 특별자치시장·특별자치도지사·시장·군수·구청장(구청장은 자치구의 구청장을 말하며, 이하 "시장·군수·구청장"이라 한다)은 지역주민의 건강 증진을 위하여 다음 각 호의 사항이 포함된 지역보건의료계획을 4년마다 제3항 및 제4항에 따라 수립하여야 한다.
> 1. 보건의료 수요의 측정
> 2. 지역보건의료서비스에 관한 장기·단기 공급대책
> 3. 인력·조직·재정 등 보건의료자원의 조달 및 관리
> 4. 지역보건의료서비스의 제공을 위한 전달체계 구성 방안
> 5. 지역보건의료에 관련된 통계의 수집 및 정리

정답 ①

16 보건교육 사업에 대한 계획을 수립할 때, 가장 먼저 하여야 할 일은?

① 우선순위 결정 ② 보건교육 요구사정

③ 보건교육 목표기술 ④ 보건교육 수행지침 개발

해설 **지역보건의료사업의 순환 과정**

지역사회 진단(현황 분석, 필요 평가) → 우선순위 결정 → 사업 목적 및 목표 설정 → 전략 및 실행계획 수립 → 사업
수행 → 사업평가 → 지역사회 진단(현황 분석, 필요 평가)

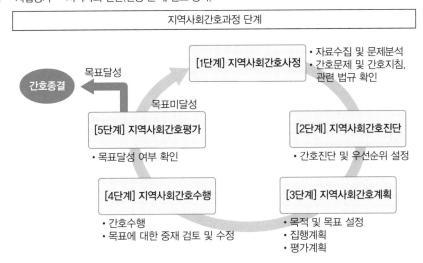

정답 ②

17 태아가 모체로부터 태반이나 수유를 통해 얻는 면역은?

① 자연능동면역 ② 인공능동면역

③ 자연수동면역 ④ 인공수동면역

해설 **후천면역**

1. 능동면역 : 병원체 또는 독소에 의해서 생체의 세포가 스스로 활동하여 생기는 면역으로, 어떤 항원의 자극에 의해
   항체가 형성되는 상태이다.
   ㉠ 자연능동면역 : 감염 후 자연적으로 생기는 면역을 말한다.
   ㉡ 인공능동면역 : 예방접종으로 얻어지는 면역으로 생균백신, 사균백신, 순화독소 등에 의한 면역이 있다.
2. 수동면역 : 이미 면역을 보유하고 있는 개체가 지닌 항체를 다른 개체가 받아서 면역력을 지니게 되는 경우를 말한다.
   ㉠ 자연수동면역 : 태아가 모체로부터 태반이나 모유수유를 통해서 얻는 면역으로, 4~6개월 정도 지속된다.
   ㉡ 인공수동면역 : 인공제제를 인체에 투여하여 잠정적으로 질병을 방어할 수 있도록 회복기 혈청, 면역혈청, 감마
   글로불린, 항독소 등을 주사하여 항체를 주는 방법이다.

정답 ③

18 유방암의 진단결과와 실제 유방암 여부에 대한 결과 값을 나타낸 것이다. 유방암의 양성예측도(positive predictability)를 계산한 값은?

		실제 유방암 여부	
		예	아니오
유방암 검사	양성	2	8
	음성	1	80

① 12.5%

② 20%

③ 66.7%

④ 91%

해설 • 양성예측도＝실제 질병/검사결과 양성
　　　• 음성예측도＝실제 건강/검사결과 음성
　　　∴ (2/10)×100＝20%

정답 ②

19 전향성 코호트 조사에 대한 설명으로 옳지 않은 것은?

① 건강한 사람을 대상으로 조사한다.

② 상대위험도와 귀속위험도를 산출할 수 있다.

③ 역학조사 시 환자−대조군 연구보다 편견이 작용할 가능성이 크다.

④ 희귀난치성 질환에 대한 조사에는 부적합하다.

해설 **코호트 연구의 장·단점**
　　　㉠ 장점
　　　　• 위험요인 노출에서부터 질병진행의 전 과정을 관찰할 수 있다.
　　　　• 원인−결과 해석에 시간적 선후관계가 비교적 분명하다.
　　　　• 속성 또는 요인에 편견이 들어가는 일이 적다.
　　　㉡ 단점
　　　　• 오랜 기간 계속 관찰하여야 하므로 시간과 비용이 많이 든다.
　　　　• 많은 대상자를 필요로 하며 대상자가 중도에 탈락되기 쉽다(기록보존의 어려움).
　　　　• 발생률이 비교적 높은 질환이어야 하는 제한점이 있고 희귀질환에 부적합하다.

정답 ③

20 중동호흡기증후군(MERS)이 발생하였을 때 이를 예방하고 관리하는 방법 중 전파차단에 해당하는 것은?

① 집중치료

② 조기진단

③ 예방접종

④ 병원소 제거

해설 **감염관리 기본원칙 : 핵심 권고안**

1. 감염관리의 핵심은 의심 및 감염 환자의 '조기진단' 및 '병원 내 격리'를 통한 전파 차단이다(AIII).

 • 메르스 감염관리 지침 : 메르스의 전파차단을 위해서는 '접촉 및 비말주의'로 MERS-CoV 노출 및 전파를 최소화하기 위해 접촉 및 비말주의를 기반으로 체계적 감염관리를 시행한다.

정답 ②

MEMO

좋은 책을 만드는 길
독자님과 함께하겠습니다.

도서나 동영상에 궁금한 점, 아쉬운 점, 만족스러운 점이
있으시다면 어떤 의견이라도 말씀해 주세요.
SD에듀는 독자님의 의견을 모아 더 좋은 책으로 보답하겠습니다.

www.sdedu.co.kr

2023 이승훈 공중보건 기출이 답이다

개정4판1쇄 발행	2023년 01월 05일 (인쇄 2022년 11월 17일)
초 판 발 행	2018년 03월 20일 (인쇄 2018년 02월 22일)
발 행 인	박영일
책 임 편 집	이해욱
저 자	이승훈
편 집 진 행	윤진영 · 김달해
표지디자인	권은경 · 길전홍선
편집디자인	권은경 · 길전홍선
발 행 처	(주)시대고시기획
출 판 등 록	제 10-1521호
주 소	서울시 마포구 큰우물로 75 [도화동 538 성지 B/D] 9F
전 화	1600-3600
팩 스	02-701-8823
홈 페 이 지	www.sdedu.co.kr
I S B N	979-11-383-3746-5 (13510)
정 가	28,000원

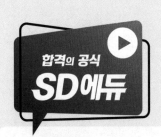